献给我的**父亲**Alberto：
他在家乡做口腔医生，极有名望，他很早就离开了我们，没
能见证我们的成长。
对他的思念指引我们前进。

献给我的**母亲**Tilde：
她把一生奉献给了我和我的兄弟Giancarlo。
她给我的爱深沉、独特、无可替代。

献给我的**妻子**Fulvia和我的**孩子**Davide与Noemi：
他们是我的爱人、我的家人。
我的职业占据了太多本该与家人共聚的时光。
他们的理解和支持是我所有成就的源泉。

SOLUTIONS

微创修复解决方案

ADHESIVE RESTORATION TECHNIQUES
AND INTEGRATED SURGICAL PROCEDURES

粘接修复技术及牙周手术联合治疗

（意）马可·韦内齐亚尼　主编
（Marco Veneziani）

刘擎　周锐　主译

后牙区　｜ 1
直接法技术
基本原理与临床实战

北方联合出版传媒（集团）股份有限公司
辽宁科学技术出版社

图文编辑

张 浩 刘玉卿 肖 艳 刘 菲 康 鹤 王静雅 纪凤薇 杨 洋 戴 军 张军林

©2024，辽宁科学技术出版社。
著作权合同登记号：06-2021第249号。

图书在版编目（CIP）数据

微创修复解决方案 /（意）马可·韦内齐亚尼（Marco Veneziani）主编；刘擎，周锐主译. —沈阳：辽宁科学技术出版社，2024.8
ISBN 978-7-5591-3534-6

Ⅰ. ①微… Ⅱ. ①马… ②刘… ③周… Ⅲ. ①牙体—修复术 Ⅳ. ①R781.05

中国国家版本馆CIP数据核字（2024）第073731号

出版发行：辽宁科学技术出版社
　　　　　（地址：沈阳市和平区十一纬路25号　邮编：110003）
印 刷 者：深圳市福圣印刷有限公司
经 销 者：各地新华书店
幅面尺寸：210mm×285mm
印　　张：46
插　　页：4
字　　数：920千字
出版时间：2024年8月第1版
印刷时间：2024年8月第1次印刷
出 品 人：陈 刚
责任编辑：杨晓宇 殷 欣 苏 阳 金 烁 张丹婷 张 晨
封面设计：袁 舒
版式设计：袁 舒
责任校对：李 霞

书　　号：ISBN 978-7-5591-3534-6
定　　价：798.00元

投稿热线：024-23280336
邮购热线：024-23280336
E-mail:cyclonechen@126.com
http://www.lnkj.com.cn

主译简介 TRANSLATORS

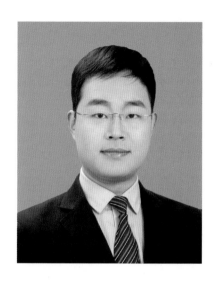

刘 擎

口腔医学博士，毕业于北京大学口腔医学院，二级学科口腔修复学专业

现就职于北京大学国际医院

作为主要负责人参与国家级、省部级课题项目2项

参与发表SCI论文1篇

曾赴日本明海大学、日本朝日大学研修

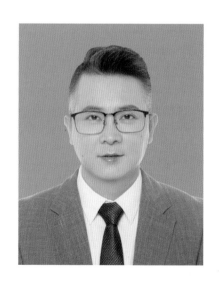

周 锐

副主任医师，毕业于赤峰学院医学部

2001—2012年，就职于中央团校医院口腔科

2004—2005年，在北京大学口腔医院深造

2012年，在德国苯次海姆西门子牙科学院学习

2012—2017年，任西藏雅博仕口腔医院院长

2015年，在意大利罗马牙医学院深造树脂美学技术

2016年，在美国加利福尼亚大学洛杉矶分校牙医学院深造美学与种植

2017年，在美国南加利福尼亚大学深造种植技术

2019年，在广东湛江创建博观上善口腔门诊部

2020年，在宁夏银川创建溢佰口腔门诊部

2023年，在广东徐闻创建半岛口腔门诊部

2023年，在北京创建西乔口腔门诊部

主编简介 THE AUTHOR

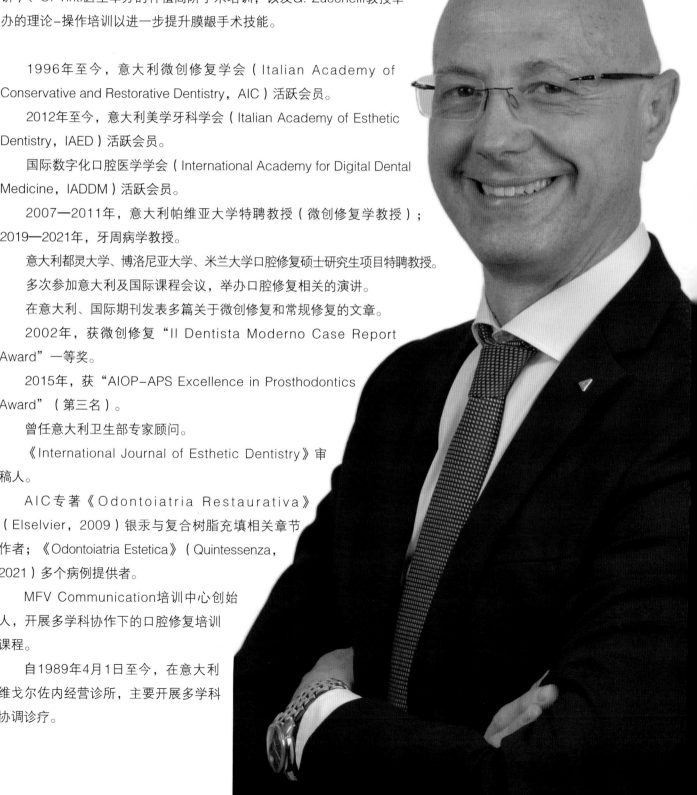

马可·韦内齐亚尼（Marco Veneziani）于1988年以最优异的成绩毕业于意大利米兰大学牙科学院，专业为口腔修复。通过参加Stefano Patroni医生和P.P. Cortellini医生的培训课程，进一步丰富了微创保存修复与牙周病学领域的知识。之后还参加了意大利米兰大学的种植手术技术高级课程（Weinstein教授主讲）、C. Tinti医生举办的种植高阶手术培训，以及G. Zucchelli教授举办的理论-操作培训以进一步提升膜龈手术技能。

1996年至今，意大利微创修复学会（Italian Academy of Conservative and Restorative Dentistry，AIC）活跃会员。

2012年至今，意大利美学牙科学会（Italian Academy of Esthetic Dentistry，IAED）活跃会员。

国际数字化口腔医学学会（International Academy for Digital Dental Medicine，IADDM）活跃会员。

2007—2011年，意大利帕维亚大学特聘教授（微创修复学教授）；2019—2021年，牙周病学教授。

意大利都灵大学、博洛尼亚大学、米兰大学口腔修复硕士研究生项目特聘教授。

多次参加意大利及国际课程会议，举办口腔修复相关的演讲。

在意大利、国际期刊发表多篇关于微创修复和常规修复的文章。

2002年，获微创修复"Il Dentista Moderno Case Report Award"一等奖。

2015年，获"AIOP-APS Excellence in Prosthodontics Award"（第三名）。

曾任意大利卫生部专家顾问。

《International Journal of Esthetic Dentistry》审稿人。

AIC专著《Odontoiatria Restaurativa》（Elselvier，2009）银汞与复合树脂充填相关章节作者；《Odontoiatria Estetica》（Quintessenza，2021）多个病例提供者。

MFV Communication培训中心创始人，开展多学科协作下的口腔修复培训课程。

自1989年4月1日至今，在意大利维戈尔佐内经营诊所，主要开展多学科协调诊疗。

序1 FOREWORD

毋庸置疑，口腔修复理论与技术出现了指数级速度的革新。口腔医生需要面对非常多的新修复理念，不同的理念对于如何对待剩余牙体组织有不同的见解。应当充分尊重并保存牙釉质及牙髓牙本质复合体，这是贵如"黄金"的天然牙体组织，其中具有代表性的理念是生物仿生/生物模拟理念（Biomimetic/Bio-emulation™）。

马可·韦内齐亚尼（Marco Veneziani）等编者一起完成了这本书，非常详尽地展示了粘接技术在后牙修复中的应用。所用技术综合、全面，为后牙区修复可能遇到的几乎所有临床问题都提供了一个达到生物仿生效果的解决方案。

本书的问世绝对令人赞叹，每张图片都呈现得非常精致。本书中的内容是现象级的。对于希望找到每种临床问题所对应解决方案的口腔医生来说，本书是既全面又美观的"百科全书"。

我深信，编者拥有高超技艺，对专业富有激情与热爱，本书便是最充分的展示。

Pascal Magne，PD Dr.med.dent.
Associate Professor with tenure and the Don and Sybil Harrington Foundation
Professor of Esthetic Dentistry in the Division of Restorative Sciences, University of Southern
California, Herman Ostrow School of Dentistry, Los Angeles

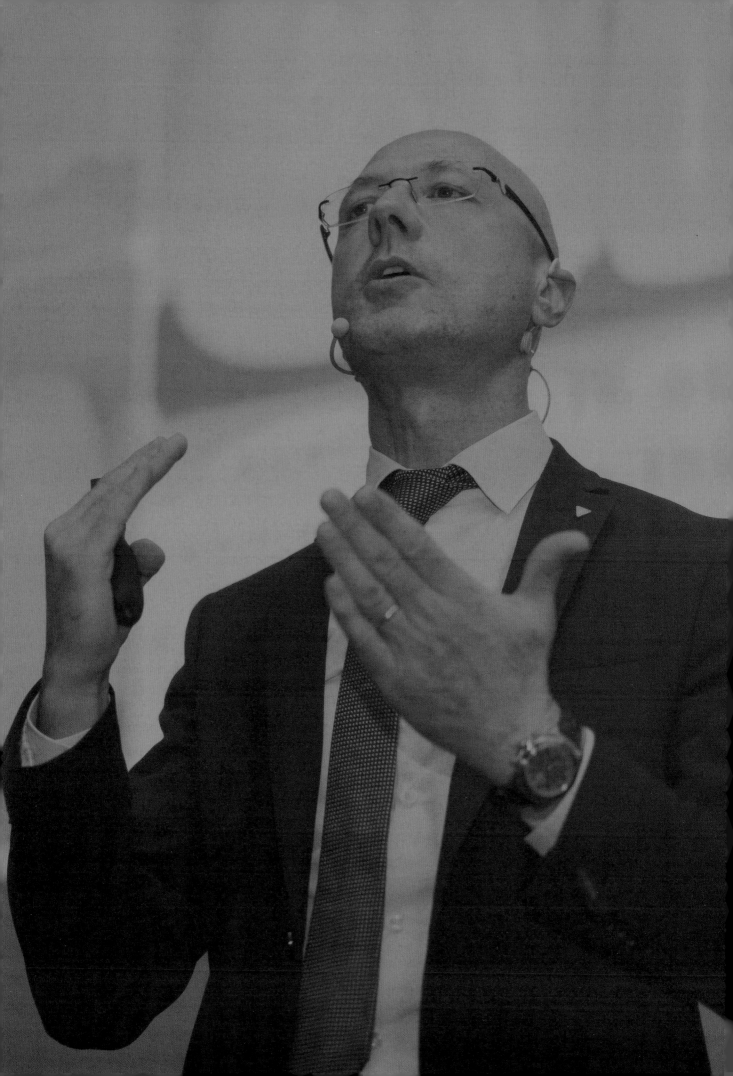

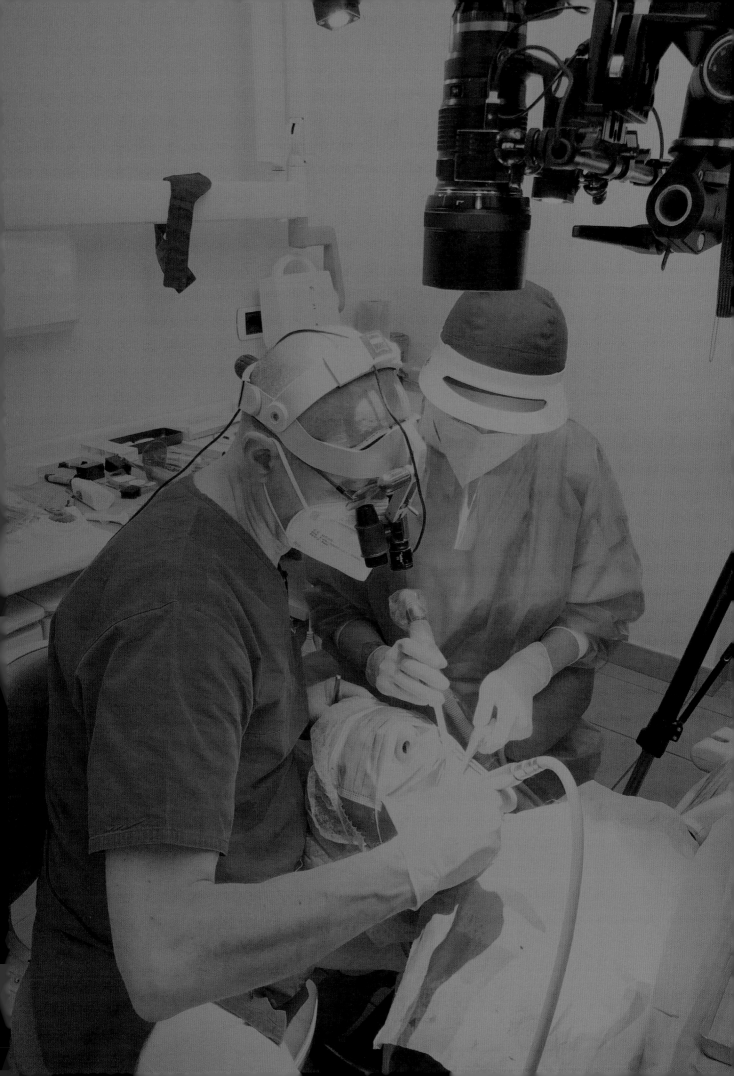

序2 FOREWORD

2000年，Jean-François Roulet教授和Michel Degrange教授发表的著作《Silent Revolution in Dentistry》，让我们打开眼界，使我们确信粘接技术和树脂材料在前后牙美学微创修复中起到巨大作用。"银汞面积"，另一位粘接修复学先驱Felix Lutz教授常常用到这个说法，后来银汞使用明显减少，直到近10年来被完全淘汰。过去一个世纪，口腔医学领域最著名的两大进步就是粘接修复和骨结合理论，我们的专业得以彻底改变。与数字化技术这种单纯的技术工具不同，过去40年来不断发展的粘接技术和相关操作流程为各型龋坏的修复治疗带来了效果更好、更可靠的治疗方法，充分依靠全新的生物机械原则。不过，前述这些技术进步和一系列临床操作流程的革新不可避免地提高了技术敏感性，粘接技术和修复材料的选择与运用更加复杂。与医学领域其他学科相同，口腔医学领域知识的扩展和技术的进步不会停歇，我们更需要不断投入精力去学习掌握。

这样一本全面、专业的著作将对口腔医生追求技术的卓越和修复效果的长期稳定起到巨大推动作用。马可·韦内齐亚尼（Marco Veneziani）非常巧妙地将科学原则与相应的临床操作步骤有机结合在本书相关章节中，分别针对直接法修复和间接法修复。对操作流程深入且全面的梳理，以及对优异临床效果的展示是本书尤为特别之处；此外，读者将享受书中精美的排版和图片。本书不仅是所有富有激情的临床医生和粘接修复爱好者的宝贵参考书，也应当能教育患者并帮助他们认识到现代美学修复的诸多优势。

能为我的好友马可·韦内齐亚尼（Marco Veneziani）这本杰出著作作序，我感到非常欣喜和荣幸，我坚信完成这本著作所投入的巨大精力肯定能为他带来事业上应得的成功。最后，我坚信，对完美的追求是一种能相互感染的美德，因此祝所有读者从书中获得鼓舞与提升。

Didier Dietschi, D. M. D, PhD, Privat-Docent

Senior Lecturer, Department of Cariology and Restorative Dentistry,
University of Geneva, Switzerland
Adjunct Professor, CASE Western University, Cleveland, USA
The Geneva Smile Center, Private practice and Education Center, Geneva, Switzerland

序3 FOREWORD

非常荣幸也非常高兴能够为马可·韦内齐亚尼（Marco Veneziani）的这本书作序。

他是一名独特的、很有天赋的口腔医生，思维缜密同时也非常理性。

本书讲授了后牙直接法修复与间接法修复的相关技术，马可·韦内齐亚尼（Marco Veneziani）希望通过清晰的"一步一步"流程展示去分享他的知识，同时配备了精美的临床照片。

本书以马可·韦内齐亚尼（Marco Veneziani）的教学和临床经验为指导，形成文字，并有非常坚实的科学证据支持。

读者能从本书中学习到后牙龋病和非龋性病损的治疗方法；所需要的材料及其使用技术以及相关的适应证等，书中都做了详尽阐述。

关于根吸收的治疗以及修复与牙周组织的关系，本书也做了极好的论述，并配有图片。

本书内容新颖，不仅是口腔医学生不可缺少的参考教材，有丰富经验的口腔专家也能从书中获得应对日常临床工作的实用信息。同时，还能不断为我们提供动力，鞭策我们一直追求进步。

能完成这样一本专著十分不易，我有深切的经验与体会，马可·韦内齐亚尼（Marco Veneziani）为此倾注了大量的心血。因此，本书值得口腔专业同行关注并广泛宣传。

Roberto Spreafico

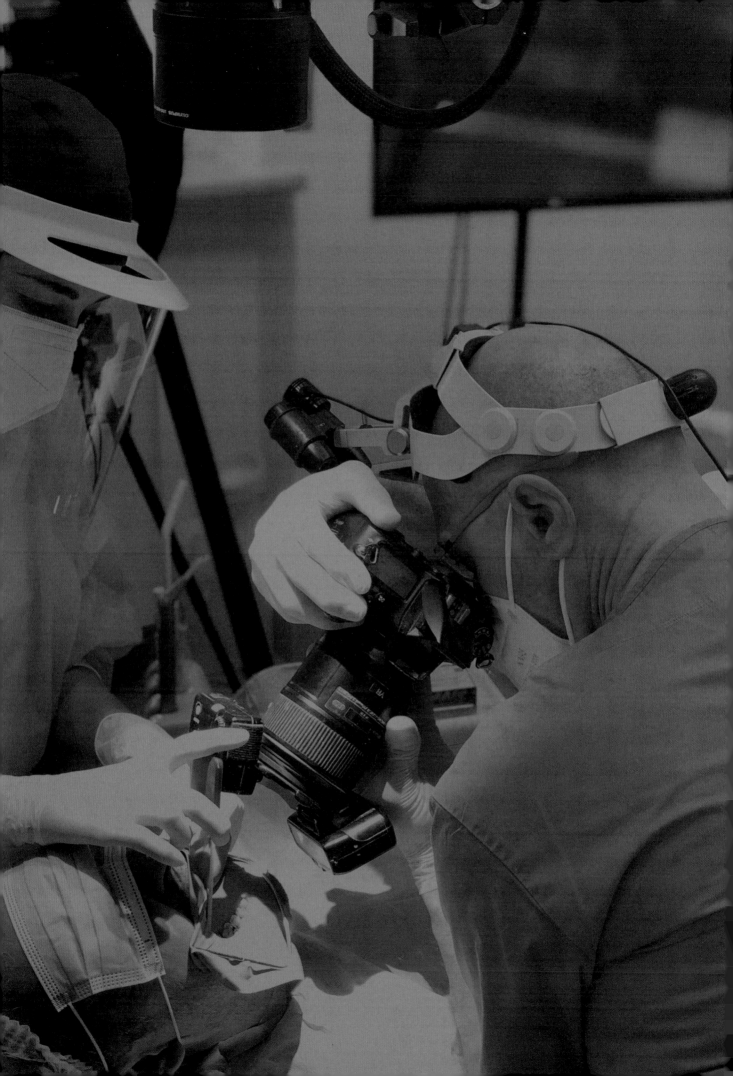

序4 FOREWORD

十分高兴受邀为马可·韦内齐亚尼（Marco Veneziani）的书作序。

我感到很骄傲，因为他在职业生涯伊始曾接受过我的指导。那时他多次参加我的理论与操作培训，十分投入，提出许多问题并积极寻找答案。他总是不断地询问做出某个临床决定的原因，不满足于知其然，而是要知其所以然，一直在为临床及技工工作中遇到的问题寻找最佳解决方案。

口腔临床工作中，医生双手的操作技巧十分重要，但我们必须时刻谨记，双手受到更高级中枢的指挥，而只有通过不断的学习和实践才能丰富大脑的知识。

人类的不断创新和创造常常来自观察自然现象所得到的启发。

本书内容十分翔实，从诊断开始，到一步一步阐述最新的直接法和间接法修复技术，留出足够篇幅来展示大量高质量临床照片。

这是一本读者可以阅读文字并查看图片的、全面的、翔实的操作指南，科学性强，有最新文献证据支持。

马可·韦内齐亚尼（Marco Veneziani）是专业领域的典范代表，他的文字充分展现了他的坚定、坚持、热情、能力和专业素养。

他的诸多"特技"中最能让我惊叹的是他所表现出的能量与力量。

当他咨询我的看法或希望得到我的建议时，我常常会告诉他："你肯定能做得更好。"给他一些鞭策而不是假意奉承，我的建议也可能有时会给他带来一丝烦恼。

我很高兴，也非常骄傲，看到他通过不断努力达成今天的成就，他总是追求最完美、最优异的结果，同时又能充分尊重患者的意愿，为前来就诊的患者提供最为恰当的方案来解决他们的病痛。

Stefano Patroni

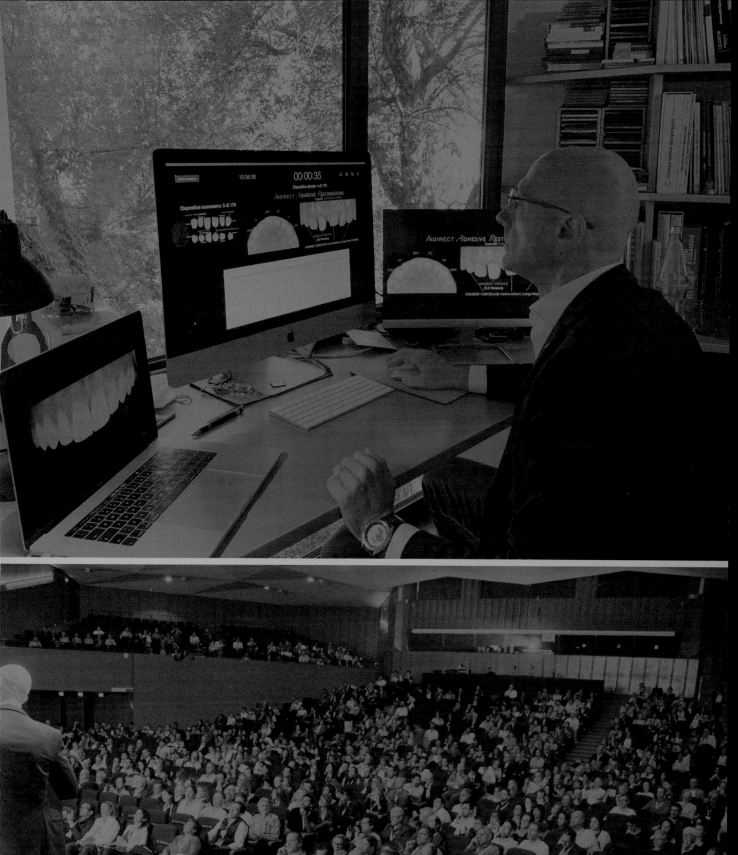
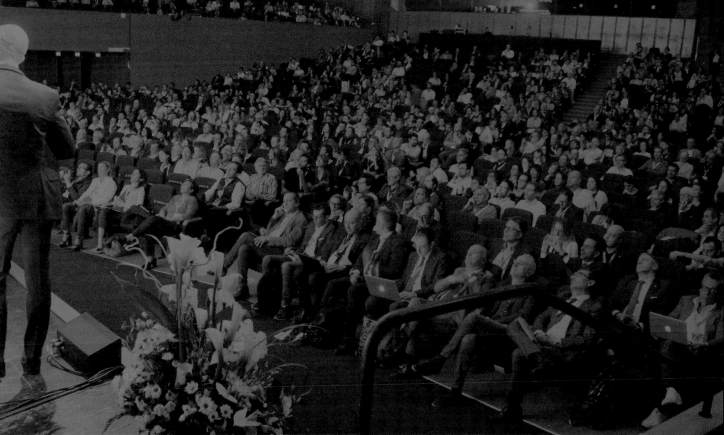

前言 PREFACE

这两句名言开启了我的回忆，让我想起了促使我写出本书的人和事。

口腔医生是我的职业，它几乎占据了我白天的所有时间，它是我生命的一部分，也是我的爱好。在高中一年级时，那时我还不到14岁，我就下定决心要成为一名口腔医生。无疑，这是因为受到了我父亲Alberto的影响，他很有名望，也是一名口腔医生，他带给我的记忆和对我潜移默化的影响激发出了我的专业追求和对目标的坚定不移。尽管父亲很早去世，我仍然保留着孩童时的许多回忆，我将这些回忆视作珍宝，小心保护，以父亲为榜样，激励自己不断前进，让我更加热爱我的专业。

1983年，我进入意大利米兰大学牙科学院，开启了职业之梦的大门。

大学毕业后，我不断参加继续教育培训，得到了许多前辈的帮助，使我更加明确了职业目标：

Stefano Patroni是我的第一个导师，他帮助我走上了现在仍在坚持的道路，我深深感激。

1996年，我加入意大利微创修复学会（AIC），遇到许多非常优秀的医生，他们改变了我的追求，增强了我的信心，也引导我努力尝试在日常临床工作中总是去追求最完美的效果，不被旧的理念和技术所束缚，勇敢地体验新的知识与技术。希望与我的同行分享激情，自1994年起，我开始不断地在意大利及国际学术会议上演讲，开始大量的教学工作、举办培训课程、发表文章、在大学授课等。

我痴迷于微创修复，从早年开始它就在我的临床工作里无意识中起到作用，逐渐使我能够追求更加高远的目标，也是我与其他专业进行合作的"里程碑"。事实上，多学科协作是我所有临床工作的基石，这主要来自我对不同专业所涉及知识自发的追求和渴望。1989年，我还是一名24岁的年轻毕业生，那时多学科协作还是学校学习的要求，但我逐渐意识到，掌握更丰富的知识和技能才能够走上高阶创新性临床解决方案之路，甚至能够改变传统流程。

与Massimo Gagliani的会面是决定性的，他是一位杰出的同行，在牙科学界所担任诸多角色，慷慨且性格开朗，与他的会面给予我很大的启发，并时常鼓励着我，最终能不断前行使这本专著能够面市。这是一项十分费心的工作，但我相信本书进一步加强了我在教学领域里的专业地位。

我的工作总结成为两卷。

第1卷"直接法技术"，共包括3个章节：

第1章阐述了基础知识，即对疾病病理基础的现代理解及诊断方法，如龋病、折裂、牙根外吸收等，这些都是我们日常工作所要面对的问题。此外，本章还介绍了修复相关的各种考虑。

第2章阐述了复合树脂和粘接材料，分析了光固化及聚合收缩的相关问题。还介绍了完成高水平修复所需要的器械。

第3章是重点，主要阐述了直接法修复技术，形式创新，对处理小型、中型及大型窝洞涉及的所有可能的修复技术都做了讨论（"自由手"技术、硅橡胶导板法、印章法等）。讨论了近髓或露髓时活髓保存技术的操作流程。随后，本章更具价值的内容是我提出的龈下缺损的各种处理方法（龋坏、折裂或外吸收所致），包括联合牙周手术进行修复治疗，给临床医生以更多的选择，可更加微创、保存、双赢地处理这类问题。

第2卷"间接法技术"，包括1个章节，主要讨论了间接法技术，确定了活髓牙和根管治疗牙相应的适应证。本书的核心内容之一是笔者提出的创新型牙体预备设计，称为"形态引导预备技术"（Morphology Driven Preparation Technique，MDPT），根据牙齿的几何形态、结构特点和组织–解剖特征等进行不同的预备设计。MDPT有一系列优势，适用于所有的传统粘接固位修复体（嵌体、高嵌体、覆盖体），同时也促使一系列创新型修复体诞生，再次改变了传统修复与粘接修复的分界线，这背后仍是微创修复的理念。所有操作流程均有详细描述，从牙体预备到修复体粘接，包括传统方法和数字化方法。

第4章详尽分析了龈下缺损（主要由龋坏及折裂所致）间接法修复的疑难问题。本章参考了笔者于2010年在EJED上所发表的分类，将缺损情况分为三度，分别对应不同的治疗策略。对深边缘提升技术和牙周手术–修复联合治疗的所有优势均进行了明确。我们达成的结果——也是坚持这一道路必将得到的结果——进一步印证了每颗患牙都应当遵循最为微创的牙体预备理念，每颗患牙都应进行"个性化"设计，根据剩余健康牙体组织量和功能负荷情况综合判断。尊重牙周支持组织，如果存在破坏，则必须重建嵴顶上牙周附着，这是我们日常工作的核心理念之一。

　　详尽的临床资料、高质量的临床照片、一丝不苟且注重细节、精准操作、全心付出等，也是本书非常有价值的特点。

　　在日常工作中能够形成这样的照片记录，也是源自对完美的追求，其中所付出的努力难以用语言表达，想必读者能够体会。

　　我想我可以将本书当作一个有形的见证，它见证了我的不断进步，这离不开我的选择、学习和天赋（每个人都有这样的天赋，这是不断学习、不断成长都需要有的天赋）；它见证了我的改变，不断朝正确的方向去努力，不断学习新的技术以实现成功；它见证了我的专业工作不断成长，正是通过每天临床工作的不断经验总结，我们才能够在面对问题和进行临床决策时具备找到**正确解决方案**的能力。

　　本书中有我的临床工作、临床技巧，以及我对专业的坚守、坚定不移、热情和勇于争先的精神。

　　这本书就是我！

Marco Veneziani

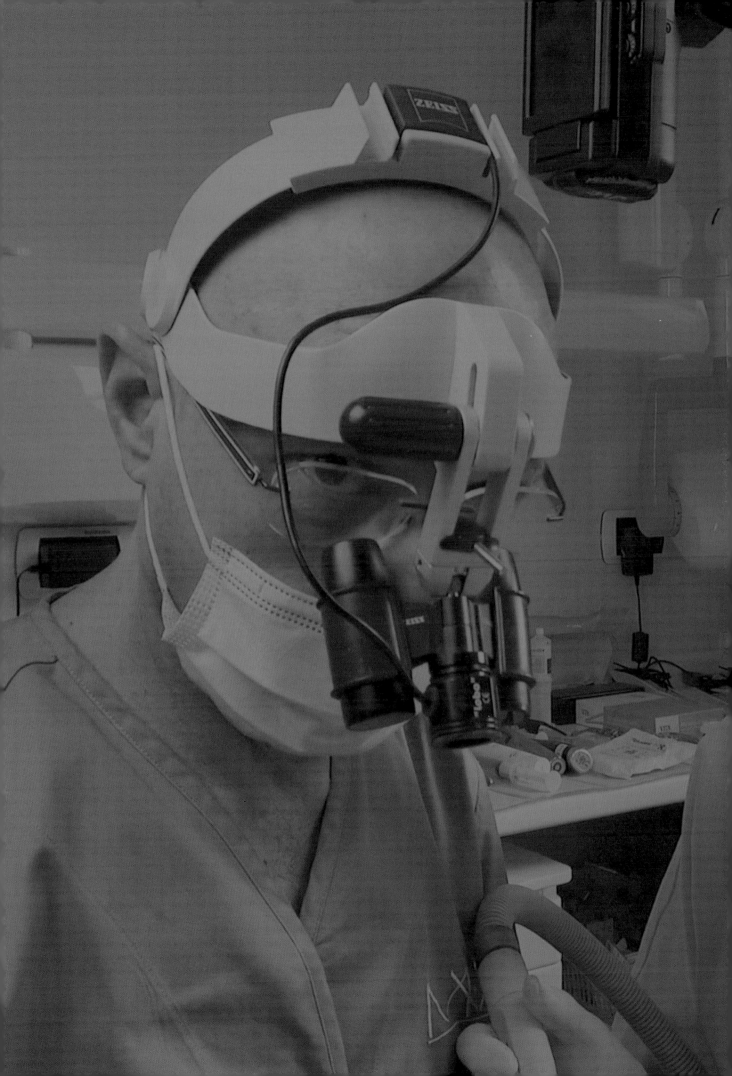

致谢 ACKNOWLEDGEMENTS

感谢**Massimo Gagliani**，意大利米兰大学口颌疾病中心教授，本书的支持者；没有他的鼓励本书无法面市。他的支持促使我决定开始这段充满挑战的"旅程"，但我收获满满。他指导我完成了本书的框架。

他也是第1章大部分内容的作者，同时对其余章节的逻辑构架进行指导。

感谢**Alberto Libero**医生，他对本书的审校做出了宝贵的贡献，他的审校非常仔细、全面，超出预期。

感谢**Lorenzo Breschi**，意大利博洛尼亚大学保存牙科学系全职教授。他是粘接有关章节的作者，也为我日常工作涉及的粘接问题提供科学基准。

感谢**Milena Cadenaro**，意大利的里雅斯特大学口颌疾病中心教授，感谢他审校了第2章关于聚合收缩和光固化灯的相关内容。

感谢**Eugenio Brambilla**，意大利米兰大学外科和口腔科学学院教授，他提供了龋病章节的显微镜照片。

感谢**Giuseppe Chiodera**医生、**Paolo Ferrari**医生、**Adamo Monari**医生，他们不仅是我的同事，更是我的好友，这些临床病例的完成离不开他们宝贵的支持。

感谢**Stefano Patroni**医生，我的第一位导师，感谢他在我职业生涯伊始给予我的指导和鞭策。他教给我"精准操作"，这是临床获得成功所不可缺少的。他为我指明了正确的方向。

感谢**Roberto Spreafico**医生，他的临床哲学及指导一直促使我不断进步。

向他们致以最深的敬意和感激，愿我们友谊长存。

感谢我宝贵的同事：

Fabio Federici Canova医生，是一位优秀的正畸医生；**Alessandro Fava**，是一位优秀的牙髓医生。他们都非常专业，乐于助人。我们之间的关系不只建立在专业上，也有深厚的友谊和相互尊重。

感谢与我合作的技师：

Mario Svanetti（Flero，Brescia）、**Franco Pozzi**、**Ateicos Quintavalla**（Laboratorio Pozzi F&C snc，Parma）、**Andrea Pozzi**（Parma）。他们制作了本书中所有的间接法修复体，极其精确且技艺高超。他们的支持、尊重和友谊非常重要。

感谢**Cristian Romiti**，感谢他的友谊和帮助。

感谢**我诊所的所有员工**：助理、秘书和洁治师（Najara和Giulia），没有他们的支持就没有本书这些宝贵的临床资料呈现给读者。

感谢**我所有的患者**，他们耐心地配合我完成了临床资料的记录，使本书的编写成为可能。

感谢**Lorenzo Madini**医生，为本书英文版审校。

感谢EDRA出版社，尤其感谢编辑**Paola Sammaritano**以及美术设计师**Cristina Belmondo**，感谢他们的专业技术、帮助和耐心。

他们的支持不可或缺。

目录 CONTENTS

第2章

修复牙科学的材料和器械

第3章
后牙区直接法修复
适应证和操作流程

适应证和操作流程 ... 110

第2卷

第4章

后牙区间接法粘接固位修复体

第 1 章

后牙区修复
RESTORATIONS IN POSTERIOR AREAS

不同临床情况下的粘接修复方案
Adhesive solutions for the various
clinical restorative treatments

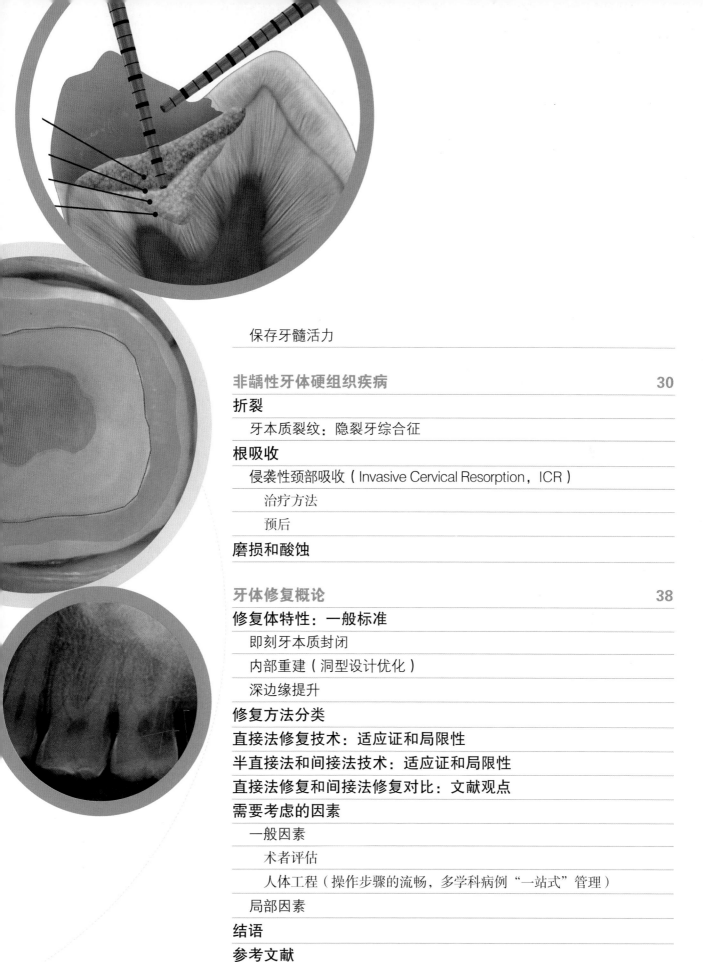

引言

粘接技术的进步无疑给牙体修复治疗带来了理念和方法学的"革命"。修复材料和粘接系统的不断发展，显著地影响到后牙区的修复策略，治疗计划也有了重要的变革。因此，当代口腔临床根据不同的粘接方法来选择治疗技术。利用粘接技术，同时依靠复合树脂和瓷等先进材料，对于主要由龋坏引起，也可能由折裂、磨损、酸蚀或颈部外吸收等引起的牙体缺损，我们可以从形态、功能和美学等各个方面予以修复。为使这些材料和剩余牙体组织融为一体，所采用的临床技术近些年来却已发生巨大变化。因此，经典牙科学的操作范式得以改写。大量保存牙体组织，同时获得极为美观的修复效果，在治疗"哲学"中得以有机结合，在形态、功能修复重建的过程中美学贯穿始终，而不是仅仅得到一个"绣花枕头"。从每位患者完全不同的起始状态出发，最终塑造出与面部协调、融合的微笑，是每位口腔医生不得不面对的日常挑战，因为面下1/3在面部美观中扮演着主要角色，同时整个咀嚼系统具有重要的功能意义。

口腔美学涉及后牙的情形并不少见，恢复后牙区恰当的拾平面，确保咬合稳定，无早接触和咬合干扰，进而成为前牙区美学修复的坚实基础。

要达成这些目标，需要掌握许多技术，并且要融会贯通。

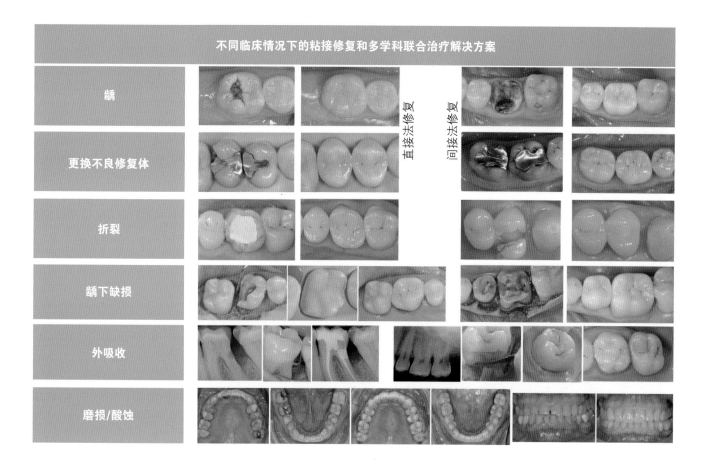

只有这样，术者做出的临床决策才能获得长期的功能和美学效果，才能有利于患者的整体健康。因此笔者认为，尽管与其他专业医生进行多学科协作是无可争议的当今主流，我们仍需要深入地学习所有的牙体、牙髓、外科、种植及牙周相关技术，才可能为患者制订最佳的治疗计划，以多学科策略解决患者不同的临床问题。

事实上，多学科–单医生策略将不同治疗技术（牙髓–修复–外科）相结合，使"一站式"服务成为可能，在治疗流程的流畅性上有显著优势。更重要的是，我们能够开展微创粘接修复（例如在手术当中完成），而这是由多个不同专业医生分别在不同时间进行治疗所不能实现的。

这为我们打开了全新世界的大门，改变了微创修复与传统修复之间的界限，能够更多地保存健康组织，不仅包括牙硬组织，还包括牙髓、牙周组织。

本书的目标是为读者提供多学科临床治疗所需要的所有知识，不仅达成完美的治疗效果，也在每天的临床工作中获得收益，虽不能节省成本或节约时间，但必然是有绝对性价比的"合理"收入。因此，这是一个现代、灵活的多赢策略。

本书设定了许多目标，带领读者在布满复杂问题的临床之路中探寻出通道，教会读者可用于日常临床的创新方法。

都有哪些临床问题？

显然，无论是简单病例还是复杂病例，都需要分解为一些基本问题。笔者相信这一方法将十分有助于临床工作。充分审视可能遇到的种种问题，是把握临床病例大局的最简便方法。在牙体修复领域，可能会遇到这几大类的问题或情形：

- **浅、中、深龋**，边缘位于龈上或龈下。
- **冠部、齐龈或折裂**，或冠根折。
- **颈部外吸收**。
- **牙体组织的磨损或酸蚀**。
- **修复体的磨损**。
- **修复体的功能和/或形态失败**。

解决方案有何意义？

解决方案这一表述意为针对已经发生的问题提出有效的应对方法。事实上，解决方案总是与问题相对应。口腔医生遇到的临床病例可能简单，也可能异常复杂，几乎有无数个难度分级。需要由临床医生本人去发现单一的或一系列的临床问题，进而形成解决方案，可以是暂时的或永久的，抑或是二者的结合。这种逻辑的训练，将病例分解成各个临床问题，是诊断形成过程的一部分，但为了完成正确的治疗操作，仍需要医生能够有效地将技术与理念进行运用。因此，确立诊断后，给出重要的治疗建议，应当基于切实的临床治疗流程，实现良好的中长期预后。某些特殊的情况下，医生也会给出创新性的解决方案，可以认为是"非常规"，这基于临床经验而非已证实的科学证据，但这或许能带来

一些新的可能，背后的原则仍是紧密关注于牙体组织的保存。

显然，除去必要的科学证据基础以外，关键因素是"操作者因素"：成功的可预期性、修复体的长期寿命、操作的精确性、是否严格遵守适应证与操作流程。

临床问题——不同解决方案

显然，尽管诊断通常是唯一的，但通过本书提出的一系列评估过程，可能，或者说必将会有不同的解决方案。

仅以举例说明为目的，接下来将汇报5例大面积龋坏牙的病例，通过4种不同类型的修复体完成治疗：

- **病例1**（图1和图2）：8岁女孩；下颌磨牙大面积龋洞，洞壁支持不足。复合树脂直接法分层充填，覆盖部分牙尖。
- **病例2**（图3和图4）：28岁女性；大面积龋洞，洞壁支持不足。复合树脂直接法分层充填。
- **病例3**（图5和图6）：14岁女孩；大面积龋洞，舌侧壁无支持，牙髓治疗后。复合树脂直接法硅橡胶导板印章技术修复。
- **病例4**（图7～图9）：26岁男性；深大龋洞近髓，洞壁支持不足。间接法复合树脂覆盖体修复。
- **病例5**（图10～图12）：45岁男性；大面积龋洞，洞壁支持不足，伴隐裂。间接法瓷覆盖体-高嵌体修复（二硅酸锂玻璃陶瓷）。

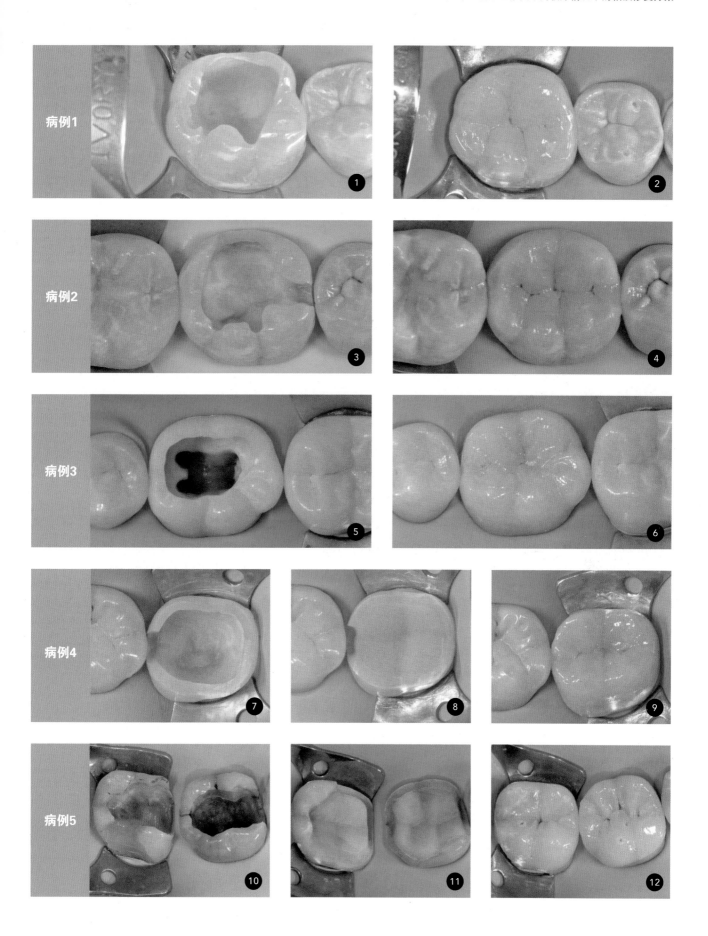

龋病

口颌系统中影响口腔健康的最主要疾病是龋病和牙周病；久而久之，这些疾病将影响口颌系统的重要功能，例如咀嚼、吞咽、发音、微笑等，最终对个体身心状态带来更为复杂的问题。

本节中，龋用于描述牙齿表面被化学溶解而产生的结果（症状和体征），由发生在覆盖患牙表面的菌斑生物膜内的代谢过程所致。因此，龋病是牙齿的局限性破坏（图13a，b），常被描述为一种慢性疾病，即发生在大部分口内的缓慢过程。其病因为多因素，是最常见的疾病之一[1-2]。

流行病学

龋病是世界范围内最常见的慢性感染性疾病。它是最高发的口腔疾病。根据对不同人群的调查，其患病率为60%～90%[3-4]。

对于成年人群，一些研究证实，超过90%的30岁以上个体曾罹患龋病[5]。

更重要的是，高龄人群存留牙渐多，因此老龄人群患龋率也有升高。其他增加患龋风险的情况包括糖尿病、体弱或免疫抑制疾病，社会经济条件不佳、受教育程度低等[6-7]。

尽管龋病患病率很高，一些研究报告近10年来龋病患病率及严重程度降低了约70%[8]。这一改善与更加重视预防项目有关，包括更好的口腔卫生维护、合理膳食、应用再矿化物质（如氟产品）等[2,9-10]。

2017年的一项研究[11]采用DMF-T指数（D=龋坏，M=缺失牙，F=充填后，T=牙齿）——每颗龋坏、充填或缺损牙记为1，除外已萌出的第三磨牙——调查了大样本12岁人群，结果显示2/3的被调查者无龋坏牙。在许多城市，该指数低于0.7[12]。这些结果提示人群中口腔健康状态正逐步提升，有利于牙齿的更长期保存。

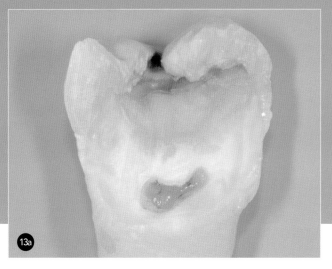

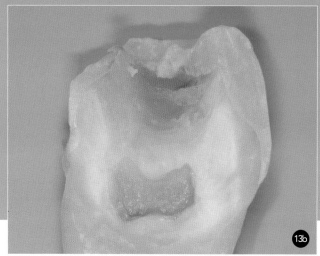

风险因素

　　如前所述，龋病是多因素疾病，主要由细菌导致[13]：口腔菌群内的微生物与食物中可发酵的碳水化合物相互作用，导致牙釉质和牙本质等牙体硬组织溶解，并逐渐形成缺损。龋病的发生与3个主要因素有关：宿主、饮食和微生物菌丛。其他因素也会产生影响，包括生物及生物学因素，或具有保护性，或是发病诱因，例如唾液的成分和流量、致龋菌的数量、菌斑生物膜的不同构成、再矿化物质的使用不足以及遗传因素等[14-15]。生活方式是影响发病诱因的更进一步因素：从新生儿不恰当的断奶方式就已经开始，可能继续出现口腔卫生维护不佳，

形成不良饮食习惯，例如摄入单一碳水化合物频率过高等。此外，外源性因素（例如经济社会条件不佳、受教育程度低等）也可能产生影响[16]。

　　较早的研究已经证实，菌斑通过生物膜黏附在牙齿表面（图14和图15），其结构组成变异较大，目前口内已发现超过700种细菌种群。它们的相互作用将形成生物膜，黏附于牙面的牢固程度存在差异。我们可以将其定义为细菌的多层结构，如果富含所谓的致龋菌——能在酸性pH条件下生存的细菌——其形成将导致牙体矿化组织的溶解，首先是牙釉质，紧接着是牙本质。间接效应，也就是菌斑生物膜对牙面与唾液之间相互作用所产生的干扰，也会对直接效应形成叠加效果。

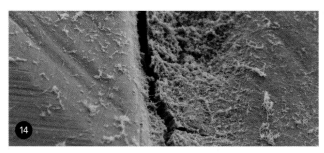

图14　扫描电镜照片显示被细菌定植的修复体（右）与牙釉质（左）的界面。

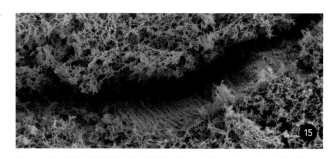

图15　扫描电镜照片显示牙体–修复体界面上形成生物膜。

牙齿与唾液之间无法进行离子交换，这是另一个影响牙齿完整性的重要方面，进而导致牙齿表面龋洞形成。

这一过程初始阶段的临床特征是所谓的"白垩斑"，即牙釉质脱矿。

因此，目前最新的推断是：龋病并非由某种特定的生物膜引起，而是由于菌斑生物膜因食物而发生变化，对牙体硬组织产生有害作用[15]。关于这一推断的研究已经较为深入；饮食中的可发酵糖及其过量摄入是导致口腔菌群出现选择性改变的两个主要因素。因此，所有这些最终导致菌斑生物膜的构成出现变化，针对性地对牙齿矿化组织形成伤害。

有鉴于此，近期被提出的益生菌的概念也并非突发奇想，它的目的是将潜在的有害生物膜成分转变为对牙齿及牙周组织危险相对轻的类型。一些局部因素也需要得到评估，例如基础唾液流量、牙釉质的化学及形态学结构等。这些信息最终将产生一个需要由口腔医生审慎评估的患者概况。修复体的长期寿命不仅取决于修复体本身的质量，也与医生和患者能否花费精力在未来很多年里进行维护和预防有关。

龋病的动态过程

牙齿硬组织——牙釉质牙本质和根面牙骨质——由无机矿化组织、有机蛋白组织和水构成。牙釉质是人体最坚硬的组织，含96%的羟基磷灰石晶体，而牙本质矿物含量为61%～73%，其坚固程度弱于牙釉质。牙骨质覆盖根面，65%～70%由无机物构成。如前所述，龋病源于宿主与细菌种群间平衡的破坏。这种平衡由两种交替的过程所保持：

牙齿表面的脱矿和再矿化（图16a～d）。矿化的原理是矿化物质与酸接触后出现溶解。有机酸

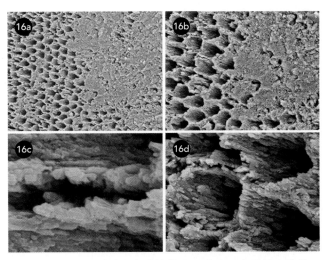

图16a～d　第一层釉质在酸的作用下脱矿，这是龋病的第一阶段。

由口腔菌群内的致龋菌发酵食物中的碳水化合物产生，包括乳酸、乙酸、丙酸和甲酸。酸穿透牙釉质和牙本质等牙体组织，导致晶体溶解，矿物盐释放进口腔液体内，例如钙离子和磷酸根离子等，首先造成牙面粗糙。口内存在能抵消这一溶解过程的机制，使脱矿过程可逆转。

牙面的再矿化则依赖于唾液、食物或防龋产品

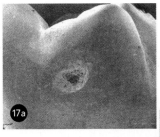

图17a　邻面龋电子显微镜照片（100x）。

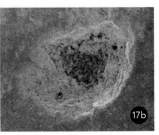

图17b　邻面龋电子显微镜照片，更大倍数（300x）。

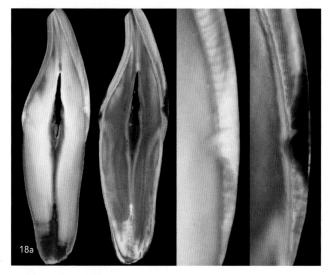

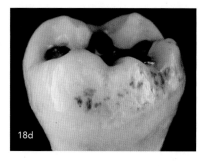

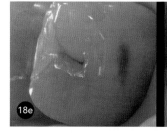

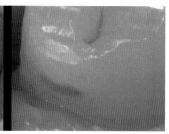

图18d，e 牙齿冠部大范围黄褐斑。

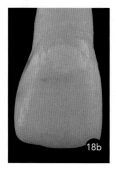

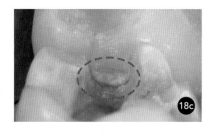

图18a～c 偏振光下的白垩斑。

内的再矿化物质，例如钙离子、磷酸根离子和氟离子。这些矿物盐作用并分布于牙体组织内，可增强牙体组织，提高其耐酸能力。一天当中，矿物盐的溶解和形成不断交替进行，形成平衡。如果风险因素较保护因素明显占据主导，口腔环境则更有利于龋病的发生发展：酸性物质将穿透进入深部牙体组织，首先造成牙面粗糙，而后形成更大范围的龋洞（图17a，b）[14–15]。

龋病的诊断

龋病病损的临床表现有时在口腔检查时显而易见，有典型特征，有时也需要医生根据龋病不同阶段的特定症状以做出龋损的诊断，需要尤为仔细地检查牙面：在不直接接触牙面的情况下，仔细检查牙釉质的颜色、亮度及表面形态。强烈建议使用光学放大系统，借助光纤。在龋病进展的不同阶段，可发现一些更为特异的临床表现，有助于术者确定龋损所处阶段，引导术者制订恰当的治疗计划，符合最为微创的标准。

临床检查时可能遇到的临床表现以图片的形式总结如下，有助于读者更好地理解微创修复技术所涉及的相关名词。

基于这些参数，龋损可分类为：未成洞龋损或成洞龋损，前者为牙釉质的变色，而后者则可检查出牙齿内部或多或少已与口腔相连通。

未成洞龋损

这类以初期病损为典型。牙齿表面为白垩斑（WS；图18a～c）或黄褐斑（BS；图18d，e）。这是脱矿过程的初期，总是伴随着牙体组织显微结构的改变。

对于BS和WS，值得特别指出的是，它们主要影响牙釉质最外层，但侵及牙本质的并不少见。

Shahmoradi和Swain[16]的研究利用Micro-CT成像展示出了两类斑块的不同点：WS通常在牙釉质内表现为三角形，其尖端到达牙本质，形成点状接触。与之相反，BS在牙釉质内的表现则更加复杂，存在脱矿区和再矿化区，这提示斑块的形成时间较长；BS常被认为具有自限性，这也并不意外。黄褐色龋损影响牙釉质最外层，而白垩色龋损则影响牙釉质全层（图19a，b）。

这一属性的不同可指导临床：BS可通过盐酸基糊剂和特制毛刷进行微研磨治疗（例如Opalustre™和Opalcups™，Ultradent）；而WS在符合适应证时可采用渗透树脂（Icon System，DMG，有唇面和邻面两种版本）治疗，或采用粗研磨+复合树脂粘接修复。一些临床病例将在第3章展示。

成洞龋损

这类龋损表现为牙齿结构完整性丧失，也就是说，牙体组织内出现龋洞。某些病例中龋损局限于牙釉质，即"微小龋洞"。发现这类情况时，应

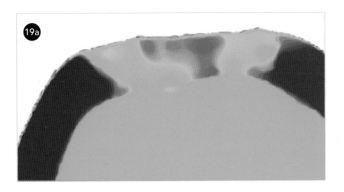

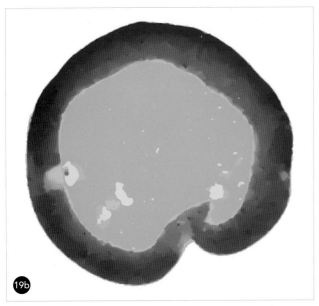

图19a，b Micro-CT。黄褐色病损影响牙釉质最表层，而白垩色病损则影响牙釉质全层。

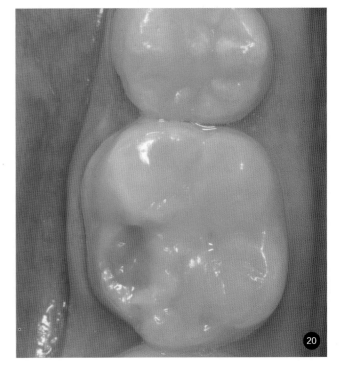

与牙釉质发育不全以及磨牙切牙矿化不全（Molar Incisor Hypomineralisation，MIH）（图20）进行鉴别诊断。MIH患龋风险较高，我们将在第3章详细讨论。

如前所述，当龋损导致牙釉质缺损、下方牙本质暴露时，定义为成洞龋损。这是龋病的不可逆阶段，无法通过生物学方法修复。或者不经治疗，病损范围将逐渐扩大，导致龋病进入更严重阶段。总的来说，同一位患者可能患有一个或多个龋损，龋病的严重程度——即其背后的微生物不平衡——可由龋损的数量和程度确定。因此，过去许多年来，根据龋损的位置、程度及涉及的牙体组织，形成分类系统用于龋病的评估。

理想的分类系统应当考虑到龋病诊断所涉及的所有因素，能够表明龋损的位置和影响范围，同时与龋损的进展阶段相关，进而指导最恰当治疗方法的选择。

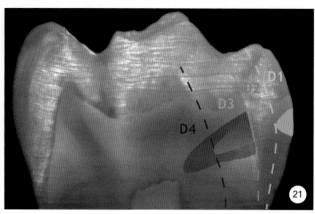

D1 牙釉质外层1/2透射影
D2 牙釉质外层及内层1/2透射影
D3 牙本质外层1/2透射影
D4 牙本质内层1/2透射影

图21　邻面龋影像学诊断分类[19]。

（来源：Mario Allegri医生）

成洞龋损的分类

临床中应用最广的龋病分类由G.V. Black在1891年提出[17]。然而在笔者看来，该分类实际上描述了对不同位置龋损进行银汞充填时所预备的一系列洞型。现在，该分类仍用于定义修复体的类型，但它本身未能提供关于龋损严重程度的相关信息。为了给历史应有的尊重，并更好地指导未来，我们提出了去龋过程中形成的6种不同类型的窝洞（表1）。许多研究者已提出了关于如何确定龋损所处阶段和进展程度的观点，不考虑龋损的位置；我们对此做简要介绍。

1996Marthaler和Lutz的影像学分类，基于龋损影响牙体组织的深度[19]，对邻面龋做出分类。共分为5类（D0~D4），第一阶段为无龋损，直到D4代表龋损达到牙本质1/2厚度至近髓（图21）。

表1　Black龋分类[17-18]
Ⅰ类洞
后牙咬合面、颊舌侧窝沟、前牙舌侧点隙
Ⅱ类洞
后牙邻面
Ⅲ类洞
前牙邻面，不累及切角
Ⅳ类洞
前牙邻面，累及切角
Ⅴ类洞
前牙、后牙颈部
Ⅵ类洞
1956年，由W. J. Simon提出，包括磨牙和前磨牙牙尖

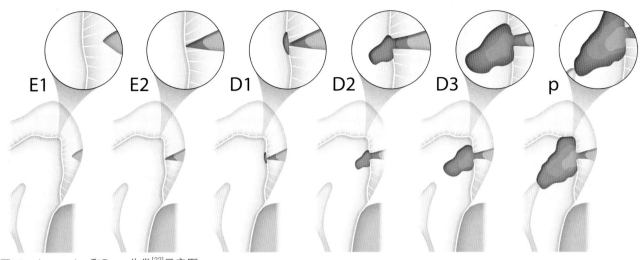

图22　Anusavice和Benn分类[22]示意图。

2005年，Anusavice和Benn[20-22]更近期的研究提出的临床分类（图22），考虑到了龋损的进展阶段，以指导治疗计划的制订（参见第20页DiFOTI）。这一分类确定龋损影响的位置，并对其深度进行定量，因此根据程度的不同，龋损可分类为：

- **E1**：牙釉质外1/2。
- **E2**：牙釉质内1/2。
- **D1**：牙本质外1/3。
- **D2**：牙本质中1/3。
- **D3**：牙本质内1/3。
- **P**：牙髓–牙本质复合体。

表2a，b总结了Mount和Hume分类[23]，与上一分类一脉相承，更加精细。

表2a　Mount和Hume分类，1998
（来源：Mount G.J., Hume W.R., A new cavity classification. Australian Dental Journal 1998;43:3）

	范围			
	较小 1	中等 2	较大 3	大 4
位置				
点隙/窝沟	1.1	1.2	1.3	1.4
接触区	2.1	2.2	2.3	2.4
颈部	3.1	3.2	3.3	3.4

表2b　Mount和Hume分类临床样例

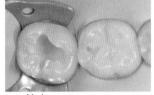

1.1 较小，46
1.2 中等，47

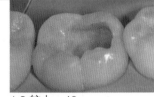

1.3 较大，46

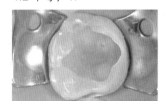

1.4 大，46

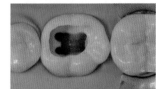

1.4 大，牙髓治疗后，36

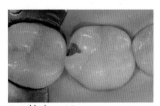

2.1 较小，46

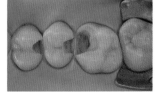

2.2 中等，24
2.3 较大，26

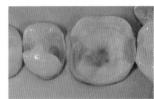

2.2 中等，35
2.4 大，36

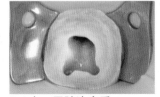

2.4 大，牙髓治疗后

表3　国际龋病诊断评估系统

得分	评分标准
0	健康牙
1	视诊发现牙釉质早期改变（只有在长时间气流干燥下可见或局限于窝沟范围）
2	视诊发现牙釉质改变
3	局限性牙釉质缺损（临床视诊不涉及牙本质的征象）
4	牙本质墨浸状改变
5	龋洞、牙本质暴露
6	大范围龋洞、牙本质暴露

在流行病学领域所使用的分类系统中，历史悠久的DMFT分类，虽简洁却同质性过高，近期已被更为复杂的国际龋病诊断评估系统（International Caries Detection and Assessment System，ICDAS-ICDAS II；表3）以及龋病评估频谱和治疗（Caries Assessment Spectrum and Treatment，CAST；表4）所取代。

一项近期的回顾研究指出，第三个指数，即CAST，可能是最为方便和先进的系统，可最全面地对个体和群体的患龋情况做出量化评估。其他文献也支持这一观点[25-28]。

2015年，美国牙科学会也提出了一个类似分类，即美国牙科学会龋病分类系统（American Dental Association Caries Classification System，ADAC-CS）[24]。目标是能够指明龋损程度，在可能的情况下，同时指出龋的活动程度，以确定采用何种治疗方法更为符合微创理念[24]。

龋病诊断的临床检查和辅助检查

龋病（更应该表述为：菌斑平衡被破坏后产生的病理性缺损）的诊断较为困难，难点不在于其临床表现，而是要考量其造成的最终后果。修复体终究是有寿命的，对于年轻患者来说，这意味着未来

表4　龋病评估频谱和治疗

特征	代码	描述
健康	0	无肉眼可见的明显龋损
窝沟封闭	1	窝沟点隙为封闭剂完全或部分覆盖
修复体	2	龋洞经直接法或间接法修复
牙釉质	3	局限于牙釉质的视觉改变；明显的龋源性变色，局部牙釉质完整或有缺损
牙本质	4	变色牙本质龋；牙釉质下方可见变色牙本质龋，可伴或不伴龋洞形成
	5	牙本质龋成洞，髓腔完整
牙髓	6	龋损波及牙髓；明显龋洞到达髓腔；仅剩残根
脓肿/窦道	7	龋损涉及牙髓，患牙出现肿胀溢脓，或窦道排脓
失牙	8	患牙因龋缺失
其他	9	不符合上述描述的情况

需要多次重新修复，而我们无法在术前估计出具体次数。另外，漏诊导致龋病进展，如果不治疗，最终影响牙髓健康。出于这些简单的逻辑考虑，确定龋病的位置与程度是临床的关键。

做出诊断共需要两项全面而准确的基本检查：临床检查和辅助检查。

临床检查

患龋风险的分级，以及采集全身病史以明确患者的饮食习惯及口腔卫生维护情况，不是本章的重点内容。临床检查是评估患龋与否及具体程度的关键。

Anglo-Saxon School有一句古老的谚语，"眼神要锐，探针要钝"。换言之，我们需要仔细地视诊以发现牙釉质的细微变化，但应使用钝探针检查有成洞嫌疑的位点[29]。原因很简单，很多情况下，如果尖探针一旦穿透釉牙本质界，形成细菌黏附到牙釉质的"高速公路"，那么唾液–釉质离子交换和氟化物防龋措施所产生的再矿化效果就会完全丧失。

为了临床检查更为仔细，应首先在湿润状态下观察牙面，然后再完全干燥，才能观察到两种条件下釉质颜色的变化。明显的变色、墨浸状变化等，应进一步借助辅助检查仔细判别，下文将有详细介绍。

关注最有可能患龋的部位时，应考虑到患者的年龄；婴幼儿龋损多位于咬合面，而青春期儿童和成年人邻面龋似乎更为多见，难以直接检查。

修复体磨损、继发龋和牙齿磨损，严格来说，应分别予以考量。

此外，采用广为接受的视觉评分系统的研究，准确性显著优于采用自定标准的研究。总的来说，

龋病的视诊评估方法总体表现良好[30]。

尽管上文提到的理念主要涉及初发龋坏，继发龋坏的诊断仍然适用。许多继发龋十分隐秘，但诊断思路几乎完全一致[31]。

临床检查并非一定能明确诊断，除此之外，术者还需要借助辅助检查。

辅助检查（表5）

读者应明确，可供口腔医生选择的辅助检查种类繁多，其有效性并非完全一致；通常，将多种检查获得的信息相结合才能明确诊断。

表5　辅助检查
咬合翼片
光纤透照（Fiber Optic Trans-Illumination，FOTI）
光纤透照数字化成像（Digital Imaging Fiber Optic Trans-Illumination，DiFOTI）
定量光导荧光（Quantitative Light-Induced Fluorescence，QLF）
近红外光透照（Near-Infrared Light Transillumination，NILT）
超声
其他辅助检查

口内X线片

建议使用商品化的数字化口内X线片系统。也可以使用传统胶片，需要专用的胶片冲洗设备确保成像效果（例如Periomat，Dürr Dental）。牙体修复治疗中，水平型咬合翼片（例如Bitewing X-rays，BW）（图23）是首诊时不可缺少的辅助

检查，需要借助特制的定位装置（Hawe Neos 270 Kwik-Bite with indicator bar，KerrHawe）完成拍摄。对于牙周患者也可以拍摄垂直型咬合翼片（图24）。

咬合翼片是龋病检查中公认的常规辅助检查，尤其适合邻面龋和继发龋的诊断[32-33]。牙弓较长的患者可使用特殊传感器或胶片（长翼片），或从两个不同的角度投照，以显示从第一前磨牙近中到第三磨牙远中的区域。应确保胶片放置位置准确，平行于待检查区段牙列，与X线方向垂直，以免邻接触区牙体组织影像重叠，增加诊断难度，影响准确性。

咬合翼片能准确地显示：
- 邻面龋（即便是早期龋）和咬合面深龋。
- 旧充填体继发龋，或边缘渗漏。
- 龋损至髓腔的距离。
- 髓腔大小。
- 髓石或牙髓钙化。

- 修复体边缘适合性。

在牙周方面：
- 邻面片状牙石。
- 牙槽嵴顶，检查其完整性，是否有吸收迹象。
- 检查修复体完成的质量，随访观察其完整性。

除咬合翼片外，定期拍摄平行投照根尖片也是合理的。需要使用合适的平行投照架，例如射线平行延伸（Extension Cone Paralleling，Rinn XCP®）等，包括一个用于定位的准直环，与片架平行，通过咬合块支撑胶片，使用有角度的金属杆连接起各部分。黄色XCP投照架用于后牙根尖片拍摄，蓝色XCP用于前牙根尖片拍摄。

当咬合翼片（图25）发现以下情况时（图26和图27），需要加拍根尖片：
- 深龋近髓时，需要明确髓腔解剖及根尖周组织状态，以制订治疗计划。
- 牙髓疾病，包括有症状活髓牙、有症状死髓牙和

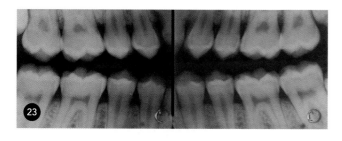

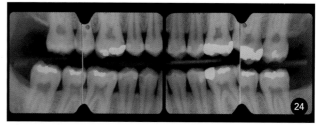

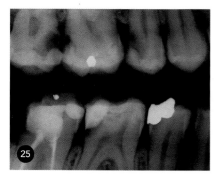

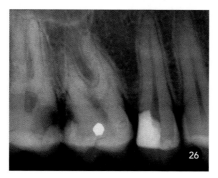

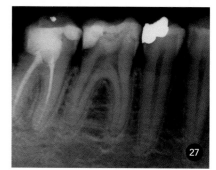

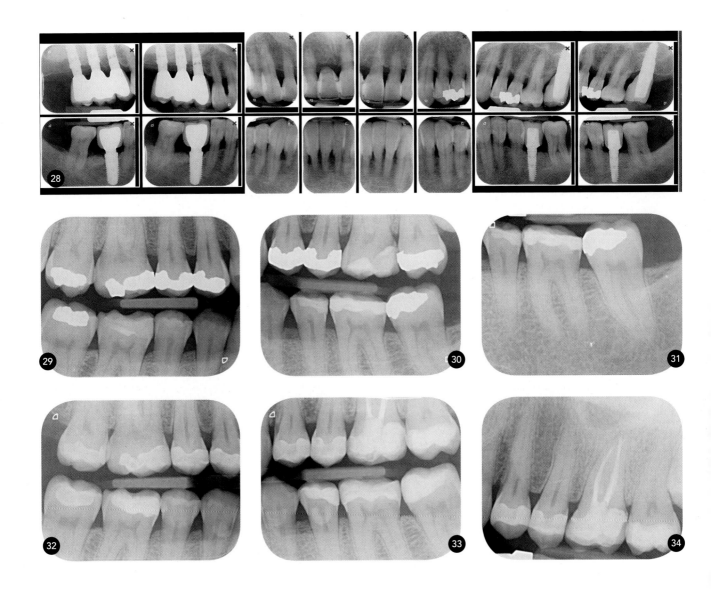

无症状牙齿（以评估根管解剖、预估治疗复杂程度、评估是否存在根尖周病变及其程度）；对于有牙髓治疗史的患牙，评估根管治疗质量，是否存在根尖周病变。

- 临床检查及咬合翼片发现牙周问题。
- 牙周炎患者需要完成全口根尖片检查，并记录详细牙周检查表（图28）。

毋庸置疑，治疗开始前，在制订治疗计划时，就应当拍摄咬合翼片和根尖片（图29～图31）。治疗完成后检查治疗效果时，应拍摄咬合翼片（图32和图33）。如果涉及牙髓治疗，治疗结束后也应拍摄根尖片（图34）。影像学检查诊断邻面成洞龋损的准确性极高，似乎也适用于牙本质龋的诊断。

龋病高风险或高患龋率人群早期龋的诊断需要借助更为敏感的检查方法。表6a，b总结了不同患龋风险人群接受咬合翼片检查的频率。

下文所述的两种数字化系统诊断牙面无龋的能力较为优异（特异性），但可靠地分辨邻面龋的敏感性不足。影像学检查的革新可能需要依靠Micro-CT或磁共振，但其过高的成本似乎不符合市场的逻辑。

光纤透照〔Fiber Optic Trans-Illumination，FOTI〕

在龋病诊断的各种辅助检查中，FOTI是临床检查不清时显示出龋损有无的简便方法，尤其适合后牙邻面[34]。可以使用简单的高强度聚光灯，也可以使用更为复杂的检查设备[35]（图35和图36）。

然而FOTI诊断牙本质龋的准确性一般——没有确实的证据支持用光纤透照取代根尖片用于龋病诊断[36]。

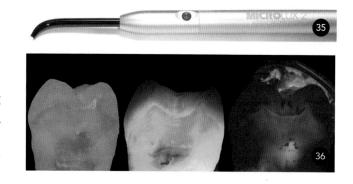

表6a	不同年龄段X线片检查时间间隔（修改自美学儿童牙科学会，2012）		
年龄	高风险	中风险	低风险
乳牙列	6~12个月*	18~24个月*	24~36个月*
混合牙列	6~12个月*	18~24个月*	24~36个月*
恒牙列	6~12个月	18~24个月	24~36个月

*如果邻面无法进行视诊检查

表6b	儿童和青少年咬合翼片检查时间间隔			
作者	年龄	不同患龋风险的时间间隔		
		高	中	低
Pitts & Kidd（1992）	7~13岁	6个月	1年	1~2年
	14~17岁	6个月	1年	2年
Espelid等（2003）	5岁*	1年**		3年**
	8/9岁*	1年**		3~4年**
	12/13/14岁*	1年**		2年**
	16岁*	1年**		3年**
European Commission（2004）	儿童	6个月	1年	1~2年
ADA（2004）	儿童	6~12个月		1~2年
	青少年	6~12个月		1.5~3年
SSO（2005）	7~25岁	6个月	1年	2年
目前研究	7岁*	1年**		8年**

*首诊拍摄咬合翼片，**后续拍摄咬合翼片间隔

光纤透照数字化成像（Digital Imaging Fiber Optic Trans-Illumination，DiFOTI）

光纤透照数字化成像（DiFOTI；商品名为DIAGNOcam，KaVo）能够带来很大帮助。根据Antiproviene A.等的研究，其敏感性和特异性与口内X线片接近，甚至更高[35]。DiFOTI利用激光透照，得到咬合面的黑白照片（图37），尤其适合邻面龋的诊断（图38），即便对于牙齿解剖形态异常或扭转的情况，也同样适用（图39）。

不同牙体组织吸收激光的能力不同，对激光

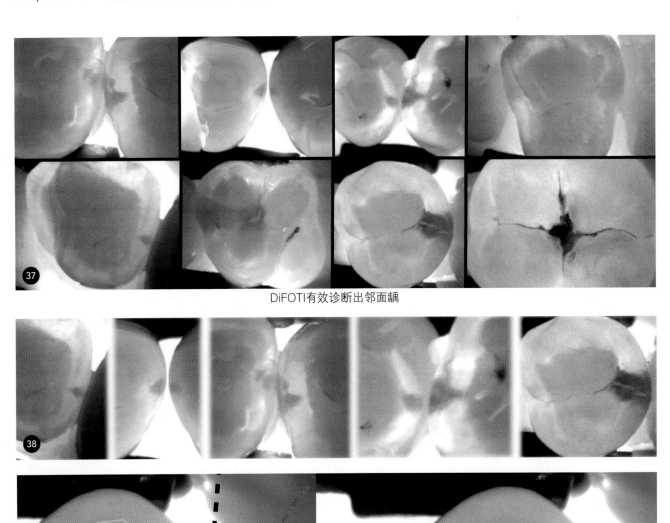

DiFOTI有效诊断出邻面龋

不受牙齿形态与扭转的影响

（来源：G. Chiodera医生）

有不同的反应：牙釉质易于激光透过，更为明亮，牙本质吸收激光更多，偏灰暗。龋或脱矿导致牙体组织结构改变，引起光的"散射"，因而激光在这些异质性区域的内部不断反射，无法透出，形成暗区。一般来说，我们可以认为，在同一组织内，健康组织更加明亮，病损组织更加灰暗。

特制的相机拍摄出图像，发送到显示屏上，通过相应的软件进行管理和储存。这些图像能为诊断提供宝贵的信息，也有助于更好的医患沟通，并让患者参与到诊断过程中来。

有别于传统的X线片检查，DiFOTI获得的图像

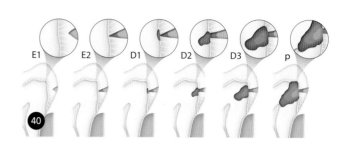

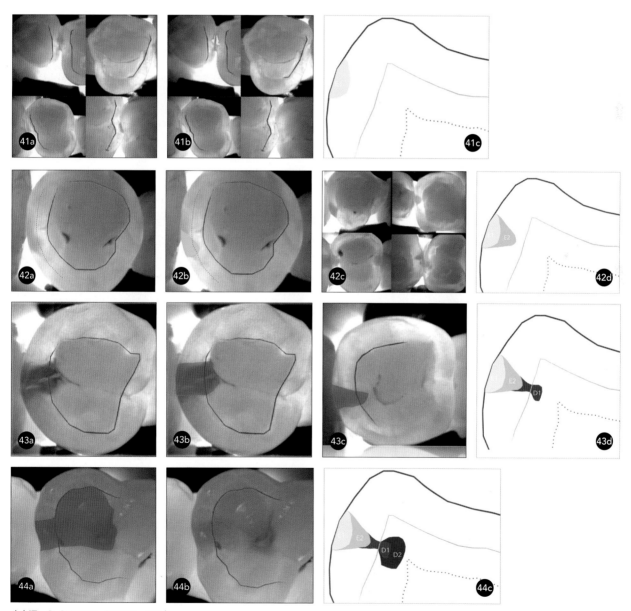

（来源：G. Chiodera, Brescia, Italy）

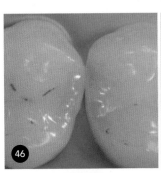
临床照片

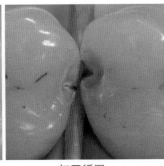
咬合翼片

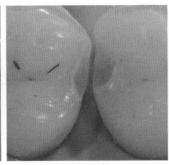
FOTI

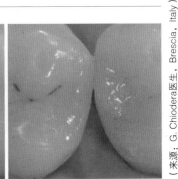
DiFOTI

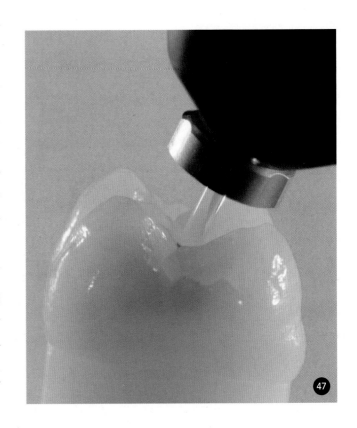

治疗前　　　　打开龋洞　　　　微创预备　　　　修复后

（来源：G. Chiodera医生，Brescia, Italy）

能够1∶1地反映出龋损的实际大小：X线片常会低估龋损的实际范围，因此我们总是假定龋损的实际范围会更大。利用这一理想的比例特点，临床上结合更细致的龋病分类标准（图40），根据龋损波及牙釉质的范围以及达到牙本质的深度，针对每一个具体病例，考虑龋坏的真实程度和患者的患龋风险，制订个性化的治疗计划。图41a～c～图44a～c是DiFOTI临床照片及示意图，对应从E1～D3各个阶段的邻面龋坏。

　　这里比较一下两个小的E2邻面龋损，仅凭临床检查难以发现，拍摄咬合翼片，并使用FOTI和DiFOTI系统畸形检查（图45）。可以明显看出后两种辅助检查更易于龋损的辨认。最终诊断为E2邻面龋，因此需要制备两个微创邻面洞，进行完善的复合树脂粘接修复（图46）。

定量光导荧光（Quantitative Light Induced Fluorescence，QLF）（图47）

该方法似乎能够显示出微小龋损，不再需要拍摄X线片。文献的研究结论并不完全一致，然而借助这些工具做出的诊断似乎会更加完善和准确。近年来出现了许多早期龋的检查方法，其中基于荧光的检查方法进展较大（例如DIAGNOdent[TM]，KaVo）。牙体硬组织脱矿导致其天然荧光性逐渐丧失，龋损内部出现卟啉类化学物质。

这种荧光性的改变可以定量测量，进而成为一种无创的检查方法。牙体组织及卟啉的荧光性通过发光二极管（Light Emitting Diode，LED）激发出来。

接收器接收到荧光信号。经过处理分析，可以得到龋损不同深度下的荧光值。光束自设备尖端平行发出，检查时光纤头应有一定角度，以发现龋损所在（图48）。

有别于DiFOTI，QLF得到的是数值，而不是图像。数值范围为0～99，不同数值的对应意义来自组织学研究，总结如下：

0～12	健康组织
13～24	脱矿（观察或微创治疗）
25～99	龋

不能单纯依据数值制订治疗计划（尤其是13～24的过渡范围），还需要考虑到具体的患者和患龋风险。

QLF使用荧光值诊断咬合面早期龋的可靠性较高[37]。它应当能够对不同严重程度的恒牙咬合面龋进行监测[38]。多年来随着设备的不断完善，该系统也在逐渐改进；目前已有多种设备在釉质龋的发现和定量方面显示出较好的诊断效果，而最新一代的QLF检测系统提供的结果似乎最为优异[39]。

近红外光透照（Near-Infrared Light Trans-illumination，NILT）

NILT诊断恒牙邻面龋的准确性和咬合翼片相当[40-41]，但无法提供有助于制订最终治疗计划的相应信息[42]。

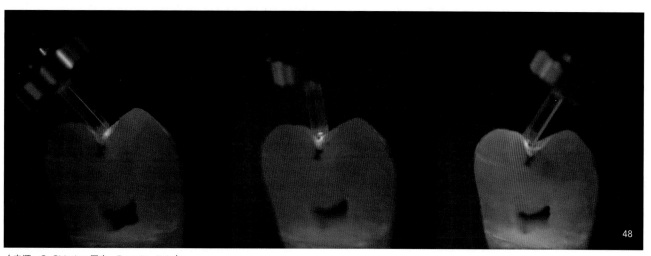

（来源：G. Chiodera医生，Brescia，Italy）

超声

疾病组织对超声的不同反应或许可以用于评估不易检查的龋坏。目前有一些研究观点，但研究数量较少，结果尚有争议，不具备应用价值[43]。

其他辅助检查

随着体层摄影和磁共振的发展，新的方法正在研究中，似乎能够为早期龋的诊断带来新的曙光[44-47]。然而，目前龋病诊断的准确性要求和龋病的定义本身尚不允许使用这类复杂且昂贵的检查手段。

龋病检查诊断小结

龋病的诊断，最广义来讲，不仅应确定龋损的有无，还应确定龋损的位置、程度以及是否波及牙髓。简言之，它是确定治疗计划的基石，能够帮助选择最恰当的治疗计划，无论对于单牙还是多牙都是如此。根据既往的系统综述研究，将视诊和其他诊断方法（例如DiFOTI和QLF相结合），龋病的诊断将更准确，同时能够检测龋病的进展程度[48]。

干预时机

只有未成洞龋损，不能确定是否到达牙本质时，才会带来两难的选择。临床检查怀疑龋坏时，上文所述的辅助检查会有较大的帮助。更重要的

是，对于还没有深刻理解菌斑控制重要意义的患者来说，保守治疗可能会带来更严重的后果，直接引发"治疗–复发–再次治疗"的循环，自20世纪以来就已十分明确。对于临界龋损，不考虑龋病发生、发展的各种风险因素，采用单一的治疗方法很难奏效。

笔者建议，对于口腔卫生维护较好的患者，可采用微创保守治疗，而对于不能很好地维护口腔卫生的患者，建议及时干预。

简言之，E1龋损不需要充填，建议使用氟化物；E2龋损，如果患者口腔卫生较好、龋风险较低，可随访观察；如果患者口腔卫生不佳、龋风险较高，E2龋损建议充填；或者对于龋风险一般的患者，如果邻牙同时发生龋坏、可提供治疗入路，也建议充填。D1以上的龋损均建议积极治疗。

干预方法

去净龋坏组织、修复牙体缺损是治疗干预的核心。去净龋坏组织，利用一种材料恢复牙齿的功能和美观，这两点看起来是多么的简单，甚至属于一般直觉，但在文献中却引起了相当多的讨论。笔者认为在引言部分讲解一般性原则是必要的，接下来几章还会具体讲解更为细节的内容。因此，确定诊断、决定手术干预后，第一个问题便是关于去净龋坏组织，这部分组织无法为后续的牙体修复提供支持。第二个问题是关于牙体缺损的修复方法，与龋损的位置和范围直接相关。

去净龋坏组织

去净龋坏组织是治疗过程的必要步骤，然而去腐并非总是简单、直接，尤其对于变色牙本质，去腐到何种程度。

现代窝洞预备方法可保存大量的牙体组织，适用于初发龋损。而继发龋损则有不同，前次修复过程中必然有一定量牙釉质和牙本质被磨除，而前次修复失败也必然有相应的处理不当之处。

病理性牙本质的去除变数较多，尤其应当注意分辨：

• 非矿化的和感染的牙本质。
• 反应性牙本质。

除此之外，当需要去除旧充填体及继发龋时，常会遇到：

• 银汞着色。
• 陈旧垫底材料，如氧化锌水门汀、聚羧酸水门汀或玻璃离子水门汀。

必须去除所有的感染组织。所有提出二次去除所谓"软化"牙本质的方法成功率均有争议[49]。这类方法应用于年轻患者，可能是出于某些生物学的考虑，但多项研究的结果似乎无法支持选择性去腐或部分除腐。

反应性牙本质的去除存在争议，该部分牙本质的粘接性能与健康牙本质差异较大，但具有合适的生物机械学特性，或许可以为修复体提供一定的支持。理论上，它或许能在牙本质封闭过程中，成为一道屏障。QLF在分辨龋损牙本质的过程中所起到的作用也不应被忽视：QLF技术可以提供客观、准确的图像，确定去腐的终点，分辨出健康的边缘牙本质，以达到完善的修复效果[50]。深龋去腐的终点可以结合龋蚀检知液（染色剂，例如Caries Detector，Kuraray Noritake，Japan）和激光荧光检测（DIAGNOdent™，KaVo）确定（图49）。

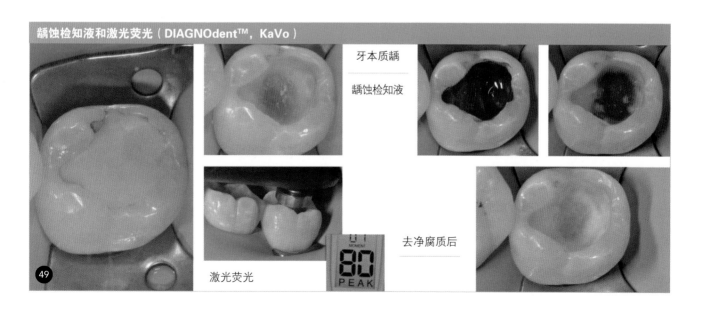

龋蚀检知液和激光荧光（DIAGNOdent™，KaVo）

牙本质龋

龋蚀检知液

去净腐质后

激光荧光

49

Alleman和Magne[51]明确提出了确定去腐终点的方法：深龋包括两部分，外层龋坏牙本质和内层龋坏牙本质。

最内层龋坏牙本质有三层结构：浑浊层（Turbid Layer，TL）、透明层（Transparent Zone，TZ）、透明下层（Subtransparent Zone，SZ）和正常牙本质（图50a）。透明层、透明下层、深层正常牙本质及修复性牙本质的硬度均低于浅层和中层牙本质，因此仅依靠视诊和探诊确定去腐终点很容易露牙髓（图50b）。笔者提出"周缘粘接封闭区"理念，包括1~1.5mm牙釉质、DEJ和至少1~2mm浅层牙本质，形成一个高粘接力的"无龋区域"，在其深部，部分脱矿的牙本质或可以保留，最终再矿化（图50c~e）。

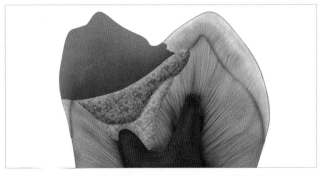

图50c　深龋坏，外层龋坏牙本质红染，范围波及髓腔周围牙本质（自咬合面测量深度＞5mm）。

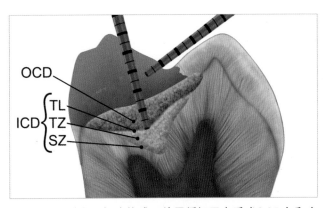

图50a　深龋由两部分构成：外层龋坏牙本质（OCD）和内层龋坏牙本质（ICD）。内层龋坏牙本质有三层结构：浑浊层（TL）、透明层（TZ）和透明下层（SZ），周围包绕健康牙本质。

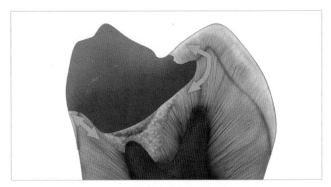

图50d　去净腐质后可见牙本质去除的区域。形成周缘封闭区，未暴露牙髓。在内层龋坏牙本质上方保留很少量的外层龋坏牙本质，均位于周缘封闭区内部。

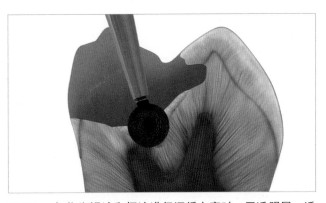

图50b　仅依靠视诊和探诊进行深龋去腐时，因透明层、透明下层、深层正常牙本质和修复体牙本质的硬度均低于浅牙本质，易出现牙髓暴露。

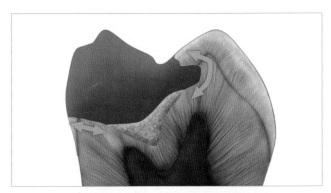

图50e　周缘封闭区不含任何外层或内层龋坏牙本质。在周缘封闭区内部，保留轻度红染着色的内层龋坏牙本质，在活髓牙中会发生再矿化。

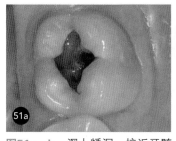 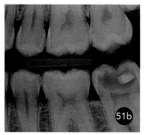

图51a，b　深大龋洞，接近牙髓。

这是一例根据上述方法完成深龋去腐的病例（图51a，b～图53）。

这种方法可以谨慎地选择性去除龋坏牙本质，比所谓的"二次去腐"或渐进性去腐的成功率更高。完全去腐至健康牙本质，甚至选择性去除部分健康牙本质，露髓概率更大，成功率更低[52]。因此，对于年轻患者的年轻恒牙，进行选择性去腐。Barros等[49]的研究发现，与非选择性去腐相比，牙

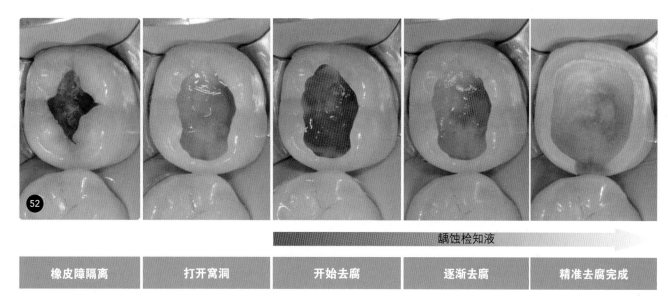

龋蚀检知液

| 橡皮障隔离 | 打开窝洞 | 开始去腐 | 逐渐去腐 | 精准去腐完成 |

深龋理想去腐终点（Alleman和Magne，2012[51]）

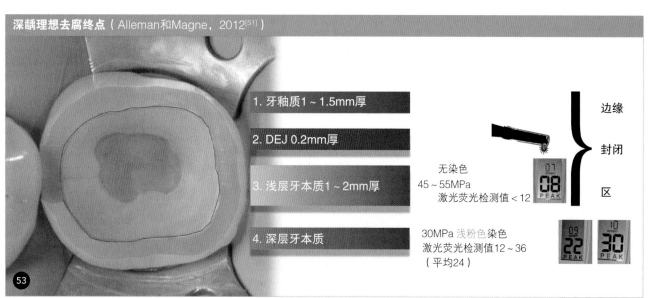

1. 牙釉质1～1.5mm厚

2. DEJ 0.2mm厚

3. 浅层牙本质1～2mm厚

4. 深层牙本质

无染色
45～55MPa
激光荧光检测值＜12

30MPa 浅粉色染色
激光荧光检测值12～36
（平均24）

边缘

封闭

区

髓并发症（例如牙髓暴露等）的发生率更低。然而，必须去净所有旧充填体和垫底材料。无论哪种水门汀均会影响粘接过程，进而引起粘接的严重问题。但是不能只考虑微创理念。事实上，Ricucci等[53]的许多研究表明，牙本质内残存的细菌可能会引起亚临床状态的牙髓炎症，静止龋损并不必然等同于无细菌存在或细菌感染已得到控制。不过，Jardim等[54]的研究显示，经过5年随访，保留部分不完全健康的组织完成深龋修复，似乎并不影响修复体的生存率。应当指出，去腐是一个微妙的过程，需要采集病史，结合临床检查确定牙髓健康，选择性去腐仅适用于年轻患者的特定病例，或牙釉质牙本质条件允许的情况。如果出现失败，并非该方法无效，而多是由于适应证选择错误。所有这些努力都是为了保存牙髓活力，将在下文重点介绍。

保存牙髓活力

对于年轻患者，牙髓暴露，尤其是意外露髓，需要审慎评估。诊断过程会引导临床医生根据经验预判出最终修复方式的选择，无论是直接法还是间接法，尽量避免牙髓治疗。

因此，这不是一个术中临时做出的治疗选择，而是经过术前评估、符合当时临床情况的方案。这一原则也适用于成年患者，但如前所述，对年轻患者的意义更加重大（表7）。较小边界清晰的露髓孔，医生可能进行"直接盖髓"。这一方法历史悠久，随着材料的不断进步，目前可以使用生物相容性更高的材料，使得远期预后更为确定（表8）。

氢氧化钙基的材料可以促进露髓孔处形成坚实的屏障，抵御致龋菌的攻击，这一点百年前就已明确[55]。

在多年来发展形成的各种材料配方当中，树脂基质类材料于20世纪最后几年面市。符合适应证时，其有效性已得到证实。使用硅酸钙水门汀——三氧化物聚合体（Mineral Trioxide Aggregate，MTA）[56]——有效性更高（图54）。这类水门汀的成分结构也有多种改良，在龋源性露髓活髓保存治疗中有非常好的应用前景[57]。

近年来经过发展改良的产品在操作性和自体的理化性能方面，均与经典产品相当，甚至更好[58-60]。玻璃离子水门汀（常规型和树脂改性）及牙釉质牙本质粘接剂应分别讨论。尽管一些研究报告了有吸引力的数据，但许多研究认为，与前述材料相比这类材料效果不佳[61]。

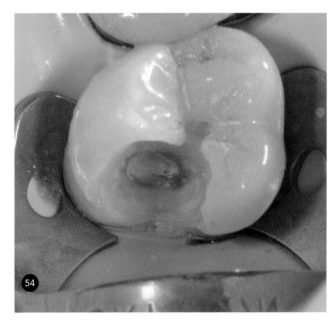

图54 直接盖髓临床病例。

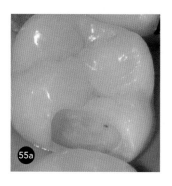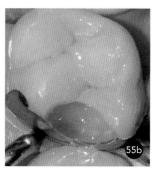

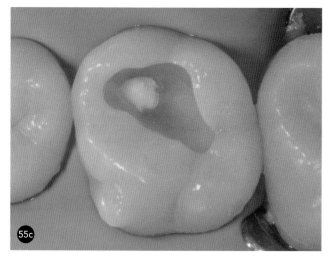

图55a～c　直接盖髓临床病例。

表8	不同年龄盖髓适应证[62-64]	10～25岁	25～45岁	45岁以上
龋损	初发龋	•••	•••	••
	继发龋	•••	••	•
牙体缺损程度	轻度	•••	•••	•••
	中度	•••	••	•
	重度	•••	••	•
在整体修复计划中患牙的作用	一般	•••	•••	•••
	中等	•••	••	•
	重要	•••	•	•

•••建议，••中等程度建议，•不建议

表7	盖髓材料
液态氢氧化钙
树脂改性氢氧化钙
三氧化物聚合体——硅酸钙基复合物
改良型硅酸钙复合物（Biodentine®）
玻璃离子水门汀
牙釉质牙本质粘接剂和复合树脂

应指出，成年患者进行直接盖髓应谨慎选择适应证，包括无出血、点状露髓、已去净龋坏组织、使用橡皮障隔离、患牙无症状。在比较罕见的情况下，直接使用牙釉质牙本质粘接剂进行"直接盖髓"也可能是可行的（图55a，b），但更保守的方法是使用光固化树脂改性的硅酸钙材料（例如Theracal，Bisco）（图55c）。总的来说，根据科学证据和笔者的临床经验，建议使用硅酸钙水门汀或其衍生材料用于直接盖髓，同时应在盖髓材料周围进行严格的粘接封闭。第3章将展示一些临床病例。

非龋性牙体硬组织疾病

折裂

后牙折裂常与不良修复体或修复体磨损有关；更常见于牙髓治疗后的牙齿（图56；表9），常伴发牙本质龋，而牙釉质不受显著影响（潜行性龋）[65]。简单来说，折裂可能不仅涉及牙冠部分，也会达到根面，进而影响牙周支持组织。在修复时需要进一步处理，恢复牙体组织与牙齿及牙槽骨的正确关系［（"生物学宽度"或嵴顶

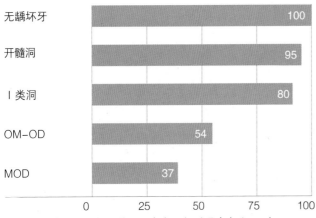

■ 相对强度（以完好天然牙为参考，相对强度定为100）

图56 牙体缺损导致的牙齿强度降低（修改自参考文献66）。MOD=近中–拾–远中；OM=拾–近中；OD=拾–远中。

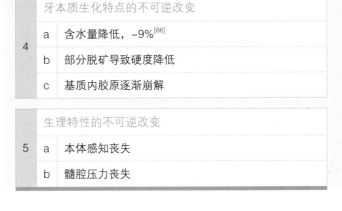

表9	牙髓治疗后牙齿折裂原因	
1	冠部牙体组织及根面牙本质的不同程度缺损（龋坏、外伤、开髓等导致）	
2	解剖结构的不可逆破坏，导致以下结构缺损	
	a	髓室顶
	b	连接牙尖的三角嵴
	c	边缘嵴
3	生物机械特点的不可逆改变；较大咬合力作用下牙尖发生形变，且恢复更加缓慢[67-68]	
4	牙本质生化特点的不可逆改变	
	a	含水量降低，−9%[66]
	b	部分脱矿导致硬度降低
	c	基质内胶原逐渐崩解
5	生理特性的不可逆改变	
	a	本体感知丧失
	b	髓腔压力丧失

这类疾病，或可称为"副功能状态"，正显著增加。其中包括创伤性牙齿折裂，增龄改变导致的牙齿折裂，长期使用或咬合关系异常导致的牙齿磨损、修复体磨损以及牙齿吸收——包括内吸收和外吸收。牙齿吸收尚无确切的致病原因，严重影响牙齿完整性，涉及的治疗及修复方法较为复杂。

上组织附着（Supracrestal Tissue Attachment，STA）]。外伤等意外事件主要影响前牙，除此之外，磨牙和前磨牙最易发生折裂，牙髓治疗后牙齿折裂发生率更高。需要指出的是，牙髓治疗后牙齿失牙的原因主要是冠部修复不完善，而不是牙髓治疗失败。因此，采用最佳的方式修复这类患牙意味着保护其不出现折裂。一项在荷兰专业人士中完成的调查[69]发现，人群中牙齿折裂的发生率为2%，不足被检查牙齿的0.05%，主要为磨牙。

事实上，磨牙折裂发生率是前磨牙的近4倍。上颌磨牙最常见于颊尖，而下颌磨牙多见于舌尖。有3个充填牙面的患牙折裂发生率更高，牙髓治疗后牙齿出现龈下折裂的概率高于平均值。在不同人群中进行的类似调查研究所获结论相似，更加支持应当由专业医生进行患牙的完善修复[70]。Ree等[66]报告，一旦一侧边缘嵴缺损，磨牙和前磨牙的强度将显著降低（50%），而双侧边缘嵴缺损后，患牙强度将变得非常低（图56）。折裂易于诊断，因为患者几乎总能准确地指出患牙。然而，视诊检查时必须十分细致，才能更准确地确定折裂的范围。表9按重要性的顺序列举了牙髓治疗后牙齿发生折裂的原因。

传统观点认为，牙髓治疗后牙齿因牙本质脱水变脆，但文献不支持这一观点。事实上，研究发现，牙髓治疗后，牙本质含水量和成分结构仅有微小的变化。研究显示，牙髓活力丧失后，经过恰当的牙髓治疗，牙齿生物机械性能受到的影响有限。相反，牙齿强度的降低程度与冠部牙体组织的缺损程度成正比，通常原因包括龋损、开髓洞制备和不完善的冠部修复等。

目前牙髓治疗后牙齿的修复策略似乎倾向于：

1 将牙体组织的牺牲量降至最低，尤其在牙颈部，以形成良好的牙本质肩领效应。

2 牙根水平和牙冠水平均采用粘接修复，增强剩余牙体组织，使修复体稳定性和固位力达到最佳。

3 修复前使用的桩（纤维桩）和核（复合树脂）材料，物理性能（弹性模量）应与天然牙本质接近[71]。

牙本质裂纹：隐裂牙综合征

牙体折裂的前驱表现是牙本质"隐裂"，临床表现为明显的牙体硬组织裂纹，甚至活髓牙也会出现，导致隐裂牙综合征，本节会对此进行简单介绍。后牙区可观察到牙体硬组织裂纹，多见于已充填牙齿，尤其是银汞充填牙[72]。这种变化源自牙体组织的生理性增龄改变，但在多年后实质性裂纹形成，细菌定植，可能引起牙髓炎症，进而导致患牙出现症状。这一系列症状，可能不明显，也可能十分复杂，最终导致患者就医，而口腔医生面对的是无明显特征的病史，以及患者不确切的不适感，这时应当怀疑隐裂牙综合征。同一批研究者[72]提出，根据典型症状可以确定诊断：无明确龋坏，典型主诉包括对冷刺激敏感、咬合疼痛，患者可明确指出患牙，这时应当考虑隐裂牙综合征的诊断。

Kang等[73]报告该综合征发病率正在上升。

Cameron[74]首先报告，隐裂牙这种病理状态可根据裂纹范围和数量进行分类。

Krell等[72]提出一种分类，但应当知晓，隐裂牙并不能总是得到准确分类。应仔细检查隐裂的以下临床表现：

- 是否存在隐裂纹及隐裂纹数量。
- 位置。
- 程度。
- 裂纹处牙周探诊深度。

这一系列的检查有助于确定诊断、预测远期预后，最终形成治疗计划。

从发病机制来看，Ricucci等[75]的研究结果清晰显示，任何大小的隐裂纹，尤其明显深入牙本质

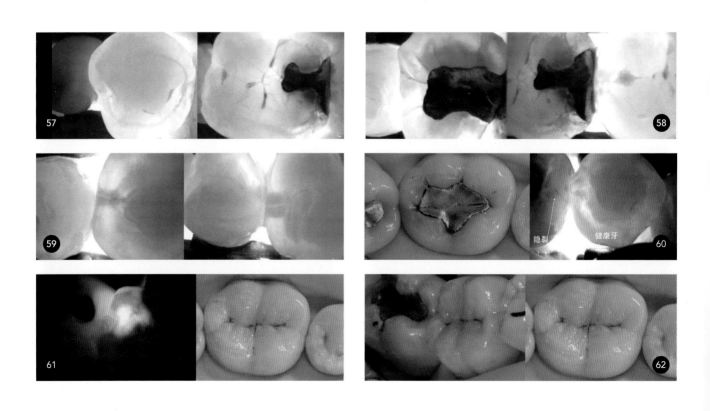

的，均有菌斑生物膜定植。

出于治疗目的，可能的情况下，笔者建议用车针磨除隐裂纹，把裂纹当作一个无穷小的龋洞，机械性地去除裂纹内部的致病成分。

以上文所述的基本原理为依据，Abbott[76]提出了诊断和治疗路径——总结了牙齿隐裂诊断明确时的诊治流程。

遵循以上诊断流程的同时，DiFOTI（见第20页）等辅助检查也可能非常有用[77]（图57～图65）。

单纯考虑诊断过程，Paul等[78]提出的进一步检查分析也有帮助。

不考虑过于细节的内容，在治疗上，最为两难的是决定是否保存牙髓活力，以及如何选择修复体类型。一些研究者[79-80]认为，应进行全包绕的修复，即全冠修复，这是牙隐裂导致牙髓必须摘除时唯一的修复方案[81]。

这样所有的裂纹均被全冠修复体包裹，未来不会再有感染的可能。

如果尚不能确定是否摘除牙髓，一些研究者建议用金属正畸带环保护患牙。

基于以上考虑，任何部分修复体，即便是粘接修复体，都应慎重施行[82-83]。如果牙齿没有自发疼痛等不可复性牙髓炎的表现，则应尽力保存牙髓活力。

这类患牙的预后与初诊时牙周探诊深度直接相关。事实上，探诊深度大于5mm则预后不佳，约30%的病例会因完全折裂或牙周破坏难以控制最终拔除[84-85]。

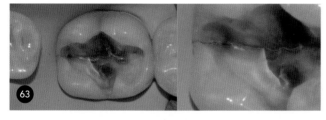

63

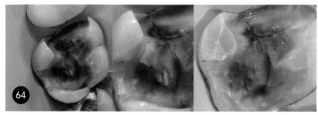

64

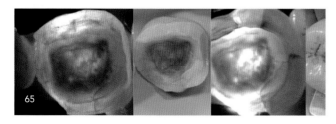

65

上述理念，尽管有文献支持，但在笔者看来已经十分陈旧，不够微创，与笔者的理念不一致。笔者认为：

- 活髓牙，中等大小缺损，剩余牙本质壁有足够支持，功能负荷正常；复合树脂直接粘接修复。
- 活髓牙大面积缺损，或牙髓治疗后牙齿（无论缺损大小和功能负荷高低）：全瓷粘接修复覆盖全部牙尖（二硅酸锂基陶瓷）。只有在符合适应证时才能选择全冠修复，例如牙体组织显著缺损、边缘牙釉质部分缺损或全部丧失。

根吸收

侵袭性颈部吸收（Invasive Cervical Resorption，ICR）

ICR是一种严重的外吸收，根面牙本质被来源于牙周膜的纤维血管组织侵入，产生破牙本质效应。最严重的病损表现为纤维骨样特征，可见纤维血管组织内及牙本质表面出现骨样异位钙化[86-89]。根吸收的分类依据其发生部位和根面的位置关系，分为内吸收和外吸收，再根据病损的病理来源分为不同亚类（图66和图67）。

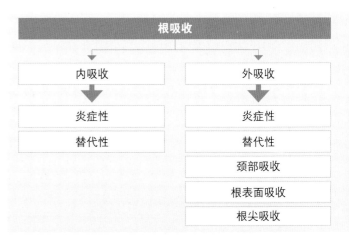

图66 依据与根面的相对位置确定根吸收分类，并根据Patel的病因理论确定亚分类。

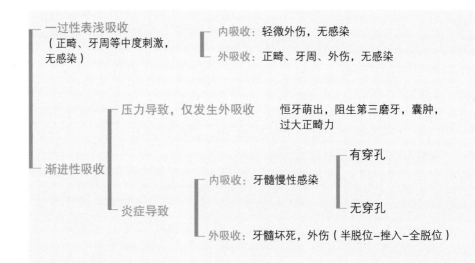

图67 根吸收病因。

（来源：Castellucci A., Endontics, vol. III, II, Tridente, Firenze 2004）

ICR通常起始于根面，位于结合上皮（结缔组织）根方，早期仅侵及牙周膜、牙骨质和牙本质。发展至晚期，可能影响牙髓，但不一定必然出现细菌感染和疼痛症状。这一特点使得治疗干预更加复杂、不可预期。这一动态过程的发生发展共分3个阶段：

1　侵袭期。

2　进展期。

3　改建期。

最好发牙位：切牙、尖牙、上颌第一磨牙和下颌第一磨牙。据文献报告，ICR的可能原因包括[90~91]（图68）：

• 正畸治疗	24%
• 创伤	15%
• 牙周手术	5.5%
• 牙内漂白	4.5%
• 医源性	16.5%
• 多因素叠加	32.5%

Heithersay首先提出了一种二维分类（表10）。

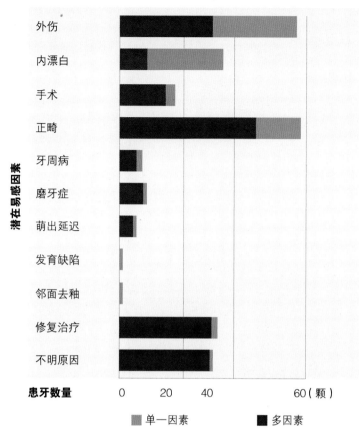

图68　侵袭性颈部吸收易感因素分布（引自Heithersay[87]）。

表10	HEITHERSAY ICR临床分类（引自Heithersay[87]）

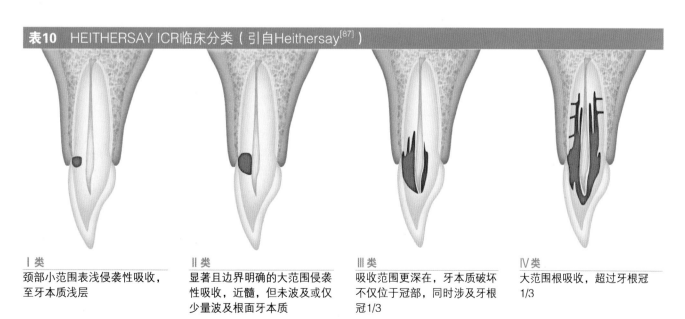

Ⅰ类
颈部小范围表浅侵袭性吸收，至牙本质浅层

Ⅱ类
显著且边界明确的大范围侵袭性吸收，近髓，但未波及或仅少量波及根面牙本质

Ⅲ类
吸收范围更深在，牙本质破坏不仅位于冠部，同时涉及牙根冠1/3

Ⅳ类
大范围根吸收，超过牙根冠1/3

表11　PATEL提出的牙根外吸收三维分类（引自Patel等[88]）

病损高度	环型破坏范围	至牙髓的距离
1：位于釉牙骨质界水平（嵴顶上）	A：≤90°	D：局限于牙本质
2：至根颈1/3（嵴顶下）	B：>90°至≤180°	P：波及牙髓
3：至根中1/3	C：>180°至≤270°	
4：至根尖1/3	D：>270°	

　　Patel等[88-89]提出了三维分类（表11），需要拍摄口内X线片和CBCT，评估以下3个方面：

1 病损高度（颈部——牙槽嵴顶上或牙槽嵴顶下）。

2 环型破坏范围（从小于90°到超过270°）。

3 至牙髓的距离（是否明显近髓）。

治疗方法

　　ICR的治疗取决于是否有手术入路，以及能否修复缺损[91-94]。为明确诊断，应拍摄口内根尖片以及CBCT，CBCT可形成重要的三维图像，对确定治疗计划、评估预后十分重要[95]。

　　可能的治疗选择包括：

- 自外部修复缺损，必要时行根管治疗。
- 自内部修复缺损，同时行根管治疗。
- 意向性再植。
- 定期随访（无法治疗的患牙）。
- 拔牙（无法治疗的患牙）。

　　此处不详细解读所有这些治疗方法；仅介绍笔者提出的一次性手术修复方案，包括隔离术区及复合树脂粘接修复（见第3章）。

预后

　　ICR的预后取决于病损是否有治疗入路、范围和进展程度（图69和图70；见第366页临床病例36和第376页临床病例37）。如果能微创保守处理，预后相对较好。研究报告Ⅰ类成功率100%，Ⅱ类成功率78.5%，Ⅲ类和Ⅳ类成功率仅12.5%[96]。此外，仍需要高水平研究，从病理生理到临床治疗等各个方面，为ICR提供更多科学证据。

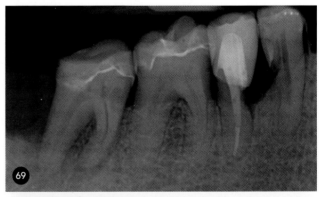

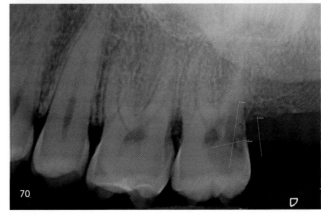

磨损和酸蚀

　　牙齿磨损现象（图71a，b）日趋增多。除副功能外，人口老龄化，部分患者保留牙齿意愿强烈，口腔医生面临对牙本质-牙釉质丧失患牙进行功能修复的大量需求[97-100]。牙齿磨损程度取决于材料相关因素[101]：填料含量比例、单体聚合转化率、树脂-填料的结合强度（硅烷化）[101]，以及患者相关因素：食物磨损性、酸蚀作用（酸性或起泡饮料、柑橘类水果、胃酸）、副功能习惯（夜磨牙和紧咬牙）、神经肌肉力量、唾液pH及成分、不良习惯和吸烟。

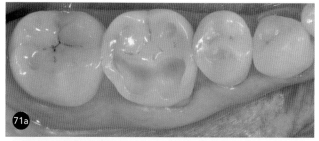

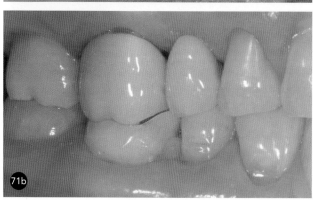

　　许多方法都能实现形态的恢复，无论是直接法修复，还是间接法修复。显然，这些方法都包含在更为复杂的整体治疗计划当中，因为磨损很少局限于单牙。第3章和第4章将解读磨损牙齿修复的临床病例，涉及直接法修复和间接法修复。

　　"再修复"（Remake）是一个万能词汇，用于描述多种临床情况，最常见的是继发龋导致的再修复。但是，正如Drummond J.L.[102]所指出的，需要区分因材料性能导致的再修复与继发龋导致的再修复。

　　笔者认为如果修复体5年内发生失败，原因多为前者，而更长时间后发生的修复体失败，原因多为后者。因更换修复体材料而发生的再修复也不可忽视：银汞合金的弃用占主要[103]。

　　如前所述，某些问题（例如牙隐裂等）常见于银汞充填后的患牙，因此更换大面积的银汞充填体可能有助于预防危害更大的牙隐裂的发生（图72a，b）。另外，也不可忽视美学需求，例如上颌第一前磨牙。对于复合树脂来说，7年内需要再修复都被认为是生理性的[104]，然而，Kanzow P.等[105]指出，复合树脂材料的修补可能会延长其整体寿命。

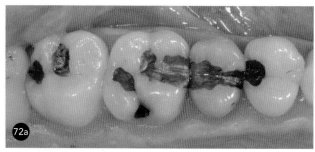

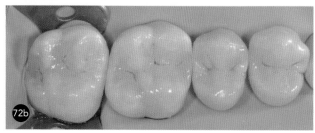

牙体修复概论

去净患牙龋坏组织和无支持组织后，后牙区缺损有许多方法可供选择，一方面出于对引言中将要进一步分析的多种问题的综合考量，另一方面原因在于市面上可用的修复材料种类繁多。我们不会将重点放在玻璃离子水门汀或复合体和硅氧烷类的材料上，即便发展到今天，这类材料的修复效果也不确定。因此，笔者认为更恰当的方式是，将注意力集中在复合树脂材料于直接法及间接法修复的应用，以及全瓷材料在间接法修复中的应用。

我们将话题转回到牙齿形态和功能修复方面来，去腐完成获得清洁的牙体组织后，需要确定修复体类型，但很难以寥寥数语讲清这一问题。总的来说，修复体的目标是恢复牙齿的形态与美观。

简而言之，修复体应具备一系列的特性，保护修复体和剩余牙体组织所形成的整体，避免其重蹈覆辙。明确牙体组织与修复材料的相互关系后，其他不应忽视的因素还有：个体患龋风险和不同修复材料表面导致细菌生物膜聚集的情况不同。

牙体组织造成一系列问题，影响因素较多，需要制定分类标准——但是，分类标准并不统一——不同类型之间的界限略显模糊，尚待讨论之处颇多。

修复体特性：一般标准

修复体应当具有哪些特性？这与窝洞的几何形态和大小有关，也与牙体组织本身的特性、缺损边缘和牙龈缘的位置关系有关。

冠部修复体应实现的目标可总结如下：
- **恢复恰当的形态完整性**（恢复功能的先决条件），恢复美观（图73）。
- **恢复恰当的咬合功能**（图74），确保咬合稳定，无咬合早接触，无低𬌗，前伸、侧方运动无干扰（图75）。
- **极佳的冠部边缘封闭**（图73），修复体长期寿命以及牙髓治疗后牙齿冠部封闭的必需先决条件，如果冠部封闭丧失，3周后细菌就会再次定植于根管内[106]。
- **生物学的牙体修复**：在被缺损（龋或折裂）侵犯的情况下，应当恢复嵴顶上附着复合体（"生物

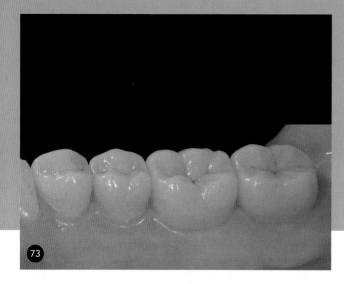

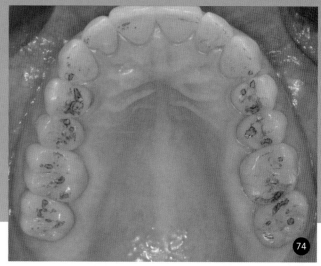

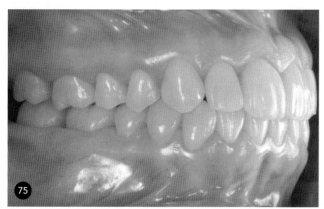

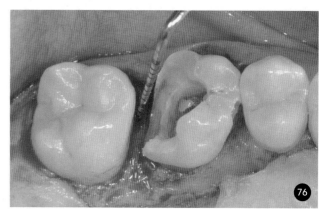

学宽度"）[107]（图76）。通过手术暴露缺损边缘时，无论是否去骨[108]，粘接修复对牙周支持组织更微创，因为没有2mm颈部牙体组织的要求。相反的是，这是全冠修复的先决条件，即所谓的"牙本质肩领效应"[109-110]。

另外，须指出很重要的一点，粘接界面区域和传统修复中对边缘的理解是两个完全不同的概念[111]：一些近期的研究显示，只要充分尊重结缔组织附着，修形、抛光足够完善，患者可以坚持使用邻面清洁

工具（牙线和/或牙缝刷）进行恰当的口腔卫生维护，粘接修复的边缘可以位于龈下[112-113]。

有两项技术使直接法修复和间接法修复形成了直接的联系，正涉及上述理念。这两项技术称为"即刻牙本质封闭"（Immediate Dentinal Sealing，IDS）和"邻面洞型提升"（Proximal Box Elevation，PBE）或"深边缘提升"（Deep Margin Elevation，DME）或"颈部边缘再定位"（Cervical Margin Relocation，CMR）。

即刻牙本质封闭

即刻牙本质封闭提出的时间很早，最初称为"改良双粘接"（Modified Dual Bonding）[114-115]，目的是在牙体预备完成后即刻封闭整个牙本质界面。即刻形成混合层——使用牙釉质牙本质粘接系统，相对应的是延迟形成混合层［延迟牙本质封闭（Delayed Dentin Sealing）］，有助于提高粘接强度，避免术后敏感，是所有粘接过程的必需步骤。必要时，可紧接着充填一层流动树脂，应控制厚度，理想应为0.5mm，在窝洞洞底形成洞衬，除起到应力释放的作用外，还能保护粘接界面被牙本质小管液渗漏——粘接界面具有半透膜性质[116]。

内部重建（洞型设计优化）

"内部重建"，更准确地说是"填倒凹"，是间接修复牙体预备的一个步骤，目的是充填倒凹，形成恰当的窝洞形态，减小嵌体厚度并使其更加均匀[117]（见第472页）。许多材料曾被推荐过，但具有充分粘接能力的复合树脂无疑是最适合的选择，必要时以流动树脂形成洞衬。

深边缘提升

深边缘提升，或邻面洞型提升，或颈部边缘再定位，由Dietschi和Spreafico于1998年提出[118]。许多研究，包括临床研究和实验室研究，评估了这项技术，目前已有大量的科学研究支持其临床应用，科学证据基础坚实[119-122]。这项技术用于深颈部边缘的处理，可使后续直接或间接修复的操作更加简便。

病例1
深边缘提升后直接修复

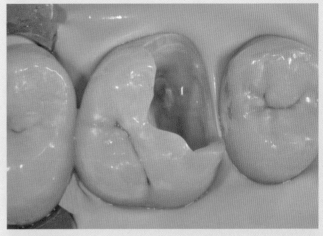

图1　窝洞。

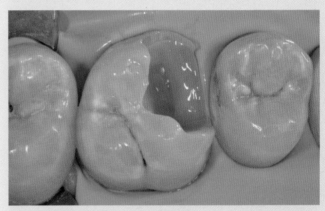

图2　即刻牙本质封闭，深边缘提升。

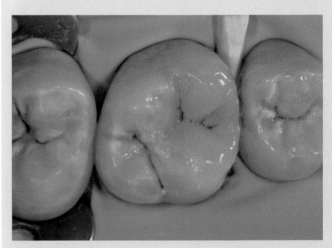

图3　直接法树脂充填后。

病例2
深边缘提升后间接法修复

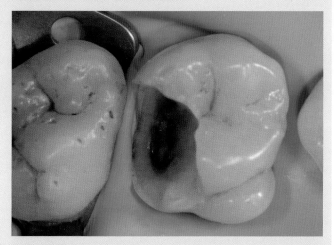

图1　窝洞。

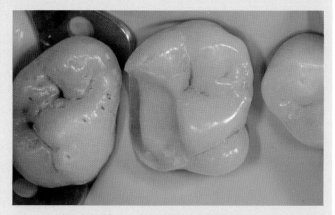

图2　即刻牙本质封闭，内部重建，深边缘提升。

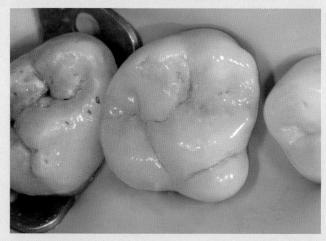

图3　间接法树脂嵌体粘接完成。

龋损至龈下较深时，牙体组织与牙周支持组织的交界区域十分脆弱，尽管一般原则是避免修复体侵犯龈沟——也就是嵴顶上牙周组织。在临床具体操作中，保证边缘的密合性和封闭性非常复杂，经常无法制取印模，粘接间接修复体时也很难隔湿。

建议采用直接法，在橡皮障隔离下，完成边缘提升操作。最常使用高填料流动树脂或加热的充填树脂。

在针对间接修复体的纵向研究中，即便观察期为10年以上，结果都非常满意[123]。

总的来说，内部重建和深边缘提升可以被认为是预修复，而后在其上方完成边缘密合性符合要求的最终修复，可采用直接法或间接法。

深边缘提升后，直接法修复（病例1）和间接法修复（病例2）临床病例。

以两个中等大小缺损的病例为例，部分牙尖缺损，颈部边缘达龈下，未侵犯嵴顶上附着复合体。安放成型片，使用高填料流动树脂进行边缘的冠向提升，即深边缘提升。随后完成直接法（病例1）和间接法（病例2）复合树脂修复。

修复方法分类

根据1994年瑞士日内瓦大学分类，后牙区粘接修复可有多种实现方式：直接法、半直接法、间接法（表12）。

直接法修复体：是指在医生明确患牙疾病后，无论是龋源性还是非龋源性，完成去腐和牙体预备（图77；见第3章）直接分层充填复合树脂所完成的修复体。

半直接法修复体：是指在临时制取的弹性硅橡胶模型上或使用椅旁CAD/CAM技术制作的嵌体，同一诊次完成粘接。

间接法修复体：是指由技工室在石膏模型上制作的或使用CAD/CAM技术制作的修复体，在复诊时粘接。通常还会区分出覆盖一部分牙体组织的部分间接法修复体，如复合树脂或瓷嵌体。当需要覆盖全部牙体组织时，则称为"全冠"，传统采用金属烤瓷材料，目前则使用无金属材料（二硅酸锂或立方相氧化锆），第4章将详细叙述。

直接法修复技术：适应证和局限性（见第3章）

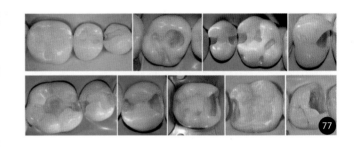

直接法修复技术使用各种材料，一次就诊完成患牙修复。本章主要介绍复合树脂直接粘接修复。

表12 粘接修复适应证

	粘接固位

直接法	✓ 预防性充填 ✓ 小、中型Ⅰ类洞 ✓ 小、中型Ⅱ类洞 ✓ 覆盖部分牙尖	**半直接法**	✓ 中–大型Ⅱ类洞 ✓ 覆盖牙尖 ✓ 颈部牙釉质丧失 ·（主要用于）单牙修复

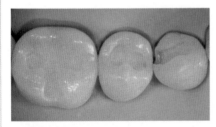
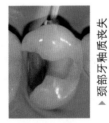

▲ 颈部牙釉质丧失

✓ 颈部牙釉质存在

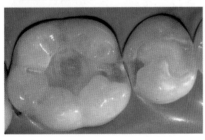
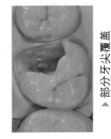

▲ 部分牙尖覆盖

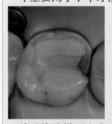
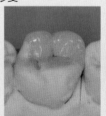
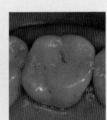

口外硅橡胶模型上完成树脂堆塑

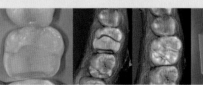
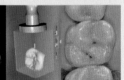

椅旁CAD-CAM加工树脂或全瓷修复体

"椅旁"一次完成

直接法的经典适应证包括预防性树脂充填（Preventive Restorations，PRR）、Ⅰ类洞和Ⅱ类洞、颈部有牙釉质存留的中等缺损。显然这些临床情况下，直接法是唯一选择，可以获得可预期、可重复的、优异的修复效果，长期寿命良好，达到了尽可能的微创。

此外，20世纪90年代中期研究认为，直接法技术存在局限性，而关于其局限性近期又有新的研究结论出现[124-127]：研究显示，即便对于需要覆盖牙尖的病例，直接法技术也似乎能够获得成功，临床效果与间接法修复类似，单纯缺少颈部牙釉质并不必然是嵌体的适应证[128-129]。

同样真实存在的是，客观上，大面积缺损患牙直接充填修复也面临一系列临床问题：易于磨损，难于控制复合树脂的收缩应力，聚合收缩可能导致术后敏感，大面积牙本质粘接强度可预期性差，恢复形态难度较大，咬合面、邻接面和穿龈外形的恢复尤其困难。因此，笔者建议，直接法技术的应用在经典适应证的基础上，可扩展至覆盖部分牙尖的修复（限制在1~2个牙尖），但将适应证扩展到覆盖更大范围的牙尖在临床操作上不切实际——尽管也有可能做到，尤其是修复体范围涉及龈下牙本质–牙骨质界面时。针对任何一个病例，修复方法的适应证必须具体分析：每个临床病例，每位患者，都值得遵照上文提到的原则，进行个性化分析。

不建议应用直接法恢复整个咬合面，直接法应限制在一个、最多两个无足够牙本质支持的牙尖缺损的情况。大面积缺损利用直接法完成修复[130-132]，需要采用特殊的导板法分层充填技术，制作诊断蜡型，翻制硅橡胶导板（见第323页临床病例30和第330页临床病例31），完成全牙尖覆盖。但超过一定限度后，这种技术临床操作十分不便，因此建议采用间接法完成修复。完善的边缘封闭，只需要术区隔离彻底即可达到，而为了恢复形态与功能的同时有足够的美学表现，需要满足的条件就不止一条了。必须有合适的器械设备（见第2章），仔细地进行树脂充填，分层堆塑恢复解剖形态。目标是使用手用器械进行树脂充填，尽可能细致地形成修复体的解剖形态和减少后期调磨，形成完美的抛光面（使用抛光和上亮膏），保证完善的边缘封闭，牙体组织和修复体之间无任何间隙，这是经许多文献证实过的获得长期质量和稳定性的必要条件[30,133-134]。

间接法　　　✓ 中–大型Ⅱ类洞
　　　　　　　✓ 覆盖部分牙尖或全部牙尖

· 单牙或多牙修复，全牙列重建

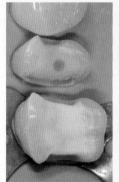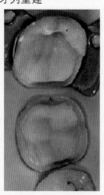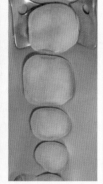

复合树脂–热压铸造全瓷

两次就诊

半直接法和间接法技术：适应证和局限性

粘接修复体（见第2卷）可采用半直接法或间接法制作，是大面积牙体缺损需要覆盖牙尖修复时的第一选择。目前粘接修复体的适应证可总结为：Ⅱ类洞需要覆盖牙尖（一个或多个牙尖），磨损和/或酸蚀导致的大面积咬合面缺损。颈部牙釉质缺损或不足（高度<1mm，宽度<0.5mm）、颈部凹陷、需要进行区段修复（多颗修复体）、改变咬合，尤其是需要恢复或升高垂直距离的情况等，是倾向于采用间接法修复的辅助判断因素。

牙体组织显著缺损，是使用粘接性修复体的适应证，病因包括大面积龋损和/或冠部折裂伴或不伴牙周附着受侵犯、机械性磨损（磨牙症）、化学酸蚀（酸性饮料、胃食管反流、厌食症等）。需要指出，无论待修复牙的数量如何，临床操作是否方便，首选技术的确定应视每颗患牙的个体情况而定，这也适用于区段修复。这意味着，区段修复虽需要采用间接法，但如果其中一颗患牙是直接充填的适应证，那应当与其余牙的内部重建一同完成，而不应设计为嵌体修复。

扫描数字印模，利用CAD/CAM技术完成修复，极大地甚至从根本上地改变了工作流程，使椅旁半直接法修复成为可行的治疗选择，但初期设备投入较大。

粘接技术和部分覆盖的间接法修复体的共同发展改变了微创修复与传统修复的界限，目前更倾向于微创修复。在牙髓治疗后牙齿的修复上体现得更为明显[135]。例如，传统的全冠预备已经被目前微创的部分牙体预备所替代，在完成内部粘接重建后，制作复合树脂或瓷嵌体，完成粘接修复。

经典的间接法修复体（嵌体、高嵌体、覆盖体），以及一系列新的修复方法（加法覆盖体、贴面覆盖体、长包绕覆盖体、粘接全冠、髓腔固位冠）（表13）[136-138]，使患牙修复避免了传统的全冠预备，将全冠修复的适应证局限在已有全冠的重新修复上。

比较两种修复方式：全冠和覆盖体（图78~图81），我们很容易看出两种修复方式磨除健康牙体组织量的差别。Edelhoff的研究使用树脂模型，根据不同牙体预备方法前后重量的变化估计牙体组织磨除量，使用精密天平测量重量变化，

表13 粘接固位修复体分类[136]

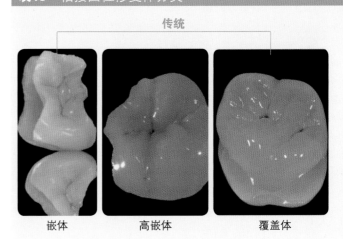

传统

| 嵌体 | 高嵌体 | 覆盖体 |

给出了精确的测量值。该研究显示，全冠预备后67.5%～75.6%的牙体组织被磨除，而嵌体预备，即便很宽大的嵌体，牙体组织磨除量仅为39%。总的来说，覆盖体牙体预备采用最佳的粘接方法，牙体组织磨除量较传统全冠预备减少50%。因此，一些研究者推崇"粘接革命"，以P. Magne最为著名，他提出了仿生修复策略，基本理念包括保存健康牙髓和牙周组织，使用粘接修复体，以即刻牙本质封闭为必要条件，尽可能避免采用传统全冠修复。

始于这些理念，P. Magne[139]提出"反向修复，全冠至贴面"的想法，对于既往有全冠修复史（如金合金铸造冠），需要再次修复的病例，如果能在全冠下方发现牙釉质存留，则推崇使用粘接性部分修复体：保存牙釉质用于粘接（见第46页病例）。

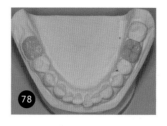
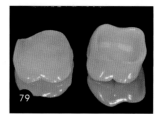
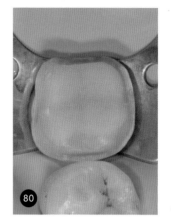
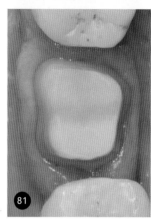

新设计

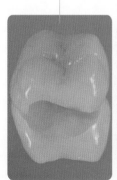
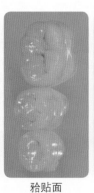
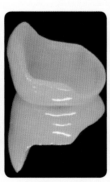
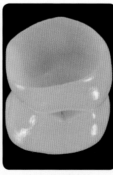
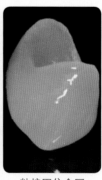
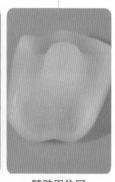

| 加法覆盖体 | 𬌗贴面
（桌面式贴面） | 覆盖体–贴面 | 长包绕覆盖体 | 粘接固位全冠 | 髓腔固位冠 |

反向修复，全冠至贴面

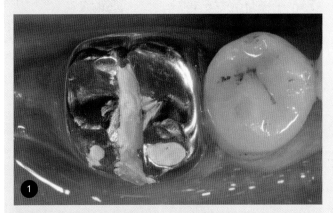

图1 46金合金铸造冠修复后，使用磷酸锌水门汀粘固。

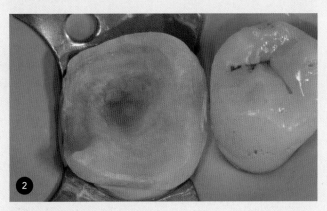

图2 拆冠，去净水门汀和腐质后：冠部中1/3和颈1/3有牙釉质存留。允许采用粘接修复。

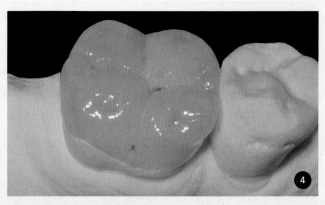

图3 即刻牙本质封闭，形成粘接树脂核，进行部分覆盖的间接法修复牙体预备。显然，如果采用传统全冠预备，剩余牙釉质则需要全部被磨除。

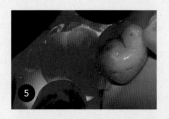

图4 热压铸造二硅酸锂玻璃陶瓷修复体。

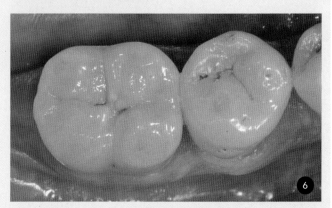

图5 橡皮障隔离下，完成修复体粘接。

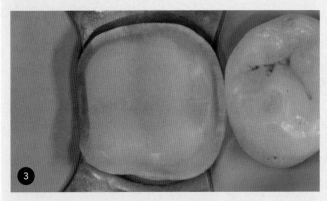

图6 修复后，形态、功能及美学效果优异。

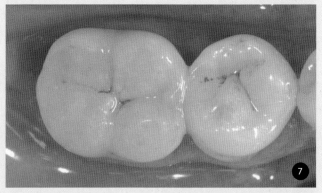

图7 **10年**后随访，形态、美学及功能效果保持极好，牙龈健康，牙髓活力正常。本病例遵循了仿生修复策略的所有原则。

直接法修复和间接法修复对比：文献观点

尽管这是一个研究者感兴趣很久的主题，但由于研究较少以及研究结论的客观一致性问题。目前研究能够给出的结论是，对于相似的临床情况两种技术的效果一致[140]。

事实上，面对大面积牙体缺损时，医生不太可能固执地选择直接法修复。相反的，对于小面积缺损，使用直接法修复更加微创，是很自然的选择。上文提到的纵向研究及系统综述[141-144]给出了类似的结论，尤其对于临界病例，当牙体缺损程度使医生犹豫应选择直接法还是间接法的情况。应特别指出，对于牙髓治疗后牙齿，根管治疗进一步加重了牙体缺损的程度。对于这类病例，许多研究建议，如果采用直接法修复，未能覆盖牙尖时，建议在根管内使用桩，增强牙齿-修复体复合体的强度[145-152]。

采用数字化方法（CAD-CAM）进行间接法修复也是很吸引人的领域。尽管近年来才发展起来，这项技术已经确立了自己的地位，可以即刻生产出修复体，有令人鼓舞的长期研究结果，成功率甚至经常高于传统代型制作技术（表14）。

表14　直接法和间接法树脂修复体的长期寿命							
研究者	年份	寿命（年）	样本量（人）	修复体（例）	成功率（%）	失败原因	AFR（%）
Van Dijken[1]	2000年	11	40	134（嵌体高嵌体：96；直接法：33）	嵌体高嵌体：82.3；直接法：72.3	树脂折断	NS
Da Rosa等[2]	2006年	17	282		66		1.5~2
Van Dijken[3]	2010年	12	29	90复合树脂	89.2	树脂折断	2.4
Opdam等[4]*	2010年	12		1949（银汞：1202；树脂：747）	银汞：81；树脂：85		
Da Rosa等[5]	2011年	22	61	362	70		1.5~2.2
Kopperud等[6]	2012年	5	1.873	3202树脂	81.7	继发龋：73.9%	2.9
Frankenberger等[7]	2014年	8	30	68树脂	98.5	树脂折断	NS
Pallesen和Van Dijken[8]	2015年	30	30	99树脂	63	继发龋：39.2%	1.1
Lempel等[9]	2015年	10	225	701树脂	97.6		2.1
Heck等[10]	2018年	10	43	96树脂	89.6	继发龋	NS
Montag等[11]	2018年	29		194树脂	91.7（6年），81.6（12年），71.4（29年）		1.92
Wierichs等[12]	2019年	10	192	192树脂，牙髓治疗牙	93.7	修复体折断	2.4
Kanzow和Wiegand[13]	2020年	5~10	3.239	8542树脂	68.3~77.3（重做或修理）	树脂折断	3.9~3.0

* 该系统综述分层分析了年度失败率，读者可进一步阅读参考文献
AFR=年度失败率；NS=无显著性

需要考虑的因素

完成初步考量，确定修复方法选择的大致方向后，接下来最终选择的确定并非易事。缺损大小本身并不是确定直接法修复或间接法修复的唯一因素，确定最终选择的考量因素可分为一般因素和局部因素（表15）。

表15 一般因素和局部因素	
一般因素	**局部因素**
• **患者评估** 　　年龄和全身健康情况 　　口腔卫生，龋风险，饮食习惯 　　积极性和期望值 　　功能情况（是否存在副功能） 　　咬合类型 　　性格特点 　　时间和预算 • **术者评估**	• **窝洞** 　　窝洞涉及牙面数目 　　牙尖厚度 　　边缘嵴是否存在 　　冠根向范围 　　颈缘位置（牙釉质/牙本质） 　　是否存在颈部楔状缺损或酸蚀 　　是否存在隐裂 • 患牙在牙列中的**位置**（磨牙/前磨牙，上颌/下颌） • 患者**未来**的功能要求 • 是否**存在**牙髓和/或牙周病变

一般因素

术者评估

医生的专长、知识储备、完成修复操作的天赋与技巧训练等，这一系列影响因素共同构成了术者相关的变量，即所谓的"术者因素"：文献证实[153-155]这是影响治疗成功的必要因素之一。

基于科学证据和切实的临床经验所获得的深厚学识是做出正确诊断、形成全面治疗计划的必备先决条件。可能有多个治疗方案供选择，主要基于纯临床角度的一系列评估结果，但也必须考虑到患者的要求及经济承受能力。对于一些病例，没有最理想的治疗方案，无论最终如何决定，都需要接受妥协。最终方案一定是妥协后的最佳方案。

要考虑的另外一方面是术者的操作水平，某种程度上看这是天赋，但更是训练的结果。但这不是说要特别快的完成足够大量的训练，这样不会带来提高。日常训练应当专注于标准化的、可预期性高的操作流程，每次重复训练都应当达到很高的准确性。

在笔者看来，是否能严格遵照适应证是最能影响结果可预期性，即修复体长期寿命的因素。坚持、决心和热情也是重要的影响因素。

人体工程（操作步骤的流畅，多学科病例"一站式"管理）

除应考虑患者因素和术者因素外，还必须从逻辑上解决治疗顺序和患者预约管理等相关问题，同时可参考第3章（综合病例）和第4章（复杂病例）。

建议遵照简化操作流程的原则，在一个诊次内完成多项治疗操作。可以将牙髓治疗与修复治疗相结合，或将手术治疗与修复治疗相结合。使我们能够节约临床时间，减少诊室消毒准备等所消耗的时间（新冠病毒大流行期间，这一时间大大增加），减少诊疗次数，患者也更加满意。最后，如前所述，单医生完成多学科治疗，单医生可掌握多个学科相关的知识和技术，能够更高效、更灵活。

这些最终都会转化成盈利能力的提高，以及专业形象的提升。

局部因素

见表15。

结语

对后牙区直接法和间接法修复可行的选择做回顾，首先应当明确当代修复牙科学是以粘接为基础的。粘接材料和粘接技术的进步给后牙区的修复设计带来了显著改变[156]；在众多优势当中，首先是保存牙体硬组织[157-158]——通常可同时保存牙髓活力——其次是增强牙体组织[159]，恢复美观的同时，确定长期的功能稳定。在这种新理念下，不可忽视的一点是再治疗更为便利。例如，已经过复合树脂修复的牙齿，如果需要根管治疗，治疗后仅须使用同一种树脂材料修复开髓洞即可，同种树脂材料之间的相容性和粘接力都非常优秀[160-161]。不少研究，其中许多是近期完成的，评估了不同牙科材料对细菌附着的影响[162-164]。例如，细菌在复合树脂材料表面聚焦的能力与金属材料（主要是金合金）完全不同。不同材料应用于临床时表现出的不同特点也不应忽视。固化不良的复合树脂与固化完全的相比，更易于被细菌附着[165]。因此，反映到临床上：间接法复合树脂修复体——其物理机械性能明显更具优势，无论是表面质量还是材料的固化程度——对于高患龋风险的患者，如果口腔卫生维护能达到标准，其临床效果将优于直接法修复。最终修复方法的确定必须针对每一位患者和每一个病例，遵照以上列举的标准，进行个性化分析（图82和图83）。

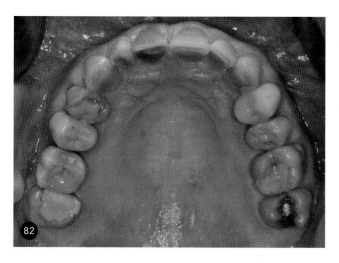

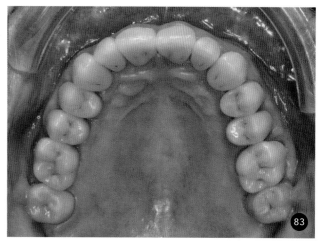

最后，无论选择哪种技术和材料，一些基本的通用原则如下：

- 边缘封闭：需要注意一些关键点，如恰当去腐，边缘清晰、准确，术区隔离完善，严格进行粘接处理以控制聚合收缩应力，材料密合（直接法取决于分层充填技术，间接法取决于修复体的精确性），严谨的粘接流程。
- 恢复形态、功能和美观：需要掌握牙体解剖知识，选择合适的器械，充分地做好材料的充填，选择有能力、有经验的技工室（间接法修复）。恢复形态需要考虑3个方面——邻牙、对颌牙和最重要的患牙本身的支持组织（即牙龈和牙槽骨）。
- 修复体的长期寿命：遵循适应证和标准流程，修复体制作精密，控制咬合力，以科学证据为基础，才能获得修复体的长期功能（表15）。

最后想带给大家的是，无论采用哪种修复方式——直接、半直接、间接，简单病例或复杂病例（手术-修复协作，应对嵴顶上附着复合体受侵犯的情况），医生一定不能忽视。要形成正确的诊断，严格遵守适应证和操作流程，最后，刻苦训练临床操作的精确性。同时不要忘记，热情和坚持一定会带来变化。

众所周知，无论如何，做任何事情都可以不断追求完美，这鞭策我们持续不断地学习临床技能，开展临床研究。

参考文献

[1] Featherstone JD. Dental caries: A dynamic disease process. Aust Dent J 2008 Sep;53(3):286-91.

[2] Featherstone JD. The continuum of Dental Caries - Evidence for a Dynamic Disease Process. J Dent Res 2004;83 Spec No C:C39-42.

[3] Selwitz RH, Ismail AI, Pitts NB. Dental caries. Lancet 2007 Jan 6;369(9555):51-9.

[4] Young DA, Nový BB, Zeller GG, et al. The American Dental Association Caries Classification System for clinical practice: a report of the American Dental Association Council on Scientific Affairs. J Am Dent Assoc 2015 Feb;146(2):79-86.

[5] Ferreira A, Santiago E, Eckert GJ, et al. The natural history of dental caries lesions: a 4-year observational study. J Dent Res 2012 Sep;91(9):841-6.

[6] Tafere Y, Chanie S, Dessie T, et al. Assessment of prevalence of dental caries and the associated factors among patients attending dental clinic in Debre Tabor genearal hospital: a hospital-based cross-sectional study. BMC Oral Health 2018 Jul 4;18(1):119.

[7] Breda J, Jewell J, Keller A. The Importance of the World Health Organization Sugar Guidelines for Dental Health and Obesity Prevention. Caries Res 2019;53(2):149-152.

[8] Murdoch-Kinch CA, McLean ME. Minimally invasive dentistry. J Am Dent Assoc 2003 Jan;134(1):87-95.

[9] Marthaler TM. Changes in dental caries 1953– 2003. Caries Res 2004;38(3):173-81.

[10] Jordan RA, Krois J, Schiffner U, et al. Trends in caries experience in the permanent dentition in Germany 1997–2014, and projection to 2030: Morbidity shifts in an aging society. Sci Rep 2019 2;9(1):5534.

[11] Centro di Collaborazione OMS per l'Epidemiologia e l'Odontoiatria di Comunità, Università degli Studi di Milano. Indagine epidemiologica nazionale sulle condizioni di salute orale nei bambini di 4 e 12 anni in Italia 2017. Doctor OS 2017, XXVIII 08:598-602. www.doctoros.it/articoli-scientifici/indagine-epidemiologica-nazionale-salute-orale-nei-bambini

[12] Campus G, Solinas G, Cagetti MG, et al. National Pathfinder survey of 12-year-old Children's Oral Health in Italy. Caries Res 2007;41(6):512-7.

[13] Cagetti MG. La prevenzione della carie oggi: dalla valutazione del rischio all'applicazione di protocolli preventivi mirati. Dent Mod 2009;3:40-55.

[14] Brambilla E, Ionescu A. Cariologia; dalla prevenzione alla diagnosi al trattamento: Corso ECM Modulo 1 Eziologia della Carie. Il Dentista Moderno 2020;1:24-46.

[15] Brambilla E, Ionescu A. Cariologia; dalla prevenzione alla diagnosi al trattamento: Corso ECM Modulo 2. La diagnosi di carie attraverso la valutazione del rischio: verso un'odontoiatria di precisione. Il Dentista Moderno 2020;1:27-46.

[16] Shahmoradi M, Swain MV. Micro-CT analysis of naturally arrested brown spot enamel lesions. J Dent 2017;(56):105-111.

[17] Black GV. The management of enamel margins. Dent Cosmos 1891;33(1):1-14.

[18] Schulein TM. Significant events in the history of operative dentistry. J Hist Dent 2005;53(2):63-72.

[19] Marthaler TM. A Standardized system of recording dental conditions. Helv Odontol Acta 1966;10:1-18.

[20] Anusavice K. Clinical decision-making for coronal caries management in the permanent dentition. J Dent Educ. 2001;65(10):1143-6.

[21] Anusavice KJ. Present and Future Approaches for the Control of Caries. J Dent Educ 2005 May;69(5):538-54.

[22] Anusavice KJ, Benn DK. Is it time to change state and regional dental licensure board exams in response to evidence from caries research? Crit Rev Oral Biol Med 2001;12(5):368-72.

[23] Mount GJ, Hume WR. Preservation and Restoration of Tooth Structure. 2nd Edition. Knowledge Books and Software, 2005.

[24] Young DA, Nový BB, Zeller GG, et al. The American Dental Association Caries Classification System for Clinical Practice. Dent Assoc 2015 Feb;146(2):79-86.

[25] Ekstrand KR, Gimenez T, Ferreira FR. The International Caries Detection and Assessment System-ICDAS: A Systematic Review. Caries Res 2018;52(5):406-19.

[26] Tellez M, Lim S. ICDAS is widely used as standardized and reliable caries detection criteria, but its reporting varies widely. J Evid Based Dent Pract 2020;20(1):101409.

[27] Leal SC, Ribeiro APD, Frencken JE. Caries Assessment Spectrum and Treatment (CAST): a novel epidemiological instrument. Caries Res 2017;51(5):500-506.

[28] Frencken JE, Giacaman RA, Leal SC. An assessment of three contemporary dental

caries epidemiological instruments: a critical review. Br Dent J 2020;228(1):25-31.

[29] Kidd EAM, Fejerskov O. What constitutes dental caries? Histopathology of carious enamel and dentin related to the action of cariogenic biofilms. J Dent Res 2004;83 Spec No C:C35-8.

[30] Gimenez T, Piovesan C, Braga MM, et al. Visual inspection for caries detection: a systematic review and meta-analysis. J Dent Res 2015;94(7):895-904.

[31] Twetman S. Visual Inspection Displays Good Accuracy for Detecting Caries Lesions. J Evid Based Dent Pract 2015;15(4):182-4.

[32] Schwendicke F, Tzschoppe M, Paris S. Radiographic caries detection: a systematic review and meta-analysis. J Dent. 2015 Aug;43(8):924-33.

[33] Nuvvula S, Bhumireddy JR, Kamatham R, et al. Diagnostic accuracy of direct digital radiography and conventional radiography for proximal caries detection in primary teeth: A systematic review. J Indian Soc Pedod Prev Dent 2016;34(4):300-5.

[34] Abogazalah N, Ando M. Alternative methods to visual and radiographic examinations for approximal caries detection. J Oral Sci 2017;59(3):315-322.

[35] Antipoviene A, Girijotaite M, Bendoraitiene EA. Assessment of the depth of clinically detected approximal caries lesions using digital imaging fiber-optic transillumination in comparison to periapical radiographs. J Oral Maxillofac Res 2020;11(1):e3.

[36] Marmaneu-Menero A, Iranzo-Cortes JE, Almerich-Torres T, et al. Diagnostic validity of Digital Imaging Fiber-Optic Transillumination (DIFOTI) and Near-Infrared Light Transillumination (NILT) for caries in dentine. J Clin Med 2020;9(2):420.

[37] Lee HS, Kim SK, Park SW, et al. Caries detection and quantification around stained pits and fissures in occlusal tooth surfaces with fluorescence. J Biomed Opt 2018;23(9):1-7.

[38] Silva FG, Freitas PM, Mendes FM, et al. Monitoring enamel caries on resin-treated occlusal surfaces using quantitative light-induced fluorescence: an in vitro study. Lasers Med Sci 2020;35(7):1629-1636.

[39] Park SW, Kim SK, Lee HS, et al. Comparison of fluorescence parameters between three generations of QLF devices for detecting enamel caries in vitro and on smooth surfaces. Photodiagnosis Photodyn Ther 2019;25:142-147.

[40] Ortiz MIG, de Melo Alencar C, De Paula BLF, et al. Accuracy of near-infrared light transillumination (NILT) compared to bitewing radiograph for detection of interproximal caries in the permanent dentition: a systematic review and meta-analysis. J Dent 2020;98:103351.

[41] Amaechi BT, Owosho AA, Fried D. Fluorescence and Near-Infrared Light Transillumination. Dent Clin North Am 2018;62(3):435-452.

[42] Domejean S, Rongier J, Muller-Bolla M. Detection of occlusal carious lesion using the SoproLife® Camera: a systematic review. J Contemp Dent Pract 2016;17(9):774-779.

[43] Kim J, Shin TJ, Kong HJ, et al. High-Frequency Ultrasound Imaging for Examination of Early Dental Caries. J Dent Res 2019;98(3):363-367.

[44] Sahyoun CC, Subhash HM, Peru D, et al. An experimental review of Optical Coherence Tomography Systems for noninvasive assessment of hard dental tissues. Caries Res 2020;54(1): 43-54.

[45] Winand C, Shetty A, Senior A, et al. Digital imaging capability for caries detection: a meta-analysis. JDR Clin Trans Res 2016;1(2):112-121.

[46] Mendes S, Rinne CA, Schmidt JC, et al. Evaluation of magnetic resonance imaging for diagnostic purposes in operative dentistry-a systematic review. Clin Oral Investig 2020;24(2):547-557.

[47] Oliveira LB, Massignan C, Oenning AC, et al. Validity of micro-CT for in vitro caries detection: a systematic review and meta-analysis. Dentomaxillofac Radiol 2020;49(7):20190347.

[48] Gomez J. Detection and diagnosis of the early caries lesion. BMC Oral Health 2015;15 Suppl 1(Suppl 1):S3.

[49] Barros M, De Queiroz Rodrigues MI, Muniz F, et al. Selective, stepwise, or nonselective removal of carious tissue: which technique offers lower risk for the treatment of dental caries in permanent teeth? A systematic review and meta-analysis. Clin Oral Investig 2020;Feb;24(2):521-532.

[50] Lee JW, Lee ES, Kim BI. Can red fluorescence be useful in diagnostic decision making of residual dentin caries? Photodiagnosis Photodyn Ther 2019 Jun;26:43-44.

[51] Alleman DS, Magne P. A systematic approach to deep caries removal end points: the peripheral seal concept in adhesive dentistry. Quintessence Int 2012;43(3):197-208.

[52] Carvalho JC, Dige I, Machiulskiene V, et al. Occlusal Caries: Biological Approach for Its Diagnosis and Management. Caries Res 2016;50(6):527-542.

[53] Ricucci D, Siqueira Jr JF, Rocas IN, et al. Pulp and dentine responses to selective caries excavation: A histological and histobacteriological human study. J Dent 2020;100:103430.

[54] Jardim JJ, Mestrinho HD, Koppe B, et al. Restorations after selective caries removal: 5-Year randomized trial. J Dent 2020;99:103416.

[55] AA.VV. Evidenced-based review of clinical studies on indirect pulp capping. J Endod 2009;35(8):1147-51.

[56] Shenkin, J, Wilson L. Mineral Trioxide Aggregate May Be the Most Effective Direct Pulp Capping Material. J Evid Based Dent Pract 2019;19(2):183-185.

[57] Hosoya N, Takigawa T, Horie T, et al. A review of the literature on the efficacy of mineral trioxide aggregate in conservative dentistry. Dent Mater J 2019;38(5):693-700.

[58] Mente J, Hufnagel S, Leo M, et al. Treatment outcome of mineral trioxide aggregate or calcium hydroxide direct pulp capping: long-term results. J Endod 2014 Nov;40(11):1746-51.

[59] Mahmoud SH, El-Negoly SA, Zaen El-Din AM, et al. Biodentine versus mineral trioxide aggregate as a direct pulp capping material for human mature permanent teeth - A systematic review. J Conserv Dent 2018;21(5): 466-473.

[60] Giraud T, Jeanneau C, Rombouts C, et al. Pulp capping materials modulate the balance between inflammation and regeneration. Dent Mater 2019;35(1):24-35.

[61] Ribeiro APD, Sacono NT, Soares DG, et al. Human pulp response to conventional and resin-modified glass ionomer cements applied in very deep cavities. Clin Oral Investig 2020;24:1739-48.

[62] O da Rosa WL, Cocco AR, da Silva TM, et al. Current trends and future perspectives of dental pulp capping materials: A systematic review. J Biomed Mater Res B Appl Biomater 2018;106(3):1358-1368.

[63] Paula AB, Laranjo M, Marto CM, Paulo S, et al. Direct Pulp Capping: What is the Most Effective Therapy? - Systematic Review and Meta-Analysis. J Evid Based Dent Pract. 2018;18(4):298-314.

[64] Matsuura T, Kawata-Matsuura VKS, Yamada S. Long-term clinical and radiographic evaluation of the effectiveness of direct pulp-capping materials. J Oral Sci 2019 28;61(1):1-12.

[65] Bader JD, Martin JA, D. A. Shugars. Preliminary estimates of the incidence and consequences of tooth fracture. J Am Dent Assoc 1995;126(12):1650-4.

[66] Reeh ES, Messer HH, Douglas WH. Reduction in tooth stiffness as a result of endodontic and restorative procedures. J Endod 1989;15(11):512-6.

[67] Jantarat J, Palamara JE, Messer HH. An investigation of cuspal deformation and delayed recovery after occlusal loading. J Dent 2001;29(5):363-70.

[68] Jantarat J, Panitvisai P, Palamara JE, et al. Comparison of methods for measuring cuspal deformation in teeth. J Dent. 2001;29(1):75-82.

[69] Fennis WM, Kuijs RH, Kreulen CM, et al. A survey of cusp fractures in a population of general dental practices. Int J Prosthodont 2002;15(6):559-63.

[70] Nascimento MM, Gordan VV, Qvist V, et al. Restoration of non carious tooth defects by dentists in The Dental Practice-Based Research Network. J Am Dent Assoc 2011;142(12):1368-75.

[71] Dietschi D, Duc O, Krejci I, et al. Biomechanical considerations for the restoration of endodontically treated teeth: a systematic review of the literature--Part 1. Composition and micro- and macrostructure alterations. Quintessence Int. 2007;38(9):733-43.

[72] Krell KV, Rivera EM. A six-year evaluation of cracked teeth diagnosed with reversible pulpitis: treatment and prognosis. J Endod 2007;33(12):1405-7.

[73] Kang SH, Kim BS, Kim Y. Cracked Teeth: Distribution, Characteristics, and Survival after Root Canal Treatment. J Endod 2016;42(4):557-62.

[74] Cameron CE. Cracked-Tooth Syndrome. J Am Dent Assoc 1964;68:405-11.

[75] Ricucci DJ, Siqueira Jr JF, Loghin S, et al. The cracked tooth: histopathologic and histobacteriologic aspects. J Endod 2015;41(3):343-52.

[76] Abbott P V. Diagnosis and Management of Transverse Root Fractures. J Endod 2019;45(12S):S13-S27.

[77] Jun MK, Park SW, Lee ES, et al. Diagnosis and management of cracked tooth by quantitative light-induced fluorescence technology. Photodiagnosis Photodyn Ther 2019;26:324-326.

[78] Paul RA, Tamse A, Rosenberg E. Cracked and broken teeth-definitions, differential diagnosis and treatment. Refuat Hapeh Vehashinayim (1993) 2007;24(2):7-12,68.

[79] Banerji S, Mehta SB, Millar BJ. Cracked tooth syndrome. Part 1: aetiology and diagnosis. Br Dent J 2010;208(10):459-63.

[80] Banerji S, Mehta SB, Millar BJ. Cracked tooth syndrome. Part 2: restorative options for the management of cracked tooth syndrome. Br Dent J 2010;208(11):503-14.

[81] Abulhamael AM, Tandon R, Alzamzami ZT. Treatment Decision-making of Cracked Teeth: Survey of American Endodontists. J Contemp Dent Pract 2019;20(5):543-547.

[82] Hilton TJ, Hilton TJ, Funkhouser E, et al. Recommended treatment of cracked teeth: Results from the National Dental Practice-Based Research Network. J Prosthet Dent 2020;123(1):71-78.

[83] Naka O, Millar BJ, Sagris D, et al. Do composite resin restorations protect cracked teeth? An in-vitro study. Br Dent J 2018;225(3):223-228.

[84] Leong DJX, de Souza NN, Sultana R, et al. Outcomes of endodontically treated cracked teeth: a systematic review and meta-analysis. Clin Oral Investig 2020;24(1):465-473.

[85] Olivieri JG, Elsmari F, Miró Q, et al. Outcome and Survival of Endodontically Treated Cracked Posterior Permanent Teeth: A Systematic Review and Meta-analysis. J Endod 2020;46(4):455-463.

[86] Heithersay GS. Invasive cervical resorption following trauma. Aust Endod J 1999;25(2):79-85.

[87] Heithersay GS. Clinical, radiologic and histopathologic features of invasive cervical resorption. Quintessence Int. 1999;30:27–37.

[88] Patel S, Kanagasingam S, Ford TP. External cervical resorption: a review. J Endod 2009;35(5):616-25.

[89] Patel S, Ricucci D, Durak C, et al. Internal root resorption: a review. J Endod 2010;36(7):1107-21.

[90] Kandalgaonkar SD, Gharat LA, Tupsakhare SD, et al. Invasive Cervical Resorption: A Review. J Int Oral Health. 2013;5(6):124-30.

[91] Consolaro A, Furguim LZ. Extreme root resorption associate with induced tooth movement: A protocol for clinical management. Dental Press J Orthod. 2014 Sep-Oct;19(5):19-26.

[92] Kumar SS, Kumar NSM, Karunakaran JV, et al. Management of invasive cervical resorption in a maxillary central incisor. J Pharm Bioallied Sci 2015;7(Suppl 2):S712-7.

[93] Mavridou AM, Hauben E, Weverset M, et al. Understanding External Cervical Resorption in Vital Teeth. J Endod 2016;42(12):1737-1751.

[94] Lee YJ, Lee TY. External root resorption during orthodontic treatment in root-filled teeth and contralateral teeth with vital pulp: A clinical study of contributing factors. Am J Orthod Detofacial Ortoph 2016;149(1):84-91.

[95] Patel S, Foschi F, Condon R, et al. External cervical resorption: part 2 – management. Int Endod J 2018;51(11):1224-1238.

[96] Heithersay GS. Management of tooth resorption. Australian Dental Journal Supplement 2007;52:(1 Suppl):S105-S12.

[97] Smith BG, Bartlett DW, Robb ND. The prevalence, etiology and management of tooth wear in the United Kingdom. J Prosthet Dent 1997;78(4):367-72.

[98] Van't Spijker A, Rodriguez JM, Kreulen CM, et al. Prevalence of tooth wear in adults. Int J Prosthodont 2009;22(1):35-42.

[99] Schlueter N, Tveit AB. Prevalence of erosive tooth wear in risk groups. Monogr Oral Sci 2014;25: 74-98.

[100] Schlueter N, Luka B. Erosive tooth wear – a review on global prevalence and on its prevalence in risk groups. Br Dent J 2018;224(5):364-370.

[101] Ferracane JL. Is the wear of dental composites still a clinical concern? Is there still a need for in vitro wear simulating devices? Dent Mater 2006;22(8):689-92.

[102] Drummond JL. Degradation, fatigue, and failure of resin dental composite materials. J Dent Res 2008;87(8): 710-9.

103] Palotie U, Vehkalahti MM. Type and time of first re-intervention of posterior restorations - 13-year scenario at the public dental service. Acta Odontol Scand 2020;78(5):370-376.

[104] Norelli GA, Prada G, Pinchi W, et al. Tabelle di valutazione del danno odontostomatologico. Edizioni ANDI 2016;13-16.

[105] Kanzow P, Wiegand A. Retrospective analysis on the repair vs. replacement of composite restorations. Dent Mater 2020;36(1):108-118.

[106] Gillen BM, Looney SW, Gu LS, et al. Impact of the quality of coronal restoration versus the quality of root canal fillings on success of root canal treatment: a systematic review and meta-analysis. J Endod 2011;37(7):895-902.

[107] Schmidt JC, Sahrmann P, Weiger R, et al. Biologic width dimensions--a systematic review. J Clin Periodontol 2013;40(5):493-504.

[108] Marzadori M, Stefanini M, Sangiorgi M, et al. Crown lengthening and restorative procedures in the esthetic zone. Periodontol 2000 2018;77(1):84-92.

[109] Juloski J, Radovic I, Goracci C, et al. Ferrule effect: a literature review. J Endod 2012;38(1):11-9.

[110] Juloski J., Apicella D, Ferrari M. The effect of ferrule height on stress distribution within a tooth restored with fibre posts and ceramic crown: a finite element analysis. Dent Mater 2014;30(12):1304-15.

[111] Padbury Jr A, Eber R, Wang HL. Interactions between the gingiva and the margin of restorations. J Clin Periodontol 2003;30(5):379-85.

[112] Bertoldi C, Monari E, Cortellini P, et al. Clinical and histological reaction of periodontal tissues to subgingival resin composite restorations. Clin Oral Investig 2020;24(2):1001-1011.

[113] Worthington HV, MacDonald L, Poklepovic Pericic T, et al. Home use of interdental cleaning devices, in addition to toothbrushing, for preventing and controlling periodontal diseases and dental caries. Cochrane Database Syst Rev 2019;4(4):CD012018.

[114] Dietschi D, Monasevic M, Krejci I, et al. Marginal and internal adaptation of class II restorations after immediate or delayed composite placement. J Dent 2002;30(5-6):259-69.

[115] Stavridakis MM, Krejci I, Magne P. Immediate dentin sealing of onlay preparations: thickness of pre-cured Dentin Bonding Agent and effect of surface cleaning. Oper Dent 2005;30(6):747-57.

[116] Chersoni S, Suppa P, Grandini S, et al. In vivo and in vitro permeability of one-step self-etch adhesives. J Dent Res 2004 Jun;83(6):459-64.

[117] Nawareg MM, Zidan AZ, Zhou J, et al. Adhesive sealing of dentin surfaces in vitro: A review. Am J Dent 2015;28(6):321-32.

[118] Dietschi D, Spreafico R. Current clinical concepts for adhesive cementation

of tooth-coloured posterior restorations. Prac Perio Aesthet Dent 1998;10(1):47-54.

[119] Kielbassa AM, Philipp F. Restoring proximal cavities of molars using the proximal box elevation technique: Systematic review and report of a case. Quintessence Int 2015;46(9):751-64.

[120] Roggendorf MJ, Kramer N, Dippold C, et al. Effect of proximal box elevation with resin composite on marginal quality of resin composite inlays in vitro. J Dent 2012;40(12):1068-73.

[121] Frankenberger R, Hehn J, Hajto J, et al. Effect of proximal box elevation with resin composite on marginal quality of ceramic inlays in vitro. Clin Oral Investig 2013;17(1):177-83.

[122] Frese C, Wolff D, Staehle HJ. Proximal box elevation with resin composite and the dogma of biological width: clinical R2-technique and critical review. Oper Dent 2014;39(1):22-31.

[123] Bresser RA, Gerdolle D, van den Heijkant IA, et al. Up to 12 years clinical evaluation of 197 partial indirect restorations with deep margin elevation in the posterior region. J Dent 2019;91:103227.

[124] Liebenberg WH. Direct-indirect resin restoration: a case report of acceptable compromise. J Can Dent Assoc 1997;63(4):265-72.

[125] Roulet JF. Benefits and disadvantages of tooth-coloured alternatives to amalgam. J Dent 1997;25(6):459-73.

[126] Burke FJ, Cheung SW, Mjor IA, et al. Restoration longevity and analysis of reasons for the placement and replacement of restorations provided by vocational dental practitioners and their trainers in the United Kingdom. Quintessence Int 1999;30(4):234-42.

[127] Hickel R., Manhart J. Longevity of restorations in posterior teeth and reasons for failure. J Adhes Dent 2001;3(1):45-64.

[128] Torres CRG, Zanatta RF, Huhtala M, et al. Semidirect posterior composite restorations with a flexible die technique: A case series. J Am Dent Assoc 2017;148(9):671-676.

[129] Soares L M, Razaghy M, Magne P. Optimization of large MOD restorations: Composite resin inlays vs. short fiber-reinforced direct restorations. Dent Mater 2018;34(4):587-597.

[130] Vetromilla BM, Opdam NJ, Leida FL, et al. Treatment options for large posterior restorations: a systematic review and network meta-analysis. J Am Dent Assoc 2020;151(8):614-624.e18.

[131] Ammannato R, Ferraris F, Allegri M. The "index cutback technique": a three-dimensional guided layering approach in direct class IV composite restorations. Int J Esthet Dent 2017;12(4):450-466.

[132] Ammannato R, Rondoni D, Ferraris F. Update on the 'index technique' in worn dentition: a no-prep restorative approach with a digital workflow. Int J Esthet Dent 2018;13(4):516-537.

[133] Demarco FF, Correa MB, Cenci MS, et al. Longevity of posterior composite restorations: not only a matter of materials. Dent Mater 2012;28(1):87-101.

[134] Opdam NJ, Bronkhorst EM, Loomans BA, et al. 12-year survival of composite vs. amalgam restorations. J Dent Res 2010;89(10):1063-7.

[135] Atlas A, Grandini S, Martignoni M. Evidence-based treatment planning for the restoration of endodontically treated single teeth: importance of coronal seal, post vs no post, and indirect vs direct restoration. Quintessence Int 2019;50(10):772-781.

[136] Veneziani M. Ceramic laminate veneers: clinical procedures with a multidisciplinary approach. Int J Esthet Dent 2017;12(4):426-448.

[137] Edelhoff D, Sorensen JA. Tooth structure removal associated with various preparation designs for anterior teeth. J Prosthet Dent 2002;87(5):503-9.

[138] Edelhoff D, Sorensen JA. Tooth structure removal associated with various preparation designs for posterior teeth. Int J Periodontics Restorative Dent 2002;22(3):241-9.

[139] Magne M, Magne I, Bazos P, et al. The parallel stratification masking technique: an analytical approach to predictably mask discolored dental substrate. Eur J Esthet Dent 2010;5(4):330-9.

[140] Spreafico RC, Krejci I, Dietschi D. Clinical performance and marginal adaptation of class II direct and semidirect composite restorations over 3.5 years in vivo. J Dent 2005;33(6):499-507.

[141] Derchi G, Marchio V, Borgia V, et al. Twelve-year longitudinal clinical evaluation of bonded indirect composite resin inlays. Quintessence Int 2019;50(6):448-454.

[142] Bresser RA, Gerdolle D, van den Heijkant IA, et al. Up to 12 years clinical evaluation of 197 partial indirect restorations with deep margin elevation in the posterior region. J Dent 2019;91:103-227.

[143] Azeem RA, Sureshbabu NM. Clinical performance of direct versus indirect composite restorations in posterior teeth: A systematic review. J Conserv Dent 2018;21(1):2-9.

[144] Mangani F, Marini S, Barabanti N, et al. The success of indirect restorations in posterior teeth: a systematic review of the literature. Minerva Stomatol 2015;64(5):231-40.

[145] Naumann M, Schmitter M, Krastl G. Postendodontic Restoration: Endodontic Post-

and-Core or No Post At All? J Adhes Dent 2018;20(1):19-24.

[146] Faria AC, Rodrigues RC, de Almeida Antunes RP, et al. Endodontically treated teeth: characteristics and considerations to restore them. J Prosthodont Res 2011;55(2):69-74.

[147] Frankenberger R, Zeilinger I, Krech M, et al. Stability of endodontically treated teeth with differently invasive restorations: Adhesive vs. non-adhesive cusp stabilization. Dent Mater 2015;31(11):1312-20.

[148] Manhart J, Chen H, Hamm G, et al. Buonocore Memorial Lecture. Review of the clinical survival of direct and indirect restorations in posterior teeth of the permanent dentition. Oper Dent 2004;29(5):481-508.

[149] Manhart J, Chen HY, Mehl A, et al. Clinical study of indirect composite resin inlays in posterior stress-bearing preparations placed by dental students: results after 6 months and 1, 2, and 3 years. Quintessence Int 2010;41(5):399-410.

[150] Shu X, Mai QQ, Blatz M, et al. Direct and Indirect Restorations for Endodontically Treated Teeth: A Systematic Review and Meta-analysis, IAAD 2017 Consensus Conference Paper. J Adhes Dent 2018;20(3):183-194.

[151] Li RW, Chow TW, Matinlinna JP. Ceramic dental biomaterials and CAD/CAM technology: state of the art. J Prosthodont Res 2014;58(4):208-16.

[152] Sampaio F, Ozcan M, Gimenez TC, et al. Effects of manufacturing methods on the survival rate of ceramic and indirect composite restorations: A systematic review and meta-analysis. J Esthet Restor Dent 2019;31(6):561-571.

[153] Solon-de-Mello M, da Silva Fidalgo TK, Dos Santos Letieri A, et al. Longevity of indirect restorations cemented with self-adhesive resin luting with and without selective enamel etching. A Systematic review and meta-analysis. J Esthet Restor Dent 2019;31(4):327-337.

[154] Angerame D, De Biasi M. Do Nanofilled/Nanohybrid Composites Allow for Better Clinical Performance of Direct Restorations Than Traditional Microhybrid Composites? A Systematic Review. Oper Dent 2018;43(4):E191-E209.

[155] Fennis WM, Kuijs RH, Roeters FJ, et al. Randomized control trial of composite cuspal restorations: five-year results. J Dent Res 2014;93(1):36-41.

[156] Ferracane JL. Resin composite-state of the art. Dent Mater 2011;27(1):29-38.

[157] Ferracane JL, Hilton TJ, Stansbury JW, et al. Academy of Dental Materials guidance-Resin composites: Part II-Technique sensitivity (handling, polymerization, dimensional changes). Dent Mater 2017;33(11):1171-1191.

[158] Ilie N, Hilton TJ, Heintze SD, et al. Academy of Dental Materials guidance-Resin composites: Part I-Mechanical properties. Dent Mater 2017;33(8):880-894.

[159] Blatz MB, Vonderheide M, Conejo J. The Effect of Resin Bonding on Long-Term Success of High-Strength Ceramics. J Dent Res 2018;97(2):132-139.

[160] Verissimo AH, Duarte Moura DM, de Oliveira Dal Piva AM, et al. Effect of different repair methods on the bond strength of resin composite to CAD/CAM materials and microorganisms adhesion: An in situ study. J Dent 2020;93:103266.

[161] Ritter AV, Sulaiman TA, Altitinchi A, et al. Composite-composite Adhesion as a Function of Adhesive-composite Material and Surface Treatment. Oper Dent 2019;44(4):348-354.

[162] Gehrt M, Wolfart S, Rafai N, et al. Clinical results of lithium-disilicate crowns after up to 9 years of service. Clin Oral Investig 2013;17(1):275-84.

[163] Hahnel S, Wastl DS, Schneider-Feyrer S, et al. Streptococcus mutans biofilm formation and release of fluoride from experimental resin-based composites depending on surface treatment and S-PRG filler particle fraction. J Adhes Dent 2014;16(4):313-21.

[164] Cazzaniga G, Ottobelli M, Ionescu A, et al. Surface properties of resin-based composite materials and biofilm formation: A review of the current literature. Am J Dent 2015;28(6):311-20.

[165] Brambilla E, Gagliani M, Ionescu A, et al. The influence of light-curing time on the bacterial colonization of resin composite surfaces. Dent Mater 2009;25(9):1067-72.

表14

[1] van Dijken JW. Direct resin composite inlays/onlays: an 11-year follow-up. J Dent 2000;28(5):299–306.

[2] Da Rosa R, Cenci MS, Donassollo TA, et al. A clinical evaluation of posterior composite restorations: 17-year findings. J Dent 2006;34:427–35.

[3] van Dijken JW. Durability of resin composite restorations in high C-factor cavities: A 12-year follow-up. J Dent 2010;38(6):469–74.

[4] Opdam NJ, Bronkhorst EM, Loomans BAet al. 12-year survival of composite vs. amalgam restorations. J Dent Res 2010;89(10):1063–1067.

[5] Da Rosa Rodolpho PA, Donassollo TA, Cenci MS, et al. 22-year clinical evaluation of the performance of two posterior composites with different filler characteristics. Dent Mater 2011;27(10): 955–963.

[6] Kopperud SE, Tveit AB, Gaarden T, et al. Longevity of posterior dental restorations and reasons for failure. Eur J Oral Sci 2012;120(6):539–48.

[7] Frankenberger R, Reinelt C, Krämer N. Nanohybrid vs. fine hybrid composite in extended class II cavities: 8-year results. Clin Oral Investig 2014;18(1):125–37.

[8] Pallesen U, van Dijken JWV. A randomized controlled 30 years follow up of three conventional resin composites in Class II restorations. Dent Mater 2015;31(10):1232–1244.

[9] Lempel E, Lempel E, Lovász BV, et al. Long-term clinical evaluation of direct resin composite restorations in vital vs. endodontically treated posterior teeth - Retrospective study up to 13 years. Dent Mater 2019;35(9):1308-1318.

[10] Heck K, Manhart J, Hickel R, et al. Clinical evaluation of the bulk fill composite QuiXfil in molar class I and II cavities: 10-year results of a RCT. Dent Mater 2018;34(6):e138-e147.

[11] Montag R, Dietz W, Nietzsche S, et al. Clinical and Micromorphologic 29-year results of posterior composite restorations. J Dent Res 2018;97(13):1431-1437.

[12] Wierichs RJ, Kramer EJ, Wolf TG, et al. Longevity of composite build-ups without posts-10-year results of a practice-based study. Clin Oral Investig 2019;23(3):1435-1442.

[13] Kanzow P, Wiegand A. Retrospective analysis on the repair vs. replacement of composite restorations. Dent Mater 2020;36(1):108-118.

第 2 章

修复牙科学的材料和器械
MATERIALS AND INSTRUMENTS IN RESTORATIVE DENTISTRY

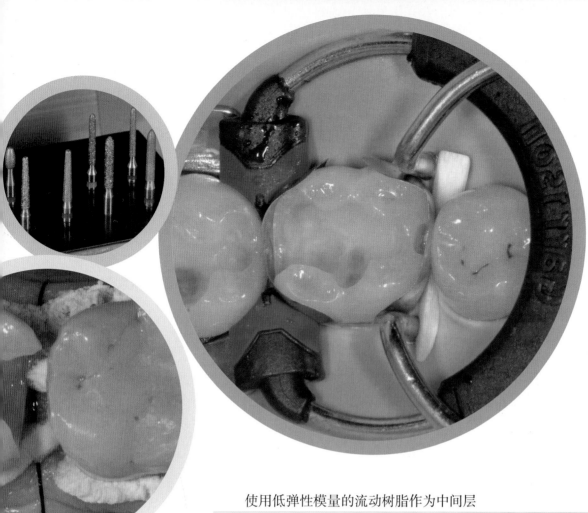

使用低弹性模量的流动树脂作为中间层

使用功率足够（$1000 \sim 1200 \text{mW/cm}^2$）的光固化灯，渐进增加光照强度（"软启动"或"渐变"）

如何避免压力性牙本质过敏？

引言

修复牙科学中一个重要的环节是与材料设备相关的内容：器械、车针、粘接剂、复合树脂等，如使用恰当，将有助于治疗计划的成功实施。关于这一主题，本章将介绍一般特点、使用策略和技术设备等，当然也必须介绍每种材料器械的类型及独特性，指出不同品牌的差别之处。

需要声明，笔者与本章提及的厂家没有利益冲突，但考虑到大部分建议都来自笔者的临床经验，某种材料/器械必然会更受笔者偏爱。显然，使用其他材料和器械也应当能够获得同样的效果。随着新材料新器械的不断推出，具体选择也不是一成不变的。

笔者将本章内容分成特定的几个章节，首先以粘接开篇，这是直接修复和间接修复都必须涉及的知识。随后将介绍用于直接法修复的复合树脂材料以及必要的设备，从光固化灯开始，更深入地钻研其临床应用，以尽可能地避免产生"聚合收缩"。

关于器械使用，首先介绍橡皮障，它是粘接修复的必需要求；推荐必备的器械套装和橡皮障夹，介绍在各种各样临床情况下的使用方法，包括手术过程中术区的隔离方法。其次介绍车针套装，并配有视频辅助讲解。此外，还会推荐充填塑形套装，这是获得良好的解剖形态所必备的。

最后，本章将细致地讲解多种分段式成型系

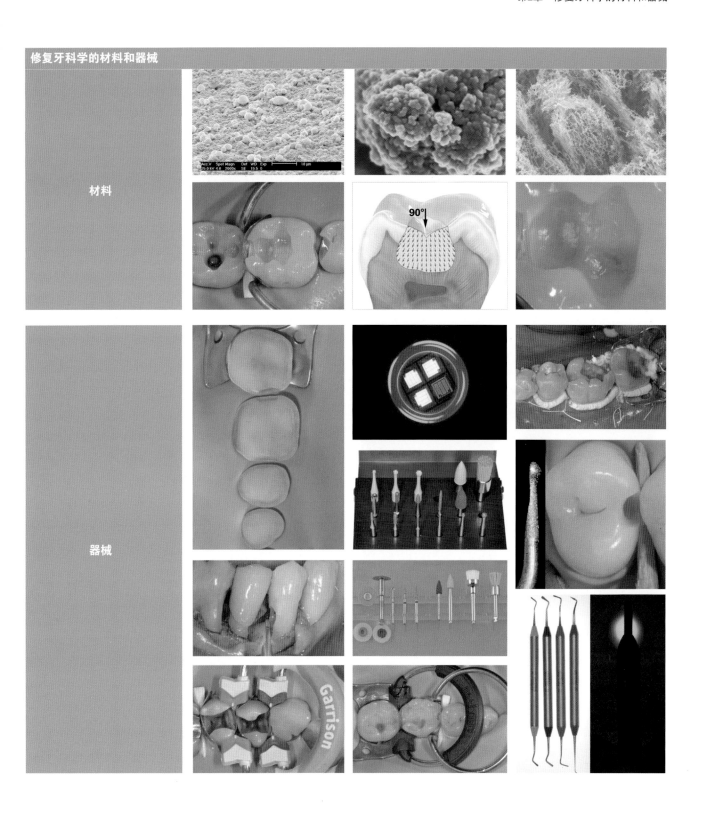

材料

器械

修复牙科学的材料和器械

统，它们专门为粘接修复设计，正确使用可帮助每次都得到良好的邻面接触。间接修复所需的材料，即技工室制作修复体及临床上粘接修复体所需的材料，在第4章进行详细介绍。

材料：牙釉质牙本质粘接剂和复合树脂

粘接系统

粘接的一般概念

Lorenzo Breschi

　　现代粘接修复的每个临床步骤都来源于20世纪中期的研究发现，随后不断得到发展。然而，直到20世纪90年代初，最早提出的粘接理论才有了显著的改进和发展。近10年来，大部分人都参与到了粘接修复的持续进化当中，但众所周知，这都是基于已经确立的基本理论进行的小改良。

　　从粘接理论的发展历史来看，应当指出，牙体硬组织——牙釉质和牙本质——与树脂材料的结合成为可能，开始于Buonocore在1955年提出的牙体组织预防性治疗[1]。

　　然而，当时仅提出了以粘接为目标的牙釉质预处理方法，而直到20世纪末，牙本质粘接的科学理论才第一次被提出[2]。

　　那个在牙科领域，粘接具体指什么呢？"粘接"是指位于界面水平的力量，它使两种不同介质结合在一起。文献中评估粘接力常用的方法是定量测量界面分离所需的力量。因此，粘接系统是指涂布在不同表面上的材料，目的是[3]：

1 使两种介质结合：使界面能抵抗水解，进而减少边缘微渗漏的可能。

2 抵抗分离，确保修复体固位，抵抗光固化聚合收缩。

3 传递力至界面，确保粘接修复后的患牙有较高的生物机械性能。

　　共有4种理论被提出用于解释粘接现象的原理：

1 机械理论：粘接剂能够与基质发生相互作用，通过与基质表面的粗糙和不平整处相嵌合，实现纯微机械固位。

2 化学理论：粘接剂能与基质形成已知的化学结合，包括主要结合（离子键和共价键）和次要结合（氢键、偶极作用力和范德华力），增强并稳定粘接力。

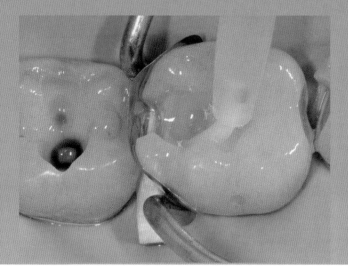
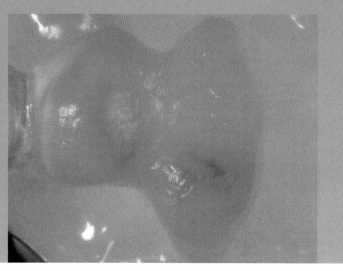

3 扩散理论：两种不同介质的粘接是一种介质中的分子与另一介质中的分子形成的共聚化学结合。在聚合过程结束后，粘接界面消失（例如粘接剂与复合树脂的结合），两种介质融为一体。

4 静电理论。

为确保粘接成功，需要3个基本过程，从化学角度讲，即需要3种特定的活性物质，分别为：

• 酸蚀剂：能够提高表面自由能的物质，使粘接剂能与牙面发生"接触"。

• 预处理剂：使树脂单体能够"润湿"牙面的表面活性剂。

• 粘接剂：实际形成粘接结合的树脂单体。

简单来说，我们可以将牙科粘接理念表述成一种或多种牙体组织及其他材料与树脂材料的紧密结合。粘接得以实现依靠"混合层"这一界面的形成，它是显微意义的界面，但极其重要。混合层来自粘接材料和特性迥异的另一种介质的交错嵌合，其实现依赖于牙体组织和非牙体组织经预处理后被低黏度树脂材料即"牙釉质牙本质粘接剂"渗透[4]。

为实现良好的粘接，根据所使用材料的不同，以及待粘接界面的不同特点，具体流程有差异。

无论选择哪种临床流程，粘接处理应当规范，以在不同材料之间形成稳定的界面，这是"粘接牙科学"的基础。所以，无论是直接法还是间接法修复，均应当慎重、合理地选择粘接系统，这与复合树脂材料的选择同等重要。

牙釉质牙本质粘接剂

Lorenzo Breschi

根据van Meerbeek研究小组提出的分类[5-6]，粘接系统（表1）可分成两大类："酸蚀–冲洗"粘接系统，使用34%～37%的正磷酸处理牙体硬组织，作用一定时间后，用水冲洗去除；"自酸蚀"或"酸蚀–干燥"粘接系统（图1和图2a，b），涂布酸性处理剂后需要干燥（图3和图4）。

表1 粘接系统	酸蚀剂	预处理剂	粘接剂
三步法 酸蚀−冲洗粘接系统	35%～37%磷酸	亲水单体和疏水单体及溶剂 （含量约40%）的混合溶液	疏水单体，无溶剂，可混合有 填料和引发剂等
两步法 酸蚀−冲洗粘接系统	35%～37%磷酸	亲水单体和疏水单体及溶剂（含量为25%～40%）的混合溶液， 含引发剂	
两步法 自酸蚀粘接系统	亲水酸性单体与水/乙醇等溶剂的混合溶液		疏水单体，无溶剂，可混合有 填料及引发剂等
一步法 自酸蚀粘接系统	单一组分，含稳定酸、亲水与疏水单体、溶剂（含量为25%～40%）、引发剂、硅烷和功能单体		

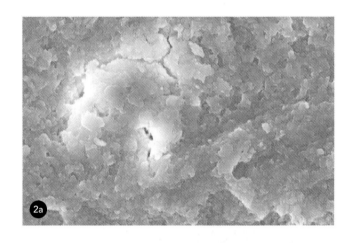

更准确地说，"酸蚀−冲洗"粘接系统独特之处在于第一步需要使用酸蚀剂，随后才使用预处理剂和粘接剂。水冲洗去除酸蚀剂，一方面可终止酸的脱矿反应，另一方面可去除窝洞预备过程产生的牙本质小管玷污层。

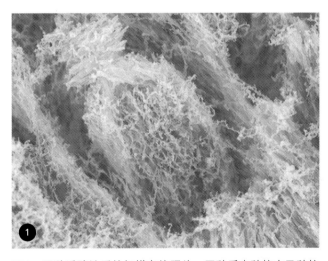

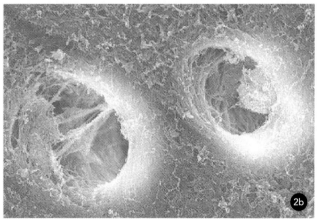

图2a，b 牙本质磷酸处理前后。酸蚀前，牙本质为无定形状态，无特殊形貌表现，车针钻磨后牙本质表面被一层碎屑覆盖，称为"玷污层"（a）。酸蚀后（b），牙本质小管管口开放，管内结构悬吊在附着于管间牙本质的复杂胶原纤维网内。管间牙本质呈现出多孔样貌，胶原纤维网络更厚。

图1 牙釉质酸蚀后的扫描电镜照片。牙釉质中釉柱内及釉柱间的羟基磷灰石晶体明显可见，呈不同方向。

相比之下，"自酸蚀"粘接系统对牙本质的酸蚀与预处理和/或粘接过程同时进行。因此，窝洞预备过程中产生的玷污层没有被冲洗去除，而是形成混合层的一部分。干燥过程是保证这类粘接系统获得成功的必要条件，这一步能去除溶剂和水，阻断酸性单体的脱矿作用和向牙本质深部的渗透。

对于"酸蚀-冲洗"粘接系统来说，第一步必须进行酸蚀，根据粘接系统的另两种组分，即预处理剂和粘接剂，是设计为分步使用还是组合成单一组分，可分为三步法或两步法。

对于大部分粘接在牙釉质的修复体来说，从粘接强度和远期效果来看，三步法酸蚀-冲洗粘接系统是金标准。另外，简化版的酸蚀-冲洗粘接系统，即两步法，将牙本质预处理和粘接过程合二为一，已被证实效果显著下降，尽管其临床操作更为简便，大部分文献并不推荐该系统。

与酸蚀-冲洗粘接系统类似，自酸蚀或酸蚀-干燥粘接系统也可分为两步法或一步法。如前所述，这类粘接系统的酸蚀剂无须水冲洗去除，因此常与牙本质预处理剂合二为一（两步法），或与牙本质预处理剂及粘接剂组合（一步法）。

尽管自酸蚀粘接系统对牙釉质的粘接强度相对较低，但对牙本质的粘接强度和长期效果均已经被证实非常可靠，这使其成为深龋洞等粘接面主要为牙本质的情况下的第一选择。更进一步说，近期新的粘接系统被推向市场，称为"通用型粘接系统"，尽管严格意义上讲它属于一步法自酸蚀粘接系统，但其组成成分内含有弱酸，因此能够配合单独的酸蚀步骤使用，也可以自酸蚀模式使用。之所以称为"通用型"，原因包括：①加入酸性树脂单体，如10-甲基丙烯酰氧基癸基磷酸二氢盐（10-MDP），实现与牙体组织和金属的化学结合；②灵活性更好，医生可以决定使用哪种粘接策略，即酸蚀-冲洗、自酸蚀或选择性釉质酸蚀等。此外，以酸蚀-冲洗模式使用时，通用型粘接剂可用于湿润牙本质以及干燥牙本质。通用型粘接系统可选的其他适应证包括（笔者建议）：乳牙充填，预防性树脂充填，修复体的修理，使用两步法自酸蚀系统时意外进行了牙本质的酸蚀，嵌体预备时意外暴露牙本质的即刻牙本质封闭，非金属全冠的粘接。

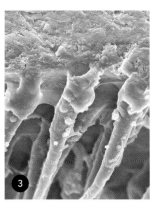
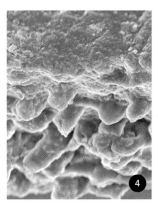

图3和图4　酸蚀-冲洗粘接系统（图3）和自酸蚀粘接系统（图4）处理后的牙本质扫描电镜照片。照片分别为Scotchbond™ 1（3M ESPE）和CLEARFIL™ SE Protect Bond在牙本质深层形成的粘接界面。在酸脱矿处理和去蛋白处理后，混合层形态暴露，可见树脂突进入牙本质小管内，不同粘接方法的混合层形态存在差异。酸蚀-冲洗粘接系统形成的树脂突显著渗透到牙本质内，深度为5~10μm。与之相对，自酸蚀粘接系统渗透深度更浅，局限在车针切削碎屑堵塞牙本质小管所形成的玷污层内。

选择性牙釉质酸蚀

复合树脂必须与牙体组织形成粘接才能达到可接受的临床效果。而大部分医生不得不面对的临床问题是目前大部分待修复的缺损都存在两个完全不同的粘接界面：牙釉质和牙本质。为获得最佳的粘接强度，理想情况是对不同的牙体硬组织分别进行考虑，在牙釉质使用酸蚀-冲洗粘接系统（例如瓷贴面的粘接），在牙本质使用自酸蚀粘接系统（例如边缘完全位于牙本质内的Ⅴ类洞）[7]。然而，临床中几乎不可能出现这么简单的状态，医生不得不面对两种牙体组织同时存在的情况。

自酸蚀粘接系统配合选择性釉质酸蚀是一个可行的解决方案。一系列文献显示该策略可将两种粘接系统的优势结合起来。

临床应用

通过本部分的讲述，我们可以了解到如何改进临床操作以发挥出所选择粘接系统的最大优势。

临床应用的优势和不足

粘接系统的化学成分决定其特点，使其具有一系列的优势和不足，临床操作应充分注意、保证严格操作，确保粘接效果持久（图5）。

1 三步法酸蚀-冲洗粘接系统。这类粘接系统包含3种独立成分：酸蚀剂、预处理剂和粘接剂。其优势包括久经验证的粘接强度，尤其是牙釉质粘接，以及应用灵活性。事实上，三步法酸蚀-冲洗粘接系统可以应用在包括金属和全瓷材料在内的不同基质上，需要配合粘接剂和/或硅烷偶联剂。此外，结合特定的化学固化引发剂，可发生

临床步骤总结			
	酸蚀剂	预处理剂	粘接剂
酸蚀-冲洗 三步法	牙釉质酸蚀15~30秒，牙本质酸蚀15秒，充分水冲洗	于酸蚀后的牙面主动涂擦，干燥以促进溶剂挥发。应重复数次确保牙本质充分浸润	充分涂布于粘接面，小心使粘接剂分布均匀且避免过厚（气流吹薄或用干净毛刷蘸薄），最后充分固化
酸蚀-冲洗 两步法	牙釉质酸蚀15~30秒，牙本质酸蚀15秒，充分水冲洗	涂布足量的预处理剂-粘接剂溶液，干燥以促进溶剂挥发。应重复数次以确保牙本质充分浸润，随后充分固化	
自酸蚀 两步法	牙面涂布自酸蚀预处理剂，气流吹干。建议配合选择性牙釉质酸蚀		足量涂布，而后注意分散均匀，避免过厚的液体堆积（气流吹薄或用干净毛刷蘸薄），最后充分固化
一步法自酸蚀 通用型粘接系统	单组分酸蚀-预处理粘接剂，应涂布于牙面，气流干燥。应重复数次确保牙本质充分浸润，随后充分固化。建议配合选择性牙釉质酸蚀		

5

自酸蚀（酸蚀-干燥）两步法			主要临床适应证	
小的Ⅰ类和Ⅱ类洞（入口较小，难以分别进行牙釉质和牙本质酸蚀）	宽且深的窝洞（近髓）	粘接剂直接盖髓	纤维桩粘接和树脂核堆塑	术中粘接处理

化学固化，成为双固化材料（尤其有助于间接法修复体或纤维桩的粘接）。另外，这类粘接系统的不足之处包括术后敏感的可能性较大（通常原因是临床操作不当），酸蚀时间的控制和牙本质湿润程度的把握更依赖术者的使用经验。

2 两步法酸蚀-冲洗粘接系统。这类粘接系统包含2种独立成分：酸蚀剂、合二为一的预处理剂及粘接剂。由于减少了一个操作步骤，该系统操作更加简便，节约临床时间，但其不足之处包括粘接强度偏低以及经常出现术后敏感。此外，一部分产品与自固化或双固化树脂（核树脂和树脂水门汀）不兼容（图6）。

3 两步法自酸蚀粘接系统。这类粘接系统包含2种独立成分：自酸蚀预处理剂和粘接剂。因此，如前所述，起酸蚀作用的牙本质预处理剂不可冲洗，应当干燥。这类系统的优势包括术后敏感

可能性较低，临床使用简便，相比三步法酸蚀-冲洗粘接系统，对使用者更加友好。尽管优势突出，这类粘接系统经常被批评的一点是难以获得较高的牙釉质粘接强度，因此建议与选择性牙釉质酸蚀配合使用。

4 一步法自酸蚀粘接系统——通用型粘接系统。这类粘接系统为单组分，将酸蚀剂、牙本质预处理剂和粘接剂合为一组分。其优势包括使用相对简便，通用型粘接系统可采用自酸蚀粘接或配合酸蚀-冲洗粘接（归功于配方中的弱酸），用于多种基质（瓷、金属、复合树脂）。当缺损内有较多牙釉质保留时，建议配合选择性牙釉质酸蚀。这类系统的不足包括需要在牙面反复涂擦数次以使牙体组织同时完成脱矿和树脂渗透，同时需要恰当地使溶剂挥发。

粘接强度的耐久性

一系列物理和化学因素影响混合层的临床耐久性。影响混合层稳定性的物理因素包括咀嚼产生的咬合力，口内温度变化引起的膨胀与收缩应力[9]。粘接界面同时受到细菌产物和牙本质小管液、唾液、食物及饮料内的酸性物质的影响，通过不同的机制，导致树脂和胶原纤维网降解[10]，树脂单体析出（可能原因是聚合不全）[11]。

混合层是牙本质有机基质与剩余羟基磷灰石、树脂单体及溶剂的混合体。各个组分都会受到老化过程的影响，混合层内不同的降解过程共同存在[12]。

近期研究显示，人牙本质内含有特殊的胶原裂解酶，称为"基质金属蛋白酶"（Matrix Metalloproteinases，MMPs)。牙本质内的MMPs共包括胶原酶（MMP-8）、明胶酶（MMP-2和MMP-9）和釉质溶解素（MMP-20）。多项研究显示，粘接剂可激活内源MMPs的酶解作用，可能导致牙本质胶原降解。无论使用哪种粘接系统（酸蚀-冲洗或自酸蚀），MMPs都有可能被激活，逐渐导致混合层失去完整性，这进一步解释了酸蚀、粘接剂渗透进牙本质基质内之后混合层降解的现象[13]。

因此，研究者提出使用MMP抑制剂减少混合层的降解，进而增加粘接界面稳定性，提高修复体长期寿命[12,14]。多种MMP抑制剂溶液被提出可独立使用，也可与粘接系统的组分混合（酸蚀剂、预处理剂或粘接剂）。这当中研究最充分的抑制剂是氯己定，它除具有抗菌效应外，研究显示还能延长混合层寿命[15-16]。实际上，应当指出，近期研究显示氯己定在混合层内保持活力可达10年之久，保持MMP抑制能力，增强粘接稳定性[17-18]。

最后，从临床角度讲，有许多策略可提高粘接界面稳定性。

1　使用疏水的粘接系统：简化型粘接系统引入亲水单体，可能会因为上文提及的水解作用而导致粘接强度的长期效果降低。使用无溶剂的粘接层作为粘接步骤的最后一步（三步法酸蚀-冲洗粘接系统和两步法自酸蚀系统的典型产品）似乎能降低吸水量，保持混合层随时间的稳定性。

2　增加聚合时间：在厂家建议时间基础上，增加粘接层固化时间，使其固化更好，渗透性降低，进而改善粘接层的临床效果。

3　使用牙本质基质MMP抑制剂：研究显示，使用MMP抑制剂（如氯己定等），进行额外的牙本质预处理，抑制内源性牙本质酶的激活，避免在无细菌感染的情况下对胶原纤维产生水解作用，降低粘接界面随时间发生的老化。

4　改善浸润：近期有多种方法被提出可改善牙本质的浸润，例如增加涂布时间或采用用力涂擦的技术（主动涂擦）。研究显示这些方法均可增加即刻粘接强度，并可提高粘接的远期稳定性。

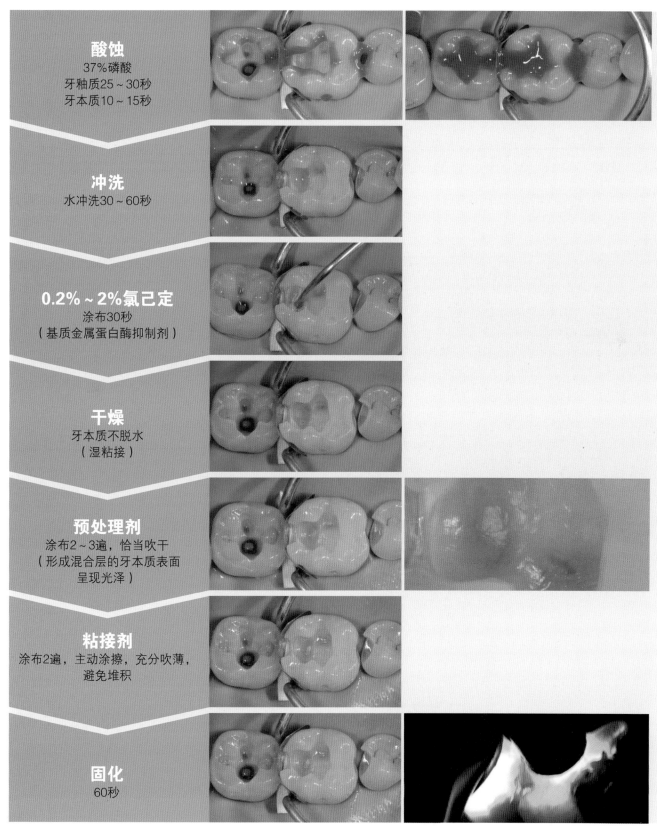

三步法酸蚀-冲洗粘接系统　　**操作流程**

酸蚀
37%磷酸
牙釉质25～30秒
牙本质10～15秒

冲洗
水冲洗30～60秒

0.2%～2%氯己定
涂布30秒
（基质金属蛋白酶抑制剂）

干燥
牙本质不脱水
（湿粘接）

预处理剂
涂布2～3遍，恰当吹干
（形成混合层的牙本质表面
呈现光泽）

粘接剂
涂布2遍，主动涂擦，充分吹薄，
避免堆积

固化
60秒

（来源：M. Veneziani）

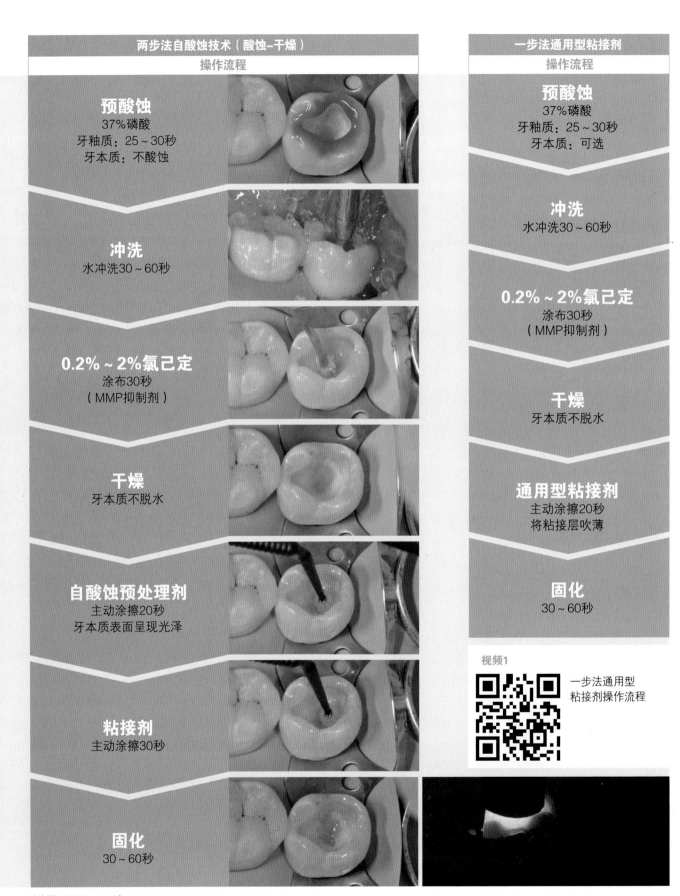

两步法自酸蚀技术（酸蚀–干燥）	一步法通用型粘接剂
操作流程	操作流程

两步法自酸蚀技术（酸蚀–干燥）

预酸蚀
37%磷酸
牙釉质：25～30秒
牙本质：不酸蚀

冲洗
水冲洗30～60秒

0.2%～2%氯己定
涂布30秒
（MMP抑制剂）

干燥
牙本质不脱水

自酸蚀预处理剂
主动涂擦20秒
牙本质表面呈现光泽

粘接剂
主动涂擦30秒

固化
30～60秒

一步法通用型粘接剂

预酸蚀
37%磷酸
牙釉质：25～30秒
牙本质：可选

冲洗
水冲洗30～60秒

0.2%～2%氯己定
涂布30秒
（MMP抑制剂）

干燥
牙本质不脱水

通用型粘接剂
主动涂擦20秒
将粘接层吹薄

固化
30～60秒

视频1

一步法通用型
粘接剂操作流程

（来源：M. Veneziani）

复合树脂材料

定义和分类

　　直接法微创修复所使用的主要材料为复合树脂。复合树脂由树脂基质和不同形状、大小的无机填料颗粒组成。基质与无机填料通过粘接剂（硅烷）相结合。复合树脂可为分三大类型：大颗粒填料型、小颗粒填料型和颗粒混合填料型。最后一种是目前使用最多的类型，可进一步分为纳米颗粒混合填料型、微颗粒混合填料型和中颗粒混合填料型（图7）。

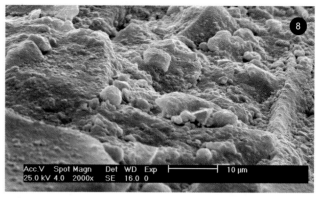

（来源：University of Geneva）

传统复合树脂[19]

微颗粒填料型复合树脂（图8）

　　微颗粒填料型复合树脂由微颗粒填料构成，填料含量较低（30%～60%体积分数）。

　　这类材料抛光性能优异，可较长时间保持表面光泽，因此美学效果满意。然而，由于机械性能较差，微颗粒混合填料树脂禁忌用于咬合力较大的情况。

　　微颗粒填料型复合树脂举例：Durafill VS（Kulzer）、Renamel Microfill（Cosmedent）。

颗粒混合填料型或双模型小颗粒复合树脂

　　混合填料型复合树脂在市面上最为常见。这类材料含有由无机填料增强的聚合物颗粒（小颗粒），成分、形态各异，大小范围为0.6～1μm。大部分颗粒混合填料型树脂填料含量为60%～70%体积分数（因此称为"高填料树脂"），其物理机械性能较微颗粒填料型树脂显著提高。混合颗粒填料型树脂的磨损系数和热膨胀系数与天然牙接近，聚合收缩和吸水性低于微颗粒填料型树脂。根据填料颗粒大小，混合颗粒填料型树脂可分为混合型、微混合型和纳米混合型3类。

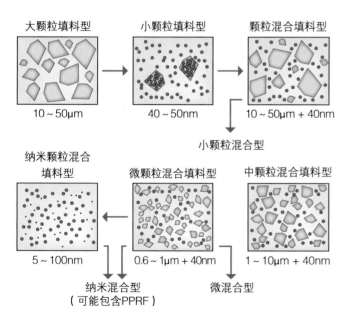

图7　基于不同填料颗粒的复合树脂分类。PPRF=预固化树脂填料。

（来源：Ferracane J. Resin composite. State of the art. Dent Mater 2011; 27:29-38）

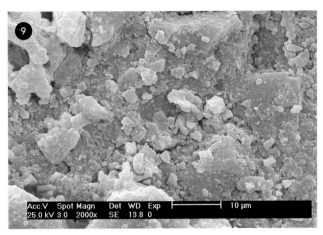

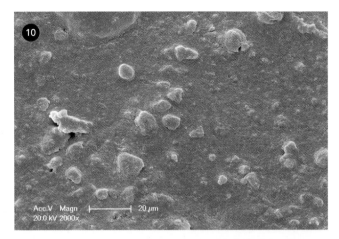

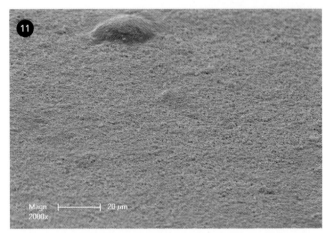

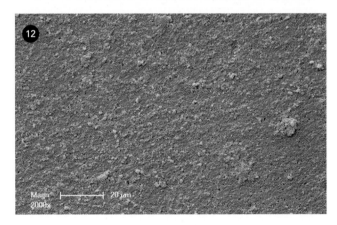

（来源：University of Geneva）

1 混合型树脂填料颗粒形态不规则，填料含量充分，是咬合力较大时的理想修复材料，但形态不规则、边缘锐利的填料使其抛光性和长期光泽度较差。混合填料型复合树脂举例：Herculite[TM] XRV（Kerr）。

2 微混合型树脂（图9）含有亚微米级填料颗粒，平均大小为0.4~0.6μm（400~600nm），平均含量为60%体积分数。这类材料通常称为"通用树脂"，即可用于前牙，也可用于后牙承力区。其颜色范围较广，有不同的遮色性、透明度和荧光性。尽管其抛光性能良好，但光泽度的持久性不同品牌间有较大差异。这类材料主要优势之一是在树脂基质内加入了更圆滑的填料（热解二氧化硅），显著改善了抛光性[20]。

微混合型树脂举例：DEI® Clever Reply e Experience（DEI Italia）、Enamel Plus HFO（Micerium）、Esthet-X HD（Dentsply）、Filtek[TM] Z250（3M）、Gradia Direct & G-aenial（GC corporation.）、Opallis（FGM）、Point 4[TM]（Kerr）、Vit-l-escence[TM]（Ultradent）。

3 纳米混合型树脂（图10~图12）配方中含有纳米颗粒、预聚物和/或纳米填料颗粒簇[21]。纳米混合型树脂填料平均大小为0.2~0.3μm（200~300nm），无机填料体积分数最高达70%。颗粒大小超过300μm的纳米混合型树脂与微混合型树脂特性相似。一些制造材料的厂家将锐利不规律的填料和圆滑或球形填料相混合，使不同材料的光泽度出现差异。

纳米混合型树脂举例：Beautifil II（Shofu）、Ceram. X Mono & Duo（nanoceramic，Dentsply Sirona）、Clearfil Majesty Esthetic（Kuraray）、

Enamel plus HRi（Micerium）、Estelite Omega（Tokuyama）、Inspiro®（Edelweiss）、IPS Empress Direct（Ivoclar Vivadent）、KALORE™（GC）、Miris® 2（Coltene）、Renamel NANO（Cosmedent）、Tetric-N-Ceram（Ivoclar Vivadent）、Venus® Diamond & Pearl（low shrinkage nano-hybrid, Kulzer）。

纳米颗粒混合填料型树脂

纳米填料型树脂（图13～图15）是最近研发出的材料[21]。其无机填料为≤100nm的纳米尺寸颗粒，由非聚集型二氧化硅（4～11nm）、聚集型氧化锆簇和二氧化硅组成。

纳米颗粒簇是二氧化硅和氧化锆纳米颗粒形成的团聚体，因而能形成多孔结构。

其牙本质树脂、牙体色树脂和牙釉质树脂的物理机械性能与微混合填料类似，但抛光性和表面光泽持久性更好，其填料体积占比为55%～70%，因此这类树脂同时适合前牙前学区和后牙区。材料举例：Filtek Supreme™ XT、XTE（3M）。

流动树脂

流动树脂在粘接修复中的临床重要性显著。这类树脂的黏度低于传统复合树脂，有以下特点：

- 无机填料所占体积分数（44%～54.6%）和质量分数（68%）较低。
- 弹性模量低（3.6～6.7GPa），弹性形变程度高。
- 聚合时有内部流动性。
- "流动适应"洞壁形态，无气泡。

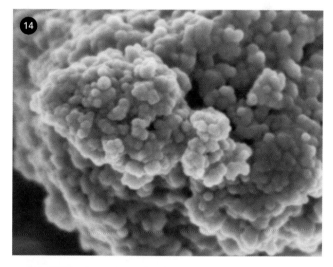

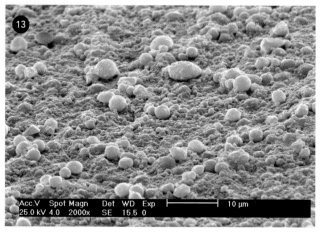

（来源：S. Ardu，CUMD，University of Geneva）

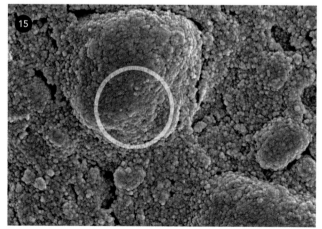

以上特点使流动树脂起到"应力释放"作用，可保护粘接界面[22]。

应用流动树脂的本质原因是在牙本质（混合层）与修复材料之间插入一层"弹性层"。由于具备弹性形变的能力，流动树脂的功能是将修复材料产生的收缩应力部分或全部吸收，保护粘接界面。第一款面市的流动树脂材料填料含量偏低，易出现明显的体积收缩，但由于弹性模量较低（胡克定律），产生的收缩应力较低。近年的材料提高了填料占比，同时改进了有机树脂基质，进而保持较好的流动性。尽管如此，流动树脂层应尽可能薄，"控制"层厚，理想为0.5mm，将牙本质全部"衬层"并到达与牙釉质的交界处，这一原则仍保持不变。流动树脂适合用作洞衬材料，达到相当好的光滑程度和触变性，使临床操作更加简单。

流动树脂举例：Beautifil Flow Plus F03（Shofu）、Clearfil Majesty ES Flow High（Kuraray）、Estelite Universal flow High（Tokuyama）、G-aenial Flo X（GC）、Premise™ flowable（Kerr Dental）、Spectra ST flow（Dentsply Sirona）、Tetric Flow（Ivoclar Vivadent）、Venus Pearl Flow（Kulzer）等。

近年来流动树脂材料发展较快，厂家不仅推出不同流动性的材料以视临床情况选择，还有填料含量超过标准的流动树脂。事实上，共识认为填料含量较低的材料不适合承担咬合力。填料含量低的流动树脂更适合用在窝洞内部，而不是表面，避免暴露在功能负荷下或出现磨损。

相反，高填料流动树脂材料尤其适合"开放三明治"技术进行深边缘提升，或Ⅴ类洞的充填，或注射技术。

高填料流动树脂举例：

• Beautifil Flow Plus F00（Shofu）。

• Clearfil Majesty™ ES Flow Low and Superlow（Kuraray）：填料重量分数81%，体积分数62%，弹性模量11GPa，吸水量7.7mg/mm³。

• G-aenial Universal Flo（GC）：填料重量分数69%，体积分数50%，均匀掺入超细料度锶玻璃颗粒。颗粒表面通过特殊的硅烷化处理，获得较高的硬度和抗磨损性。

• GrandioSO Heavy Flow（VOCO）：高填料材料，重量分数83%，体积分数68%，吸水量11mg/mm³，弹性模量11.8GPa，聚合收缩2.96%。

• ENAMEL HRi®（Micerium）：填料重量分数77%，弹性模量12.8MPa。

• Estelite Universal superlow Flow（Tokuyama Dental）：球形填料（包括球性超纳米填料）重量分数71%，体积分数57%。

最后应指出，自粘接流动树脂也已经推向市场（如Vertise™ Flow, Kerr Dental），不需要单独使用粘接剂。这意味着需要在树脂内加入亲水酸性单体，因而材料易发生吸水膨胀。这限制了材料的临床应用，但可应对一些特殊的临床情况，例如固定橡皮障夹（见第366页临床病例36）、粘接在牙颈部固定橡皮障（见第618页临床病例15）、牙齿漂白时保护根充材料等。

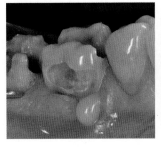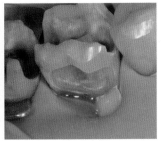

大块充填树脂

一直以来医生都在追求材料的美学效果，而近年来，医生对临床应用简便且不牺牲美观和功能的材料也提出了需求。随之而来，大块充填树脂近期被推向市场，其缩写为SDR（Smart Dentin Replacement），最早仅有流动型，而后推出膏体型。这类材料与传统复合树脂材料的主要不同在于透明度更高，因此固化深度更大。这类材料正获得越来越多的关注，尤其是它能够一次充填4mm，同时保证良好的聚合固化和窝洞适应性。最后，这类材料的聚合收缩似乎低于传统复合树脂，可减少术后边缘渗漏的问题。因为这些特性，尤其在后牙区，"大块"树脂的应用越来越多，与传统复合树脂分层充填相比，临床操作简化。大块树脂，尤其是流动型大块树脂，其上必须充填一层厚度至少1.5mm的膏体树脂，以能够承担咀嚼力（大块-膏体技术）。

据此，大块树脂可分为两类：

- 大块流动树脂，需以传统复合树脂覆盖（表层）。
- "全层"大块树脂，不需要传统复合树脂覆盖（一步法大块树脂）。

大块流动树脂可用于小到中等大小窝洞（图A和图B），以简化临床操作为目的。首先使用纳米混合填料树脂重建边缘嵴，再使用大块流动树脂完成牙本质层充填。这类病例使用传统复合树脂会增加操作难度，在材料充填过程中有引入气泡的可能。最后，大块树脂表层应覆盖一层膏体树脂，恢复咬合面的形态、功能和美观（图C）。

单色复合树脂

近期，在对简化临床操作的不断追求下，一些厂家发布了新的单色复合树脂，由于具有散射效应和其他一些特性（如填料大小及填料本身具有颜色等），无论患牙颜色如何，都能达到较好的色彩融合。事实上，这类材料利用了患牙牙体本身的颜色，以达到修复体的良好融合。能实现这一效果，主要归功于厂家研发团队的不断努力，他们改进了填料的透明度、大小及分布，进而允许光线透过树脂材料，折射出洞壁牙釉质及牙本质的颜色。最终达到真实的、模拟天然牙的颜色效果（见第72页和第73页病例）。目前有的产品包括Omnichroma（Tokuyama Dental）和Venus One（Kulzer）。

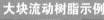

大块流动树脂示例

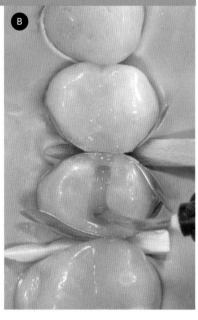

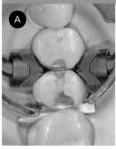

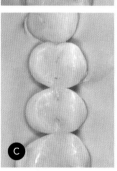

单色复合树脂

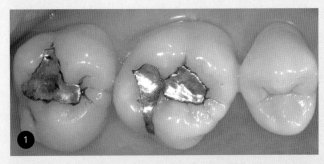 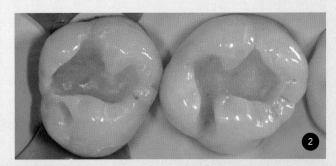

图1和图2　45岁女性患者。右上磨牙区16和17的银汞充填不完善，存在明显微渗漏（图1）。橡皮障下去除银汞充填体，仔细去净腐质及残留金属颗粒（图2）。

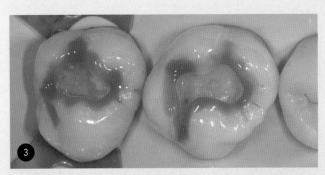 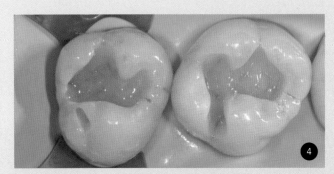

图3和图4　将洞缘修整光滑，抛光完成。选择性牙釉质酸蚀，用iBOND®通用型粘接剂（Kulzer）粘接处理。

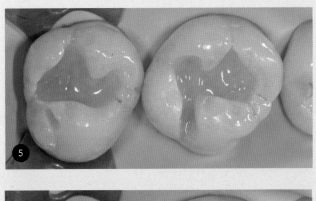 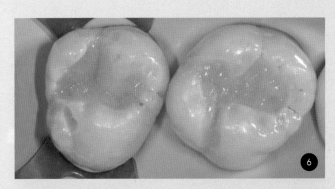

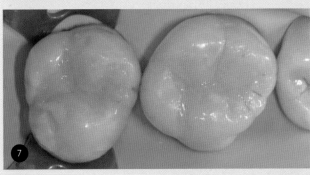 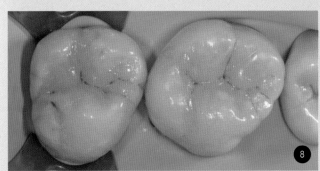

图5～图8　涂布流动树脂（Venus flow，Kulzer）形成洞衬，厚度为0.5mm（图5）。随后进行直接法树脂修复，采用两层树脂（Venus Diamond One，Kulzer）水平分层（图6和图7）：第一层形成初步解剖形态，第二层形成咬合面解剖细节（图8）。

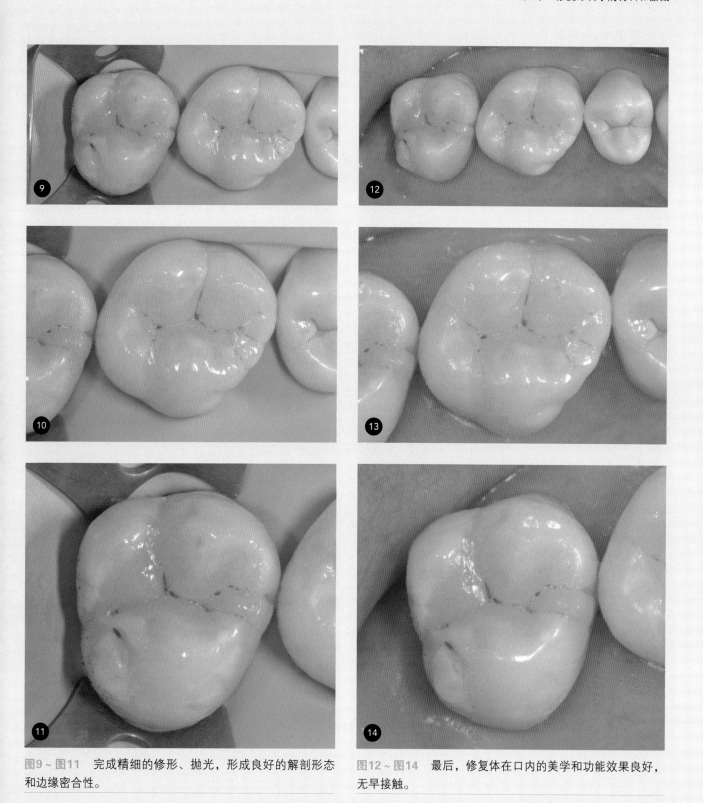

图9～图11　完成精细的修形、抛光，形成良好的解剖形态和边缘密合性。

图12～图14　最后，修复体在口内的美学和功能效果良好，无早接触。

　　单色复合树脂已被证实在质地、操作性和美学效果方面足以胜任后牙区修复，在确保修复效果的前提下，大大简化了临床操作。

材料选择

市面上复合树脂材料众多，笔者建议根据操作便利度、美学表现进行选择，同一充填体可联合使用不同厂家的树脂材料。从临床角度看，术者应考虑不同材料的"质地和操作性"，而不是特定的品牌，因此：

- "轻体"树脂（流动树脂）（图16）用来覆盖牙本质，形成衬层。

选择市面上流动性最佳、触变性最好的流动树脂。

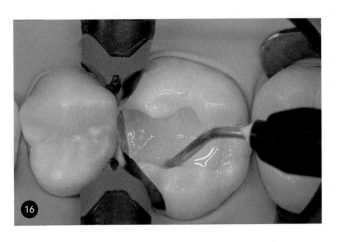

- 用"常规体"牙釉质树脂重建边缘嵴（图17）：材料应有足够的流动性以贴合成型片，同时还应能保持一定的塑形性以维持形态，形成邻面壁。

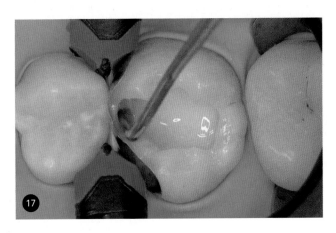

- "常规体"树脂材料恢复牙本质层（图18）：材料流动性居中，能够初步形成咬合面形态，同时不至于形成过深的窝沟，进而导致充填釉质层树脂时形成气泡。

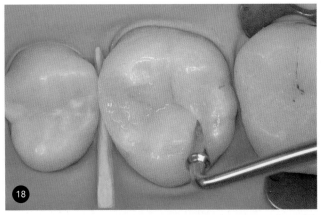

- "重体"树脂材料恢复牙釉质层（图19）：材料流动性最小，在雕刻成形过程中，能维持形态，恢复咬合面解剖形态，尤其是单层充填时。

关于间接法修复体及粘接过程中的材料选择，详见第4章。

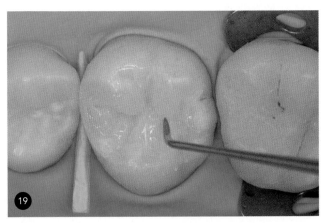

光固化

基本理念

复合树脂和粘接系统分别为半固态和液态，为了能承担咀嚼功能，必须通过一个称为"聚合或固化"的过程，以达到硬化。这种化学反应的引发依靠材料内含有的活性分子（引发剂），需要特殊的光源发出的能量将其激活；这种化学反应使单体相互联结形成聚合物网络。通过这种方式，材料的物理形态由半固态转变为固态，因而能够承担咀嚼负荷。所以需要一种能够提供足够光能量的器械，称为"光固化灯"。事实上，固化现象不止涉及树脂材料，必须了解其各项特点，才能获得可重复、持久的临床效果[23]。

光固化的动态过程

树脂内含有的光引发剂暴露于可见光谱中特定波长（350～550nm）的电磁辐射后，树脂聚合开始[24]。主要的3种光引发剂有：樟脑醌、苯基丙二酮（Phenylpropanedione，PPD）、Lucirin® TPO（BASF）。如图20所示，仅有最新一代的复合LED灯能够覆盖这3种引发剂的所有光谱范围。

樟脑醌是目前为止应用最广泛的光引发剂；其吸收峰约为470nm（图21），需要叔胺作为催化剂；然而樟脑醌呈黄色，无法大量添加到半透明材料和明度较高的材料当中。Lucirin® TPO和PPD的颜色更浅（图22）。然而，Lucirin® TPO激活的波

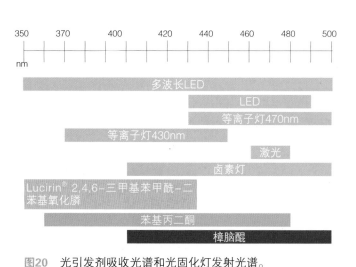

图20　光引发剂吸收光谱和光固化灯发射光谱。

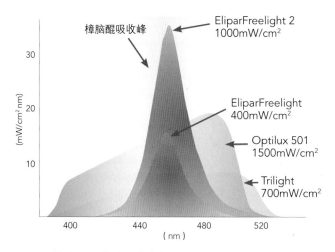

图21　樟脑醌吸收峰，卤素灯（Optilux 501，Demetron）及LED灯（Elipar）波长光谱樟脑酯吸收峰。

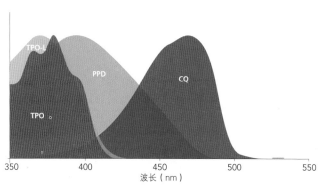

图22　主流光引发剂。CQ=樟脑醌；TPO=二苯基氧化膦；PPD=苯基丙二酮；TPO-L=苯基膦酸乙酯。

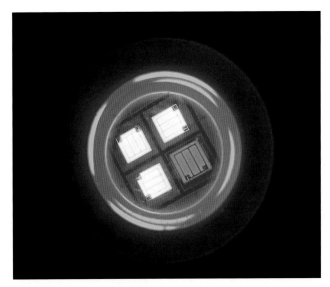

图23 多波长LED光固化灯。

长低于430nm,属于可见光谱的紫色范围,吸收峰约395nm。这是建议使用具有不同波长的多源LED灯的原因(图23),这类光固化灯含有蓝色LED灯用于激活樟脑醌,以及紫色LED灯用于激活其他光引发剂[25-30]。

光固化灯

过去使用最多的是卤素灯,现在LED灯更为流行。

卤素灯

历史上卤素灯的使用时间最长(例如Optilux 501 Demetron)。钨丝灯泡发光,再经过滤光获得适合树脂固化的波长。事实上,这类光固化灯发出光线的波长在400～500nm,发射功率在600mW/cm² 至1000～1200mW/cm²(高强度卤素灯)。卤素灯虽然成本较低,但灯泡功率衰减很快,需要定期更换,同时需要风扇冷却系统进行散热。此外,体积较大,光固化灯的手柄通过线缆与底座相连,而底座需要接入电源。

LED灯

LED灯的灯头内含有发光二极管(LED)。与仅含有蓝光LED的第一代相比,新一代的LED灯含有蓝色和紫色LED,可发出波长在395～480nm的光线(多源LED灯),不需要滤光片,能够激活市

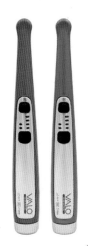

图24 LED Polywave®光固化灯,380～515nm(Ultradent)。

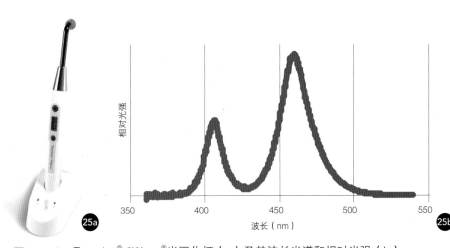

图25a,b Translux® 2Wave®光固化灯(a)及其波长光谱和相对光强(b)。

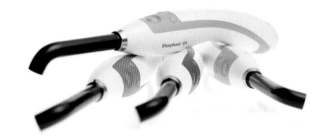

图26 Bluephase® G4光固化灯（Ivoclar Vivadent）。

面上所有树脂材料内的引发剂（图24～图26）。将光源直接整合进灯头内，使用可充电电池提供无线电源，使这类光固化灯体积小巧，易于使用。此外，LED灯的平均寿命约是卤素灯的10倍。无论使用哪类光固化灯，光束应当均匀一致、准直性好，才能聚焦于待固化区域。此外，灯头的大小应当易于达到牙弓内不易到达的区域[31-32]。树脂固化不仅取决于光固化灯的发射波长，也受光照强度（mW/cm²）、照射时间和照射距离的影响。一种树脂材料完成聚合所需的能量取决于树脂成分和光固化灯的类型。因此，厂家应当给出每种材料光固化灯组合的最佳光照时间，而不是针对所有情况都给出相同的建议。还应当考虑光的衰减与光源到照射表面距离的平方成正比。灯头距离越远，到达树脂的光强越小[33-34]（图27）。因此，在光固化灯头无法接近树脂表面时（如Ⅱ类龈阶区），需对应延长光照时间以补偿光的衰减，可依据如下公式：

光能量值 = 光强 × 时间

类似的，树脂的厚度、不透明度、饱和度及荧光性都是可能影响光强的重要因素。这是树脂材料单次固化深度不可超过2mm的原因，而进行间接法修复时，尤其应当延长固化时间（每个面2分钟）。然而，光固化灯会造成过度产热，功率越高温度越高（1200mW/cm²高功率光固化灯可使温度升高至60℃）。这意味着在光固化时应注意冷却，尤其在延长固化时间时，可以向牙面吹气降温。

氧气会抑制树脂聚合，其中的自由基会影响单体之间的聚合反应，最后一层树脂在光照前可涂布一层甘油凝胶，隔绝与氧气的接触，确保树脂单体完全聚合。另外，每层树脂最表面接触氧后形成阻聚层，单体未完全聚合，这是树脂分层充填时各层能相互聚合的基础。

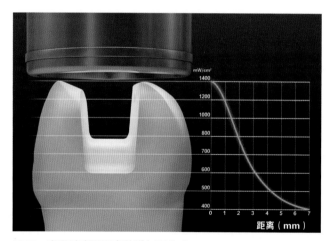

图27 光强随光源距离的增加而衰减。

牙釉质牙本质粘接剂及复合树脂聚合固化临床要点

进行直接法修复时，临床医生必须努力满足两个目标：

1 补偿不可避免的聚合收缩（导致应力产生），达到恰当的聚合[35]。

2 从形态–功能和美学角度修复患牙。

聚合收缩和收缩应力

聚合收缩与二甲基丙烯酸单体转变成交联结构聚合物的过程有关，伴随着材料体积的收缩。体积收缩率为1%~6%，平均值2%~3%[36-37]。单体分子首先通过范德华力相结合，随后形成共价键，整体长度缩短，导致体积收缩。从单体转变为聚合物导致黏度和硬度（弹性模量）增加，复合树脂转变为弹性固体。每发生一次聚合收缩而导致体积变化后，可产生最高达7MPa的应力。除固化产生的体积收缩外，应力产生的原因还包括：树脂材料与洞壁的结合、基质与填料的结合以及温度变化等。应力的大小取决于复合树脂的硬度［根据胡克定律（应力=弹性模量×应变）：弹性模量越大，应力越大］、固化过程中单体分子的滑动能力、聚合速度及C因素。C因素即窝洞因素，稍后再行讨论。

收缩应力的作用在两个层面尤其显著：

1 洞壁层面：可能导致洞壁的变形和微裂（图28和图29a~d）。

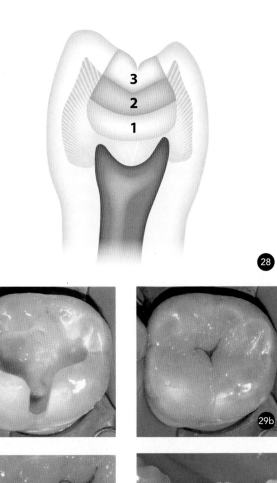

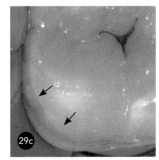
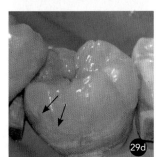

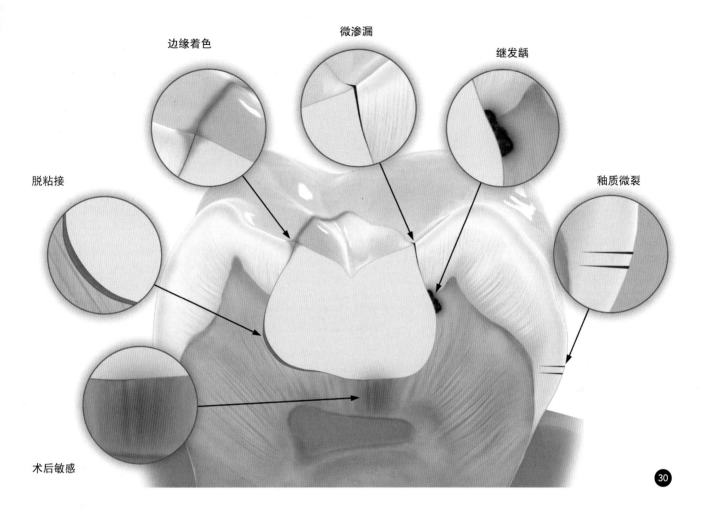

边缘着色

微渗漏

继发龋

脱粘接

釉质微裂

术后敏感

30

2 在粘接界面层面：可能导致边缘微渗漏及窝洞内部牙本质过敏（图30）。

聚合收缩所带来的影响往往在术后即刻并不显著，多出现于术后数天内：事实上，在树脂即刻固化后，聚合收缩仍会持续数天的时间，因为树脂聚合过程激活后，树脂内的聚合后反应将持续至少24小时[38]。

如前所述，应力的程度与3个方面因素相关：

1 材料的物理化学特性（见第67页）：大面积窝洞或间接修复内核重建时，最好使用低收缩率的复合树脂（如氨酯单体）。

2 修复体和牙体组织的粘接（见第67页）：根据科学文献证据得出的适应证，而非厂家的使用说明（在二者不一致时），进行非常准确的粘接操作，具有重要的策略意义，以确保获得足够的粘接力，抵抗聚合收缩引起的材料脱粘接。

3 窝洞的三维形态：Feilzer等[39]的研究显示，窝洞形态与收缩应力有关，即C因素理念。

C因素是指假定进行单层充填时，充填体和牙体组织发生粘接的表面数量与可自由形变吸收收缩应力的表面数的比例关系。研究显示，C因素越高，粘接界面的应力越大。

如表2所示，MO-ODⅡ类洞的C因素是Ⅰ类洞的1/2。因此，术者应当小心，尽管Ⅰ类洞充填较为容易，却更易出现因牙体–充填体界面的粘接失败而导致的压力性术后敏感。MODⅡ类洞有3个粘接面和3个自由面，C因素为1，更为有利。所有洞型中最有利的是Ⅳ类洞，C因素仅为0.5，而Ⅴ类洞的C因素不佳。需要指出，根管内的C因素非常高，理论估计约300，因此根管内的粘接更为复杂。

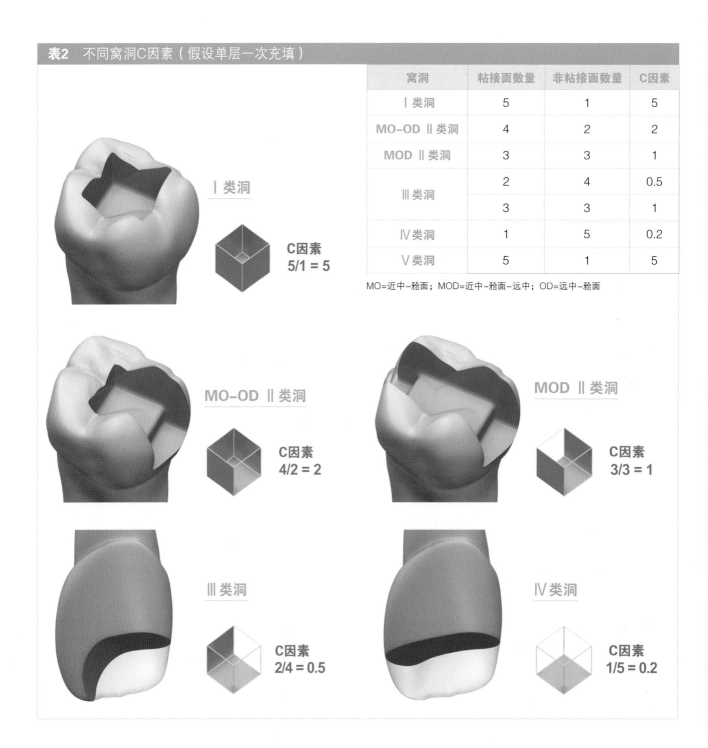

表2 不同窝洞C因素（假设单层一次充填）

窝洞	粘接面数量	非粘接面数量	C因素
Ⅰ类洞	5	1	5
MO-OD Ⅱ类洞	4	2	2
MOD Ⅱ类洞	3	3	1
Ⅲ类洞	2	4	0.5
	3	3	1
Ⅳ类洞	1	5	0.2
Ⅴ类洞	5	1	5

MO=近中–殆面；MOD=近中–殆面–远中；OD=远中–殆面

Ⅰ类洞　　　C因素 5/1 = 5

MO-OD Ⅱ类洞　　　C因素 4/2 = 2

MOD Ⅱ类洞　　　C因素 3/3 = 1

Ⅲ类洞　　　C因素 2/4 = 0.5

Ⅳ类洞　　　C因素 1/5 = 0.2

如何在临床上减小聚合收缩？

为了尽量抵消聚合收缩，过去不同的学者提出了多种临床策略：

1 在光固化灯的顶端使用末端导光装置[40]。

2 用预成的瓷质或玻璃质嵌入体降低复合树脂用量，减小聚合收缩[41-43]。

然而，这些技术可能会导致边缘嵴处的材料过量，使邻接的处理异常困难，无法形成恰当的形态及美学效果，也使得修形和抛光过程更为复杂，增加临床操作时间；因此无法常规用于临床。

因此，临床采用的主要是以下3种策略：

1 分层充填。

2 使用流动树脂作为中间层。

3 渐进增加光照强度（目前仍有争议）。

分层充填分层固化（图31）

分层充填技术无疑是控制聚合收缩、达到最充分固化的最适宜技术，Rueggeberg[44-45]等建议每层厚度不超过2mm。根据窝洞类型，可采用不同的分层方法。

1 单层充填：预防性树脂充填（PRR）[46]。

2 水平分层充填（龈𬌗向分层）[47]：小的Ⅰ类洞和Ⅱ类洞（图32）；根据Kays[48]的研究，Ⅱ类洞使用金属成型片，可反射光线，有助于树脂固化。

3 斜分层充填（楔形分层充填）（图33）[49-50]：中

等大小Ⅰ类洞和Ⅱ类洞[50]。

4 向心充填：中等大小Ⅱ类洞[51-52]（图34）。

5 向心充填的变种技术：四层充填，中等大小、深度最多为4mm的窝洞[50]。

第3章将阐述不同的分层充填技术。

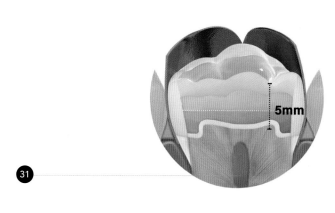

31

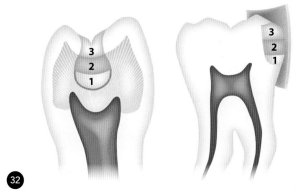

32

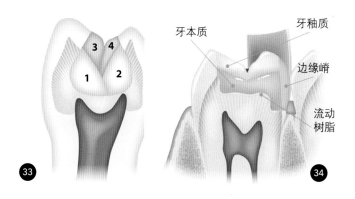

33　　**34**

牙本质

牙釉质

边缘嵴

流动树脂

使用低弹性模量的流动树脂作为中间层

流动树脂起到应力缓冲作用［根据胡克定律（应力=弹性模量×形变量）：流动树脂体积收缩更大，但弹性模量较低，因此收缩力应较小］。

作为使用流动树脂的替代方案，有学者提出用特殊的设备加热复合树脂后充填。树脂温度升高后流动性增加，因此理论上可以提高单体流动性，利于补偿固化时的收缩应力。加热复合树脂还可以提高单体转化率。

使用功率足够（1000～1200mW/cm^2）的光固化灯，渐进增加光照强度（"软启动"或"渐变"）[53–56]

树脂固化过程是材料从粘塑相转变为弹性固体相的过程。这一过程包括凝胶前期和凝胶后期。

在凝胶前期，材料仍有一定流动性，可降低收缩应力。凝胶点是材料不再具备流动性的时刻，此后树脂无法通过流动来抵消聚合收缩（图35）。凝胶点的时刻根据光照强度的不同而变化。低速固化（渐进固化，"软启动"模式）将延长凝胶前期，树脂本身的流动性可抵消一部分聚合收缩，理论上产生的收缩应力更少，降低微渗漏的风险[55,57]。

但是，凝胶前期的时间非常短，应当使用非常低的光照强并持续相当长的时间才能有效延长凝胶前期，但显然这在临床上不具备现实性。因

此，这一方案仅具备理论可行性[38]。Weaver等研究者提出，对于中等和较大的Ⅰ类洞、Ⅱ类洞，斜分层充填后，透过牙尖进行光照固化，以降低对牙体组织壁产生的应力。事实上，树脂固化方向将朝向粘接面，形成更好的粘接，降低收缩应力（图36）[58–60]。

Lutz提出的三点固化技术同样基于该原则（图37）。不过，后续研究反驳了这些理论。Versluis等[61–63]对光固化技术做了综述。结论认为，聚合收缩的方向不受光照方向影响，而是与充填体和牙体组织的粘接有关。

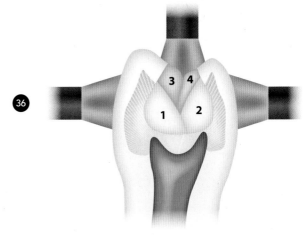

36

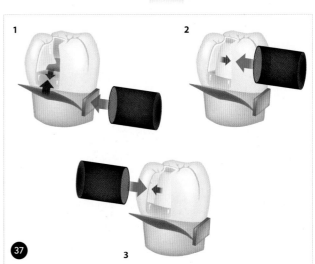

37

35

单体　　　　　凝胶点　　　　　聚合物

凝胶前阶段　　　　凝胶后阶段

这一理念改变了临床策略：聚合收缩并非沿着光源的方向，而是朝向粘接界面的方向。

如果牙釉质牙本质粘接处理得当，那么无论照射方向如何，在凝胶前期树脂都会从自由面流向粘接面（图38）。

光照方向影响聚合收缩的原因仅在于光照强度。也就是说，透过牙尖光照时光强被减弱，进而延长了凝胶前期，即凝胶点前的阶段，这期间树脂材料的流动性可以抵消收缩应力。在"未粘接"的修复体中，树脂流向及收缩方向则朝向修复体中心（图39）。这解释了如果粘接没有做到位，那么即便透过牙尖光照，也会发生树脂与粘接界面的"分离"。简言之，边缘密合性的质量与粘接界面的质量相关。光源的位置似乎并不起决定性作用。因此，粘接处理具有重要的战略性意义，应当遵循严格的规程，仔细完成（见第65页和第66页）。

如何避免压力性牙本质过敏？

压力性牙本质过敏是一项必须控制好的临床问题，会对患者造成显著的不良体验，咀嚼硬食时尤其明显。该问题主要与未能控制好聚合收缩、粘接处理不到位有关，也与具备不同渗透性的[64-65]牙体组织界面和C因素[66]有关。为了避免这一不良并发症的产生，术者应当做到：

- 精确去腐，以充分预备牙本质，非常仔细地进行粘接操作。使用橡皮障是整个治疗流程的必需环节。

- 充分控制聚合收缩：使用流动树脂作为洞衬（应力缓冲），分层充填复合树脂，每层厚度不超过2mm[44]，使用低聚合收缩的复合树脂，多源LED光固化灯充分光照固化，获得最佳的转化率。建议在光照时充分冷却，尤其当光照时间较长时，避免因过热而损伤牙髓或牙龈。

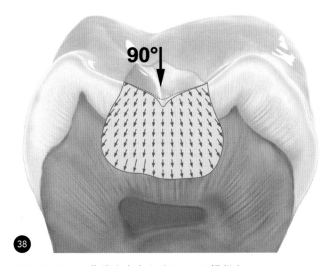 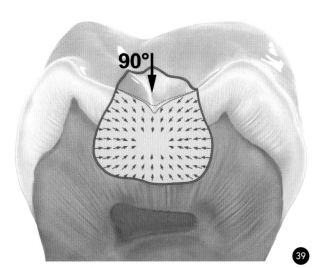

图38和图39　收缩应力方向（Versluis提供）。

形态–功能和美学修复的器械

为恢复恰当的形态、功能和美学，需满足以下条件：

- 使用适当的器械完成临床操作。
- 充分利用材料和技术。
- 解剖分层充填。
- 准确修形与抛光。

满足这些条件的修复体，其质量和寿命将达到或超过银汞合金，窝洞预备应恰当，去净龋坏组织，边缘清晰、锐利，获得适宜、稳定的边缘封闭。本章将介绍临床操作必需的器械，具体临床操作流程将在第3章（直接法修复）和第4章（间接法修复）中介绍。

橡皮障及其应用

使用橡皮障是粘接修复的必需步骤。使用橡皮障隔离术区避免了来自唾液、血液、龈沟液及呼吸气体的污染，同时排开牙龈缘。橡皮障可增加患者和术者的舒适度，保证最佳视野。使用其他方法隔离术区（如棉卷、纸尖、吸唾等），在临床上是不可接受的，只适合于极其特殊的情况，尽管如此，不同文献对两种术区隔离方法的长期表现结论相左[67-71]。

后牙区术区隔离的必备器械建议如下：

- Hygenic绿色厚型橡皮障夹（Dental Trey），有优异平整性和抗撕裂性。
- Nic-tone蓝色中厚型橡皮障夹（MDC Dental）：有足够的平整性和抗撕裂性，是病例照片记录的理想颜色。
- Ivory打孔器（图40）：根据患牙牙齿排列打孔，注意孔间距不宜过小（会导致龈乳头处封闭不足），也不宜过大（形成阻碍，不易通过邻接触区）。还需根据牙龈缘形态修正孔间距：牙龈缘越偏扇贝形，孔间距越大。牙齿排列不齐时也应在打孔位置上有体现（图41）。笔者一般不使

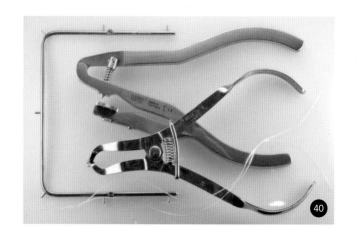

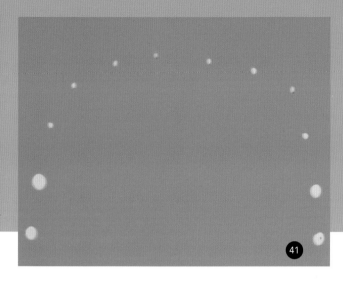

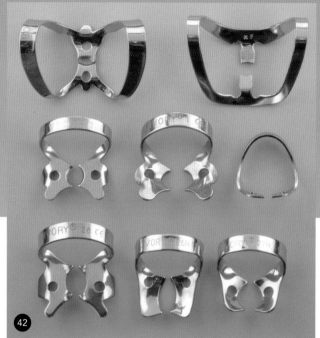

用打孔模板，认为模板必要性不大；此外，模板常导致打孔距离过近，无法进行个性化调整。不过，如果初学者不借助模板难以很好地确定打孔位置，近期问世的一些打孔模板（如PacDam）可起到一定作用：

- Ivory橡皮障夹钳：用于安放或取下橡皮障夹（图40）。
- 小号金属面弓：Ivory Young（图40）。
- 橡皮障夹，下文详述。

橡皮障夹

市面上橡皮障夹各类繁多，可参考厂家产品手册。

不过，笔者认为，仅使用几个特定的橡皮障夹（Ivory 26N号、26号、27N号、1号、2号、9号、212号、b4号；图42），几乎可以完成所有病例的橡皮障隔离，包括复杂病例。

Ivory 26N号：下颌磨牙的理想选择（图43～图45），也适合上颌磨牙（图46）。对于近中倾斜的下颌磨牙，一个小技巧是在两翼的近中制备两个辅助孔（用钨钢车针），通过辅助孔将橡皮障夹放置到理想的位置上。某些情况下，橡皮障夹非常不稳定，或固位力差（例如年轻患者患牙萌出不

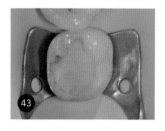

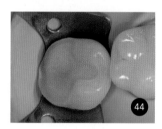

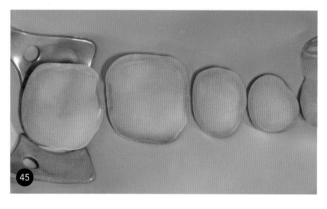

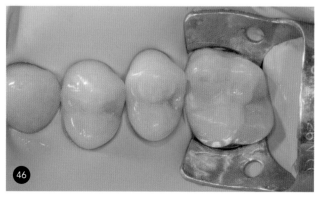

全时），可使用自粘接流动树脂稳定橡皮障夹（图47），极端情况下，则需使用通用粘接剂加流动树脂。

Ivory 26号：用于单颗磨牙牙髓治疗。

Ivory 27N号：尤其适合上颌第二磨牙（图48～图50）或上颌第三磨牙（图51）。也适用于上下颌磨牙手术当中需安放橡皮障的情况（橡皮障夹安放于牙颈部根方）（图52）。

Ivory 1号（图53）**和Ivory 2号**（图54）：用于上下颌前磨牙。1号夹也适用于特定情况下下颌磨牙术中隔离（橡皮障夹夹持在小于牙齿直径的位置）（图55），上颌磨牙则使用2号夹。

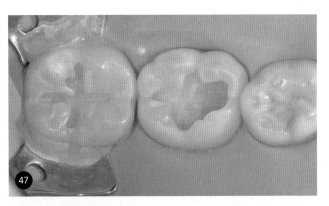

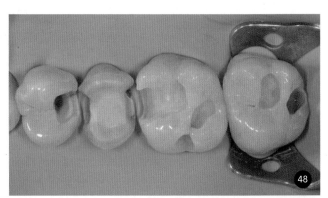

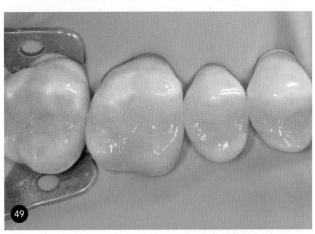

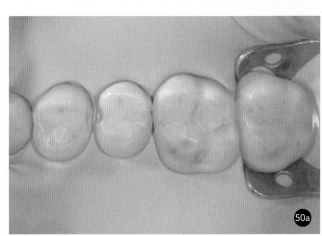

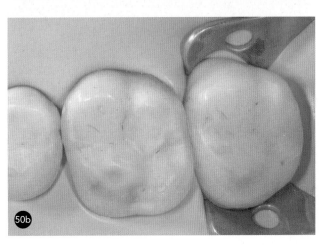

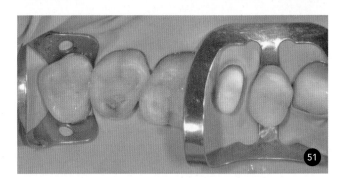

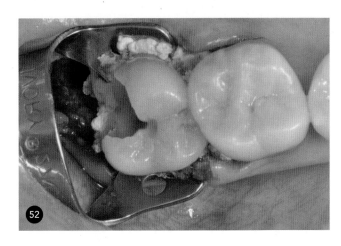

Ivory 9号和Ivory 212号：用于前磨牙、尖牙、Ⅴ类洞（图56）、残根或牙体严重缺损（图57）、颊𬌗贴面粘接（图58）等，少数情况下用于其他橡皮障夹无法稳定安放的磨牙上（图59）。

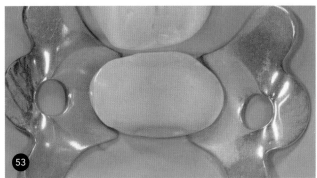

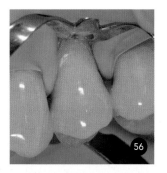

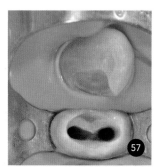

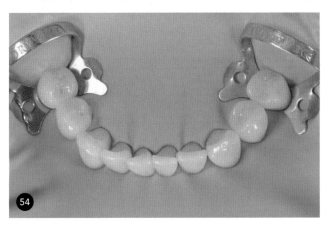

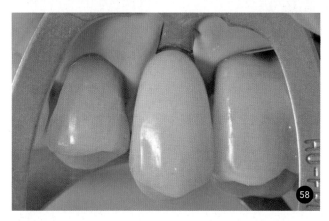

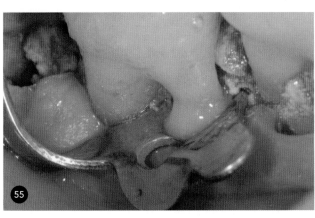

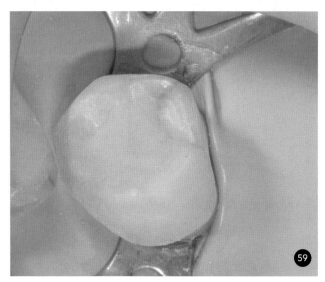

也适用于某些术中需要隔离的情况（橡皮障夹需要安放在小于患牙直径的位置），以及前磨牙或残根等缺损至龈下的情况（图60和图61）。某些情况下，**212号夹**需要适当弯曲，使颊舌侧喙更贴合牙面。有时需使用热塑材料固定212号夹，实际上更常借助热塑材料固定的是106号夹，它是去除212号夹一侧的弓后改制而成的，因此不可避免地削弱了橡皮障夹的夹持力。

一些有用但不是完全必需的橡皮障夹：26号夹，带翼，用于单颗磨牙牙髓治疗；13A号和14A号齿夹，用于冠部严重缺损难以隔离的患牙。

特定临床情况下，橡皮障封闭剂可起到辅助作用，它是一种光固化树脂（如Yotuel或LC Block–

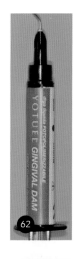

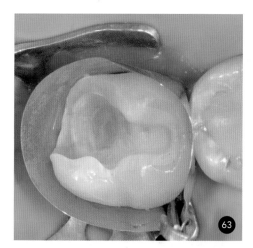

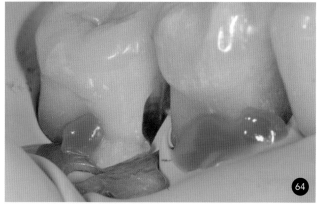

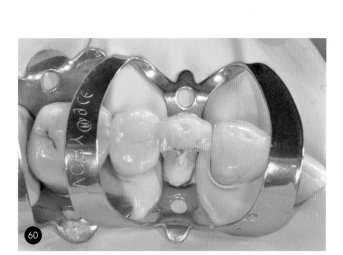

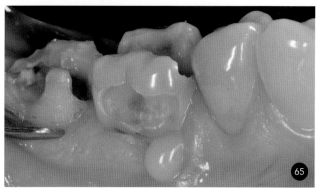

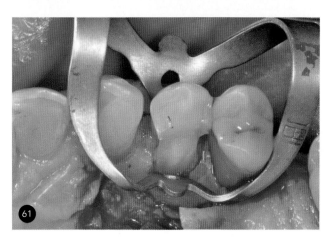

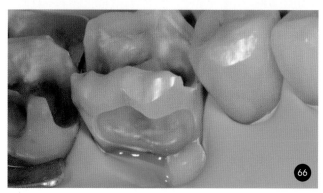

out resin，Ultradent；图62），用于使颈部凹陷处的橡皮障达到最佳封闭（图63），也适用于术中难以隔离的情况（图64）。

牙颈部隔离难度大，尤其是磨牙区，可将自粘接流动树脂粘接在牙颈部，推开橡皮障布，再配合光固化封闭剂，达到良好的封闭（图65和图66）。最后，纤维素基的封闭糊剂（OraSeal® Caulking，Ultradent；图67）非常适合术中或术后即刻的术区隔离，笔者提出过具体的使用流程。该材料可用于翻瓣后或缝合后，在难以隔湿（血液和唾液）的条件下，形成机械屏障，同时具有"吸收"效应，可改善橡皮障的边缘封闭，适合术中或术后即刻使用（图68a，b～图70a，b）。

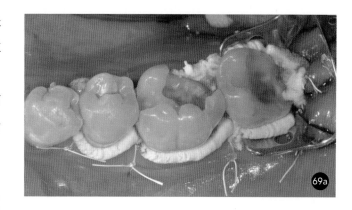

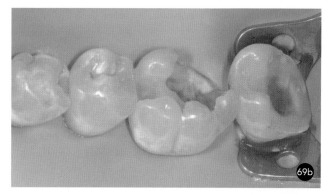

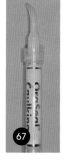

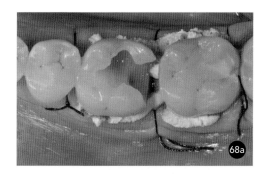

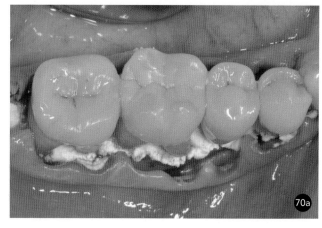

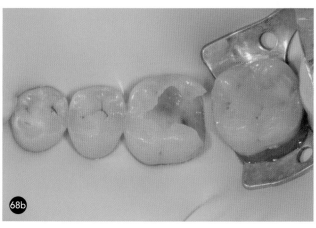

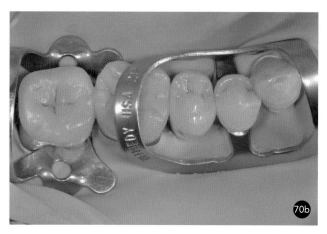

橡皮障安放技术推荐

后牙区治疗通常应隔离所在区段,即从第二磨牙至第一前磨牙(见第89页照片),少数情况下需隔离至中切牙或对侧前磨牙(图71)。仅在全口咬合重建时隔离整个牙列,以完成修复体粘接(图72)。

首先,将橡皮障夹安放在最远中磨牙,检查其稳定性。橡皮障布打孔后,用剃须膏润滑内表面,将橡皮障布和橡皮障夹安放在固位基牙上。这时四手操作的助手需要使用含蜡牙线(Johnson & Johnson)将橡皮障通过邻接触区:牙线第一次通过后,不抽出,再次通过后,舌侧形成牙线环,此时再从颊侧整体抽出。橡皮障通过所有邻接触区后,使用S23H探针将龈缘处橡皮障翻折入龈沟内,必要时使用三用枪吹气辅助。不建议在牙颈部用牙线打结。如果安放过程中橡皮障布撕裂,建议更换重来。完善的术区隔离是完成可预期的、可靠的粘接修复先决条件。

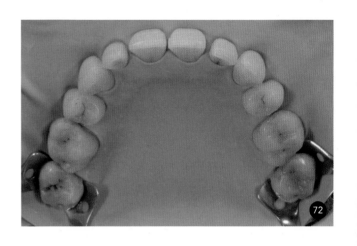

充填器械

笔者推荐一套基础充填器械套装(Compo Sculp set、Dietschi套装、Hu-Friedy;图73a~d)。套装内包含两支大小不同的铲形充填器(DD3/4、DD5/6),用于树脂的充填和铺展;一支有角度铲形成型器(DD7/8),用于边缘嵴的塑形;以及一支有两个不同工作端的雕刻成型器(DD1-2),其中一端为P.K. Thomas工作头,另一端为锐尖。使用这支器械能够精准地恢复咬合面

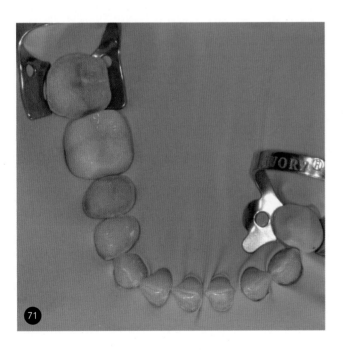

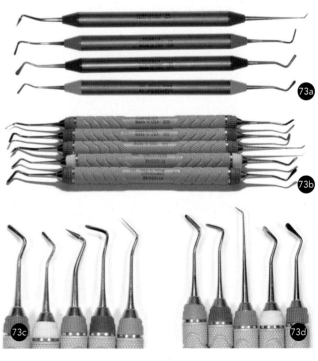

解剖形态。

最后一支（DD9/10）器械的工作尖为薄的小铲形，有两个角度，使用较少。其他适合的器械套装包括：

- COMPro（Deppeler）（图74），与上述套装的器械相似。值得一提的是，CPRO3CT雕刻成型器的质量非常好，非常锐利，雕刻咬合面形态的临床效果优异，能够再现出细微的解剖特征。
- LM-Arte™（Style Italiano）（图75a～c），"Applica"和"Applica twist"两个小尺寸充填器非常有用（图76a，b）。它们尤其的薄，弹性

好，角度适宜。在需要徒手完成充填的情况下，这两支充填器不可或缺，例如Ⅱ类洞患牙邻牙邻面龋坏，徒手充填时。

- 小的橡皮刷也会有帮助（图77a），或者更好的选择是商品化的合成毛刷，可以弯成适宜的角度，"柔化"咬合面形态（图77b，c）。可以直接使用干燥的毛刷，也可以用树脂塑形液轻轻浸湿（图78）。不过，不建议用粘接剂润湿毛刷，因为这样做会"稀释"表层树脂，从而降低最表层树脂的充填精准度，而这部分树脂是承担咬合力的主角。

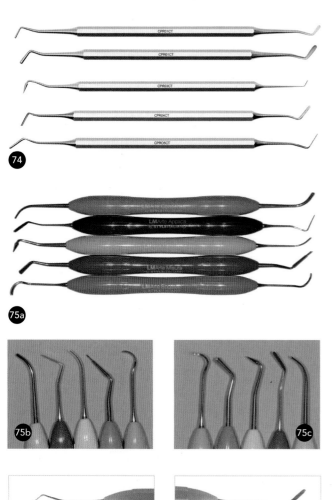

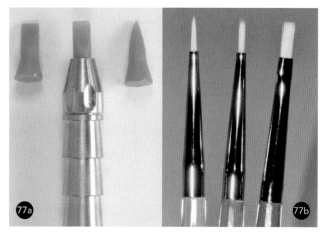

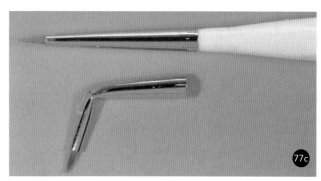

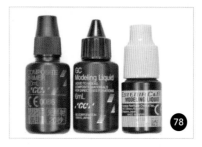

车针

去腐和窝洞预备车针

推荐将所有车针组合成套装，包括窝洞预备、边缘抛光、树脂修形与抛光需要的所有工具，有助于理顺临床操作流程，可重复性好。

笔者分别开发了直接法修复套装（Komet Kit 2726）（图79a，b；视频2）和间接法修复套装（Komet Kit TD2727）（图80a，b；视频3）。每支车针都有具体的用途。还可以在套装内加入其他车针，以及金刚砂抛光条，包括中等粒度（40μm）和细粒度（15μm），如Komet、Intensive或GC New Metal Strip（图80c，d）。去腐建议使用慢速钨钢球钻或瓷球钻（图81），安装在1∶1反角手机上。瓷球钻切割效果非常好，振动很小。长柄球钻也很有帮助（图82）。

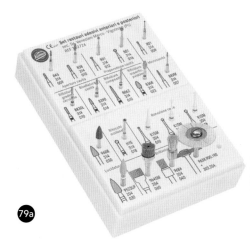

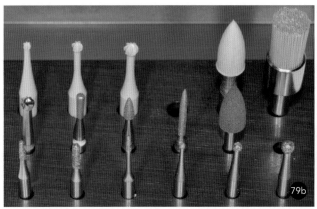

视频2
直接修复车针套装详解

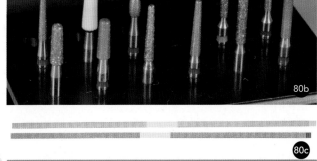

视频3
后牙间接修复车针套装详解

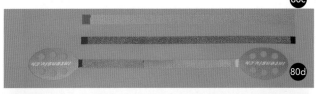

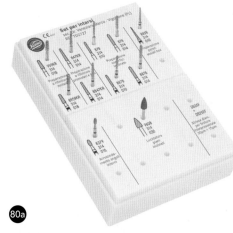

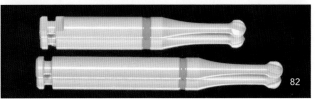

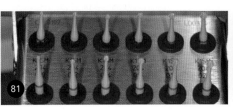

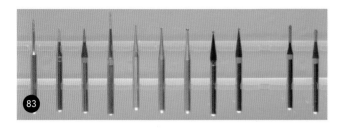

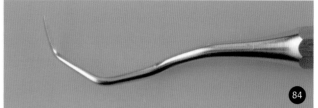

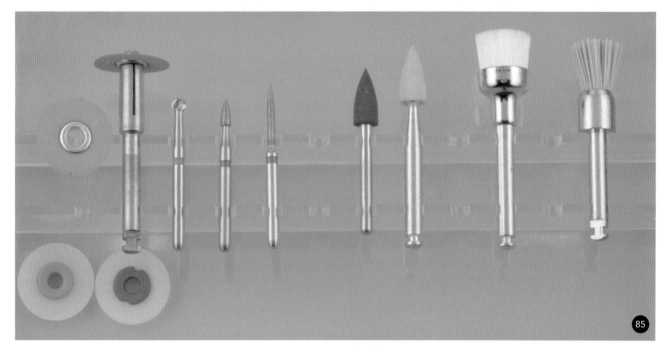

微创车针

从真正的微创牙科学角度看，必须有一套有别于一般车针的微创车针，这是预防性修复或窝沟牙釉质成形所必备的工具。通常使用金刚砂或钨钢火焰形车针，或使用球钻，微创柱形车针则偶尔用到。

这类车针均为摩擦固定方式，主要用于增速手机。其直径范围包括0.3mm、0.5mm、0.6mm和0.9mm（图83）。

Ivo Krejci教授（瑞士日内瓦大学）为Intensive开发了一套工作端成黑色无反光的车针套装（AntiReflex intro Kit），供显微镜下使用。

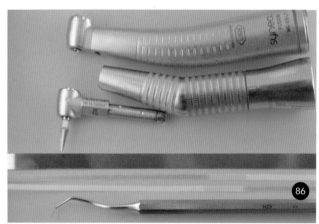

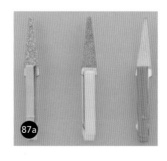

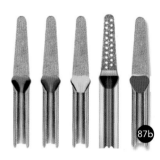

修形和抛光器械

复合树脂修形与抛光器械需按以下顺序使用（扫码观看第244页视频1）：

- 雕刻刀类手用器械（Deppeler HZ9或类似器械；图84），用于去除多余的复合树脂，或吹到牙面上的多余粘接剂。
- 一系列旋转或往复运动的车针、橡胶尖和抛光刷（图85～图87a，b）。
- 小直径粗粒度和中等粒度抛光碟（Sof-Lex™-Pop-On™，3M或OptiDisc®，Kerr Dental），用于邻接触区骀方边缘嵴的修形。
- 短的或常规的火焰形细粒度金刚砂车针，用于牙体–充填体边缘的修形。
- 往复手机（KaVo PROPHY head）或WH往复手机（Sonic Handpiece，Swingle Intensive）（图86），主要配合Dentatus金刚砂车针使用（图87a），有40μm（黄标）和15μm（紫标）。Intensive也有类似产品（图87b），包括40μm（红标）和15μm（黄标），用于邻面的修形，随后使用细粒度抛光条抛光（如1954N，3M）。粗粒度的极少使用。偶尔会使用光面的金属条将充填体与邻牙分离，而不破坏邻接触区。
- Brownie polisher（松风）高速手机用车针，在充分水冷下抛光边缘，以及可能的话，部分咬合面，然后使用Identoflex蓝色金刚砂橡皮抛光尖抛光咬合面和轴面。
- "干燥"的洁治用毛刷，加上刷毛内含有二氧化硅的有自抛光能力的抛光刷（如Occlubrush™，Kerr Dental），用于最终抛光，然后再使用金刚砂抛光膏（如UniglossPaste，Intensive；图88）和/或氧化铝抛光膏（如Enamel Shiny C，Micerium）最终上亮。
- 最后，术者还可使用表面封闭剂（如Perma-Seal™，Ultradent）封闭树脂表面的微孔隙（扫码观看第244页视频1）。

需要指出，市面上有多种单独的复合树脂抛光套装可供选择。本文提出的流程和方法不仅可以获得切实的临床效果，还非常实用，因为大部分车针和器械都包含在牙体预备套装内。

声波和超声器械

声波手机（图89a，b）（例如SONICflex，KaVo；W&H）可配合多种工作尖使用，是各个专业临床工作中不可或缺的工具之一。例如，充填修复时，II类洞患牙邻面龋，使用声波手机预备邻面"水平槽"会十分便利，利用合适的金刚砂工作尖，更易进入邻面区，可保存边缘嵴，更为微创，且没有"意外损伤"邻牙的风险。

U形（microtips no.53）工作尖用于远中龋坏，S形工作尖（microtips no.54）用于近中龋坏（图90～图92）。

30号和31号工作尖也很有用（图93a，b），其工作端为半球形金刚砂，背面光滑平整，可实现去

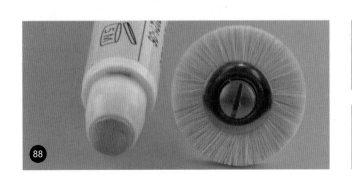

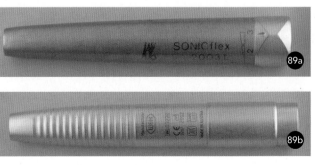

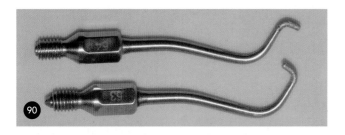

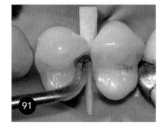

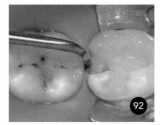

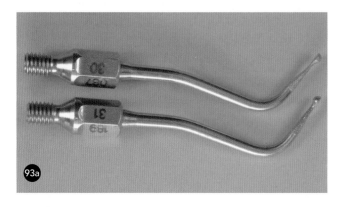

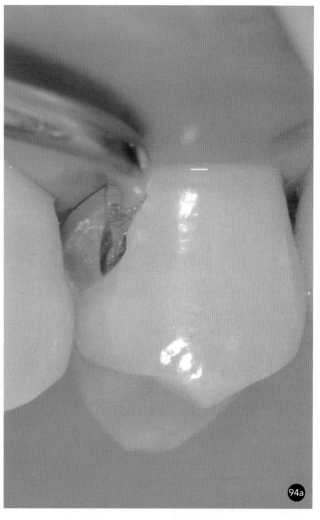

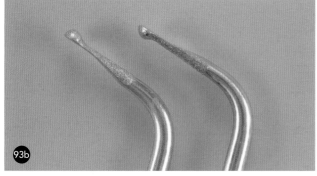

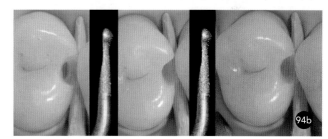

（来源：G. Chiodera医生）

（来源：G. Chiodera医生）

腐的同时不损伤邻牙。这两个工作尖主要用于邻面"水平槽"（图94a）和"垂直槽"（图94b）的预备（见第226页）。SonicStrip工作尖（Komet）可用于邻面片切（图95a，b）。

粘接嵌体时，使用特制的PEEK声波工作尖辅助

就位尤其重要（图96a）。工作尖表面包裹特氟龙胶带（图96b），接触修复体表面时更加轻柔，非常有助于嵌体的最终就位（图97）。

最后，在牙周-修复联合治疗时，可使用声波工作尖进行邻面去骨（冠延长工作尖SFS120，

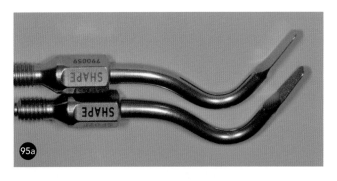

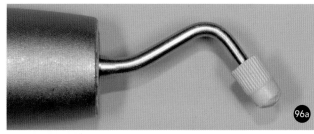

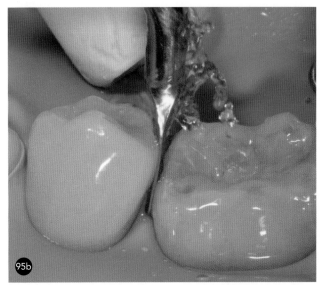

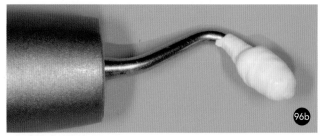

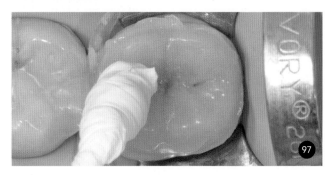

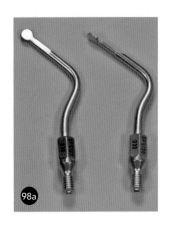

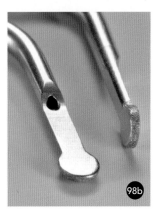

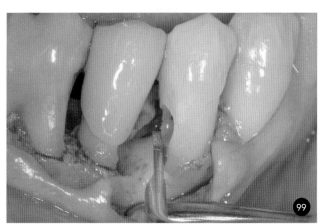

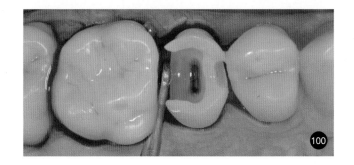

SFS122，Komet；图98a，b）：工作尖本身设计用于不翻瓣冠延长，但用于翻瓣手术时效率更高，邻面去骨更加可控，其近远中面为光滑面，无损伤邻牙根面的风险（图99和图100）。

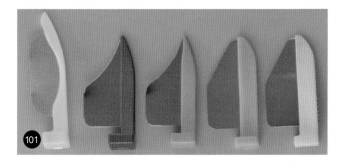

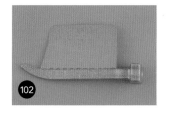

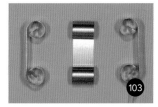

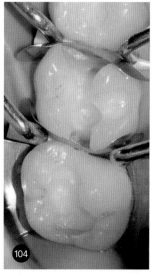

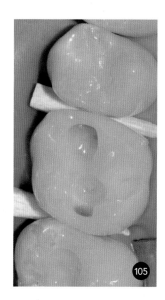

邻面保护装置

邻面龋牙体预备时，避免意外伤及邻牙极为重要。据文献报道，无保护状态下，邻牙损伤发生率达66%（Lussi的研究中，高达95%）[70,72]。笔者推荐两款非常有用的小器械：FenderWedge®（图101）和FenderPrep（Directa；图102），是增加了金属片的塑料楔子，可起到分离和保护邻牙的作用。有4种型号可供选择（XS、S、M、L），以4种不同颜色标记。另一款商品化的产品是InterGuard（Ultradent；图103）。

成型片

分段式成型片

谈及Ⅱ类洞，就必须了解成型片。Ⅱ类洞（图104）充填的策略是首先恢复近中和/或远中边缘嵴（图106a，b），转变为Ⅰ类洞（图105）（采用Bichacho提出的向心充填技术），因此成型片是必须使用的辅助工具。

边缘嵴的重建是充填过程中的重要一步，这一步形成了窝洞颈部和轴面的边缘封闭，恢复了患牙的穿龈外形和邻面接触，这是修复体成功的3个

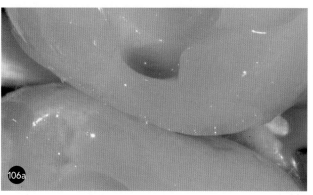

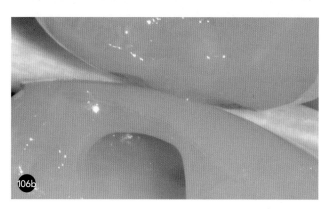

决定因素。显然，这需要选择恰当的、足够精确的成型系统。金属成型片似乎成了唯一选择，尤其是预成型的解剖式分段金属成型片，它配套有相应的金属分牙环，这类成型片专门用于粘接修复。由于分牙环具有分牙作用，因此能够有效地形成良好的邻面接触。市面上有许多不同的成型系统。笔者

金属分段式成型片和"V形"分牙环

✓ 美塑V-RING成型片　　　　✓ 登士柏PALODENT PLUS成型片

最常使用的有：Composi-Tight® (Garrison)、Palodent Plus (Dentsply Sirona)、Triodent (Micerium)、V3-Ring matrix。Palodent® Plus Sectional Matrix System (Dentsply Sirona) 和 V3-Ring Sectional Matrix System (Micerium) (图107) 的设计基本类似，配套有镍钛分牙环，

分牙环尖端为V形分离式设计，用于插入楔子，使成型片紧贴患牙（图108～图110）。分牙环有两种型号：标准型和窄型。成型片为预成形设计，30μm厚，有3种不同高度：4.5mm、5.5mm和6.5mm，颈部有延伸。塑料楔子为V形或W形，可使成型片紧贴邻牙，并与龈乳头形态相适应。

POLYDENTIA金属分段式成型片和分牙环

✓ MY QUICKMAT FORTE & CLASSICO成型系统

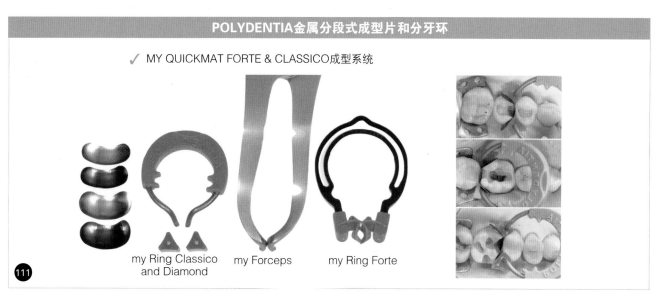

my Ring Classico and Diamond　　my Forceps　　my Ring Forte

111

加里森COMPOSI-TIGHT金属分段式成型片和分牙环

✓ SILVER、GOLD、3D & 3D XR、3D FUSION、CLEAR MATRIX

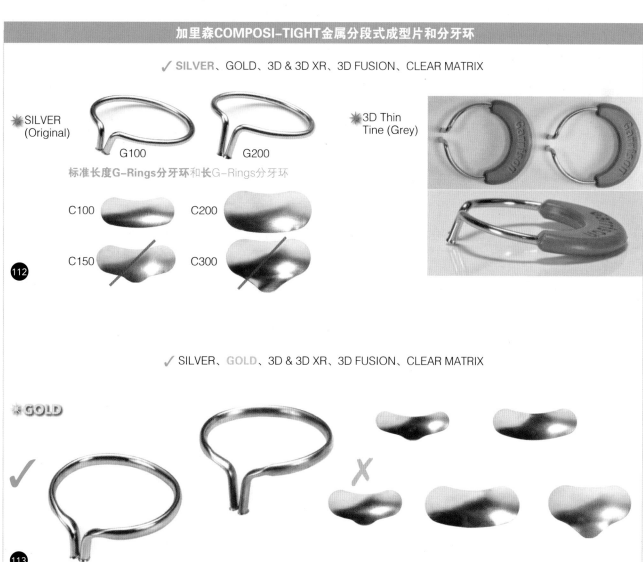

❋SILVER (Original)

G100　　G200

标准长度G-Rings分牙环和长G-Rings分牙环

C100　　C200

C150　　C300

❋3D Thin Tine (Grey)

112

✓ SILVER、GOLD、3D & 3D XR、3D FUSION、CLEAR MATRIX

❋GOLD

✓　　　　　X

113

加里森COMPOSI-TIGHT金属分段式成型片和分牙环

✓ SILVER、GOLD、**3D** & **3D XR**、3D FUSION、CLEAR MATRIX

✳ **3D**

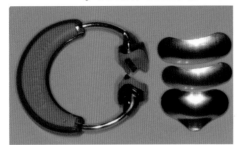
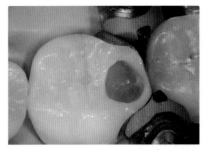

114

✓ SILVER、GOLD、**3D** & **3D XR**、3D FUSION、CLEAR MATRIX

✳ **3D XR**

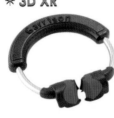
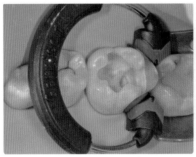
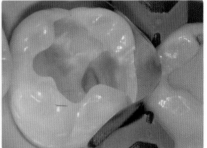

115

✓ SILVER、GOLD、3D & 3D XR、**3D FUSION**、CLEAR MATRIX

✳**3D Fusion**

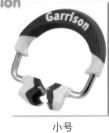

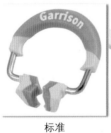
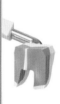
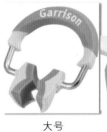
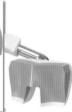

小号　　　　　　　标准　　　　　　　大号

116

✓ SILVER、GOLD、3D & 3D XR、**3D FUSION**、CLEAR MATRIX

✳**3D Fusion**

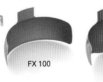

FX 100　　　FX 150　　　FX 175　　　FX 200　　　FX 300

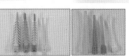

117

此处应介绍**Polydentia**近期推出的一款灵活性非常高的成型系统。Diamond24成型系统有具备解剖形态的硅橡胶尖端，配合分牙环使用（my Ring Classico）。该系统的优势在于，分牙环尖端有24种不同形态组合可供选择，确保分牙环的固位及与牙面的适合性达到最佳，可以应对非常困难的临床情况（图111）。

Composi-Tight®（Garrison）分段式成型系统更为复杂，分牙环和成型片均有多种不同的型号。其不同系统的相应特点总结如下：

- **Composi-Tight Original（银色）**（图112）：为该成型系统的初始版本，包含两个分牙环，截面为圆柱形，一个尖端较短（标准G-Ring100），一个尖端较长（G200）。两种常用的金属成型片分别为矮型（B100）和高型（B200）。第3种成型片颈部有延伸（C300），但不太实用。放置成型片时，凸起部分朝向龈方，凹陷部分朝向咬合面。常规将分牙环放置在楔子前方，但有时为了使成型片更贴合，也会放在楔子后方，或交错放置。MOD洞充填时，尖端较短的分牙环放在近中，较长的放在远中。分牙环均朝向近中。放置分牙环时应使用配套的钳子，不可使用橡皮障夹钳。常规使用木质楔子（Kerr Dental），使成型片紧贴窝洞龈边缘。还应指出，3D Grey Thin Tine分牙环也很有用，它的形态与初始版本相似，为PEEK材质，能提供更大的分牙力。尖端平坦，进一步保证稳定性。

- **Composi-Tight Gold**（图113）：Gold分牙环比初始版本长16%，更薄。分牙环的强度是初始版本的2倍；形态呈卵圆形，断面扁平，更宽，回弹力好，能维持分牙力。分牙环也有两个不同长度：标准版用于Ⅱ类洞修复，加长版用于MOD洞需要叠放成型片的情况。

- **Composi-Tight 3D**（图114）：这是"软表面"系列的第一个产品，即分牙环的尖端为软质解剖形表面，能与牙齿凸面更好地贴合，其内核为坚硬材质，以施加分牙力。下一代产品3D XR（图115）进一步改良（高度低于3D，尖端为坚固的塑料支撑），提高了尖牙远中的贴合性，适合临床冠短或拥挤移位的患牙。这两代产品的灵活性不如初始版本，但其解剖形态的适合性有助于特定临床情况的处理。

- **Composi-Tight 3D Fusion**（图116）：这是3D软表面系列的最新一代产品：分牙环进一步改良，有更强的分牙力，尖端为硬质材料，稳定性提升，尖端外层的软质硅橡胶与牙面更贴合，减少了树脂残留。分牙环有3种型号：小号、标准号、大号。该系统还包括一系列的成型片，内表面经处理后减少了树脂的黏附（Full Curve Non-stick Matrices；图117）；厚度为38μm，高度分别为4.4mm（乳磨牙）、5.6mm（前磨牙）、6.6mm（磨牙），另有两款成型片有颈部延伸（6mm的用于前磨牙，8.7mm的用于磨牙）。最后，套装内还包含一套"鱼骨"硅橡胶楔子，同样应用了软表面技术，软质且有弹性。

下文将给出一些临床应用举例。

MO/DO洞

放置好成型片后，楔子的作用是稳定成型片，使其紧贴龈阶。可以明显看到分牙环的分牙力造成了楔子的弯曲变形。常规来说，分牙环的尖端放置在楔子前方（图118），但偶尔也会交错放置（图119）。Silver分牙环更常用，有时需要更大的分牙力时，也会使用Gold分牙环（图120）；由于加长

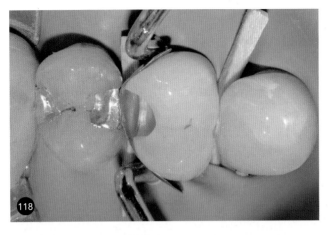

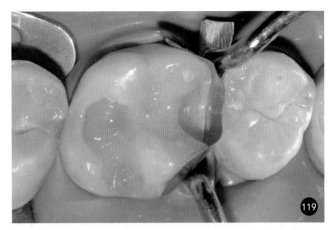

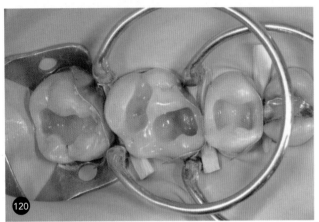

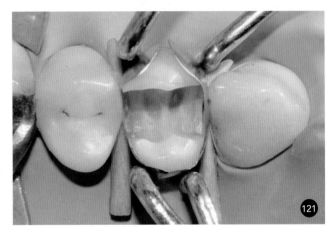

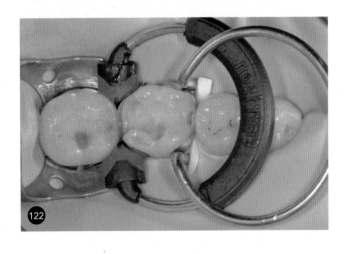

分牙环不必一定按常规放置在楔子近中；有时可放置在楔子上方，或交错放置。这时没有一成不变的准则。术者需要找到最适合的位置，使成型片与牙面的贴合性达到最佳。显然，术者可以根据窝洞的大小，组合使用不同的分牙环（如3D和Silver）（图122）。

相邻的MO/DO洞

可以同时完成相邻两个Ⅱ类洞的充填，使操作流程更加顺畅。为了能获得良好的邻面接触，在放置好楔子后，必须保证两个成型片能够紧贴。显然，这种情况下，分牙环的尖端只能放置在楔子上方，因此，分牙环的开度变小，分牙力降低（图123）。这种情况下，笔者喜欢使用Composi-Tight

版Gold分牙环"过高"，有时会对临床使用产生干扰。

MOD洞

对于中等大小的MOD洞，显然需要两个分牙环：尖端较短的放置在近中，尖端较长的放置在远中，叠放在近中分牙环的上面（图121）。

Gold，它的分牙环强度更好（分牙力更强），成型片更薄，分牙环尖端更宽、呈椭圆形（这意味着分牙环尖端分开更大，可提供更强的分牙力）。这些特点能够在邻接触区形成更强的分牙力，补偿两层成型片的厚度（图124）。这时只使用较短的分牙环（图125）。

缺损更大、需要覆盖部分牙尖时，建议使用3D分牙环，并额外增加一个Silver分牙环（图126）。

相邻的MOD/MOD洞

可以同时完成两个相邻MOD洞的充填，同时恢复4个边缘嵴，需将Silver分牙环（放置在楔子前方）并与Gold分牙环（放置在双层成型片处楔子的上方）结合起来，才能达到可预期的修复效果（图127）。尤其要注意有颈部延伸的成型片，主要用于深龈下边缘。这类病例如果使用传统成型片——止于颊舌侧龈乳头顶点——则不能"捕捉"到窝洞边缘，成型片不能紧贴颈缘，会形成充填体悬突，导致边缘渗漏、继发龋和牙周组织炎症。有颈部延伸的成型片需放置到龈沟内，以封闭颈部边缘（图128），在完成粘接处理后，使用高填料流动树脂（图129）或加热后的复合树脂充填龈阶处。

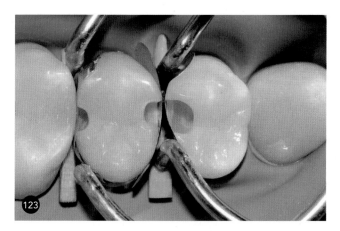

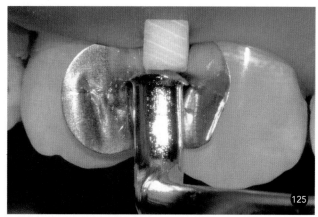

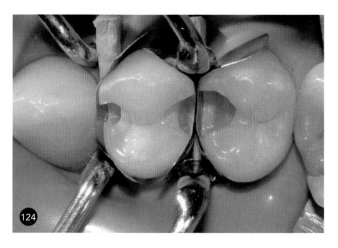

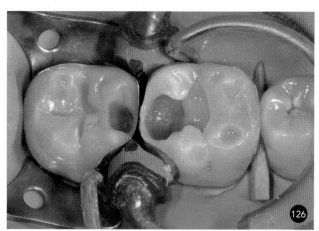

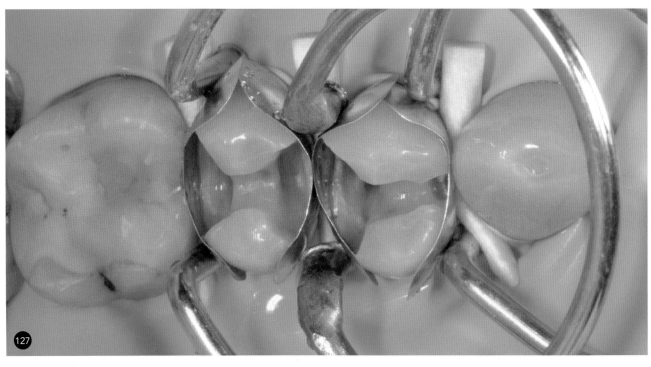

颈部延伸的分段式成型片

PALODENT PLUS
V-RING MATRIX

GARRISON FX 300

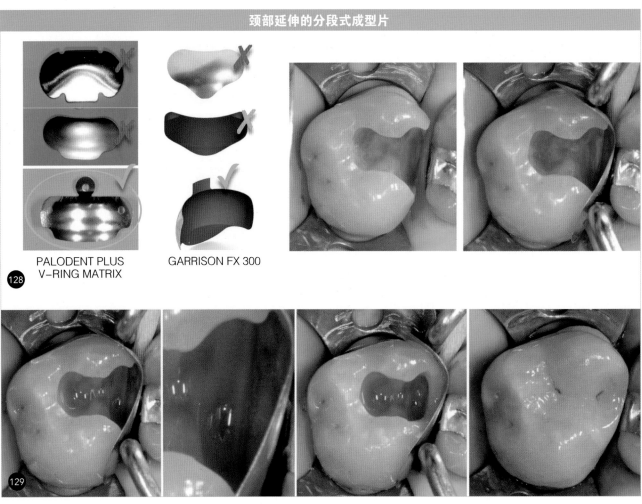

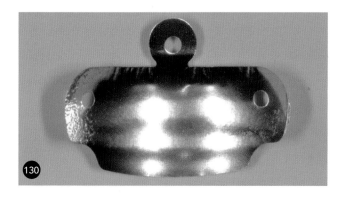

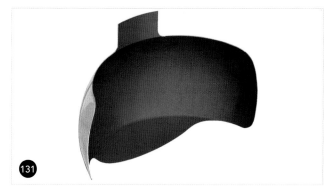

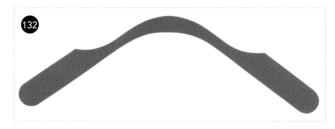

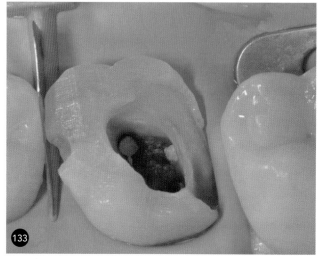

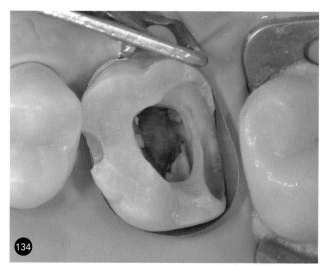

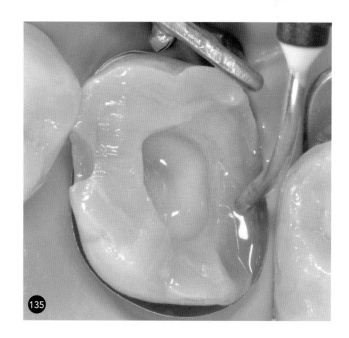

市面上最推荐的是有颈部延伸的Palodent
Plus，或V3成型片（图130），或Garrison FX
300（图131）。市面上的其他产品表现不及上述
产品。

Slick Band™ Margin Elevation是专门用于深边
缘提升的成型片（Garrison；图132），表面衬以防
粘特氟龙涂层，有不同的高度。需要配合成型片夹
一同使用（图133～图135），然后采取"三明治"
技术使用高填料流动树脂（可替代的选择是加热树
脂）进行边缘提升。

METAFIX™（KERR DENTAL）		
多合一成型系统（38μm），自带锁紧装置		
邻牙缺失	MOD洞代替两个独立成型片	

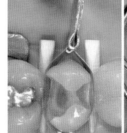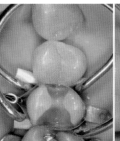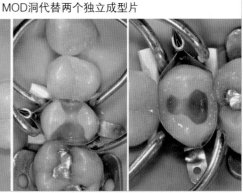

137

METAFIX™（Kerr Dental）

这是一种一体式的成型系统（38μm厚），内置加紧装置（图136）。加紧装置虽然不十分有效，但足够简便易用。与AutoMatrix（Dentsply Sirona）相比，它的优势在于预成形、形态圆钝，

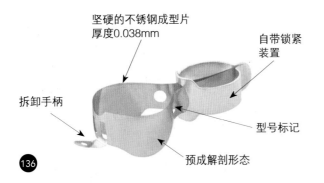

坚硬的不锈钢成型片
厚度0.038mm

自带锁紧装置

拆卸手柄

型号标记

预成解剖形态

136

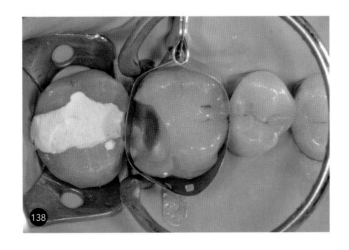

138

能获得较好的邻面接触。该系统共有3种型号：小、中、大。适用于邻牙缺失、无法固定成型片的病例，或MOD洞，比放置两个成型片更加简便（图137）。不过，笔者建议配合使用适当的分牙环，更易于获得较好的邻面接触（图138）。

AUTOMATRIX（Dentsply Sirona）

自成型系统设计用于银汞合金充填，不建议用于复合树脂，但这种成型片的锥形设计能够紧贴牙颈部，非常适合一些特殊临床情况的需要。因此，它可以用于如直接法修复时的深边缘提升（图139），或嵌体修复的内部重建（图140）。还有一种特殊情况是双成型片技术（图141）。远中缺损达龈下较深且远中邻牙缺失时——尤其是中等到较大的缺损——双成型片技术是最后的选择。这种情况下，成型片无法保持稳定。因此，由于AutoMatrix有自锁能力，可以作为"容器"，放入一个有颈部延伸的分段式成型片，覆盖并封闭颈部边缘，保证修复体的边缘封闭。AutoMatrix共有4种不同高度和直径的型号。最常用的是中-常规型（Medium-Regular，MR）。

AUTOMATRIX (DENTSPLY SIRONA)

锥形金属成型片，颈部**锁紧能力**强大

深边缘提升	直接树脂修复

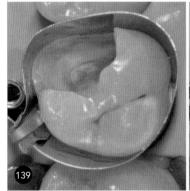
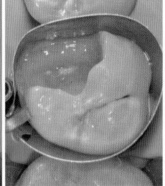
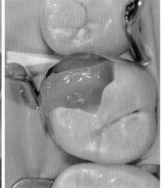
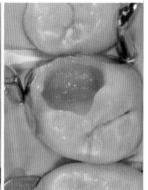

锥形金属成型片，颈部**锁紧能力**强大

深边缘提升	+树脂内部重建及间接修复

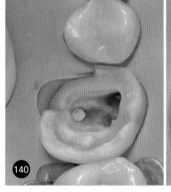
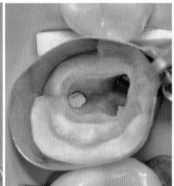
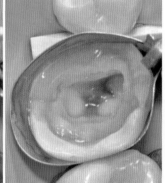
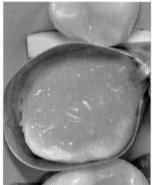

AUTOMATRIX　　双成型片技术

邻牙缺失时深DO洞的修复

参考文献

[1] Buonocore MG. A simple method of increasing the adhesion of acrylic filling materials to enamel surfaces. J Dent Res 1955;34(6):849-53.

[2] Nakabayashi N. Bonding mechanism of resins and the tooth. Kokubyo Gakkai Zasshi 1982;49(2):410.

[3] Hayashi, M. Adhesive dentistry: understanding the science and achieving clinical success. Dent Clin North Am 2020;64(4):633-43.

[4] Perdigao J, et al. Adhesive dentistry: Current concepts and clinical considerations. J Esthet Restor Dent 2020.

[5] Van Meerbeek B, et al. From Buonocore's pioneering acid-etch technique to self-adhering restoratives. A status perspective of rapidly advancing dental adhesive technology. J Adhes Dent 2020;22(1):7-34.

[6] De Munck J, et al. A critical review of the durability of adhesion to tooth tissue: methods and results. J Dent Res 2005;84(2):118-32.

[7] Perdigao J, et al. New trends in dentin/enamel adhesion. Am J Dent 2000;13(Spec No):25D-30D.

[8] Breschi L. Adhesion at 360 degrees – bond for less invasive dentistry. J Adhes Dent (2018);20(5):461.

[9] Breschi L, Mazzoni A, Ruggeri A, et al. Dental adhesion review: aging and stability of the bonded interface. Dent Mater 2008;24(1):90-101.

[10] Liu Y, Tjaderhane L, Breschi L, et al. Limitations in bonding to dentin and experimental strategies to prevent bond degradation. J Dent Res 2011;12;90(8):953-68.

[11] Cadenaro M, Maravic T, Comba A, et al. The role of polymerization in adhesive dentistry. Dent Mater 2019;35(1):e1-e22.

[12] Breschi L, Maravic T, Cunha SR, et al. Dentin bonding systems: From dentin collagen structure to bond preservation and clinical applications. Dent Mater 2018;34(1):78-96.

[13] Mazzoni A, Tjäderhane L, Checchi V et al. Role of dentin MMPs in caries progression and bond stability. J Dent Res 2015;94(2):241-51.

[14] Tjäderhane L, Nascimento FD, Breschi L, et al. Optimizing dentin bond durability: control of collagen degradation by matrix metalloproteinases and cysteine cathepsins. Dent Mater 2013;29(1):116-35.

[15] Breschi L, Mazzoni A, Nato F, et al. Chlorhexidine stabilizes the adhesive interface: a 2-year in vitro study. Dent Mater 2010;26(4):320-25.

[16] Carrilho MR, Geraldeli S, Tay F, et al. In vivo preservation of the hybrid layer by chlorhexidine. J Dent Res 2007;86(6):529-33.

[17] Breschi L, Maravic T, Comba A, et al. Chlorhexidine preserves the hybrid layer in vitro after 10-years aging. Dent Mater 2020;36(5):672-80.

[18] Josic U, Maravic T, Mazzitelli C, et al. The effect of chlorhexidine primer application on the clinical performance of composite restorations: a literature review. J Esthet Restor Dent 2020; in press.

[19] Duarte S, Sartori N, Phark JH. QDT 2013; p. 36-55.

[20] Botta AC, et al. Surface roughness of enamel and four resin composites. Am J Dent 2009;22(5):252-4.

[21] Ferracane J. Resin composite. State of the art. Dent Mater 2011;27:29-38.

[22] van Meerbeek B, Vargas M, Inoue S et al. Adhesives and Cements to Promote Preservation Dentistry. Oper Dent 2001;(Suppl 6):119-44.

[23] Price RB. Light curing matters. J Adhes Dent 2012;14(6):503-4.

[24] Musanje L, et al. Determination of the optimal photoinitiator concentration in dental composites based on essential material properties. Dent Mater 2009;25(8):994-1000.

[25] Price RB, et al. Evaluation of a dual peak third generation LED curing light. Compend Contin Educ Dent 2005;26(5):331-332, 334, 336-338.

[26] Price RB, et al. Third-generation vs a second-generation LED curing light: effect on Knoop microhardness. Compend Contin Educ Dent 2006;27(9):490-6.

[27] Price RB, Felix CA. Effect of delivering light in specific narrow bandwidths from 394 to 515 nm on the micro-hardness of resin composites. Dent Mater 2009;25(7):899-908.

[28] Price RB, et al. Light-curing units: A review of what we need to know. J Dent Res 2015;94(9):1179-86.

[29] Price RB. Light Curing in Dentistry. Dent Clin North Am 2017;61(4):751-78.

[30] Price RB, et al. The light-curing unit: An essential piece of dental equipment. Int Dent J 2020;70(6):407-17.

[31] Samaha S, et al. Effect of instruction, light curing unit, and location in the mouth on the energy delivered to simulated restorations. Am J Dent 2017;30(6):343-9.

[32] Shimokawa C, et al. Influence of Emission Spectrum and Irradiance on Light Curing of Resin-Based Composites. Oper Dent 2017;42(5):537-47.

[33] Ganesh NF, Strassler HE. Posterior composite resin restorations: keys to long-term survivability. Compend Contin Educ Dent 2019;40(2):120-1.

[34] Strassler HE, Ganesh NF. Critical factors for successful restorations: light-curing, light-energy monitoring, and matrices. Compend Contin Educ Dent 2018;39(2):120-1.

[35] Sakaguchi RL, Ferracane JL. Stress transfer from polymerization shrinkage of a chemical-cured composite bonded to a pre-cast composite substrate. Dent Mater 1998;14(2):106-11.

[36] Braga RR, Ferracane JL. Contraction stress related to degree of conversion and reaction kinetics. J Dent Res 2002;81(2):114-8.

[37] Braga RR, Ferracane JL. Alternatives in polymerization contraction stress management. Crit Rev Oral Biol Med 2004;15(3):176-84.

[38] Ferracane JL, Hilton TJ. Polymerization stress – is it clinically meaningful? Dent Mater 2016;32(1):1-10.

[39] Feilzer AJ, et al. Setting stress in composite resin in relation to configuration of the restoration. J Dent Res 1987;66(11):1636-9.

[40] Galvao MR, et al. Evaluation of degree of conversion and hardness of dental composites photo-activated with different light guide tips. Eur J Dent 2013;7(1):86-93.

[41] Lutz F, Leuthard P. Abrasion-resistant MOD composite fillings made by embedding centric ceramic stops – 4 year's results. SSO Schweiz Monatsschr Zahnheilkd 1978;88(7):740-52.

[42] Sjogren G, et al. A 3-year follow-up study of preformed beta-quartz glass-ceramic insert restorations. Quintessence Int 2000;31(1):25-31.

[43] Millar BJ, Robinson PB. Eight year results with direct ceramic restorations (Cerana). Br Dent J 2006;201(8):515-20.

[44] Rueggeberg FA, et al. Effect of light intensity and exposure duration on cure of resin composite. Oper Dent 1994;19(1):26-32.

[45] Rueggeberg FA, Swift, EJ, Jr. Exposure times for contemporary composites. J Esthet Restor Dent 2013;25(2):82-4.

[46] Krejci I, Lutz F. Marginal adaptation of class V restorations using different restorative techniques. J Dent 1991;19(1):24-32.

[47] Tjan AH, Bergh BH, Lidner C. Effect of various incremental techniques on the marginal adaptation of class II composite resin restorations. J Prosthet Dent 1992;67:62-6.

[48] Kays BT, et al. Microhardness of class II composite resin restorations with different matrices and light positions. J Prosthet Dent 1991;65(4):487-90.

[49] Weaver WS, et al. A visible-light-activated resin cured through tooth structure. Gen Dent 1988;36(3):236-37.

[50] Kowalczyk P. Influence of the shape of the layers in photo-cured dental restorations on the shrinkage stress peaks-FEM study. Dent Mater 2009;25(12):e83-91.

[51] Bichacho N. The centripetal build-up for composite resin posterior restorations. Pract Periodontics Aesthet Dent 1994;6(3):17-2.

[52] Dietschi D, Spreafico R. Current clinical concepts for adhesive cementation of tooth-colored posterior restorations. Pract Perio Aesthet Dent 1998;10:47-54.

[53] Bouschlicher MR, Rueggeberg FA. Effect of ramped light intensity on polymerization force and conversion in a photoactivated composite. J Esthet Dent 2000;12(6):328-39.

[54] Charton C, et al. Shrinkage stress in light-cured composite resins: influence of material and photoactivation mode. Dent Mater 2007;23(8):911-20.

[55] Strydom C. Polymerization and polymerization shrinkage stress: fast cure versus conventional cure. SADJ 2005;60(6):252-3.

[56] Hofmann N, et al. Effect of high intensity vs. soft-start halogen irradiation on light-cured resin-based composites. Part I. Temperature rise and polymerization shrinkage. Am J Dent 2003;16(6):421-30.

[57] Sudheer V, Manjunath M. Contemporary curing profiles: Study of effectiveness of cure and polymerization shrinkage of composite resins: An in vitro study. J Conserv Dent 2011;14(4):383-6.

[58] Weaver WS, et al. A visible-light-activated resin cured through tooth structure. Gen Dent 1988;36(3):236-7.

[59] 60 Soares CJ, et al. Polymerization shrinkage stresses in a premolar restored with different composite resins and different incremental techniques. J Adhes Dent 2013;15(4):341-50.

[60] Terry DA. Restoring the interproximal zone using the proximal adaptation technique – Part 2. Compend Contin Educ Dent 2005;26(1):11-12, 15-16, 18.

[61] Versluis A, et al. Do dental composites always shrink toward the light? J Dent Res 1998;77(6):1435-45.

[62] Versluis A. Tantbirojn D. Theoretical considerations of contraction stress. Compend Contin Educ Dent 1999;Suppl(25):S24-32.

[63] Versluis A, et al. Distribution of transient properties during polymerization of a light-initiated restorative composite. Dent Mater 2004;20(6):543-53.

[64] Hickel R. The problem of tooth hypersensitivity following the placement of acid-etch retained inlays. Dtsch Zahnarztl Z 1990;45(11):740-2.

[65] Burke FJ. Yechnique tips – the cost of one post-operative sensitivity following placement of a posterior composite restoration. Dent Update 2015;42(7):692-3.

[66] van Dijken JW. Durability of resin composite restorations in high C-factor cavities: a 12-year follow-up. J Dent 2010;38(6):469-74.

[67] Loguercio AD, Luque-Martinez I, Lisboa AH, et al. Influence of isolation method of the operative field o gingival damage, patients' preference and restoration retention in noncarious cervical lesions. Oper Dent 2015;40(6):581-93.

[68] Devoto W, Saracinelli M, Manauta J. Composite in everyday practice: how to choose the right material and simplify application techniques in the anterior teeth. Eur J Esthet Dent 2010;5(1):102-24.

[69] Shannon AT. Achieving form and function for class II restorations using aesthetic resin stratification. Pract Proced Aesthet Dent 2006;18(5):323-8.

[70] Qvist V, Johannessen L, Bruun M. Progression of approximal caries in relation to iatrogenic preparation damage. J Dent Res 1992;71:1370-3.

[71] Lussi A, Gygax M. Iatrogenic damage to adjacent teeth during classical approximal box preparation. J Dent 1998;26(5-6):435-41.

[72] Medeiros VA, Seddon RP. Iatrogenic damage to approximal surfaces in contact with class II restorations. J Dent 2000;28(2):103-10.

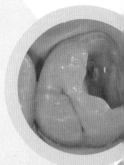

后牙区直接法修复
DIRECT POSTERIOR RESTORATIONS

适应证和操作流程
Indications and operational sequences

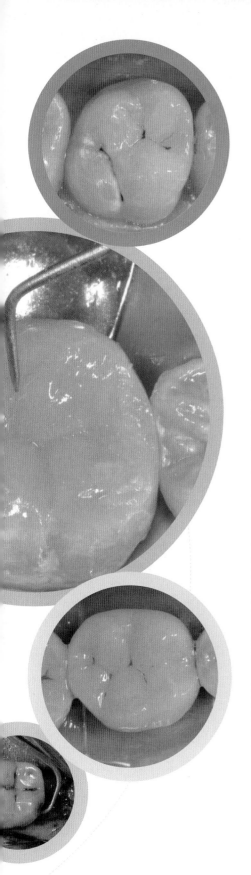

引言

保存牙体硬组织，早期阻断龋病进展，这是直接粘接修复的两大基石。

本书开篇时讲到，并多次强调，修复体应具有最佳的形态与功能，并达到有效的边缘封闭，这是对术者的巨大挑战。更多的因素（例如术者的动手能力、经验、对材料及龋病的认知储备等）掺杂进来后，难度进一步增大。

本章内容重点为直接法修复，包括简单病例和复杂病例。复杂病例必然要求医生掌握一些独特的技能，并非所有人都能掌握。引言部分，我们根据传统的Black分类进行讲解（见第13页）；Ⅰ类洞为未波及边缘嵴的后牙龋坏，而涉及邻面的自当归到Ⅱ类洞。Ⅱ类洞另一个独特之处是涉及牙周组织。龋坏形成的缺损在修复时，可出现龈上、齐龈或龈下边缘，龈下边缘最可能需要手术干预，因此需要单独讲解。此外，应当记得，除龋坏外，牙齿折裂或牙颈部外吸收也可导致缺损达龈下而侵犯嵴顶上牙周附着。

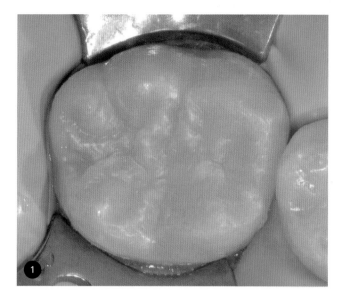

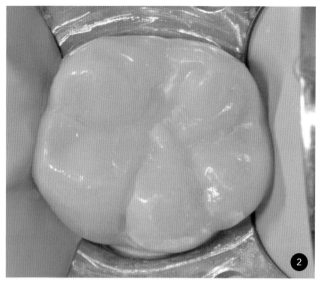

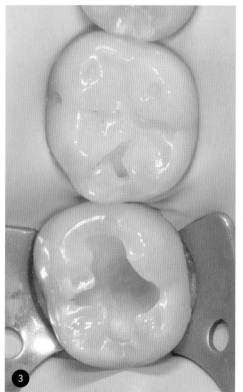

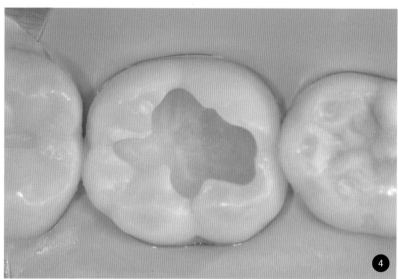

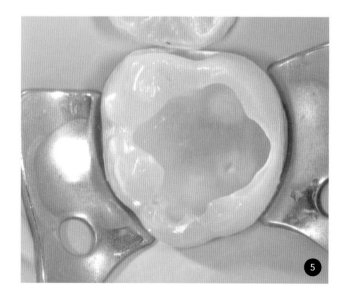

直接法技术适应证

- **窝沟封闭和预防性树脂充填**（图1和图2）。

- **小到中等大小的Ⅰ类洞**（图3和图4），即去净龋坏和旧充填体后所有需要修复咬合面的情况。也可进行**大面积覆盖牙尖的修复**（图5）。

- **小**（图6）**到中等大小的Ⅱ类洞**（图7～图9），或边缘位于邻面但剩余牙体组织尚完整的情况。

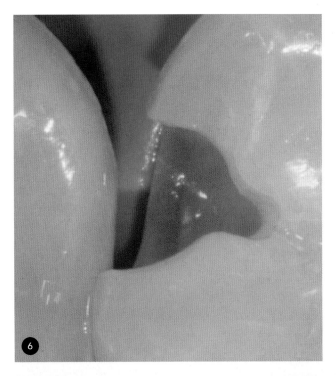

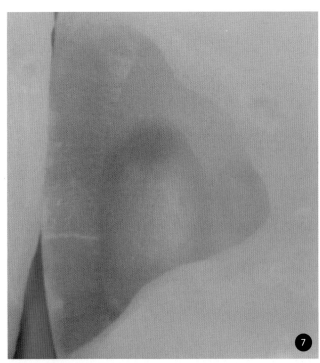

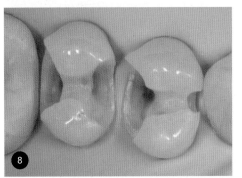

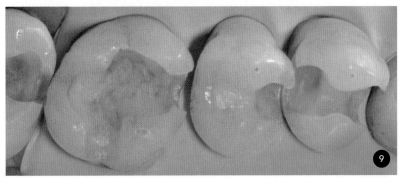

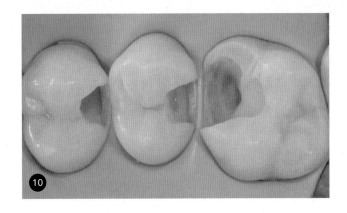

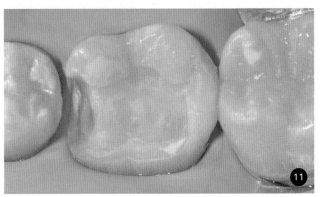

这里也包括需要覆盖部分牙尖的大面积修复，以"自由手"技术完成（图10和图11），或使用硅橡胶导板，不过根据笔者的临床经验，缺损超过一定程度后直接法较为困难。

定程度后直接法较为困难。

- **Ⅱ类洞**，与上一适应证相似，但边缘达龈下，需要借助深边缘提升技术（图12）或手术冠延长暴露边缘，常见于龋坏（图13）或颈部外吸收（图14）。

前两类的修复流程已经广为人知，本文具体提出最新科学证据的相关进展。如前所述，本文将介绍一些更容易恢复解剖形态的方法，包括：

- 硅橡胶导板技术（图15a，b）（见第323页临床病例30）。
- 堆核–印章技术（Build–Up and Press Technique，BUPT）（图16）（见第204页临床病例14）。

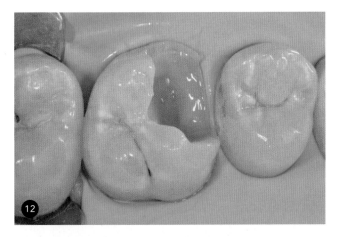

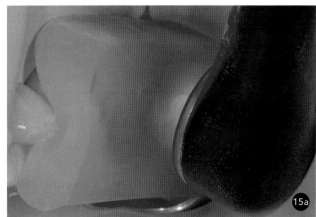

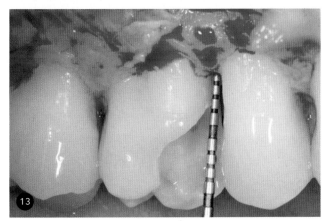

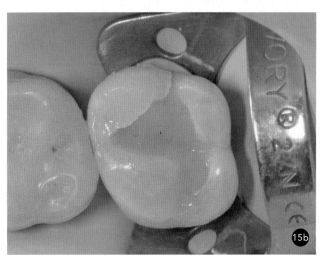

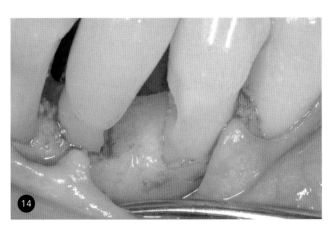

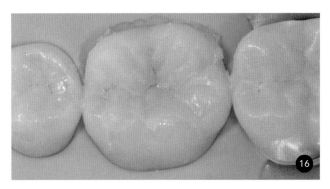

早期龋的修复

预防性治疗（Preventive Treatments）

牙釉质表面应用氟化物（全身应用或局部应用）或磷酸钙，抗菌治疗，口腔卫生宣教。

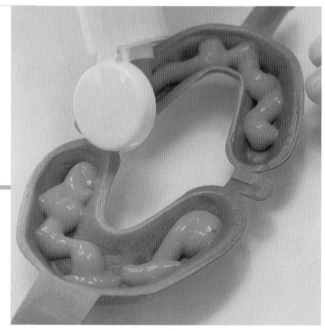

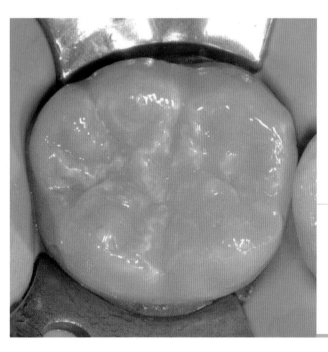

无创治疗（Non-Invasive Treatment）

使用具有**封闭性的树脂材料**，**不磨除牙釉质组织**。

有许多手段可用于预防龋病的发生，但这不是本书的主题。事实上，此处我们将注意力更多地集中在初发龋坏非侵入性治疗的相关临床问题上，采取高度微创的方法，在龋病的初期进行干预。所有干预手段的目标必须是保存尽量多的牙体组织，具体总结如下。

显微微创治疗（Micro-Invasive Treatment）

去除微米级的表层牙体组织，主要位于牙釉质内，更有效地封闭咬合面窝沟点隙。

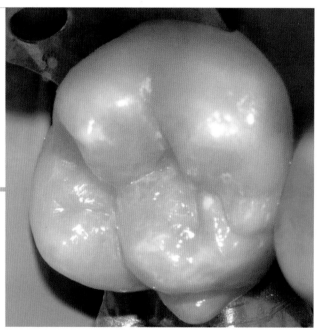

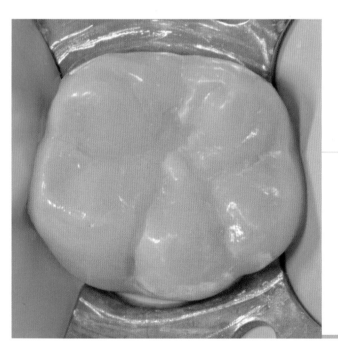

微创治疗（Minimally Invasive Treatment）

仅限于去除龋损组织，局限在受龋影响的牙釉质和牙本质内，避免牺牲健康牙体组织。

预防性治疗

预防性治疗的目标是阻止龋病的发病，具体包括保护牙体硬组织、影响脱矿–再矿化的动态过程、控制或去除牙面菌斑。

预防性治疗应当达到长久保存完整牙体结构、避免或预防远期疾病的效果，但依赖于患者自身的依从性。预防性应用氟化物是预防龋病的最主要手段之一。

长期研究早已证实，氟化物能使牙面再矿化，抵消脱矿作用，阻止牙釉质早期龋的发生[1]。

实际上，牙齿萌出后，菌斑即开始造成牙面脱矿，必须在口内使用氟化物；并且，恒牙列也必须使用氟化物。恒牙萌出后，牙面尚未完全矿化，牙釉质多孔，更易患龋。恒牙患龋风险最高的时期是萌出后的第1年，萌出2年左右时牙釉质矿化成熟。考虑到这一时期牙釉质龋易感性较高，建议应用高浓度氟化物[2-4]（表1~表4）。

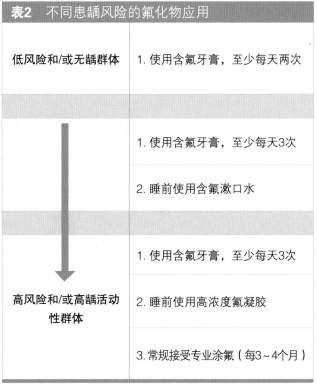

表2　不同患龋风险的氟化物应用	
低风险和/或无龋群体	1. 使用含氟牙膏，至少每天两次
	1. 使用含氟牙膏，至少每天3次
	2. 睡前使用含氟漱口水
高风险和/或高龋活动性群体	1. 使用含氟牙膏，至少每天3次
	2. 睡前使用高浓度氟凝胶
	3. 常规接受专业涂氟（每3~4个月）

（来源：Fontana M, Zero DT. Assessing patients' caries risk. J Am Dent Assoc. 2006 Sep; 137(9): 1231-9）

表1　氟凝胶的应用
居家应用：0.5%氟凝胶，0.09%含氟牙膏或漱口水（用于6岁以上儿童）
由口腔医生/口腔卫生士应用：2.26%氟保护漆或1.23%氟凝胶，每3~6个月1次
由口腔医生/口腔卫生士应用的氟保护漆，每1mL含氟化钠约50mg，相当于含22.8mg氟离子的氟乙醇溶液（每年使用1次）

根据意大利卫生部指南，由于缺少明确的科学证据支持，不建议在孕期应用氟补充剂以达到降低新生儿龋风险的目的。

一项系统综述[5]证实了使用含氟牙膏的益处。此外，不同牙膏含氟浓度的不同，可能是影响不同品牌牙膏对儿童和青少年龋（失）补牙面数预防效果的相关因素之一（表5）。

此外，研究显示，使用电动牙刷在降低龋病发病率方面，尤其对于龋高风险群体，具有显著优势[6-9]。

表3 氟凝胶和氟保护漆举例
氟凝胶
Gel–Kam (Colgate)
Clinpro™ (3M)
Elmex Gel (Colgate)
Sensitive (Mentadent)
氟保护漆
Duraphat® (Colgate)
PreviDent® (Colgate)
Acclean (Henry Schein)

大部分原发龋初发于第一恒磨牙咬合面窝沟点隙。咬合面的凹陷和裂隙有利于细菌菌落定植，容易诱发龋病发病。尽管前磨牙咬合面形态与磨牙相似，但磨牙萌出时间更久，更易受到细菌侵袭。

恒牙完全萌出至口内需14～18个月，而前磨牙仅需1～2个月。在2年时间里，菌斑聚集更多、持续时间更久。此外，由于萌出期间牙齿未建立咬合接触，咀嚼时的自洁能力较差。

表5 牙膏内分子成分举例
具有再矿化作用的分子
氟化氨
磷酸钙盐
精氨酸碳酸钙
碳酸盐、镁盐和锶盐等部分替换的羟基磷灰石
氟化羟基磷灰石
氟含量为1100～2500ppm

表4 氟化物应用
方法1（牙膏，豌豆粒大小）
6个月～6岁，预防性应用氟化物可通过使用含氟牙膏刷牙的方式，含氟浓度至少为1000ppm，每天两次，豌豆粒大小，推荐等级A——证据等级Ⅰ级
方法2（评估其他来源的氟化物摄入后，使用氟补充剂）
客观上无法使用含氟牙膏刷牙时，或对于患龋高风险个体作为除含氟牙膏以外的补充：   • 6个月～3岁：应用氟滴剂0.25mg/天   • 3岁～6岁：应用氟滴剂或片剂0.50mg/天
推荐等级C——证据等级Ⅵ级

（来源：Sub–recommendation 2.1 Italian Ministry of Health http://www. salute. gov.it/imgs/C_17_pubblicazioni_2073_allegato.pdf）

还应了解一点，龋病预防手段的有效性还取决于个体的口腔菌群。目前检测患龋风险的系统性方法包括估计既往患龋情况、收集社会人口信息、了解口腔卫生及饮食习惯、分析菌群特点和唾液性质等。尽管如此，这些因素也不是一成不变的：个体的口腔卫生习惯和饮食偏好会随时间而改变，进而增加或降低患龋风险[10-11]（表6）。

多年前学者们就已经提出了详细分析患龋风险的方法；其中最为常见的Cariogram[12]系统目前可通过互联网免费访问，通过该系统一步步分析，可得出个体患龋的可能性（图17a～c）。目前尚缺少公认的预测远期患龋风险的方法[12-14]。Mejare等完

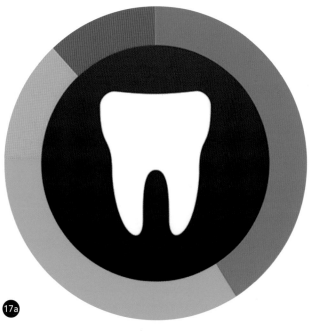

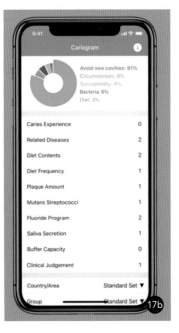

图17a～c　Cariogram。

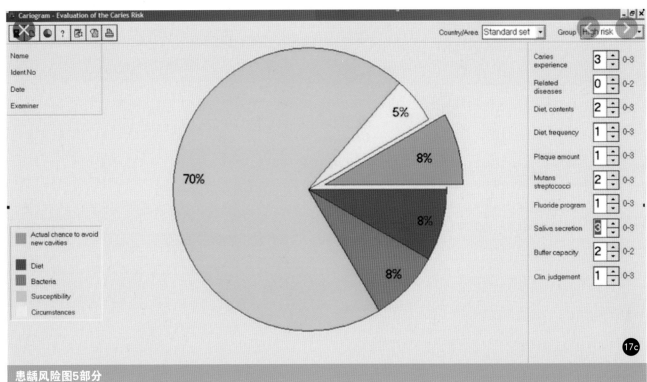

患龋风险图5部分

1. 绿色扇区，目前无进一步新发龋坏的可能性预测

2. 深蓝色扇区（饮食），基于饮食内容和进食频率进行预测

3. 红色扇区（细菌），基于菌斑和变形链球菌总量进行预测

4. 浅蓝色扇区（易感性），基于氟化物使用、唾液分泌量和唾液缓冲能力进行预测

5. 黄色扇区（全身因素），基于过去患龋经历和相关疾病进行预测

成的系统综述[15]认为，在观察期开始时儿童个体的患龋状态可能是预测未来龋病发展的最准确指标。

当然也必须考虑到其他各项因素，患者就诊时通过检查得到的临床印象也同样重要。

表6 患龋风险评估	
患龋经历	首诊时龋坏牙数量
并发症	患者的其他疾病，不一定与龋病有必然联系
饮食内容	饮食内是否含有精制糖及每天平均摄入量
饮食习惯	患者每天进食次数
菌斑情况	对中切牙和第一磨牙菌斑量进行客观评估
链球菌数量	将中等量的唾液接种到致龋菌专用培养基上进行检测
氟摄入项目	患者是否参加氟化物应用项目（无、口服或牙面涂氟、使用含氟牙膏）
唾液分泌量	由口腔医生通过模拟咀嚼进行检测；模拟咀嚼5分钟后唾液分泌量低于1.1mL/min可能提示唾液分泌不足
提示口干	唾液缓冲能力，唾液分泌量检查同样用于评估唾液缓冲能力，唾液缓冲是中和菌斑产酸的必需部分，如果模拟咀嚼时唾液pH高于6，提示唾液缓冲能力较差
整体临床结论	结合以上所有因素进行整体评估，此外根据患者对接受预防性治疗的依从性，临床医生可做出判断

早期龋的修复

> 无创治疗
　（窝沟封闭）

在儿童期可应用的预防性无创治疗手段中，恒牙窝沟封闭是龋病预防的关键手段[16-20]。将树脂材料涂布到恒磨牙和恒前磨牙咬合面窝沟点隙内，形成抵御细菌侵入的物理屏障。这种方法可归类于无创治疗，仅对牙齿硬组织，即牙釉质，进行了化学处理。

龋病发生的易感性实际上与牙面窝沟点隙的深度及形态相关。细菌侵入这些区域后，获得理想的增殖环境，初期造成脱矿，进而形成龋损。

在不同的窝沟形态中，可以发现一些不易于细菌增殖的类型，如较为开放的U形或V形；也有开口更小、深度更深的类型，如I形或K形。这些类型需要得到更充分的封闭。

许多综述研究支持窝沟封闭预防咬合面龋坏的有效性[21-23]。

文献回顾证实，在最长达2年的临床随访期内，针对儿童和青少年恒磨牙咬合面使用树脂基封闭剂可降低龋坏发生率[24-25]。

而随着随访时间增加，研究证据的质量和数量均有下降。尽管如此，证实窝沟封闭有效性的研究最高随访期达9年[26-28]。窝沟封闭后的牙齿发生龋坏则与封闭材料的脱落有关。

树脂基窝沟封闭剂的有效性与其在窝沟处保持固位的能力有关。在12个月和24个月随访时，80%的窝沟封闭材料保持在位；而在48个月和54个月随访时，大部分研究报告70%的存留率。一项研究[29]报告，36个月时再次进行窝沟封闭后，9年随访时，封闭剂完全存留的仅39%。树脂类封闭剂总体存留率较好，平均为85%；而低黏度玻璃离子材料存留率非常低，约为4%。其他一些研究比较了树脂基封闭剂和高黏度玻璃离子封闭剂，未发现二者有效性存在差异，高黏度玻璃离子封闭剂的固位力较为满意[29-31]。可以得出以下结论：与不做干预相比，将复合树脂材料用于恒磨牙窝沟封闭，在随访24个月时，可降低龋病发病率11%～51%[32-33]。

笔者推荐的窝沟封闭方法包括：使用橡皮障进行严格的术区隔离；使用粘接剂和光固化流动树脂完成窝沟封闭。该方法获得长期成功的可预期性非常高，明显高于文献报告的平均值[34-37]。事实上，一项近期的系统综述[38]显示，这类材料的固位力显著高于传统树脂封闭剂，寿命更持久。为保证知识的全面性，还必须指出一种方法，称为"酸蚀-渗透树脂技术"，该技术利用低分子量树脂，能够渗透牙釉质，而牙釉质需要进行酸蚀处理（Icon system，DMG，Germany）[39-53]，可使早期龋（E1、E2）的进展减缓甚至停止[54-55]。然而，目前为止该技术尚未得到学界认可。

窝沟封闭（恒磨牙）

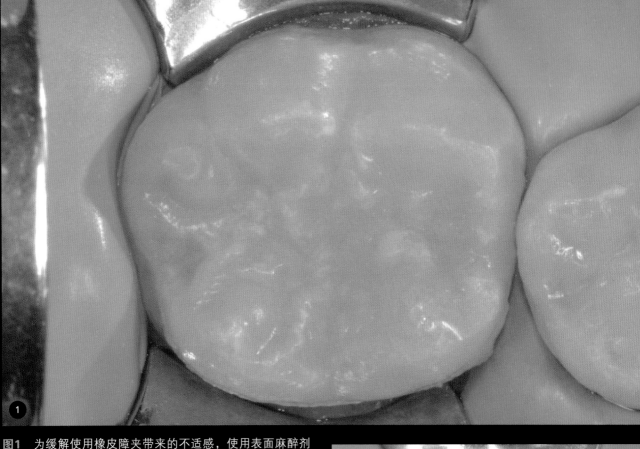

图1 为缓解使用橡皮障夹带来的不适感，使用表面麻醉剂对患牙牙龈进行表面麻醉，完成橡皮障隔离。本病例使用了26N橡皮障夹和中厚橡皮障（没有使用厚橡皮障，考虑到它产生的弹力较大，可能导致橡皮障夹脱位）。患牙萌出不全，因而安放橡皮障夹有一定难度：建议将橡皮障夹安放在轴面倒凹处，安放时向龈方加压以越过外形高点，保持橡皮障夹的稳定。

图2 用毛刷（STARbrush™ Ultradent）蘸取浮石粉和氯己定（2%纯溶液）清洁咬合面及窝沟。甘氨酸喷砂。

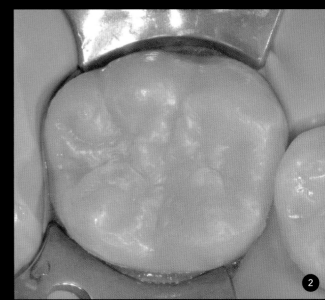

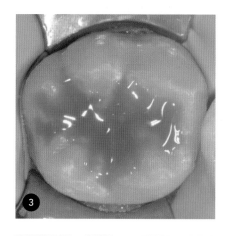

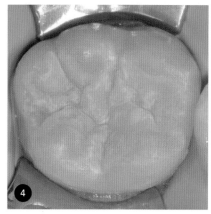

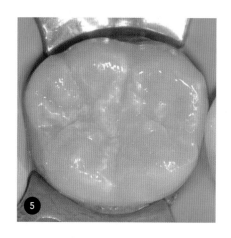

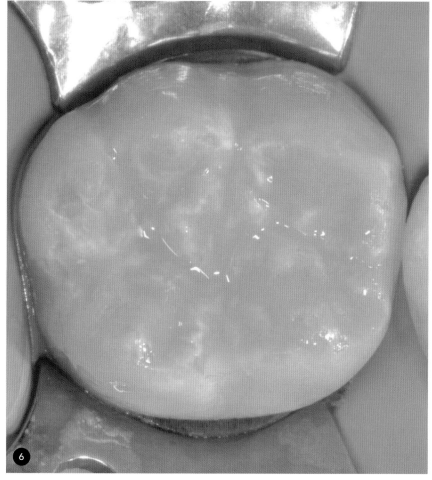

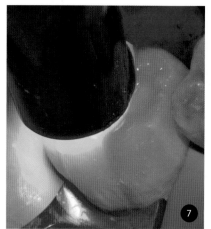

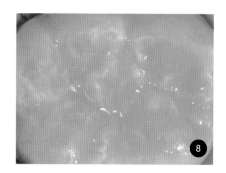

图3～图5 37%磷酸酸蚀30秒，充分冲洗，涂布高填料粘接剂（OptiBond FL™，Kerr Dental），光固化30秒。

图6 然后，涂布流动树脂，最好选择高填料型（如G-aenial Universal Flo，GC；Majesty™ ES Flow，Kuraray；GrandioSO HF Flow VOCO）。用弯探针（Deppler S23，Henry Shein）将流动树脂涂布均匀，排除气泡。光固化20秒。

图7 涂布甘油凝胶后，最终固化60秒，如第2章所述。

图8 仅使用洁治用合成毛刷抛光，也可加用自抛光毛刷（如Occlubrush®，Kerr Dental）。

早期龋的修复

> 显微微创治疗

第3章 后牙区直接法修复适应证和操作流程

显微微创治疗与上文阐述的无创治疗非常相似，主要作用于牙釉质（图18），但需要一个清洁的步骤（图19）——喷砂[56-60]。喷砂时使用30～50μm的氧化铝颗粒，喷嘴直径在200～800μm，距离0.5～2mm。尽管喷砂能够高度保存健康牙釉质，但有粉尘扩散污染环境的问题；因此，作为替代方案，可使用RONDOflex™

（KaVo）等系统，或细粒度金刚砂抛光尖（40μm）清理窝沟点隙。目的是使牙釉质表面更适合封闭材料（图21a，b）。进行牙釉质酸蚀（图22），仅涂布粘接剂，然后涂布流动树脂（图23a，b），固化得当后可获得窝沟点隙的稳定封闭。最后，只使用毛刷和金刚砂抛光膏抛光，获得长期稳定的、难以辨别的抛光效果。

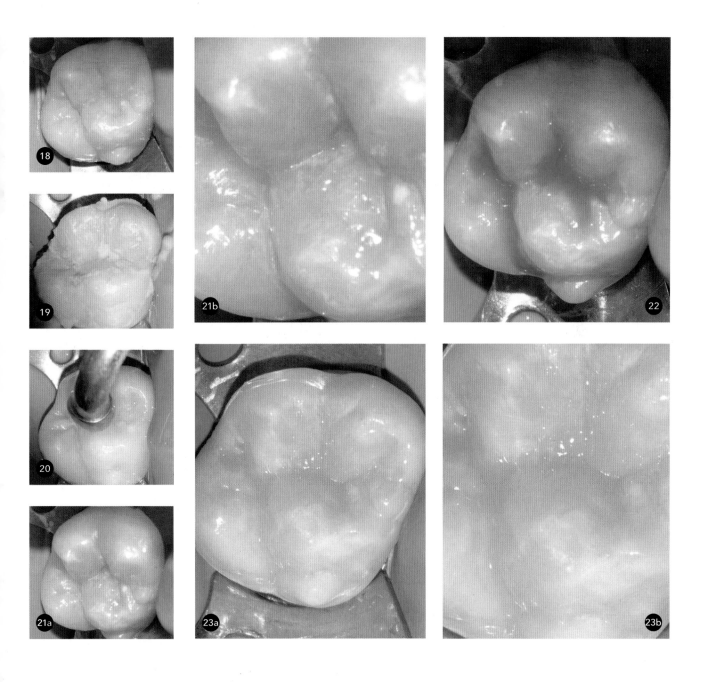

早期龋的修复

> **微创治疗**
预防性树脂充填

第3章　后牙区直接法修复适应证和操作流程

如前所述，窝沟封闭与釉质显微成形微创修复之间的界限非常模糊，而预防性树脂充填（Preventive Resin Restoration，PRR）[61-62]则与上述技术有显著区别，需要去除龋坏组织，显然也会有限地去除很少量的健康牙体组织[63-65]。牙体预备以龋坏波及范围为引导，适应证主要为后牙小范围龋坏，已引起釉质破坏，并可能波及釉牙本质界。策略上，重点是使用钨钢显微牙体预备车针，通过摩擦固定连接高速手机，工作端直径极小（0.3mm、0.5mm、0.7mm），还包括火焰形金刚砂回形针用于窝沟成形（图24）。预防性树脂充填还用于非常小的诊断性备洞，局限于窝沟点隙，适用于小范围龋坏难以确诊的情况。许多材料被提出可用于预防性树脂充填[66]，而流动树脂似乎是较适合的选择，具有低黏度、低弹性模量和易于操作等特点。高填料流动树脂具有更好的适合性和耐磨性[68]，似乎能保证更好的临床效果[67]。考虑到材料的厚度较小，以上这些特点是必要的。使用合适的粘接系统也是保证树脂与牙面达到良好结合的必要条件。这些步骤能够获得与牙体硬组织的有效粘接，降低边缘微渗漏的风险，增强材料的长期固位[69]。与文献回顾的结论一致[70]，目前流动树脂是显微微创治疗的首选，可能情况下也可联合使用少量膏体树脂，通常会选择高明度的牙釉质树脂材料。

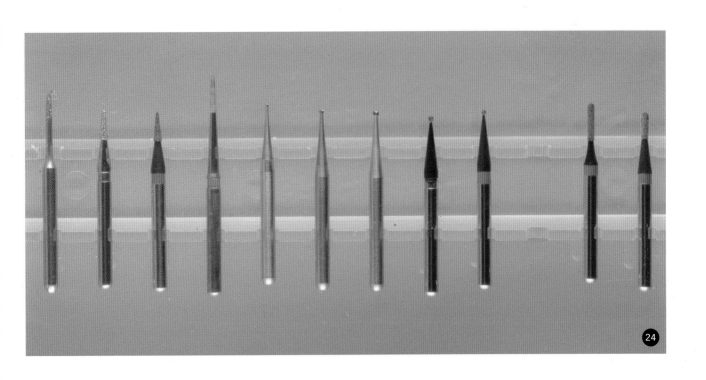

预防性树脂充填：预防性牙体预备，单层充填 ［大块充填技术（Bulk Technique）］

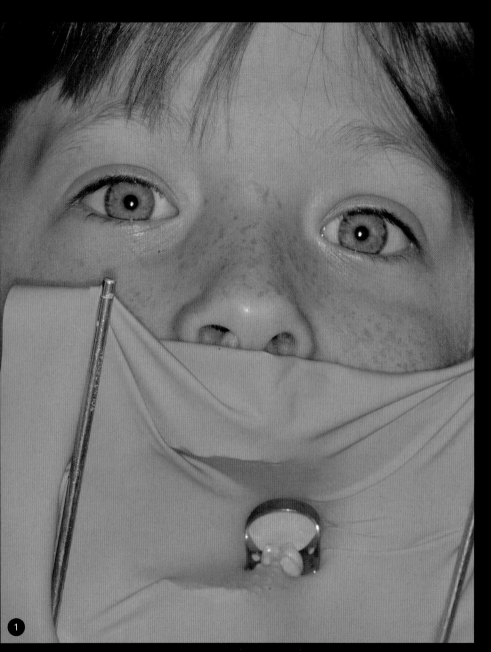

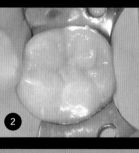

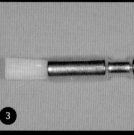

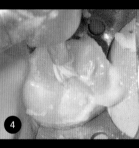

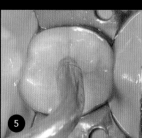

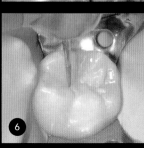

图1 ~ 图6 橡皮障术区隔离（图1和图2），使用毛刷（STARZbrush，Ultradent；图3）蘸取浮石粉和氯己定（2%纯水溶液；图4）精细清洁牙面，甘氨酸喷砂（图5）。术区隔离后，借助放大设备，可以看到窝沟内存在小范围脱矿。这种情况下，建议用细粒度火焰形车针进行窝沟成形（Komet-Intensive；图6）。

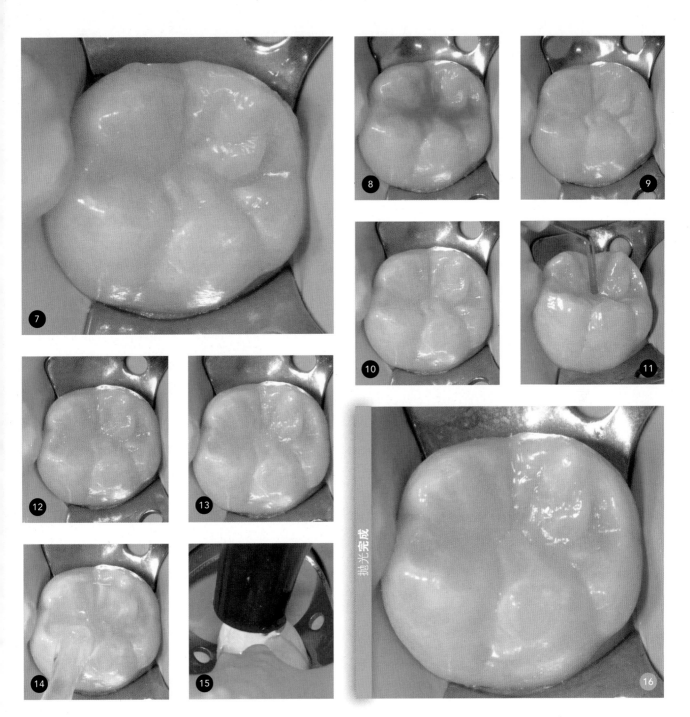

抛光完成

图7 牙釉质成形后的细节。

图8 进行粘接处理，牙釉质酸蚀（图8和图9），涂布通用型粘接剂（图10）。充填高填料流动树脂（图11）。在较深的区域，可在流动树脂上方充填一薄层膏体树脂（中到高明度牙釉质树脂），用最细的成型器DD1-2仔细塑形（图12）。

图13~图16 涂布甘油凝胶后光照固化（图13和图14）。几乎不需要进行边缘修整，在橡皮障下使用合成毛刷与金刚砂抛光膏和/或自抛光毛刷（如Occlubrush，Kerr Dental）抛光（图15和图16）。

临床病例3

预防性树脂充填：预防性牙体预备，单层充填
［大块充填技术（Bulk Technique）］

本病例中，窝沟出现早期龋坏、牙釉质脱矿，并有相对明显的着色。通常情况下，不需要局部浸润麻醉，使用表面麻醉膏进行牙龈缘的表面麻醉就已足够。

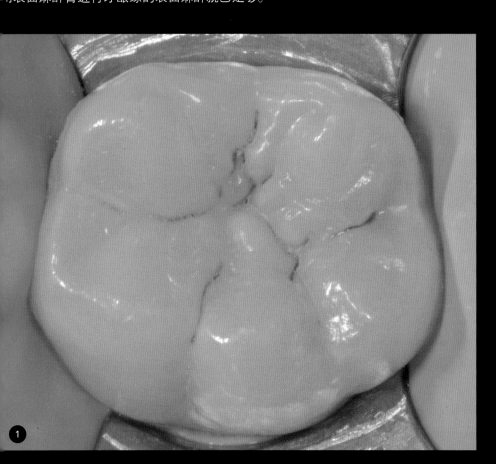

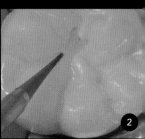

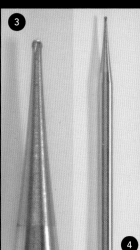

图1　使用中厚橡皮障夹和Ivory 26N橡皮障夹进行术区隔离（不使用厚橡皮障夹，弹力过大可能造成橡皮障夹脱位）。使用毛刷（STARZbrush，Ultradent）蘸取浮石粉和氯己定（2%纯水溶液）精细清洁牙面，甘氨酸喷砂。

图2～图4　使用窝沟成形车针，非常微创地打开窝沟，然后用直径0.3mm（有时为0.5～0.7mm）的长柄钨钢显微球钻（Komet）选择性地去除龋坏牙本质（图3和图4）。

图5　注意极为微创的窝洞预备，边缘精确。

图6和图7　粘接处理可使用多种粘接系统，但考虑到分别进行牙釉质和牙本质酸蚀较为困难（由于窝洞极小），建议预酸蚀牙釉质，然后使用自酸蚀或通用型牙本质粘接系统。如果磷酸意外酸蚀到牙本质，通用型粘接系统可兼容，而传统两步法自酸蚀系统则为禁忌。

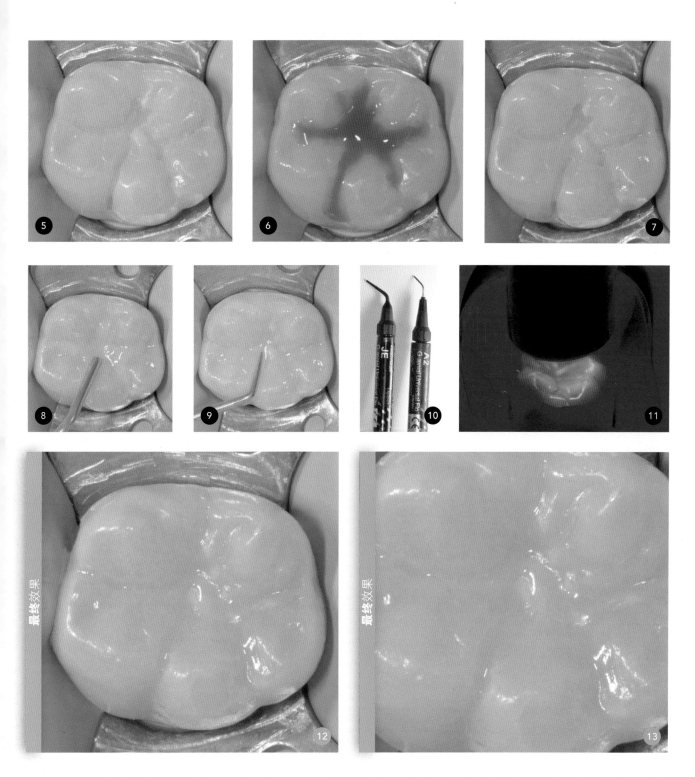

图8 ~ 图11　修复过程。可使用高填料流动树脂（如 Universal Flo GC-Majesty ES Flow Kuraray；GrandioSO HF Flow, VOCO；图10）。本病例使用低饱和度、高明度流动树脂（G-aenial Universal Flo A2, A1, JE）。用弯探针（Deppeler S23H）或充填器（DD1-2）将流动树脂涂布到窝沟内，排除气泡（图9），固化20秒。涂布甘油凝胶后，最终固化60秒（图11）。

图12和图13　术后效果及细节放大图。

临床病例4

37预防性树脂充填：预防性牙体预备，单层充填 ［大块充填技术（Bulk Technique）］

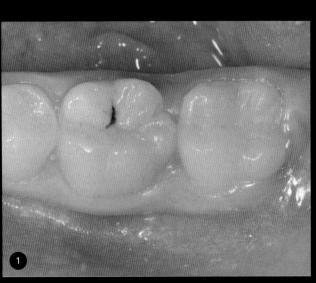

图1　3区36深龋坏（见第204页临床病例14）。

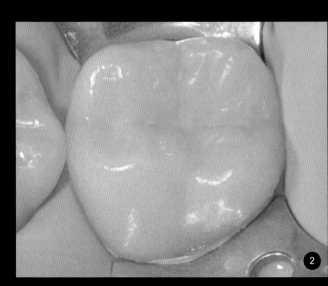

图2　患牙37窝沟牙釉质脱矿，仅通过临床检查难以确诊。

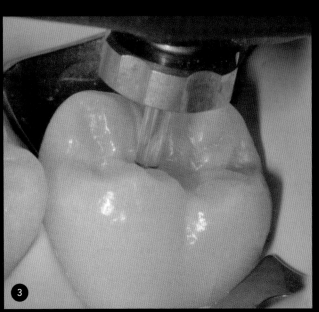

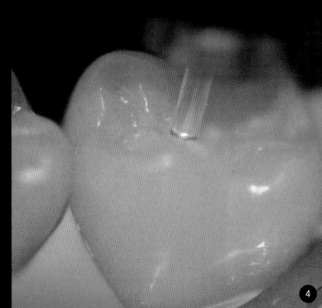

图3和图4　如第1章所述，这时使用激光荧光检测（DIAGNOdent™，KaVo）对诊断极有帮助。

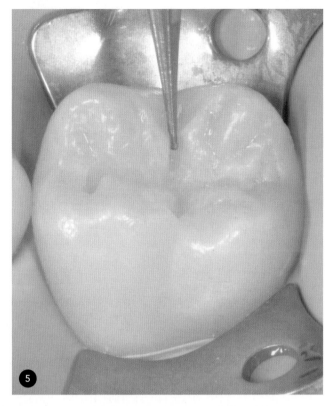

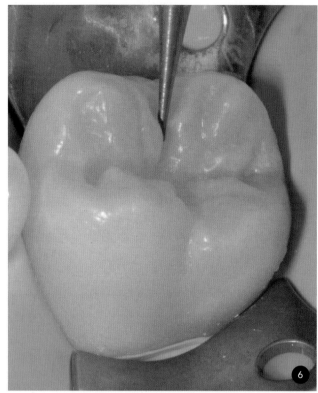

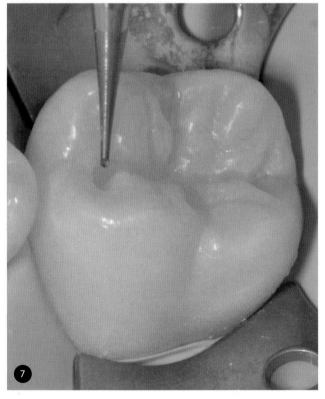

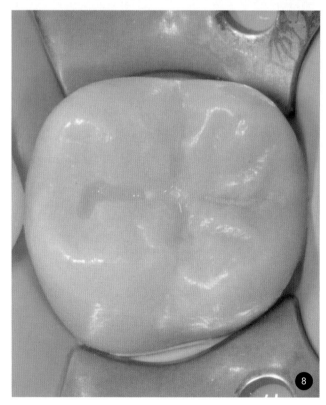

图5~图7　确认窝沟龋坏后，用特制显微车针（0.3mm或0.5~0.6mm）极为微创地打开窝沟。

图8　显微窝洞的范围包括牙釉质和浅层牙本质。

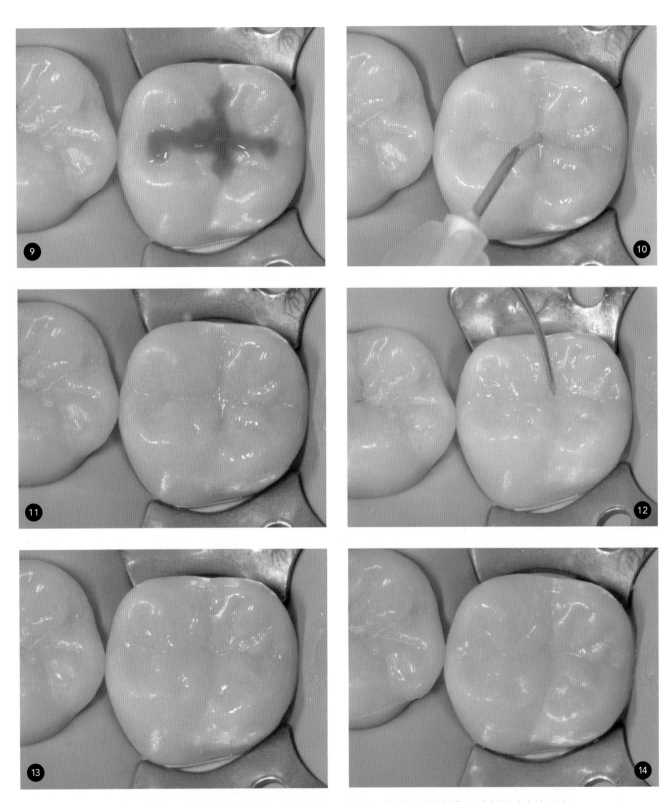

图9～图12　开始粘接处理，牙釉质边缘磷酸酸蚀，涂布通用型粘接剂，然后用非常细的充填器械涂布流动树脂，避免引入气泡（图12）。本病例未使用高填料流动树脂，因而建议

充填一薄层牙釉质树脂，雕刻形成窝沟形态。

图13和图14　形成窝沟形态后。

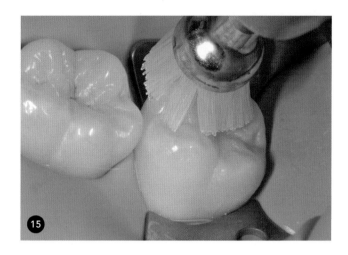

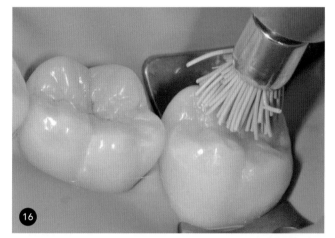

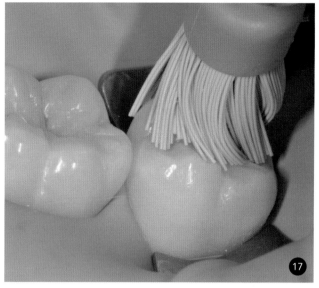

图15 ~ 图17　使用硅胶尖（如Shofu Brownie，高速手机用，连接增速手机）和/或金刚砂车针（如蓝色Identoflex低速手机车针）抛光。只有在修整多余树脂时，才使用细粒度金刚砂回形针（短火焰形，Komet 390_314_014_050）修整牙体-充填体交界面。用合成毛刷"干"抛光，也可加用自抛光毛刷（如Occlubrush，Kerr Dental）。最后建议涂布一层表面封闭剂（如PermaSeal™，Ultradent）。

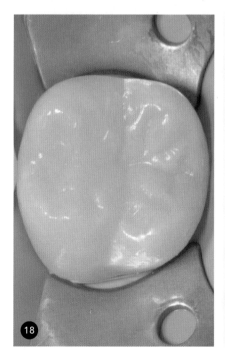

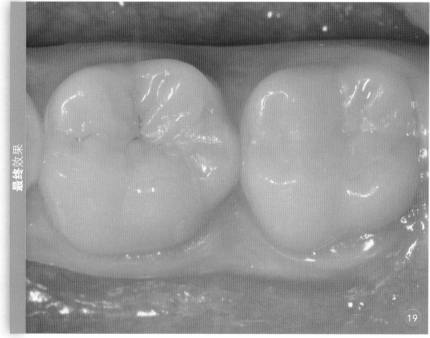

图18和图19　抛光后的最终效果；在口内显示出非常好的融合效果。

Ⅰ 类洞修复

引言

　　Ⅰ 类洞充填体位于恒牙咬合面；常会遇到已接受过预防性治疗的患牙。年轻患者，尤其是患龋风险高的个体，龋坏进展速度不同，范围大小各异。因此，临床上会遇到不易被检查出的隐匿性龋坏，导致患牙咬合面的完整性被破坏。因此，需要采取对应的策略，尤其对于年轻患者，尽力保存牙髓活力，恢复患牙的形态与功能。

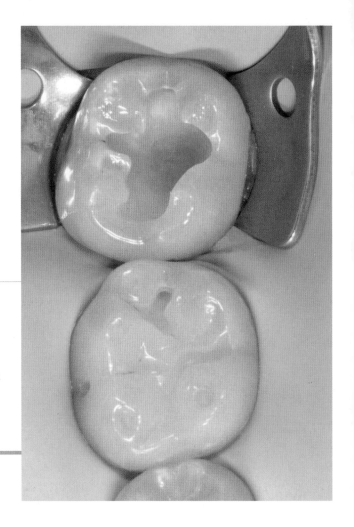

小到中型龋坏的修复

指范围不超过咬合面1/2的龋坏，四壁剩余牙体组织厚度都超过2mm。

有许多手段可用于预防龋病的发生，但这不是本书的主题。事实上，此处我们将注意力更多地集中在初发龋坏非侵入性治疗的相关临床问题上，采取高度微创的方法，在龋病初期进行干预。所有干预手段的目标必须是保存尽量多的牙体组织，具体总结如下。

大型龋坏

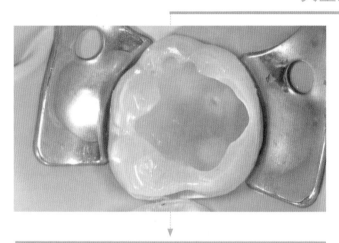

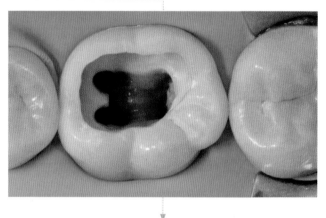

"自由手"充填

龋坏波及咬合面的大部分，原有解剖形态已被破坏时，训练有素的医生可以根据已知的解剖标志点，以自由手的方式，完成咬合面的堆塑成形。

硅橡胶导板法充填

如果咬合面原有解剖形态基本存在，可制作硅橡胶阴模，作为导板帮助重建咬合面形态。

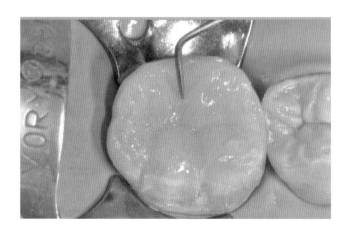

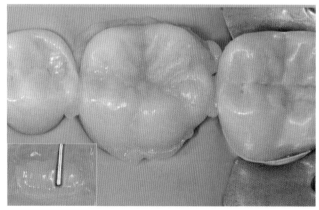

基本理念

粘接型窝洞预备（图25和图26）

　　窝洞预备应当遵守最大限度地保存剩余健康牙体组织的原则，即便牙釉质没有完整牙本质支持，也应保存相应的解剖结构（边缘嵴、釉质嵴、咬合面等）。由于弹性模量与牙本质接近，复合树脂能够起到支持并增强剩余牙体组织的作用，过去文献里常将之形容为"粘接型预备"[71-73]；对于初发龋坏（图27），牙体预备的范围仅以龋坏范围来确定[74-75]。使用涡轮手机打开窝洞，选择小号平头锥形或柱形金刚砂车针（如Komet 845_009、838_010；图28和图29）。选择慢速手机用的小号瓷球钻（Komet；图30～图32）或钨钢球钻去腐，也可使用金刚砂球钻，选择小至中号，连接增速手机使用（Komet；图33和图34）。这样获得的窝洞内线角圆钝，各处深度不尽相同，由龋坏范围决定轴壁形成中等程度的倒凹（龋坏进展成"洋葱"形）（图35）。窝洞精修仅限于"规则"咬合面边缘，形成微小的牙釉质斜面。最好选择短的火焰形车针（图36），方向与窝洞垂直，车针自身的锥度足以确定窝洞边缘。不可追求形成真正的牙釉质斜面，考虑到咬合面釉柱的排列方向，精修车针垂直于窝洞预备完成后，就已形成釉柱断面。

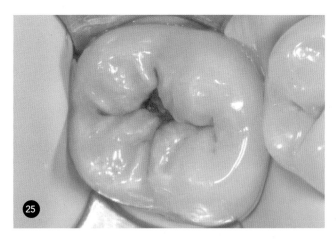

25

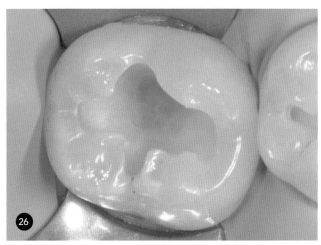

26

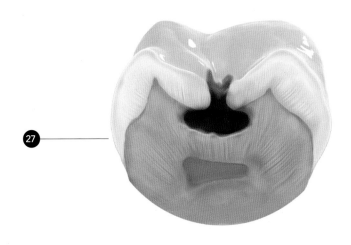

27

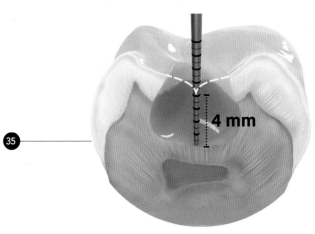

35

4 mm

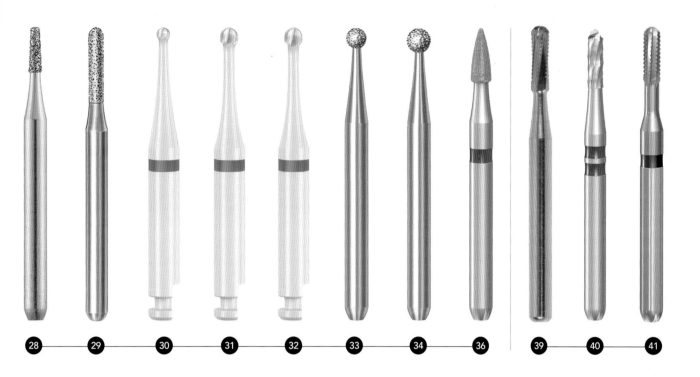

(28)　(29)　(30)　(31)　(32)　(33)　(34)　(36)　(39)　(40)　(41)

传统斜面型窝洞预备（图37和图38）

主要涉及更换金属充填体的二次修复[76]。窝洞的大体形态已由旧充填体所确定。选择柱形钨钢车针去除银汞合金（如Midwest Jet FG1958、Komet H32.314.012、H4MCL）（图39~图41）；然后去净龋坏组织，同时圆钝内线角，注意仅去除无法再矿化的龋损牙本质，保留所谓的"反应性牙本质"。

然后，精修窝洞边缘，方法如上文所述。所得窝洞不见得一定符合粘接型窝洞的典型形态，粘接型预备仅适用于初发龋坏。

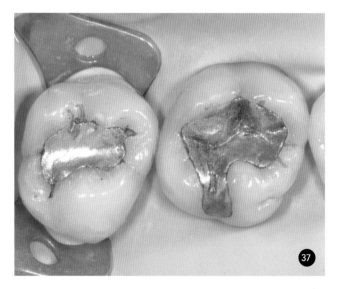

(37)

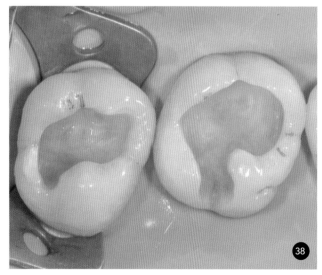

(38)

Ⅰ类洞修复

> 小型和中型Ⅰ类洞

分层充填

分层充填技术可简单分类如下：

- 单层充填技术
  大块充填技术[77-78]（见第132页临床病例3）

- 水平分层技术
  分三到四层[79-82]

- 斜分层技术
  可分多层[83]

本文展示的是减法型技术，多年前由Dietschi和Spreafico提出[84-86]，目前仍适用。近年来，有学者提出了加法型技术[87]：每次取少量复合树脂，分多层充填（不相接触），同时完成塑形，逐渐完成窝洞充填。该技术也能获得非常好的临床效果，但笔者日常不使用。

水平分层充填，分2/3（小型窝洞）~ 3/4层（中型窝洞）

近些年，随着尊重并保存牙体硬组织的理念越发深入人心，并非总是能够很明确地确定窝洞的具体大小；一般来说，窝洞深度不超过3mm，范围不超过咬合面的1/2时，可认为是小型窝洞。可分两到三层充填。中型龋损形成的窝洞，无论是深度（4 ~ 5mm）还是咬合面波及范围，都更大。这时判断窝洞体积大小要考虑的因素可能不是具体的深度或范围，而要看边缘嵴是否完整，边缘嵴不应受到任何破坏，还要考虑颊尖和舌/腭尖是否完整、坚固。简单来说，剩余健康牙体组织应能保证患牙远期强度不受影响。这类病例通常分三到四层完成充填修复[83]（图42a ~ d）。

三层水平分层充填示意图

42a　　流动树脂

42b　　牙本质树脂

42c　　牙釉质树脂

42d　　表面染色

临床病例5

16 Ⅰ类洞复合树脂直接修复
三层充填技术
（窝洞深度不超过4mm）

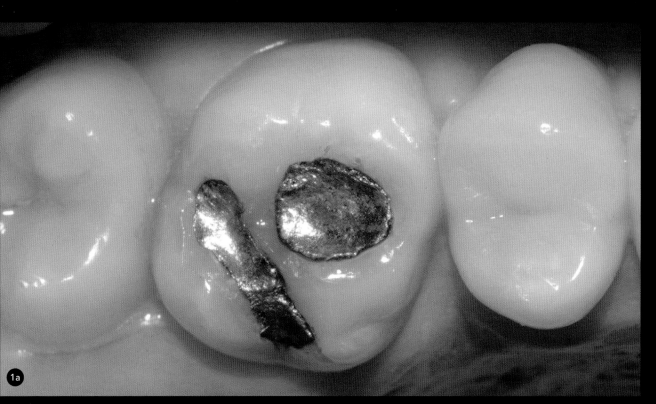

1a

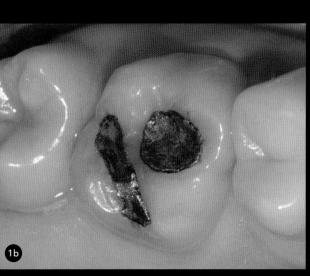

1b

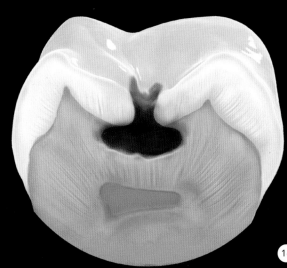

1c

图1a～c　16 O-OP银汞充填体，边缘不密合。

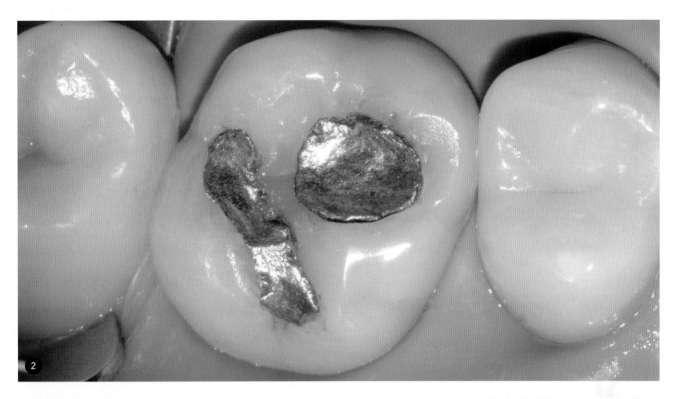

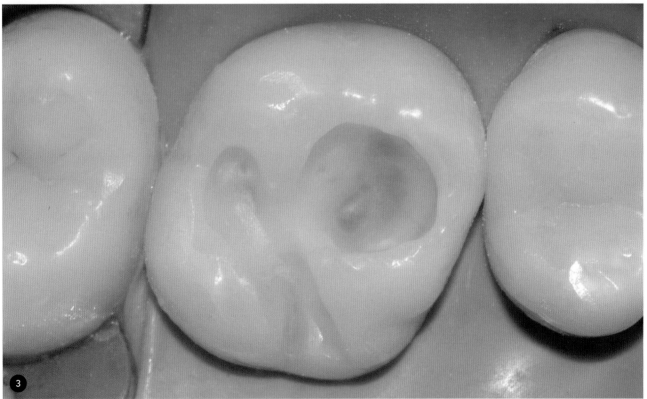

图2 橡皮障术区隔离：在17上放置27N橡皮障夹，选择Nick Tone中厚橡皮障夹，隔离14-17。未使用牙线打结。

图3 打开窝洞，去净腐质，形成Ⅰ类OP"粘接型窝洞"，精修咬合面边缘（细粒度短火焰形金刚砂车针）。

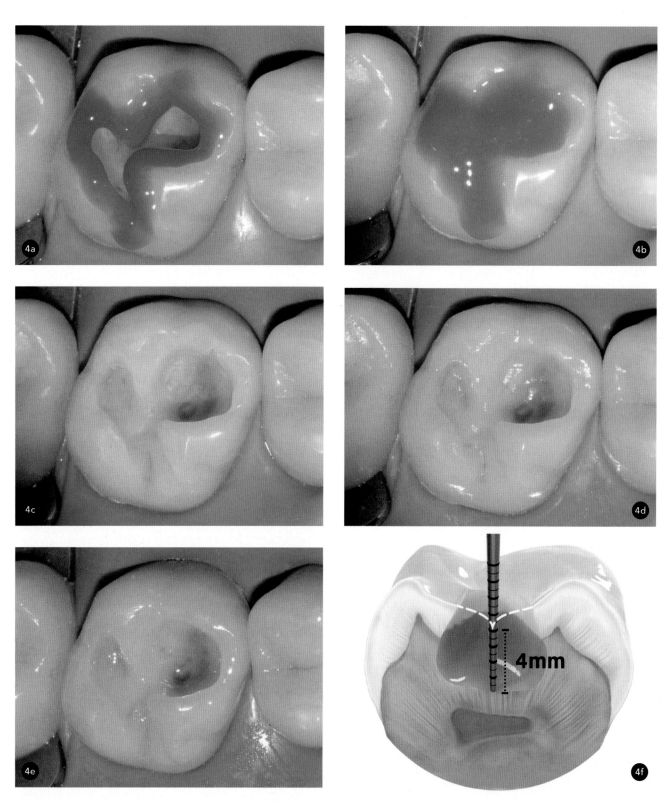

图4a~f 酸蚀-冲洗三步法粘接处理：牙釉质选择性酸蚀30秒（图4a），牙本质酸蚀10~15秒（图4b），充分冲洗，干燥同时保持牙本质不脱水（图4c）。涂布氯己定30秒，牙本质预处理剂30秒（图4d），粘接剂30秒（图4e）。对于深度不超过4mm的中等大小窝洞，推荐三层充填技术，采用"减法"塑形（图4f）。

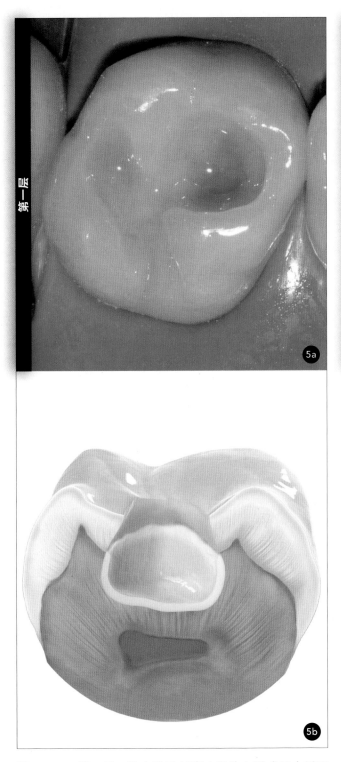

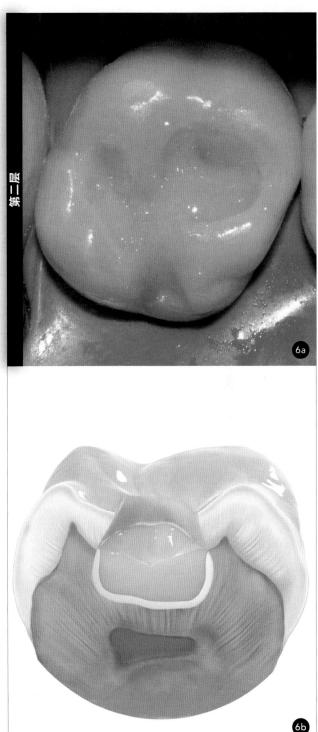

图5a，b　**第一层**，涂布流动树脂（轻体）形成牙本质层洞衬，达到与牙釉质交界处，理想情况下，控制厚度为0.5mm。光固化20秒。

图6a，b　**第二层**，充填牙本质树脂，厚度不超过2mm，顺应预期解剖形态，形成窝沟。应选择中等流动性的树脂（常规体），形态保持的能力不应过强，窝沟不应过深，形态不宜过于明显。推荐使用饱和度中等的材料（如A4）。光固化20秒。

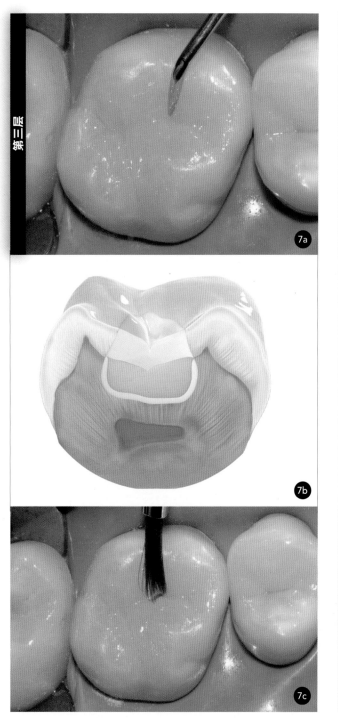

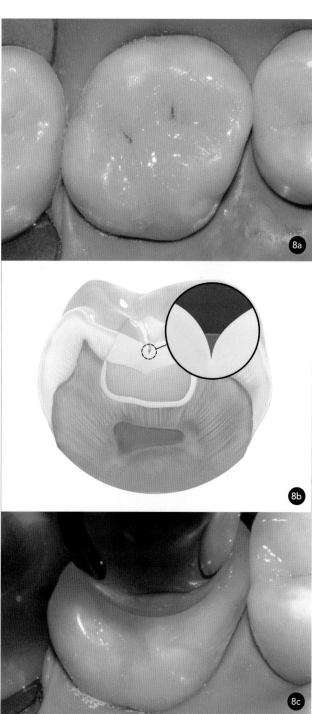

图7a～c **第三层**，充填牙釉质树脂（重体），应在咬合面塑形时，具有形态保持能力。推荐使用中到高明度材料（如Clear、A1e、A2e、UE2、TL、NB、TB等），形成主窝沟和副沟，而精细解剖形态的形成则使用塑形器械（如Hu Friedy DD1-2/Deppeler等）和有角度的合成毛刷（图7c）。光固化20秒。

图8a～c 必要时，进行表面染色，用31mm长10#根管锉，点涂染色剂，再用小毛刷将染色剂推进窝沟底部。涂布甘油凝胶后，光固化40秒（图8c）。强化染色可获得更自然、更立体的效果。

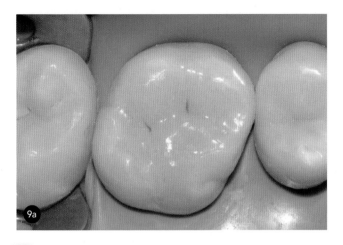

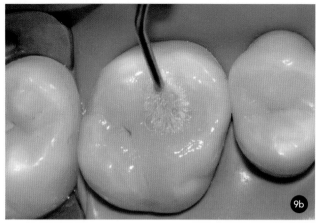

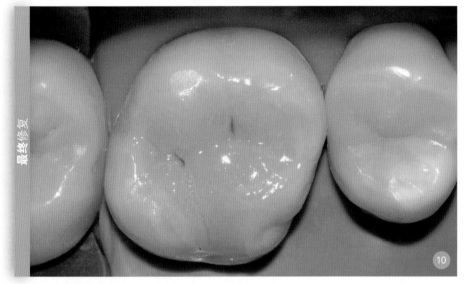

最终修复

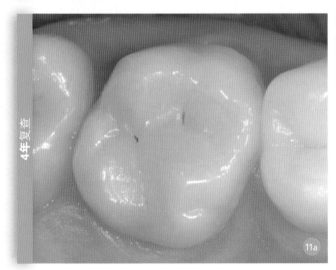

4年复查

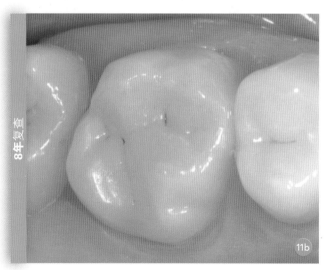

8年复查

图9a，b　精修和抛光（图9a），也可进一步使用表面封闭剂（如PermaSeal，Ultradent）封闭充填体的微孔隙（图9b）。

图10　最终修复后，形态恰当，边缘封闭良好。

图11a，b　4年复查（图11a）和8年复查（图11b）。

临床病例6

46、47 Ⅰ类洞复合树脂直接修复
四层充填技术
（窝洞深度超4mm至5.5～6mm）

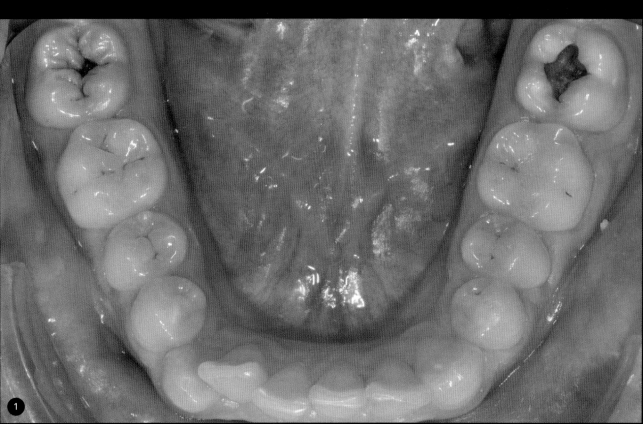

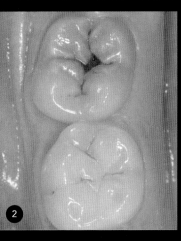

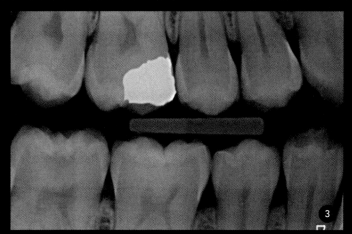

图1　25岁患者，牙弓照片可见37和47咬合面深龋坏。

图3　治疗前右侧后牙咬合翼片。

图2　46和47治疗前照片。

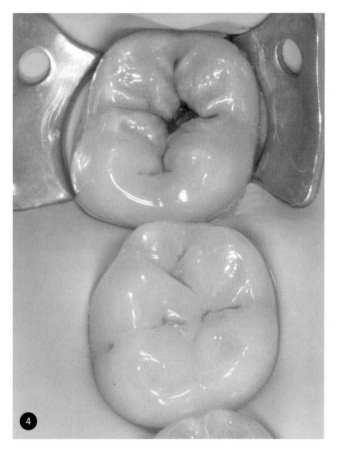

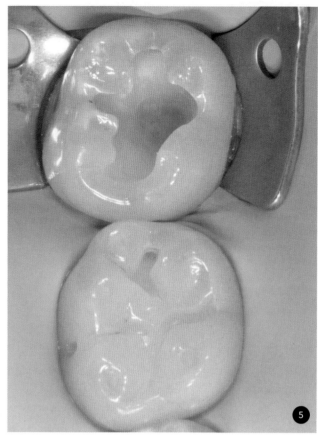

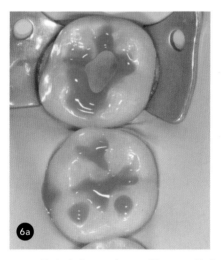

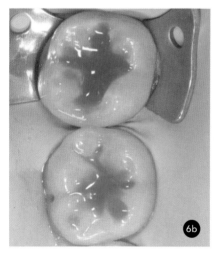

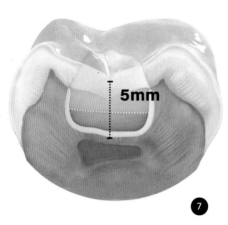

图4　橡皮障术区隔离：47放置26N橡皮障夹，Nick Tone中厚橡皮障夹隔离44–47。未用牙线打结。

图5　打开窝洞，去净腐质，形成Ⅰ类"粘接型窝洞"，精修咬合面边缘（细粒度短火焰形金刚砂车针）。

图6a，b　酸蚀–冲洗三步法粘接处理：牙釉质选择性酸蚀30秒（图6a），牙本质酸蚀15秒（图6b），充分冲洗。涂布2%氯己定30秒，牙本质预处理剂30秒，粘接剂30秒。

图7　对于深度超过4mm，达5.5～6mm的中型窝洞，推荐分四层充填（考虑到每层树脂厚度不能超过2mm）。

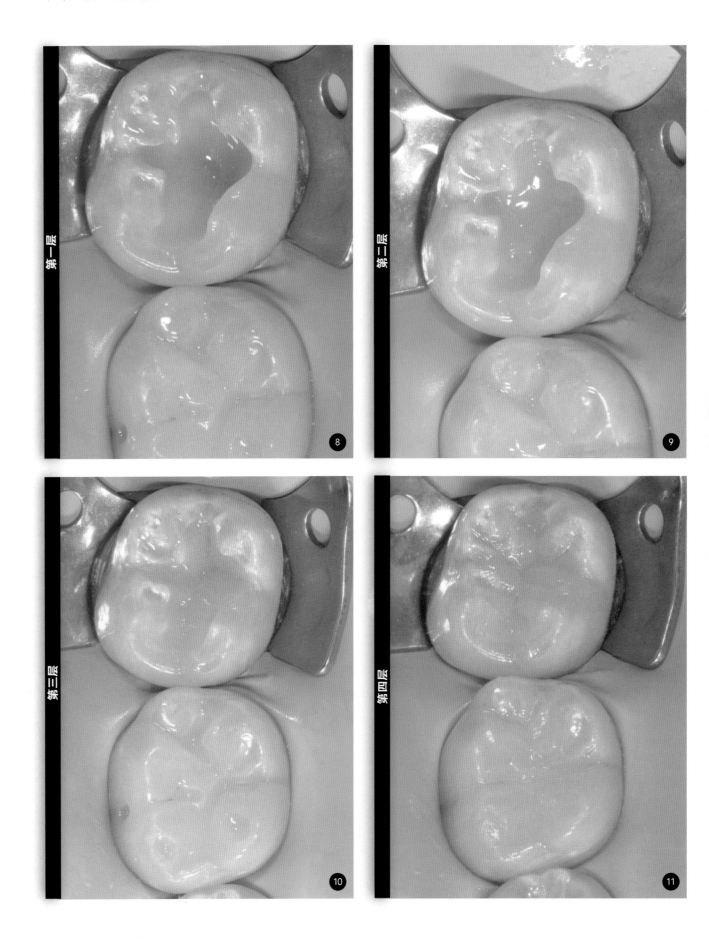

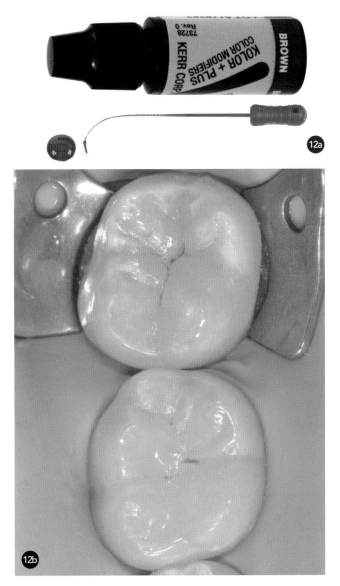
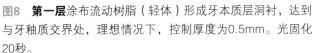

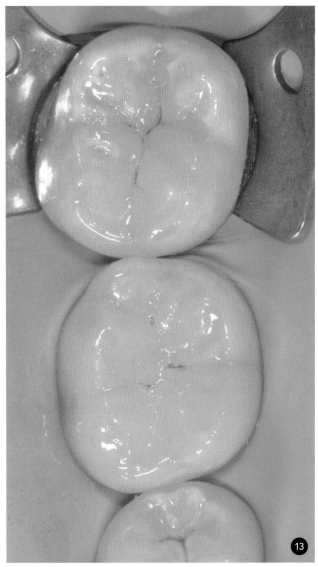

图8 **第一层**涂布流动树脂（轻体）形成牙本质层洞衬，达到与牙釉质交界处，理想情况下，控制厚度为0.5mm。光固化20秒。

图9 **第二层**充填牙本质树脂，水平分层，层厚不超过2mm。使用饱和度中等的材料（如A4）。光固化20秒。

图10 **第三层**充填牙本质树脂，顺应预期解剖形态，形成窝沟。应选择中等流动性的树脂（常规体），形态保持的能力不应过强，窝沟不应过深。光固化20秒。

图11 **第四层**充填牙釉质树脂（重体），应在咬合面塑

形时，具有形态保持能力。推荐使用中到高明度材料（如Clear、A1e、A2e、UE2、TL、NB、TB等），形成主窝沟和副沟，而精细解剖形态的形成则使用塑形器械（如Hu Friedy DD1-2/Deppeler等）和有角度的合成毛刷。光固化20秒。

图12a，b 必要时，进行表面染色，用31mm长10#根管锉（图12b），点涂染色剂（图12a），再用小毛刷将染色剂推进窝沟底部。涂布甘油凝胶后，光固化40秒。强化染色可获得更自然、更立体的效果。

图13 精修和抛光，也可进一步使用表面封闭剂封闭充填体的微孔隙。

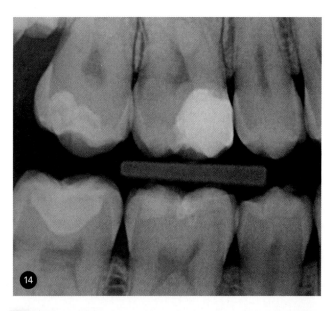

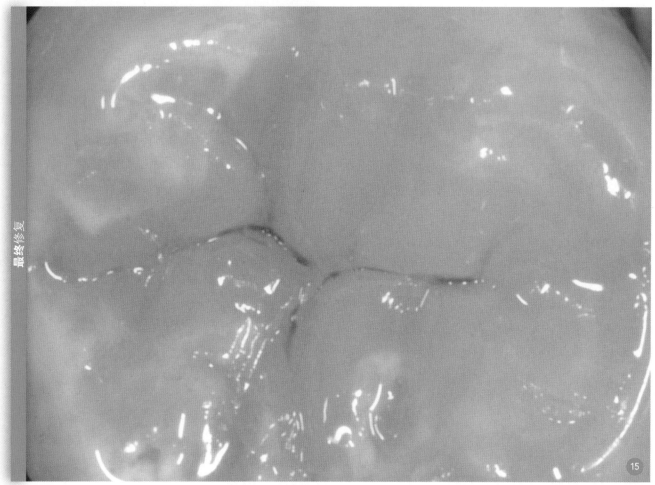

图14　术后X线片显示充填体适合性良好。47近中和46远中的E1级龋坏通过充分保持口腔卫生清洁及定期使用氟化物进行控制。

图15　高倍放大充填体细节，通过这种可预期、灵活、微创的方法，可获得优异的表面解剖形态和极好的边缘密合性。

47深Ⅰ类洞复合树脂直接充填
臭氧辅助治疗，三层充填

臭氧是一种强氧化剂，在自然界中天然存在，是氧的三原子分子（O_3），臭氧治疗基于臭氧的抗菌作用（见第156页）。考虑到龋坏的深度和患者的年龄（12岁），术者选择了非常保守的治疗方式，以保存牙髓活力，进而避免对磨牙牙根发育造成影响。该方法与Alleman和Magne[88]提出的方法类似，采用臭氧治疗进行剩余牙本质消毒。去除龋坏牙本质至接近髓角后，将一次性硅胶杯安装在治疗仪的手机上，覆盖

住患牙。形成真空后，治疗仪输送纯臭氧60秒，完成剩余牙本质的消毒。

随后进行粘接处理，在本病例中，推荐在消毒后的牙本质区域使用自酸蚀粘接系统。如果采取传统方法使用旋转器械去净所有龋坏牙本质，将导致牙髓大范围暴露，对于牙根尚在发育形成阶段的年轻恒牙伤害极大。

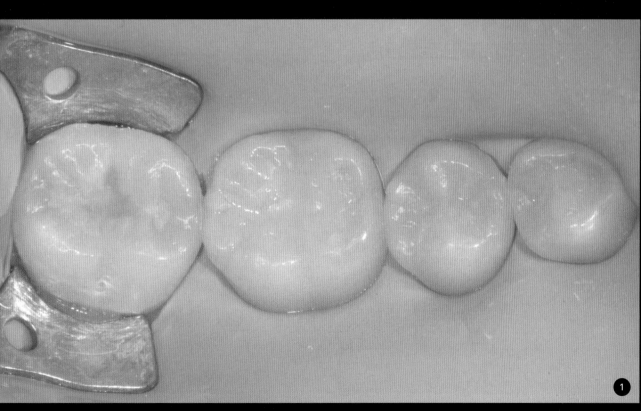

图1 右下后牙区橡皮障隔离。

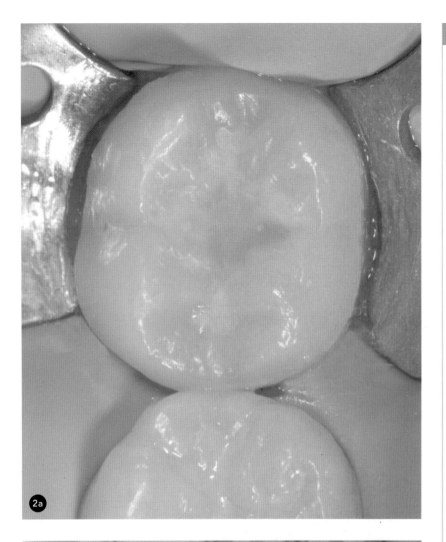

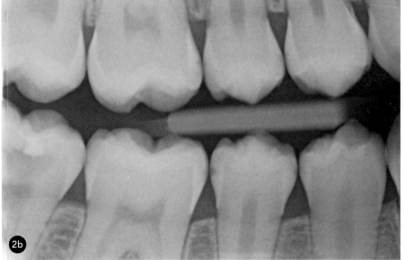

图2a，b　47曾有充填治疗史，旧充填体不完善，下方深继发龋坏，在咬合翼片上清晰可见（图2b），尽管由于患者咽反射严重咬合翼片位置并不理想，同时可见其他患牙存在小的E1和E2龋坏。

臭氧治疗

窝洞预备完成后有许多方法可供选择；实际上许多方法的消毒效果都能达到可接受的水平[88-89]。这些方法中，臭氧治疗的临床意义似乎更能吸引我们的关注；尤其对于年轻患者的深龋坏，保存牙髓活力仍是必要的[90]。多项研究证实了臭氧对主要致龋菌的有效性。Beretta M.和F. Federici Canova[91]报告12个月成功率为93.62%，与牙髓切断术的成功率接近。该研究推荐的臭氧治疗被证实是一种优秀的替代方案，最主要的优势是保存牙髓活力。Durmus等[92]在一项针对恒牙的研究中发现，窝洞消毒能够产生显著的抗菌效果（对照组，79.11%；氯己定组，98.39%；臭氧组，93.33%），不过，该研究更推荐使用更简便的氯己定。其他关于抗菌效果的研究[93-94]也证实了上述发现。Krunic等[95]认为，臭氧治疗是一种有效的窝洞消毒方法，用于深龋治疗时生物相容性优于其他方法。再结合Ximenes等的研究[96]，我们可以认为，臭氧治疗是一种控制龋坏进展的良好替代方案，而次氯酸钠和氯己定的联合应用可达到同样的抗菌效果，更简便且成本更低。

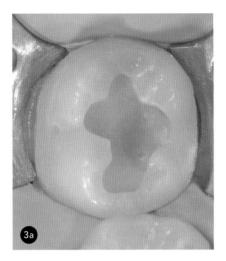

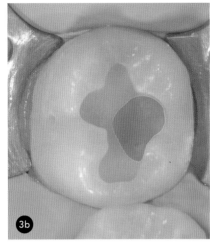

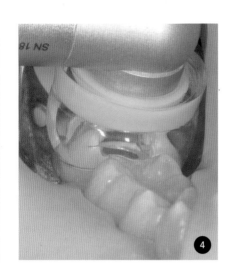

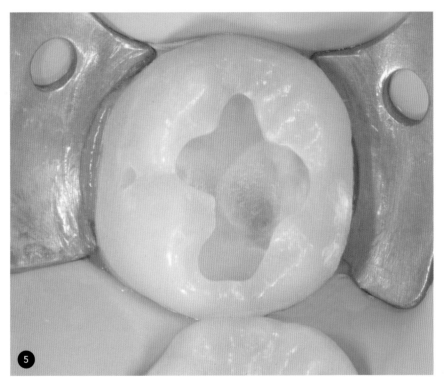

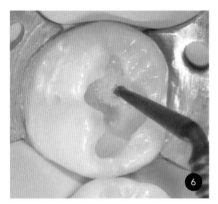

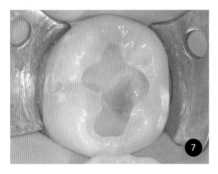

图3a，b　打开窝洞，小心精确地去除深层龋坏组织，避免露髓。窝洞底部可见近中舌侧髓角透出。这里故意保留了一部分脱矿的感染牙本质（红色区域），去净这部分将导致露髓（图3b）。

图4　直接盖髓治疗（见第196页临床病例13）要求去净洞底所有龋坏组织，作为替代方案，保留一部分深层脱矿牙本质，使用臭氧辅助治疗。

图5　臭氧治疗后的牙本质，注意牙本质的脱矿表现。

图6　使用两步法自酸蚀粘接系统进行粘接处理。首先以主动涂擦的方式涂布预处理剂20秒，仔细吹干。

图7　涂布粘接剂两次，每次30秒。光固化40~60秒。

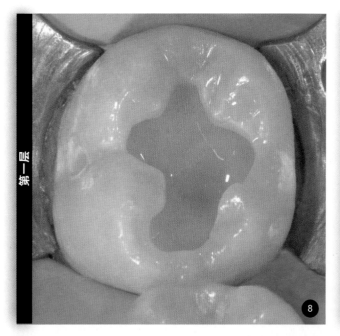

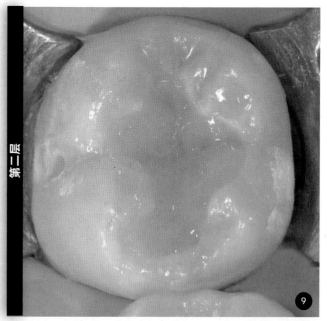

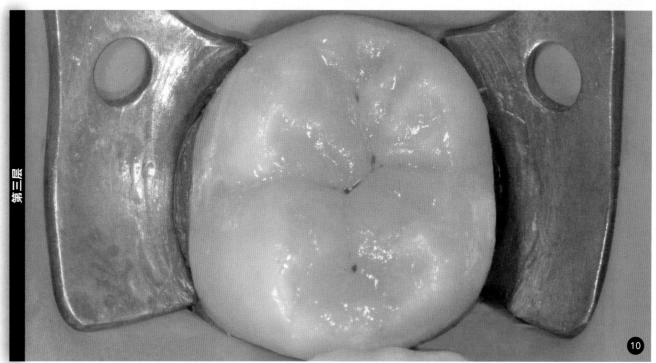

图8～图10 三层充填技术完成修复。

第一层（图8）涂布流动树脂（轻体）形成牙本质层洞衬，达到与牙釉质交界处，理想情况下，控制厚度为0.5mm。光固化20秒。

第二层（图9）充填牙本质树脂，层厚不超过2mm，顺应预期解剖形态，形成窝沟。光固化20秒。

第三层（图10）充填牙釉质树脂（重体），应在咬合面塑形时，具有形态保持能力。光固化20秒。

点涂法完成表面染色。涂布甘油凝胶后光固化40秒。再次强调塑形的重要性，完成的修复体形态应接近最终要求，不需要过多调磨。

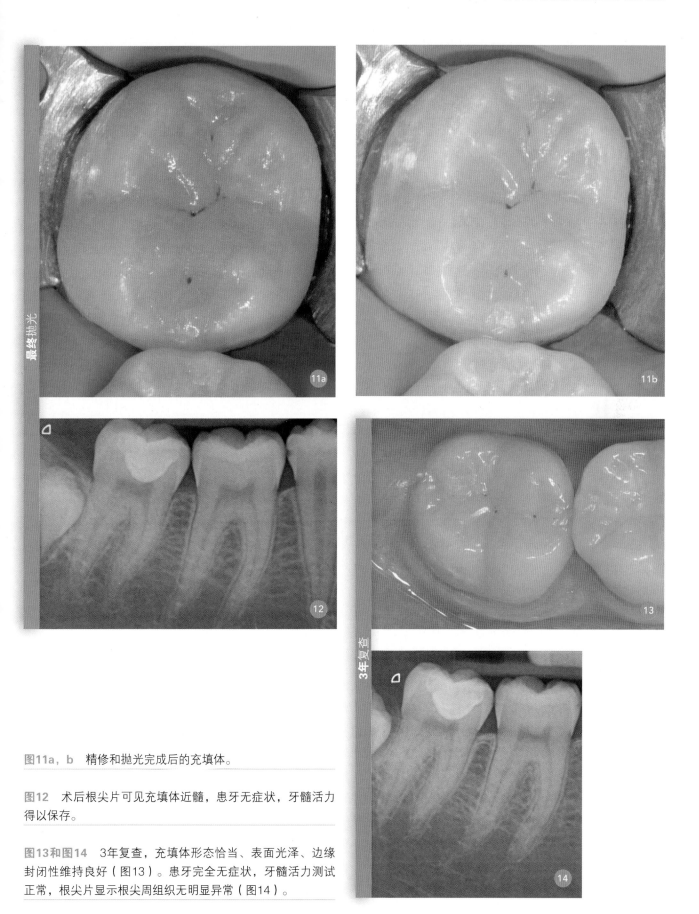

图11a，b 精修和抛光完成后的充填体。

图12 术后根尖片可见充填体近髓，患牙无症状，牙髓活力得以保存。

图13和图14 3年复查，充填体形态恰当、表面光泽、边缘封闭性维持良好（图13）。患牙完全无症状，牙髓活力测试正常，根尖片显示根尖周组织无明显异常（图14）。

Ⅰ 类洞修复

> **大型窝洞**

本组分类涵盖所有临床检查可发现的明显龋坏，通常为继发龋坏，经X线片确认（图43a～c）。拍摄X线片是诊治过程的必备环节。诊断过程的基本目的之一是确定牙髓活力状态。显然，温度测试反应异常提示牙髓治疗的可能。X线片检查将进一步解答临床检查带来的疑问，引导临床医生朝向保存牙髓活力的方向，或是摘除牙髓的方向。不应忽视以保存牙髓活力为目标的治疗方法，需要借助一些技术，促进牙髓牙本质复合体生成反应性牙本质，这对年轻患者尤为重要，但并非绝对排除非年轻患者。

本组分类也包含大面积龋坏但牙髓健康的年轻患牙，表现为大范围牙本质龋坏、大量牙釉质丧失支持，但牙釉质解剖形态尚未破坏。这类患牙冠部解剖形态完整，能为重建咬合面解剖形态提供必要的引导，这是避免反复调𬌗的决定性因素，因而可避免损伤充填体表面完整性，使整个修复流程更加顺畅，获得与术前一致的解剖形态。可以达到和利用技工室诊断蜡型制作出的导板相类似的效果[97-98]。而临床上无法做到每个病例都制作诊断蜡型，因此术者可通过"自由手"技术完成修复，如果可在术前获得患牙的原始解剖形态，则可利用其制作硅橡胶导板以完成修复。

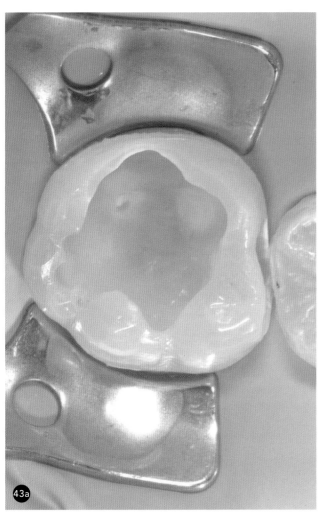

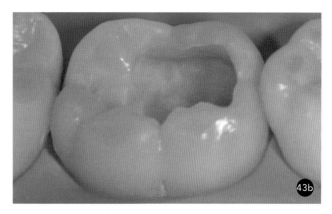

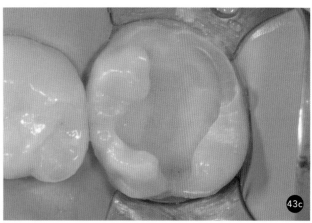

图43a～c　大型Ⅰ类洞示例。

斜分层多层充填

Ⅰ类洞多层法复合树脂直接修复

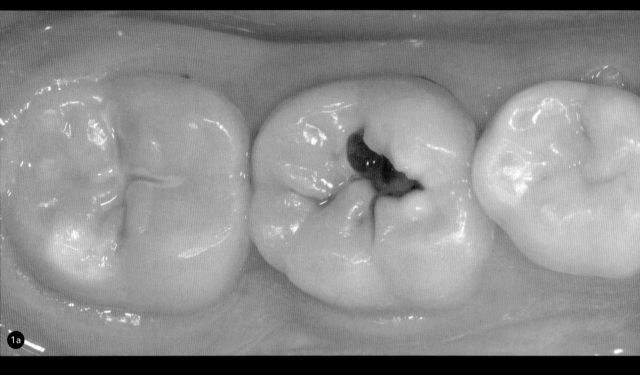

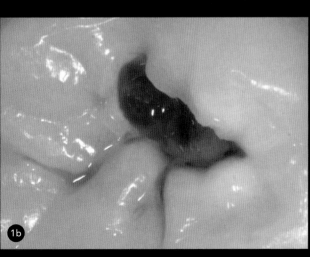

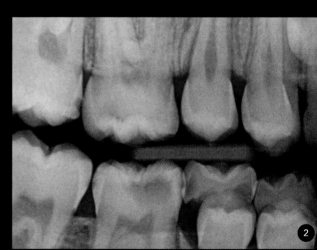

图1a，b 13岁年轻患者，**46**咬合面深龋坏，颊面浅龋坏，近远中面E1龋坏（观察，定期涂氟）。

图2 治疗前右侧后牙咬合翼片，清晰显示咬合面深龋坏。

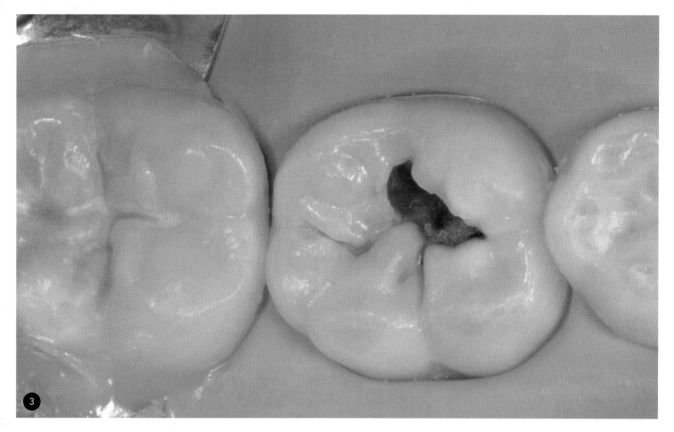

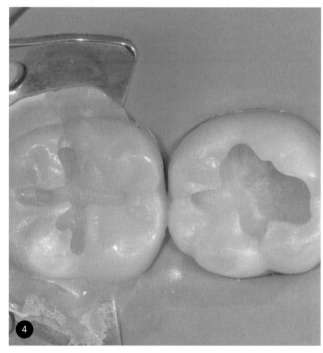

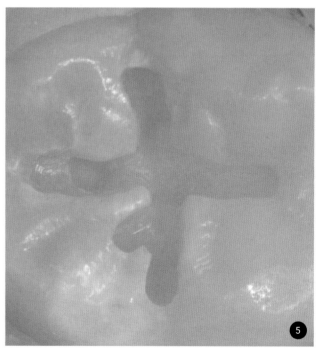

图3 橡皮障术区隔离。47尚未完全萌出，清洁颊舌面后，使用自粘接流动树脂（Vertise™ Flow，Kerr）固定26N橡皮障夹。

图4 47咬合面窝沟表浅龋坏，去腐后。46咬合面深龋坏，打开窝洞，去净腐质。

图5 47微创粘接型窝洞细节照片。

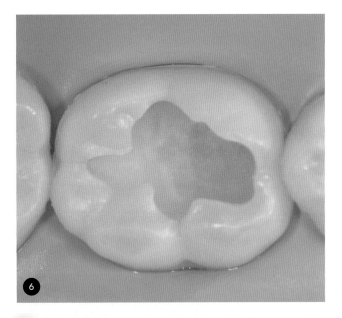

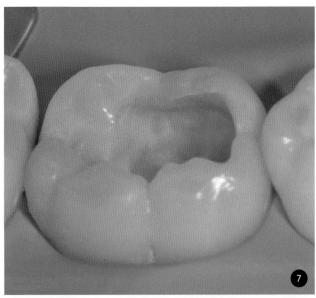

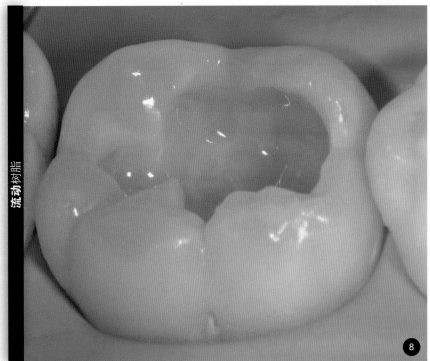

流动树脂

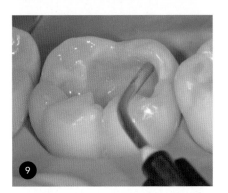

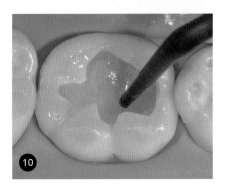

图6　**46**窝洞近中近髓。

图7　**46**咬合面龋坏范围较大，近中舌尖丧失牙本质支持：考虑到近中边缘嵴尚完整，患者非常年轻，咬合负担不重，从微创修复的角度出发，术者选择保留近中舌尖。

图8　牙釉质预酸蚀后，使用两步法酸蚀–干燥粘接系统（自酸蚀）完成粘接处理，使用流动树脂形成牙本质洞衬，达到釉牙本质界。

图9　在支持不足的近中舌尖下方充填低流动性、高填料复合树脂（G-aenial Universal Flo，GC）。

图10　洞底充填高流动性复合树脂（G-aenial Flo-X，GC），厚度控制在0.5mm。

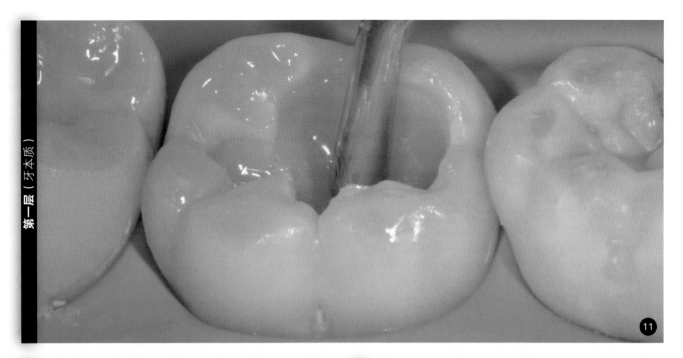

第一层（牙本质）

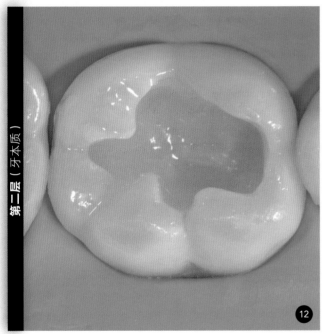

第二层（牙本质）

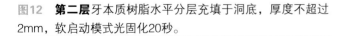

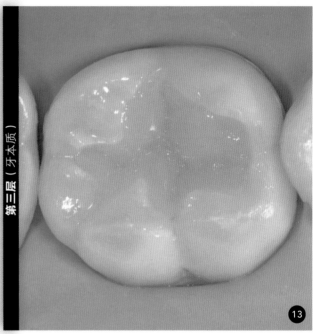

第三层（牙本质）

图11　由于窝洞范围较大，近中舌尖无充分支持，需分多层充填，尽可能地控制聚合收缩，获得较理想的解剖形态。**第一层**树脂使用A4牙本质色树脂，垂直分层，充填在近中舌尖下方，以软启动模式光固化20秒。

图12　**第二层**牙本质树脂水平分层充填于洞底，厚度不超过2mm，软启动模式光固化20秒。

图13　**第三层**牙本质树脂充填后雕出窝沟，形成咬合面的基础形态。建议使用中高饱和度（A4、A5）中流动性的牙本质树脂：易于形成明确的窝沟，但又不至于过深，避免在充填牙釉质树脂时引入气泡。

第四层（牙釉质）

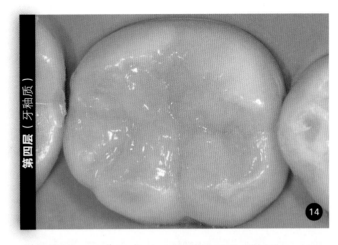

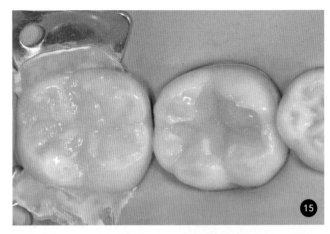

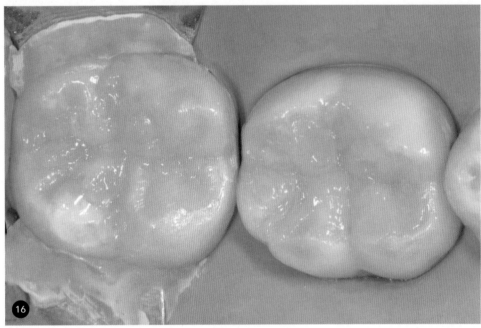

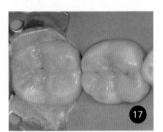

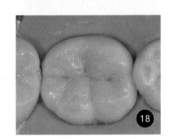

图14　**46第四层**牙釉质树脂，一次性充填后雕刻出主窝沟，然后形成精细解剖形态。

必须使用能够在塑形时保持形态的牙釉质树脂。推荐中高明度材料。塑形器械有DD1-2（Hu-Friedy）或CS13 COM-Pro（Deppeler）。解剖形态的进一步完善需要使用细的有角度的合成毛刷，用树脂单体（GC）润湿再用纸吸干后使用。显然，一步法塑形要求不能存在直射光，如牙椅灯光或放大镜灯光等。光固化要求软启动模式20秒，全功率模式20秒。

图15　**47**先充填一层流动树脂，再使用牙釉质树脂恢复咬合面解剖形态。46和47同时完成修复，节约临床时间。

图16　牙釉质层树脂固化后，完成**46**和**47**充填。

图17　使用31mm长10#K锉以点染法完成**46**和**47**表面染色。

图18　**46**表面染色后的细节照片。

建议严格地涂布甘油凝胶后再进一步光照40～60秒，阻止氧阻聚层形成，使树脂固化得更充分。

最终充填完成

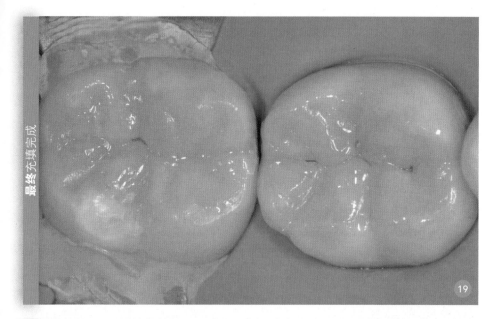

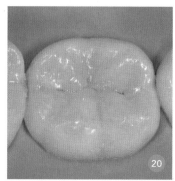

3年复查

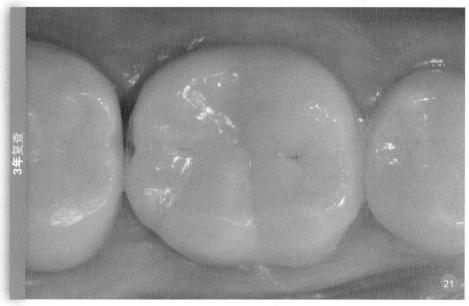

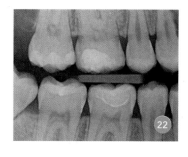

图19　46和47，40μm细粒度金刚砂车针修整形态后，增速手机+硅胶尖（Brownie，Shofu Dental）充分水冷下低速抛光，然后使用Identoflex抛光尖抛光；最终抛光，先用合成毛刷在气流冷却下抛光，再使用含二氧化硅的自抛光毛刷Occlubrush（Kerr Dental）抛光。必要时，术者可再涂布一层表面封闭剂封闭树脂表面微孔隙。

图20　46充填修复完成后的细节照片，颊侧窝沟龋坏也同时完成修复。可以看到咬合面形态得到了充分恢复，边缘密合无间隙，充填体表面规则、高度抛光，美学融入性极好。

图21　3年复查，可见修复体形态和边缘保持良好，尽管患者未能定期检查并接受专业的口腔卫生维护——患者没有治疗的积极性也几乎无法被调动起来。

图22　3年复查的咬合翼片，可见充填体密合性良好，但46和47均有E2邻面龋，可能与未使用牙线有关；已充分告知患者，但患者未能付诸行动。

Ⅰ类洞修复

> 大型窝洞

"自由手"技术

如果剩余牙体无法明确地提示原有解剖形态，或暂时不具备制作硅橡胶导板的条件，则不得不采用"自由手"技术。接下来展示的病例将能指导大家熟悉这一方法。不过，考虑到每个病例的具体条件，并非所有病例都能有效地恢复原有解剖形态，但应当保证修复体能达到基本要求。

临床病例9

大范围深颊殆面缺损直接法修复
覆盖部分牙尖"离心法"充填

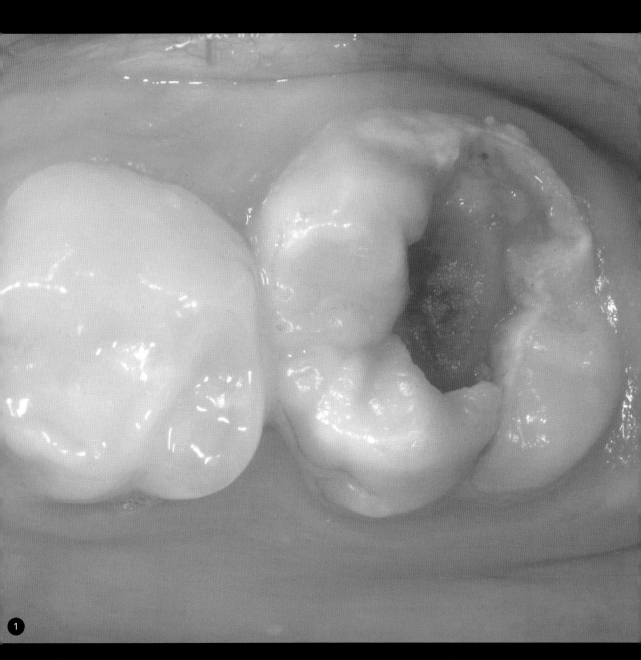

❶

图1　7岁女性患者，口腔卫生不佳，26颊殆面大范围龋坏。龋坏范围较大，与患牙牙釉质发育不全有关，牙体组织矿化不全，更易患龋。患者无法拍摄X线片。

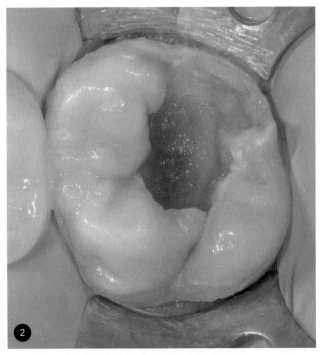

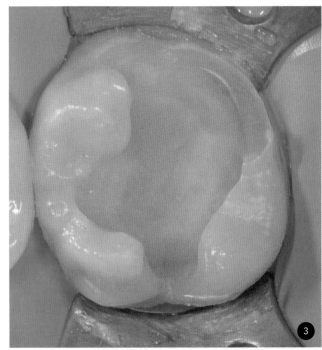

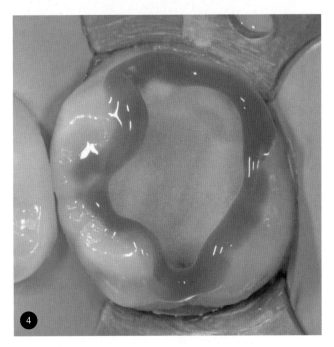

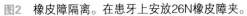

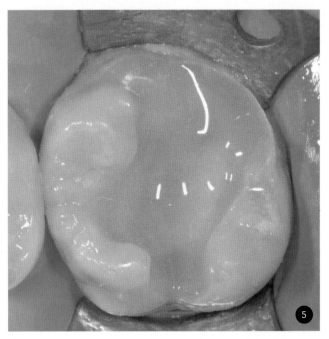

图2　橡皮障隔离。在患牙上安放26N橡皮障夹。

图3　打开窝洞，使用慢速瓷球钻极其仔细地去腐。必须去除所有脱矿牙釉质，保证修复体边缘位于健康牙釉质上。

图4　选择性酸蚀牙釉质，然后使用两步法自酸蚀粘接系统。

图5　粘接处理完成后，充填流动树脂形成牙本质洞衬达到釉牙本质界。

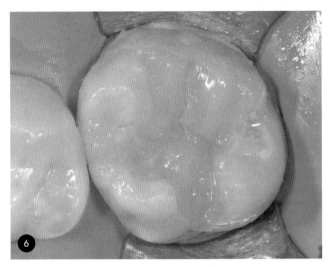

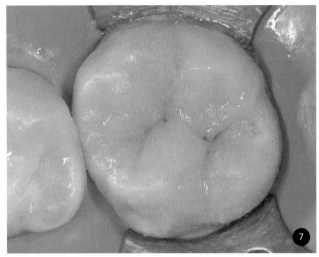

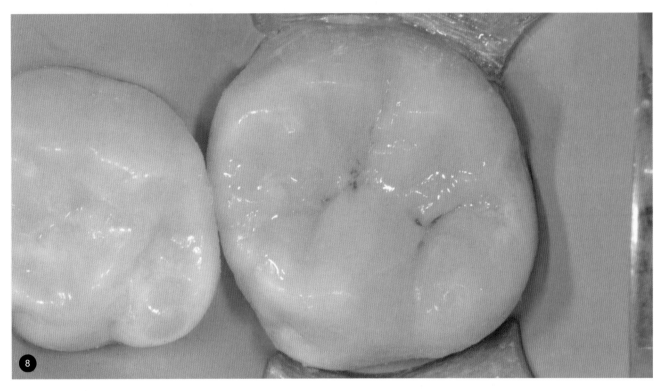

图6 本病例采用的充填技术为自由手向心分层充填技术，未使用成型片。这一决定的理由包括颊𬌗面洞未波及边缘嵴，同时在已安放橡皮障夹的患牙上再安放成型片非常困难，"自由手"充填较为方便。首先，采用多层充填技术，使用中饱和度牙本质树脂（A4、A3）恢复牙本质层，形成初步解剖形态，雕刻出主要窝沟。

图7 首先充填颊侧牙釉质树脂，选择中高明度、中半透明度的材料，然后再充填一层牙釉质树脂恢复咬合面。固化后，在窝沟底部点染法染色，充分铺展。目标是在塑形阶段尽量精准地恢复咬合面解剖形态。

图8 根据上文所述的流程完成修形和抛光（金刚砂车针修形，棕色高速手机抛光尖和蓝色Identoflex慢速手机抛光尖抛光，自抛光刷最终抛光）。

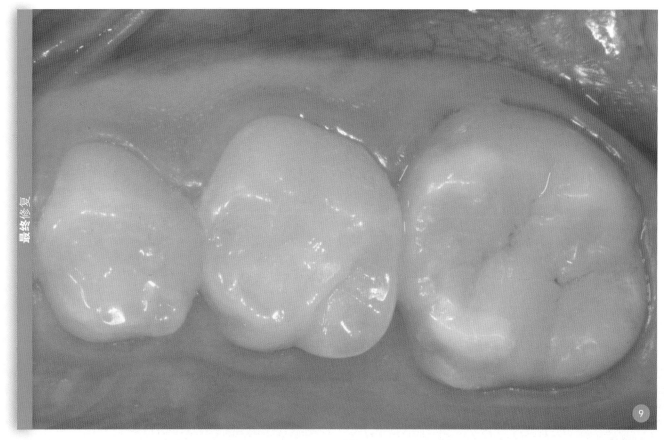

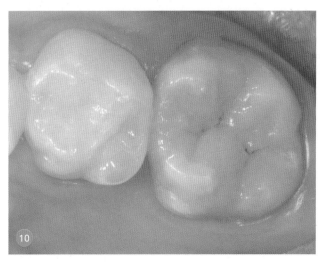

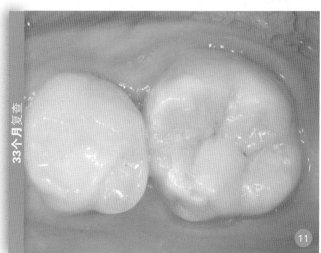

图9　术后咬合面照片。

图10　调殆后口内照片。可见患牙的形态、功能和美观均得到了恰当恢复。

图11　33个月复查，牙齿形态保持良好，无微渗漏，牙髓活力得以保存。

保留无支持壁
（结合双固化树脂分多层充填）

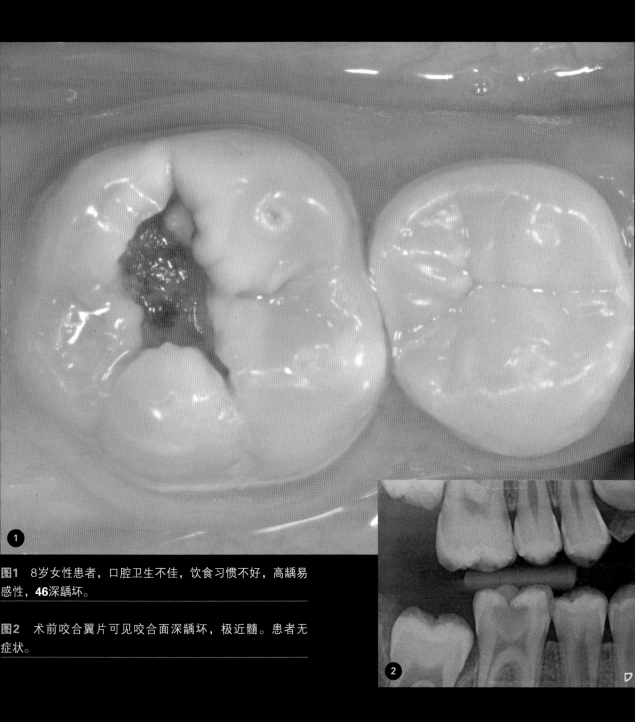

图1 8岁女性患者，口腔卫生不佳，饮食习惯不好，高龋易感性，**46**深龋坏。

图2 术前咬合翼片可见咬合面深龋坏，极近髓。患者无症状。

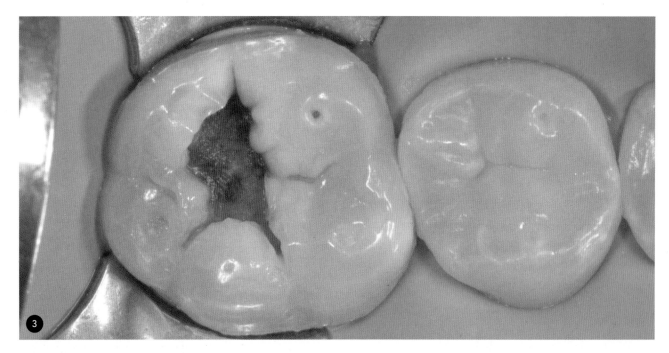

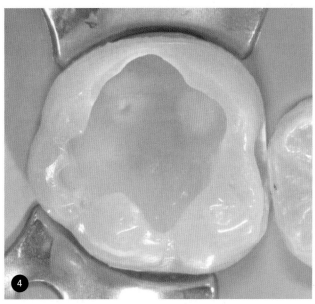

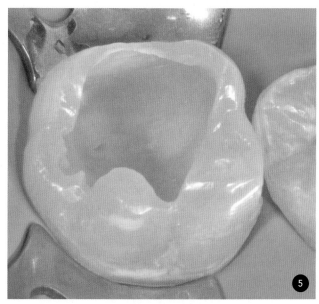

图3　橡皮障术区隔离，使用26N橡皮障夹。

图4　打开窝洞，交替使用慢速瓷球钻和高速金刚砂球钻极其仔细地去净腐质。考虑到保存牙髓活力的必要性，去腐时尽量不要露髓。

图5　由于患者年幼，患牙咬合负担不重，边缘嵴未被破坏，尽管舌侧壁大部分无牙本质支持，术者仍旧选择保留舌侧壁。调磨舌侧壁，降低高度约1.5mm，用充填体覆盖以获得保护，同时避免牙体–修复体界面位于咬合接触区。采用同样的微创策略，近中面的褐色龋坏通过侧方入路完成去腐，未打开边缘嵴。这样恰好能够更好地保存舌侧壁的抗力。

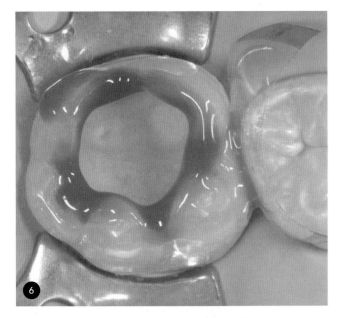

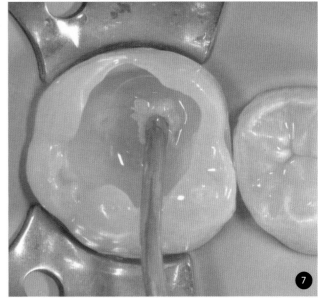

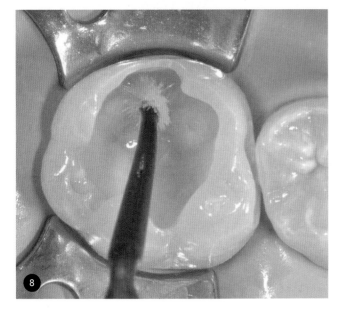

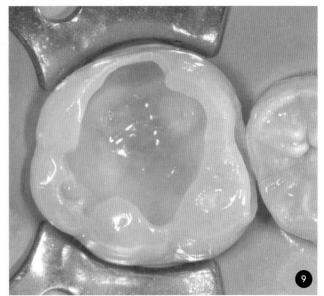

图6　选择性酸蚀牙釉质，两步法自酸蚀粘接处理。选择这种策略考虑到窝洞极深，近髓，髓角已透出。窝洞越深，牙本质渗透性越大（牙本质小管的数量和直径均增加）。因此，这种情况下更推荐较"柔和"的自酸蚀系统，避免磷酸酸蚀牙本质。

图7　涂布2%氯己定30秒，抵制基质金属蛋白酶活性，增强粘接强度的长期稳定性。不要冲洗，轻吹干，避免牙本质过度脱水。

图8　涂布自酸蚀预处理剂20秒，应主动涂擦。更推荐使用小毛刷，硬毛刷的刷毛可能会刺穿洞底的薄层牙本质，导致牙髓出血。

图9　用小毛刷涂布粘接剂，主动涂擦2次，每次30秒。固化40～60秒（增加光照时间可增强粘接层的显微硬度，降低渗透性，减少水解反应，增强粘接强度的长期稳定性）。

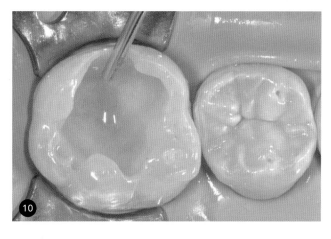
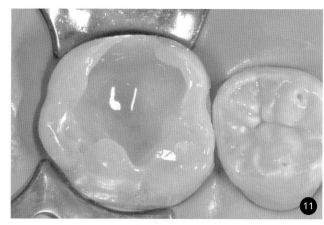

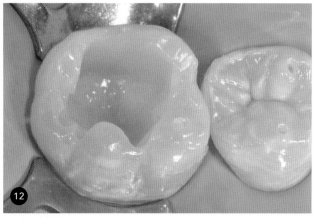
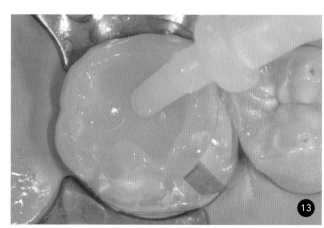

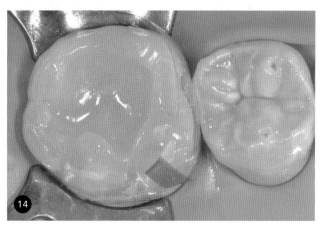
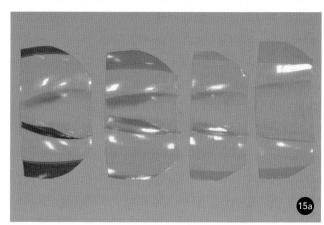

图10和图11 在窝洞底部充填**流动**树脂，在本病例中，流动树脂充填范围延伸至舌侧釉质壁。

图12 用**第一层**低收缩**牙本质**树脂或通用树脂为仅存牙釉质的舌侧壁提供"支持"，该层垂直分层充填，软启动模式光固化20秒。

图13和图14 由于窝洞很深，常规需分多层充填，另一选择是使用**双固化树脂**（Clearfil DC core，Kuraray）进行**部分内部重建**，用配套的混合头一次性充填到位。建议等待树脂初步化学固化完成后，再使用光固化灯引发光固化过程，达到完全固化（使双固化复合树脂充分固化的必需步骤）。这能确保更好地控制聚合收缩（见第2章）。

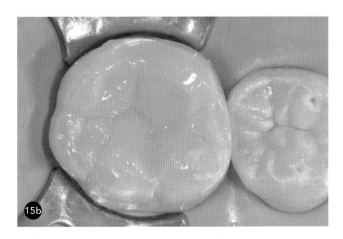

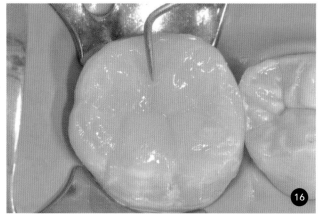

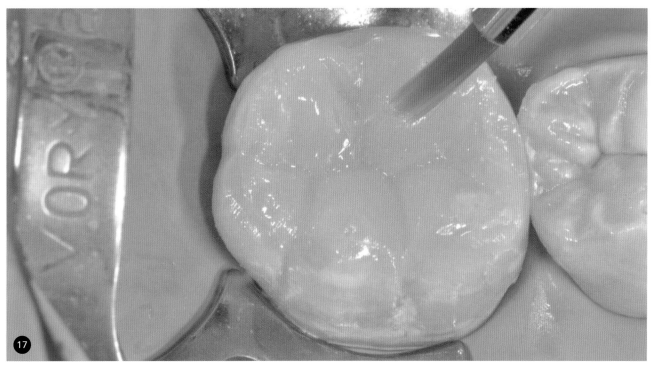

图15a，b　近中缺损的充填使用解剖式透明成型片，蓝色号（中弯高型，Hawe Adapt™ Sectional matrix System，Kerr Dental；图15a），充填牙釉质树脂后，塑形成型片，恢复近中边缘嵴。然后，充填牙本质树脂、塑形、雕刻出窝沟、形成基础解剖形态。建议使用中流动性中高饱和度（A4）牙本质树脂：能够雕刻出清晰的窝沟，但不至于过深，避免在塑形牙釉质树脂时引入气泡（图15b）。

图16和图17　最后充填一层牙釉质树脂完成咬合面修复，先形成主窝沟，再雕刻出精细解剖形态。必须使用能够在塑形时维持形态的牙釉质树脂材料。本病例使用中高明度树脂。塑形器械为CS13 COM-Pro（Deppler）。解剖形态的进一步完善需要使用细的、有角度的合成毛刷，用树脂单体（GC）润湿再用纸吸干后使用。显然，一步法塑形要求不能存在直射光，如牙椅灯光或放大镜灯光等。光固化要求软启动模式20秒，全功率模式20秒。

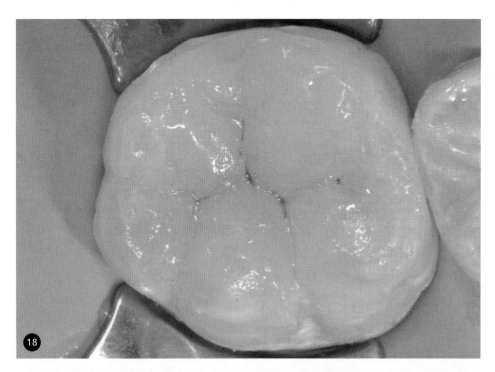

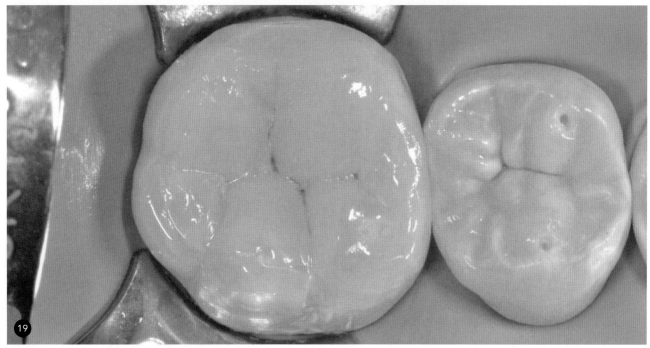

图18 用31mm长10#K锉，适当弯曲后，点染法完成表面染色。从策略上讲，应当在塑形阶段尽可能准确地恢复解剖形态，完善细节，减少后续修形和抛光的需要，才能获得质量最佳的修复体。

图19 使用蓝色Identoflex抛光尖抛光，使用合成毛刷和含二氧化硅的自抛光毛刷Occlubrush（Kerr Dental）在吹气降温下完成最终抛光。必要时，术者可涂布光固化表面封闭剂，封闭树脂表面微孔。注意修形和抛光的幅度非常有限：这是修复体长期成功的关键。

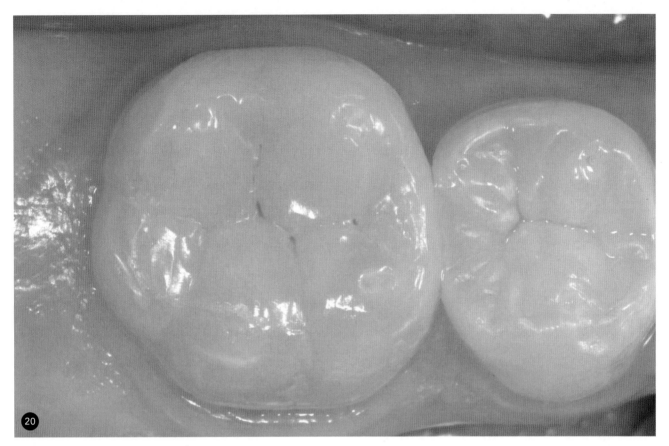

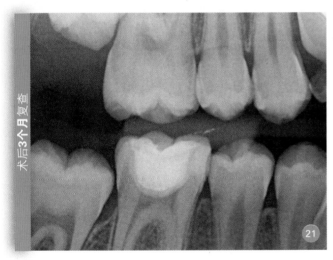

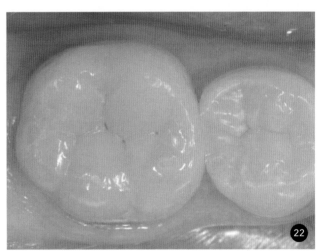

图20 抛光完成后的细节。可以看到咬合面形态得以充分恢复，与功能要求相适应，美学表现也十分优异。

图21 术后咬合翼片检查。清晰可见充填体界面接近髓腔。当患牙无症状、患者又尤其年轻时，保存牙髓活力十分必要，没有进行根管治疗的理由，这样做只会降低牙齿抗力。

图22 术后3个月复查。牙齿完全无症状，牙髓活力测试正常。这种微创策略已经超前于目前的科学研究，效果良好，在粘接修复领域打开了新的微创修复的大门。

Ⅰ 类洞修复

> 大型窝洞

硅橡胶导板法

出于临床便利性的考虑，同时降低对术者操作技巧的要求，在去腐前可制作硅橡胶导板记录下原始解剖形态。许多学者[97-98]提出了大体相似但略有不同的操作方法，来自过去模型制作的启发。

这类修复体扩展了直接法修复和间接法修复的边界，适合年轻患者，他们的牙髓–牙本质复合体有非常好的修复能力。

深龋坏复合树脂直接充填
36采用流动树脂印章技术修复
37采用流动树脂预防性树脂充填

作为传统自由手充填技术的另一选择，符合适应证并具有临床可行性时，可以使用高填料流动树脂，替代传统膏体树脂，或作为其补充。流动树脂也可以通过术前取得的阴模配合直接充填技术使用。在进行预防性树脂充填时，可以使用流动树脂，方便、直接。

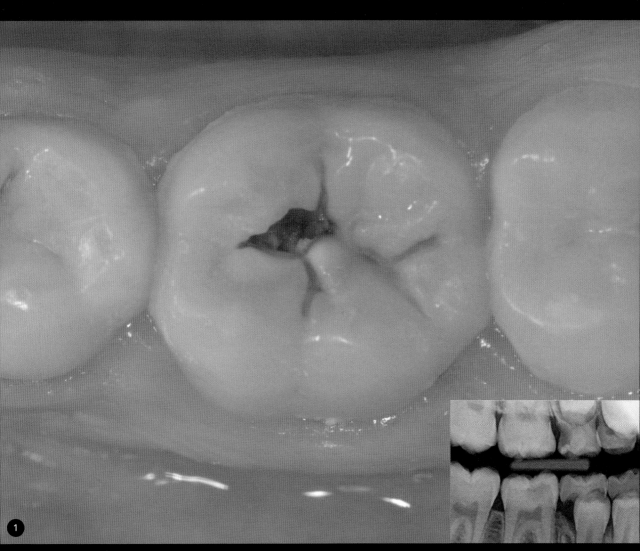

图1 13岁年轻患者，**36**深龋坏，口腔卫生控制不佳，龋易感性高。

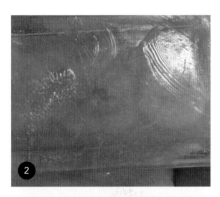

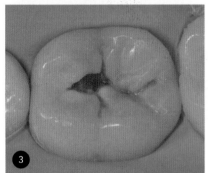

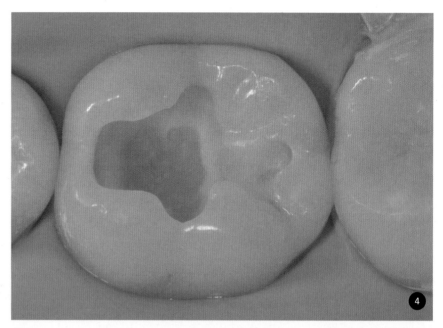

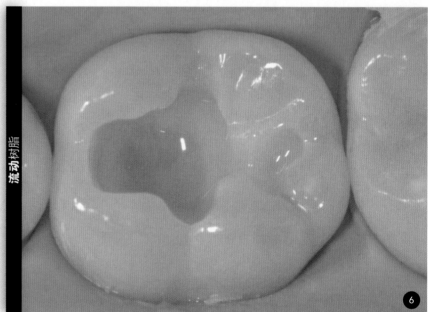

流动树脂

图2　窝洞预备前，用塑料透明托盘+高硬度透明硅橡胶（最好达到60~65肖氏硬度，如Memosila 2，Kulzer；Registrado® Clear VOCO；Zhermack等）制取印模。

图3　橡皮障术区隔离。因37未完全萌出，使用自粘接流动树脂（Vertise™ Flow，Kerr）固定26N橡皮障夹。

图4　**36**咬合面深龋坏，接近近中髓角。

图5　使用三步法酸蚀-冲洗粘接系统进行粘接处理。应当选择性酸蚀牙釉质边缘，方便印压树脂后多余树脂材料的去除。这是为什么不建议使用一步法或两步法自酸蚀粘接系统的原因，它们所形成的粘接界面将不可避免地超出窝洞边缘。

图6　在洞底充填高流动性流动树脂，厚度控制在0.5mm，轴壁直到釉牙本质界。

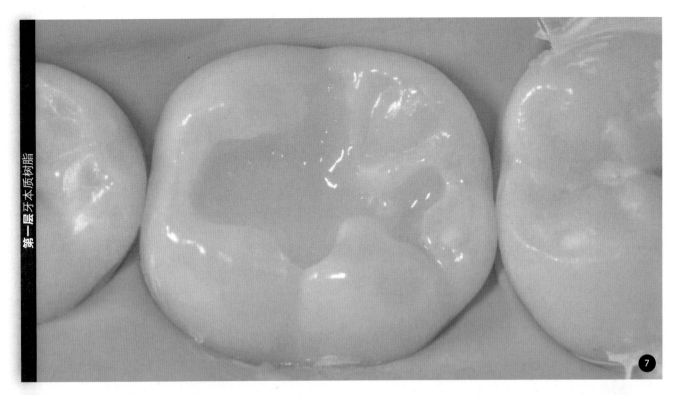

第一层牙本质树脂

⑦

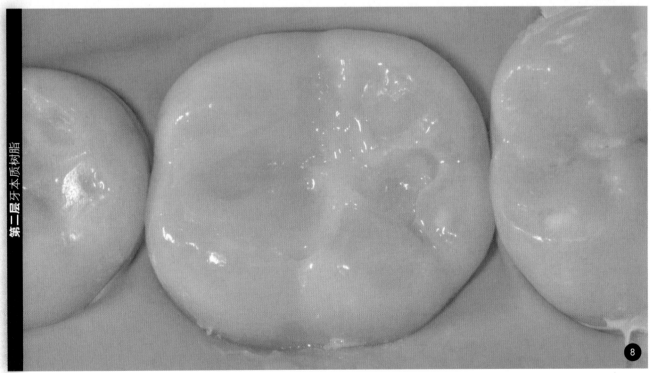

第二层牙本质树脂

⑧

图7 该窝洞为中-大型窝洞，牙本质层应至少分两层充填，才能尽量控制聚合收缩。在洞底充填**第一层**牙本质树脂，水平分层，最大厚度2mm，软启动模式固化20秒。

图8 水平分层充填**第二层**牙本质树脂，**暂不**固化。推荐使用专用树脂加热器（Cal-Set，Addent）将树脂加热至54℃，增强流动性，增加聚合转化率。

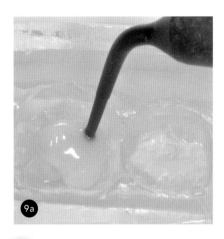
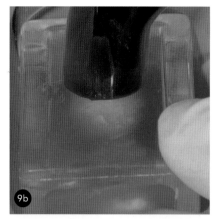
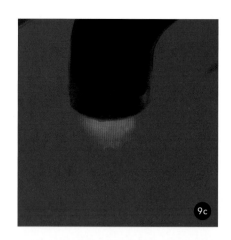

9a 9b 9c

釉质层**流动**树脂成形后

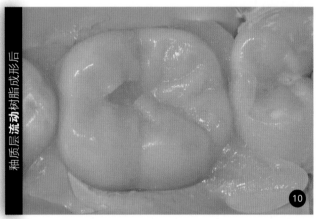
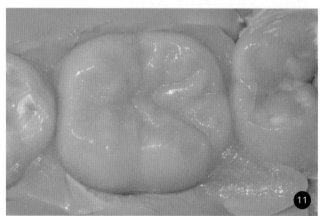

10 11

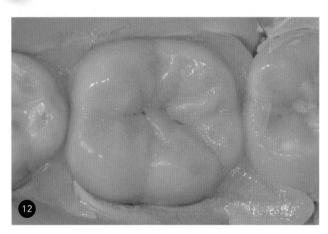
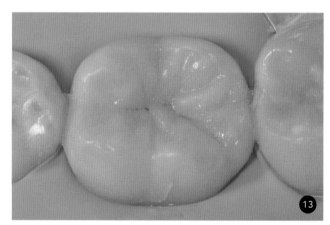

12 13

图9a～c 向硅橡胶阴模内精准地铺放一层高填料流动树脂，形成咬合面牙釉质层，注意不要引入气泡（图9a），然后复位到患牙上印压成形。透过硅橡胶阴模光照固化（图9b，c），应延长固化时间（平均来说，透过阴模光照40秒，去除阴模后再光照40秒）[99-101]。

图10 **36**流动树脂印压充填后，可见多余树脂材料。

图11 由于治疗前患牙咬合面已有小缺损，印压成形后将这一间隙再用一层树脂充填后固化。

图12 用31mm长10#K锉，适当弯曲后，点染法完成表面染色。

图13 用坚硬的洁治器类器械去除明显的多余树脂材料。

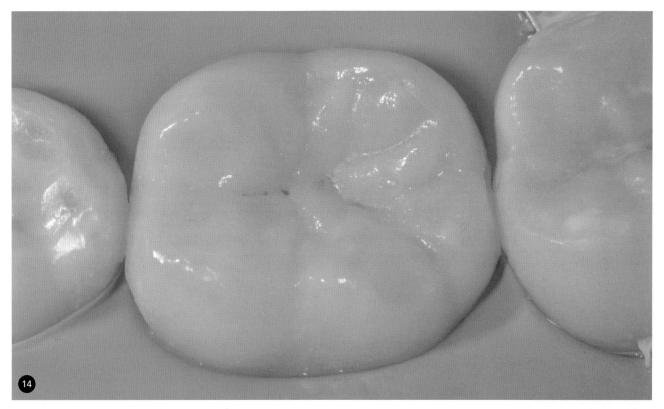

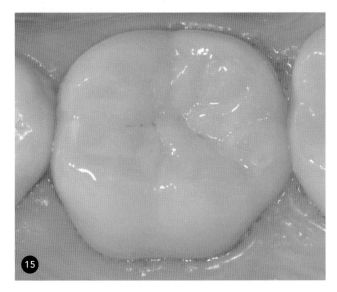

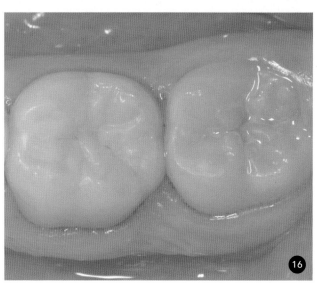

图14 **36**修复完成后。仅使用40μm细粒度金刚砂车针修整牙体−修复体界面。用蓝色Identoflex抛光尖抛光边缘；使用合成毛刷和含二氧化硅的自抛光毛刷Occlubrush（Kerr Dental）在吹气降温下完成最终抛光。必要时，术者可涂布光固化表面封闭剂，封闭树脂表面微孔。

图15 **36**修复体抛光后的细节。可以看到咬合面解剖形态得到充分恢复，充填体边缘顺滑、无间隙，表面精细抛光，美学融入效果非常好。

图16 36修复完成后，37窝沟脱矿需要行预防性树脂充填。

患牙37

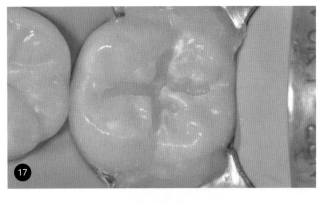 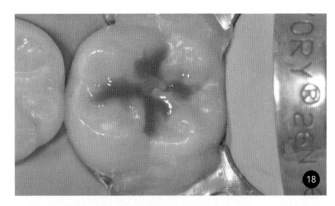

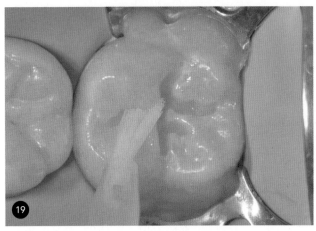 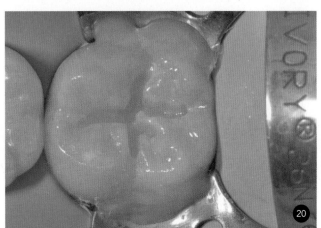

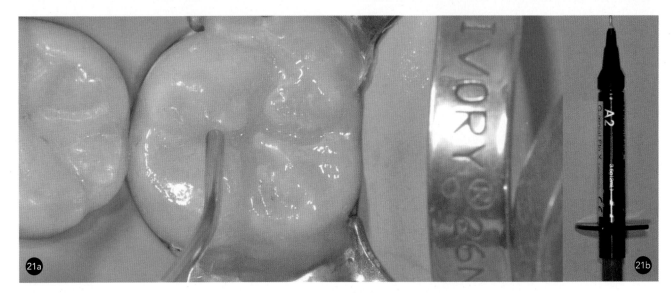

图17 打开**37**窝沟。

图18 **粘接处理**：牙釉质边缘选择性酸蚀30秒。

图19 涂布通用粘接剂。

图20 粘接层固化30秒。

图21a，b 充填A2色通用型高流动性复合树脂。

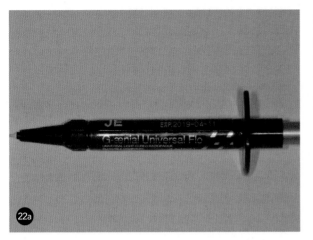
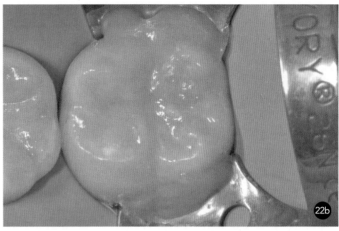

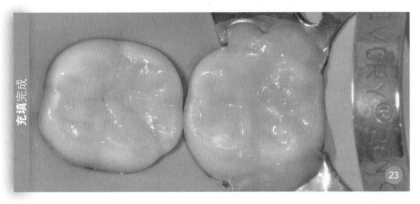
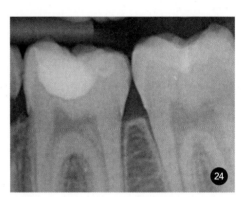

充填完成

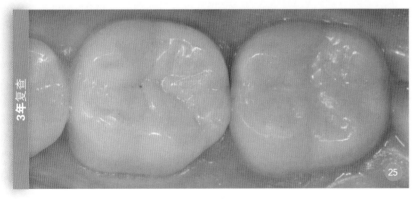
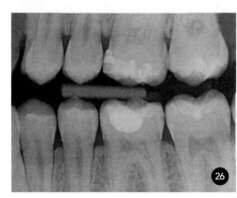

3年复查

图22a，b　充填高明度低流动性牙釉质材料（G-aenial Universal Flo，GC）（图22a）。与常规膏体树脂充填塑形相比，窝沟解剖形态相对不太明显（图22b）。

图23　高填料流动树脂充填修复完成。

图24　术后咬合翼片检查，细节展示。

图25　3年复查，可见修复体保持良好，尽管患者随访维护的意愿不强，未能规律复查并接受专业口腔卫生维护。

图26　3年复查咬合翼片，可见修复体密合性良好，邻面出现E1/E2龋坏。

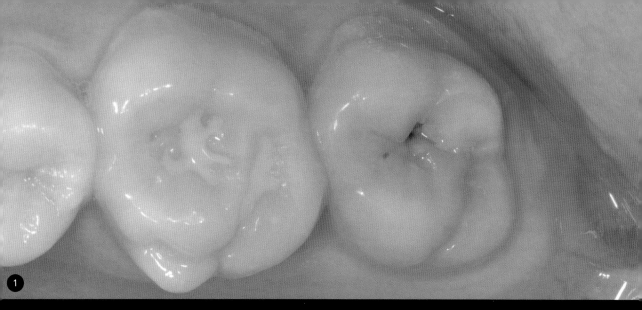

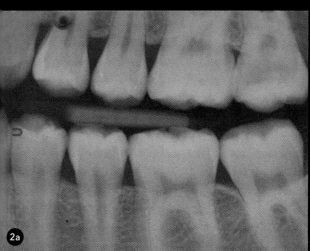

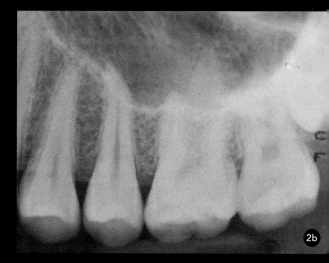

图1 21岁年轻患者。27大范围深龋坏，咬合面尚未成洞。

图2a，b 咬合翼片检查可见龋坏及髓。根尖片检查未见根尖周病变。患牙活髓，无症状，温度测试正常。

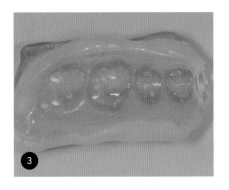

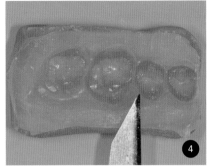

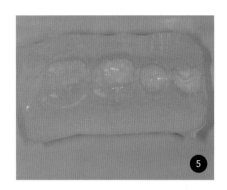

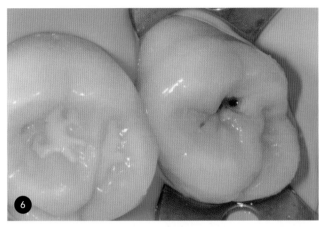

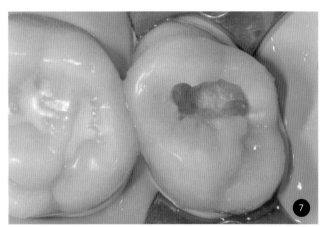

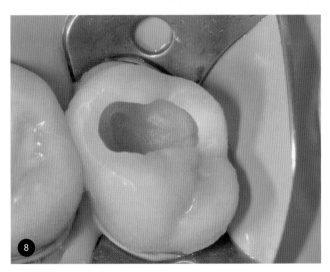

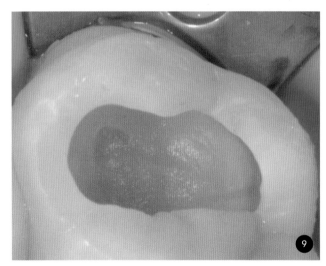

图3 ~ 图5　对于类似本病例的情况，患牙咬合面形态基本完整，尽管检查发现龋坏范围较大，仍可以使用光固化树脂个别托盘+透明硅橡胶在治疗前取模，采用直接法复合树脂印章充填技术完成修复。用手术刀去除多余硅橡胶后，从托盘内取出透明印模。

图6　完成23-27的橡皮障隔离，在第二磨牙放置27N橡皮障夹。

图7　打开窝洞，可见大量软化牙本质，提示龋损进展较快。

图8和图9　应仔细小心，精确去腐，可能的情况下避免露髓（近中髓角）。然而，此时牙本质仍有脱矿的表现，用锐利探针检查质地不够坚硬。

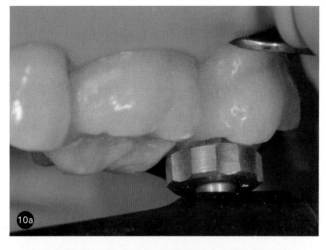

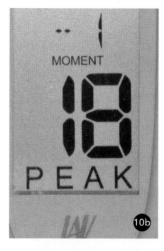

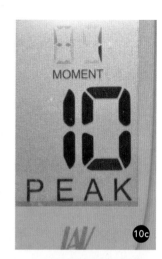

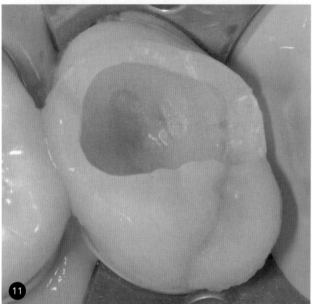

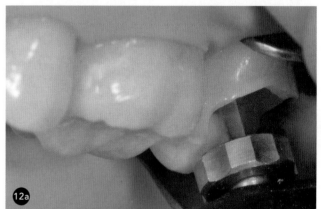

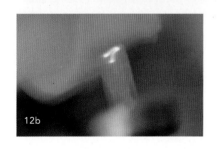

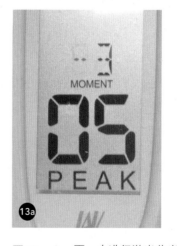

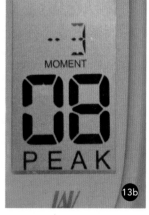

图10a ~ c　当去腐至非常近髓时，建议不要再根据经验确定去腐终点，应借助龋蚀检知液和激光荧光检测等方法（见P.Magne发表的文献）[88]。Diagnodent值分别为10和18，证实仍存在龋坏组织。

图11　交替使用金刚砂球钻和瓷球钻，精确且非常轻柔地完成进一步去腐。颊侧完全无牙本质支持，降低后以复合树脂覆盖。

图12a，b　再一次进行激光荧光检测。

图13a，b　Diagnodent值分别为5和8，说明感染组织已被完全去除。

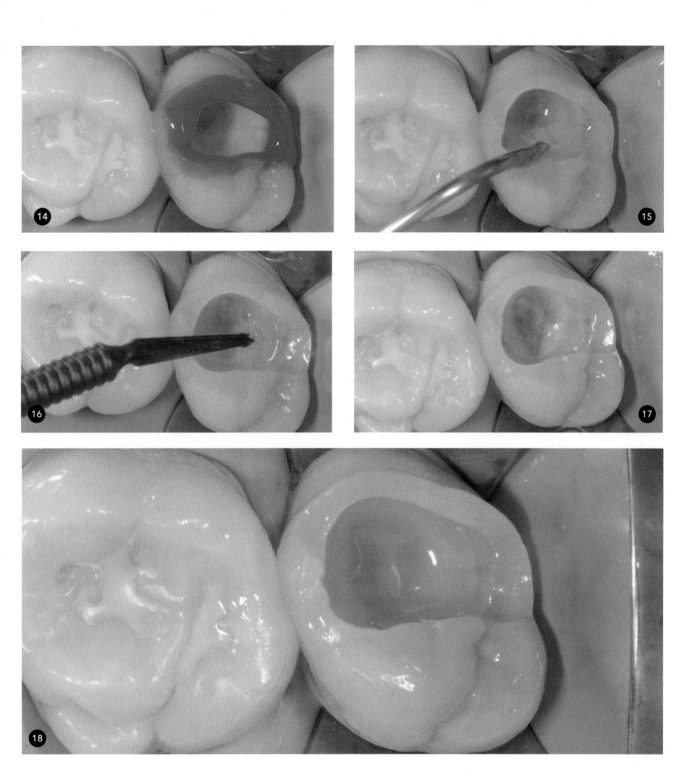

图14 进行粘接处理。必须使用三步法酸蚀–冲洗粘接系统。酸蚀时应注意要非常精确，仅酸蚀牙釉质边缘，不要超出窝洞之外。

图15 涂布2%氯己定。

图16 涂布牙本质预处理剂两次，每次30秒，应主动涂擦。

图17 涂布粘接剂，主动涂擦两次，每次30秒。光固化30秒。

图18 涂布流动树脂形成洞衬，至釉牙本质界。

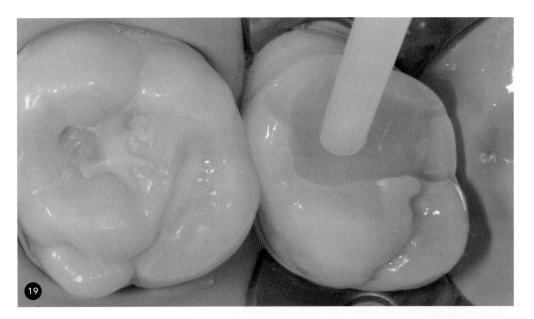

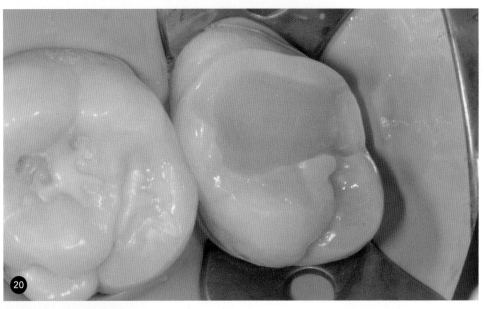

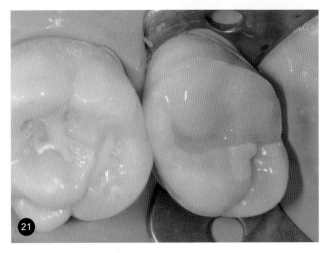

图19和图20　由于窝洞较大，常规应分多层充填，另一种可选的方法是使用双固化复合树脂（Clearfil DC core，Kuraray）堆核，通过自混头注射后一次成型。建议等待树脂完成初步化学固化后，再使用光固化灯激活光固化反应达到完全固化（双固化树脂达到良好转化的必需方法）。这种方法可确保更好地控制聚合收缩（见第75页光固化相关内容）。

图21　再充填一层加热至54℃的牙本质树脂，完成牙本质部分充填，注意暂不固化。

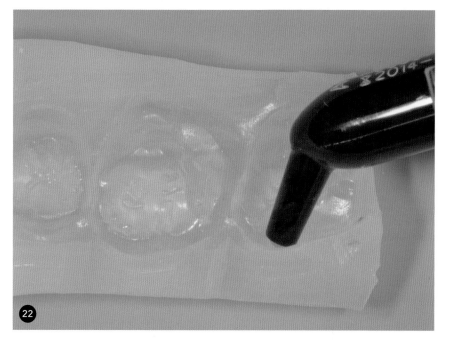

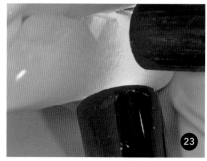

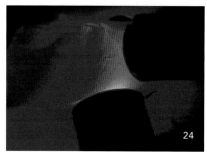

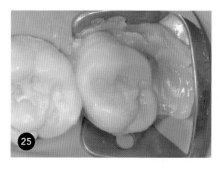

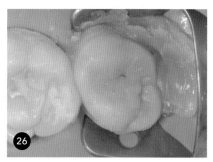

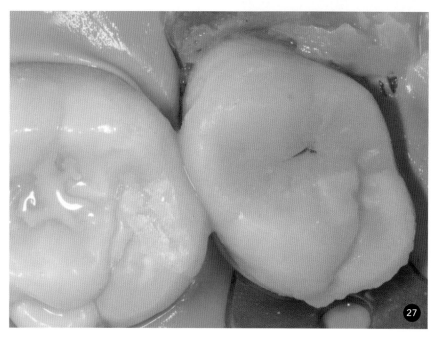

图22～图24　向硅橡胶阴模内充填加热后的牙釉质树脂，暂不固化。将印模复位到患牙上，按压成形。保持一定的压力并持续一段时间，使加热后的树脂能够流动到位，原因在于虽加热过但树脂仍存在一定的黏性，可能仍会阻挡硅橡胶阴模就位。然后，从咬合面、颊面和舌侧透过硅橡胶各光照至少20秒，然后取下硅橡胶阴模，涂布甘油凝胶，进一步光照固化咬合面40秒[20-21]。

图25　印压成形后的充填体，不可避免地出现树脂材料残留。

图26　充填牙釉质树脂封闭充填体咬合面的小间隙（复制了原有龋损的形态），点染法于窝沟底部染色。

图27　去除多余树脂材料，仅使用细粒度金刚砂车针完成边缘修整。

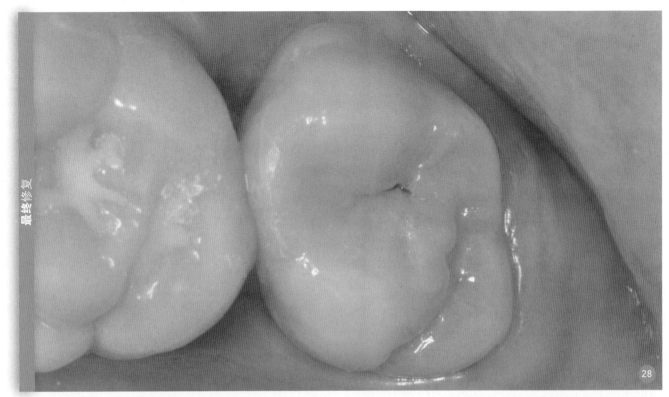

最终修复

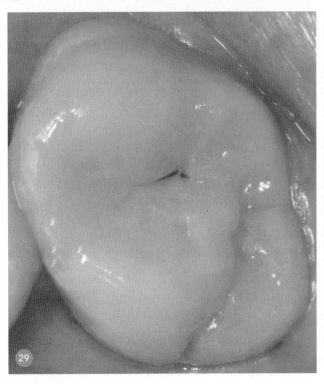

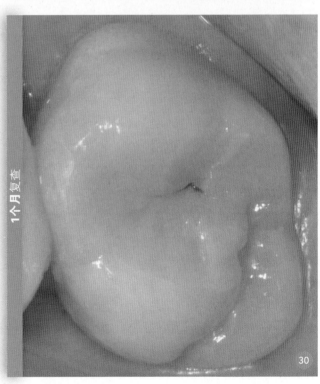

1个月复查

图28　蓝色Identoflex抛光尖和自抛光毛刷抛光后。不可使用车针修磨咬合面形态，以免改变或破坏印章法获得的理想咬合面解剖形态。

图29　放大显示修复体细节。可见修复体的形态和美学效果都非常理想。

图30　1个月复查。

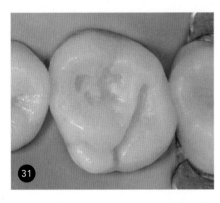
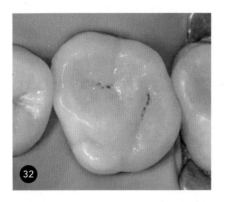
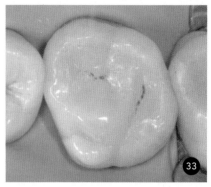

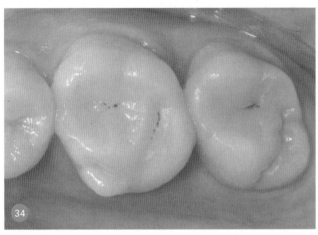
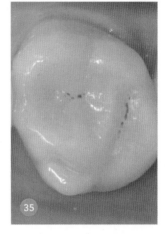
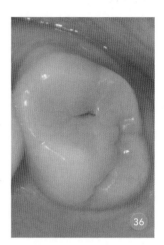

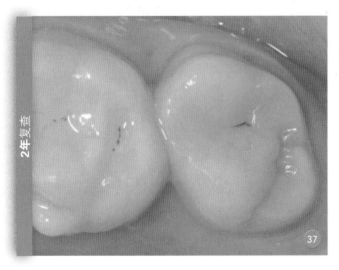
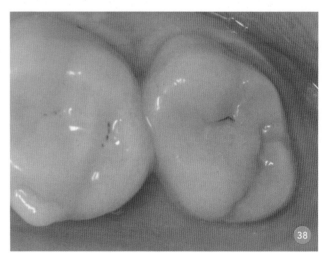

图31　26 PO-O预防性树脂充填。

图32　26 PRR后。

图33　修复体抛光后。

图34　27 1周复查。

图35　26细节照片。

图36　27细节照片。

图37和图38　2年复查。可以看到，从形态、美学、功能和表面光泽角度看，直接法修复的效果非常稳定（尤其是27，覆盖牙尖修复后）。

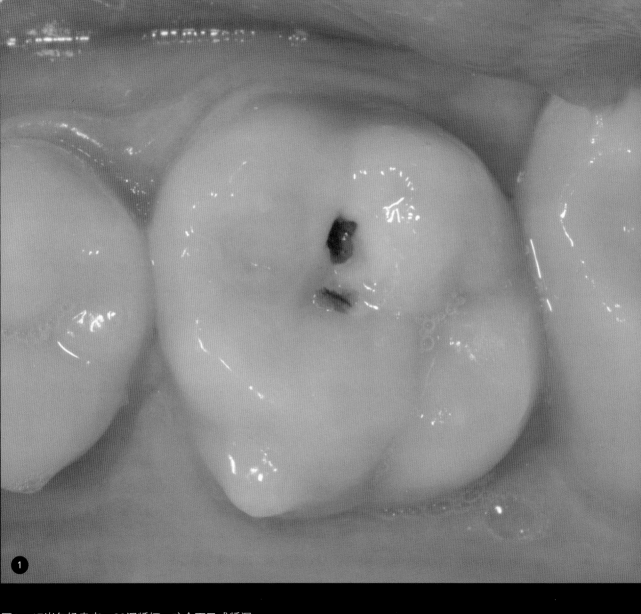

图1 17岁年轻患者。26深龋坏，咬合面已成龋洞。

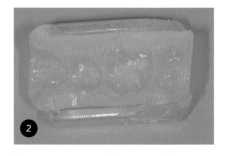

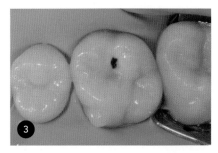

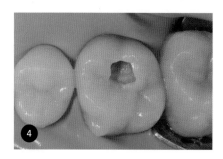

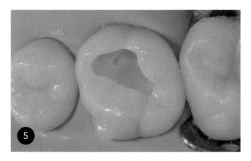

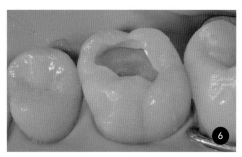

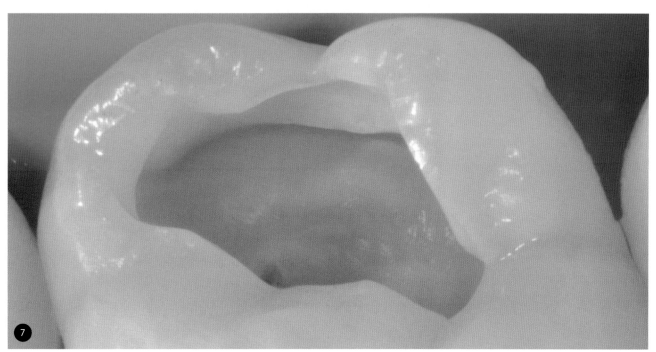

图2 对于类似本病例的情况，患牙咬合面形态基本完整，尽管检查发现龋坏范围较大，仍可以使用塑料托盘+透明硅橡胶在治疗前取模，采用直接法复合树脂印章充填技术完成修复。

图3 橡皮障术区隔离，第二磨牙安放27N橡皮障夹。

图4 打开窝洞。可见大量软化牙本质，提示龋损进展较快。

图5 尽管去腐时非常小心、精准，但仍未能避免露髓。

图6 此外，龋坏导致近中颊尖和远中颊尖的一部分丧失牙本质支持。

图7 颊侧壁细节照片，大部分区域仅存牙釉质。

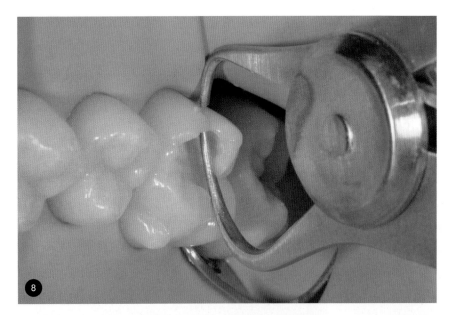

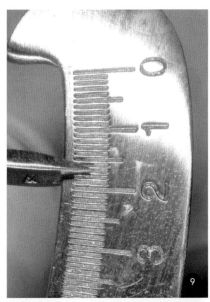

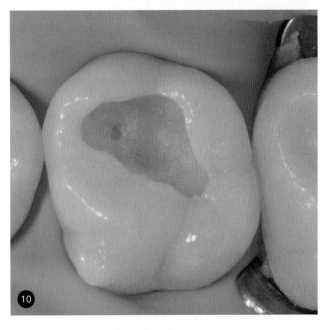

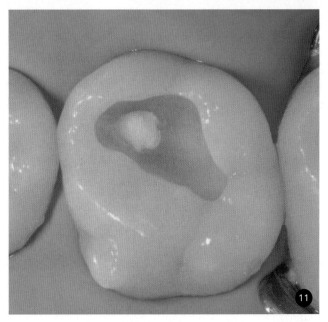

图8和图9 卡尺测量颊侧壁厚度：1.5mm。文献报告可保留牙尖的最小厚度要求为2mm。本病例选择了极为微创的方案，考虑到边缘嵴完整，咬合负担较小，最终保留颊侧壁。

图10 同样根据尽可能微创的理念，本病例同时选择**直接盖髓**，盖髓材料选择**MTA**（ProRoot，Dentsply Maillefer）。MTA需要至少48小时固化，但优先考虑的是遵循即刻牙本质封闭的原则，保护剩余的脆弱牙釉质，以及保持临床操作的流畅性。因此，术者决定在同一诊次完成充填修复，这样

能够：①增加远期保存牙髓活力的可能性；②保存仅存牙釉质的无支持牙尖，这类牙尖可能无法接受二次牙体预备；③使临床操作更流畅，显著降低治疗费用；④能做到真正的微创，仅有可能的不足之处是未来牙髓活力受到影响，后期可以很容易地通过根管治疗解决。

图11 用光固化MTA（Theracal，Bisco）覆盖粉状MTA，方便后续的粘接处理（否则会影响到未硬固的MTA）。

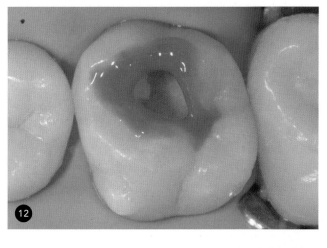

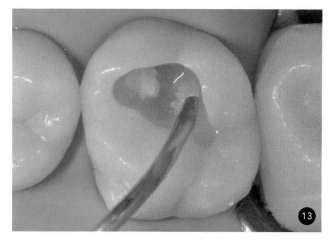

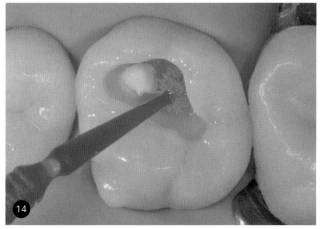

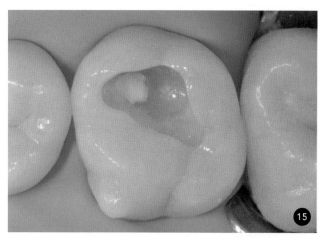

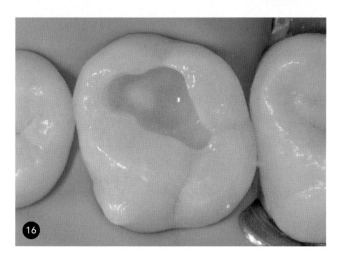

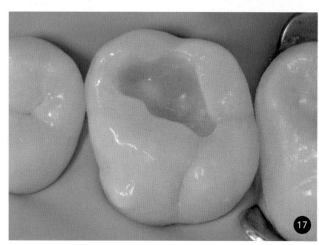

图12 必须使用三步法酸蚀-冲洗粘接系统。酸蚀时应注意要非常精确，仅酸蚀牙釉质边缘，不要超出窝洞之外。

图13 涂布2%氯己定。

图14 涂布牙本质预处理剂2次，每次30秒，应主动涂擦。

图15 涂布粘接剂，主动涂擦2次，每次30秒。光固化30秒。

图16和图17 涂布流动树脂形成洞衬，为颊侧壁提供支持。

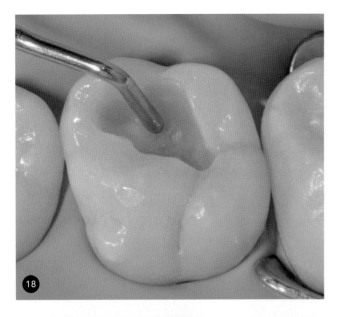

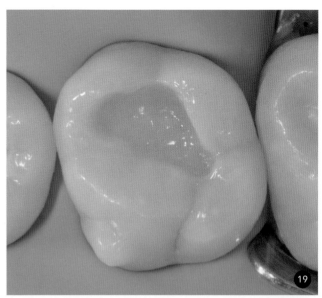

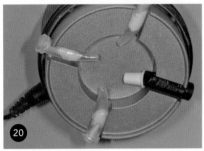

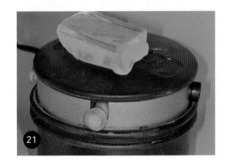

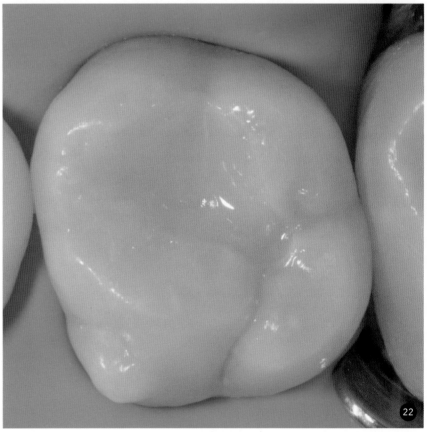

图18　垂直分层充填牙本质树脂，"支持"颊侧壁，随后光照固化。

图19　水平分层充填牙本质树脂，光照固化。

图20和图21　接下来印压时使用的树脂（牙本质树脂和牙釉质树脂）用专用加热炉（Calset AdDent）加热至54℃。

图22　向窝洞内充填加热后的树脂，暂不固化。

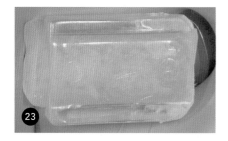

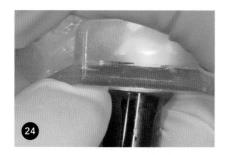

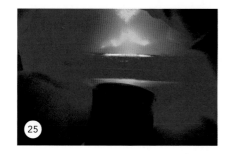

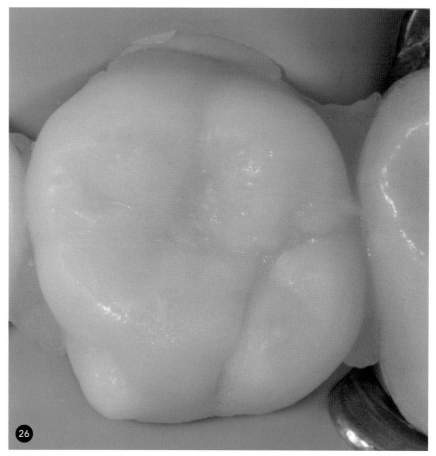

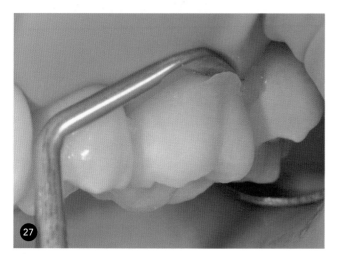

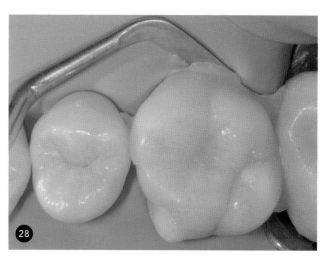

图23 向硅橡胶阴模内充填加热后的牙釉质树脂，暂不固化。将阴模复位，按压就位。

图24和图25 保持一定的压力并持续一段时间，使加热后的树脂能够流动到位，原因在于虽加热过但树脂仍存在一定的黏性，可能仍会阻挡硅橡胶阴模就位，进而导致咬合面出现早接触点。然后，从咬合面、颊面和舌侧透过硅橡胶各光照

至少20秒，然后取下硅橡胶阴模，涂布甘油凝胶，进一步光照固化咬合面40秒。

图26 印压完成后的修复体。

图27和图28 用坚硬的有角度器械（Hu-Friedy）去除未与牙面粘接的材料。

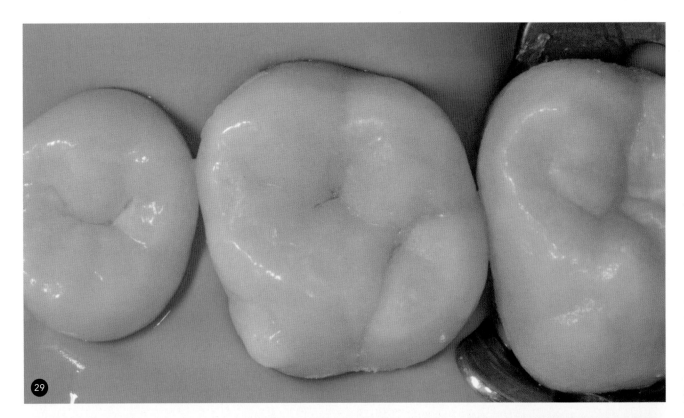

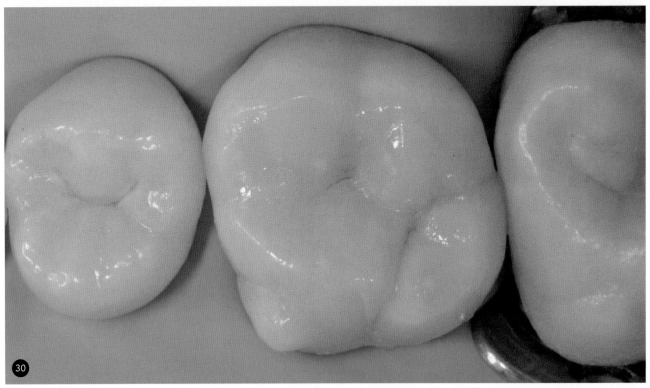

图29　去除多余材料后，仅使用细粒度火焰形车针**修整充填体边缘**。

图30　蓝色Identoflex抛光尖和自抛光毛刷**抛光**后。不可使用车针修磨咬合面，以免改变或破坏印章法获得的理想咬合面解剖形态。

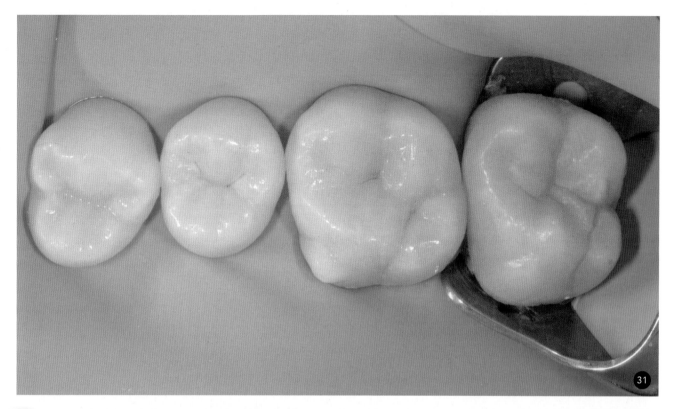

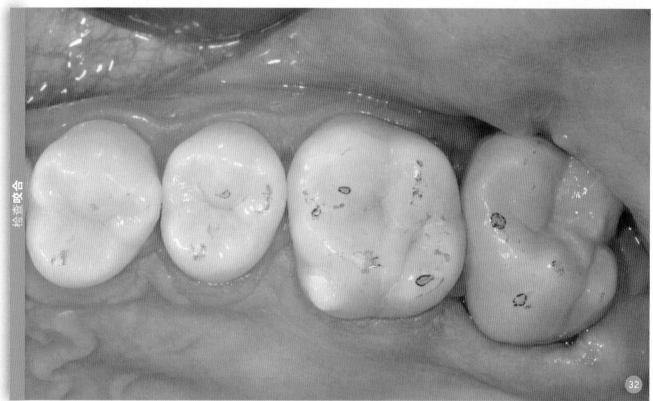

图31　抛光后局部牙列照片。可见修复体的形态和美学效果都非常理想。

图32　取下橡皮障后检查咬合。咬合面形态复制了患牙原有形态，咬合接触很难出错。

36牙髓治疗后堆核-印章法技术修复：
高度美学仿生的微创粘接修复

　　我们将展示一个特殊的临床病例，这颗下颌磨牙完成牙髓治疗后，冠部剩余健康牙体组织有一部分丧失支持，不适合常规直接法修复。患者因急症前来就诊，主诉为3区牙齿在物理刺激下（温度和压力）有疼痛症状。根据目前公认的、可预期的常规治疗方法，患牙应当接受间接法修复，有可能需要手术暴露边缘。考虑到患者尚未成年（14岁），口腔状态基本健康，无副功能习惯，依从性较好，我们选择了高度美学仿生的微创粘接修复方案。这个病例我们做到了形态、功能和美学方面较为完美的修复，采用全新的微创堆核-印章法技术，借助术前取得的硅橡胶印模得以实现。必需的先决条件包括：无支持组织应当使用低收缩复合树脂进行充分增强，边缘嵴得以完整保存，患者咬合功能正常且无副功能习惯。

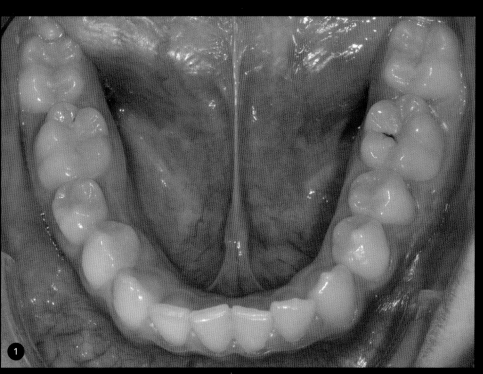

（感谢Tecniche Nuover授权发布文献内的病例照片：Veneziani M. Buildup&Press Technique: new minimally invasive adhesive approach with high esthetic biomimicry. Il Dentista Moderno 2014;5: 76-86）

图1　临床上可以看到，下颌牙列基本健康，36可见一明显的咬合面小龋坏，无副功能表现。

图2　临床检查发现36咬合面龋坏，由于牙釉质较厚，龋坏似乎较小，但牙釉质典型的白垩色表现却提示龋坏范围较大。

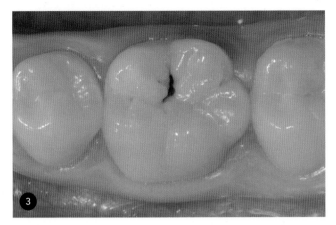

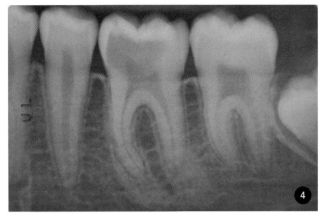

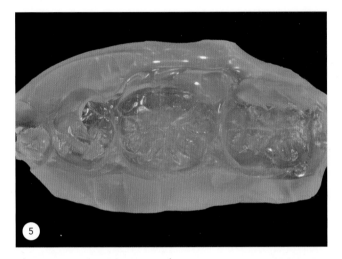

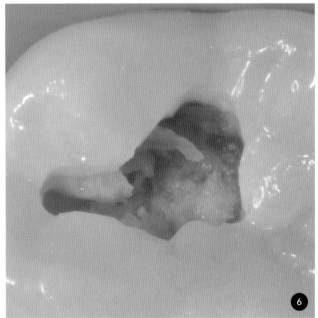

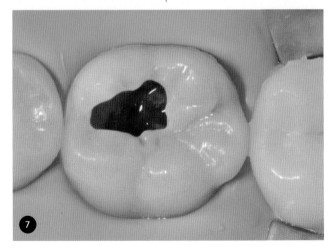

图5　第一次就诊时，在术区隔离前，用透明加成型硅橡胶（Kulzer）制取患牙印模，形成个性化导板，用于恢复咬合面及颊舌面。

图6和图7　橡皮障隔离术野后，用小直径金刚砂球钻（009平头-锥形，Komet）打开窝洞，去除明显的龋坏牙釉质，所有的"软化牙本质"就都暴露出来，已经涉及髓腔。这时应间断去腐，交替使用低速多刃瓷球钻和增速手机用金刚砂球钻，低速钻磨，注意保存边缘嵴、牙尖和轴壁牙本质，避免产生过大振动，仅可轻加压。

图3和图4　事实上，左侧后牙平行投照咬合翼片（图3）可见明显透影区，波及牙本质全层，并已达髓腔。因此，补拍根尖片（图4）评估根管解剖，拟行根管治疗。预约下次就诊进行根管治疗，再预约另一诊次进行冠部修复，节约临床时间，更加流畅。

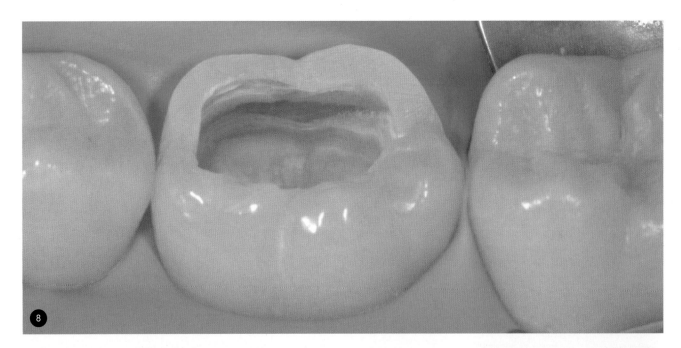

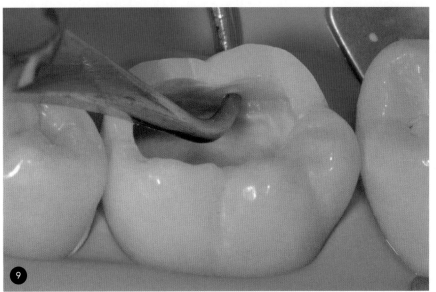

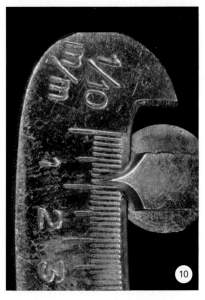

图8～图11　去净所有龋坏组织后，舌侧壁菲薄，已可透出橡皮障及龈沟（图8）。去腐后测量舌侧壁厚度（用卡尺测量），不超过0.8～0.9mm（图9和图10），按常规思路，应去除舌侧壁，堆核，最终完成间接修复覆盖无支持牙尖。应当考虑到，如果降低无支持的舌侧壁到厚度满足2～2.5mm的要求，有可能需要根向预备至龈下，甚至到釉牙骨质界根方，因此就必须通过牙周手术暴露边缘，才能完成术区隔离、印模制取和间接修复体的粘接。接下来，打开髓腔，注意保存所有健康牙体组织，避免进一步削弱牙齿强度。随后，使用机用旋转镍钛器械完成根管治疗。髓腔内放置小棉球，光固化暂封材料（DuoTEMP®，Coltene）完成临时充填后，结束此次治疗。第二次治疗时，完成橡皮障隔离，去除暂封材料，降低舌侧壁高度约2mm，保留边缘嵴。用1∶5增速手机安装金刚砂车针完成这步操作，应充分水冷，同时将根管治疗时接触过次氯酸钠的牙本质"再次激活"，这部分牙本质不是粘接的理想介质（图11）。在开始关键的粘接处理前，将整个窝洞用甘氨酸喷砂彻底清洁。必须使用**三步法酸蚀-冲洗粘接系统**，具体方法已有详述[102]。

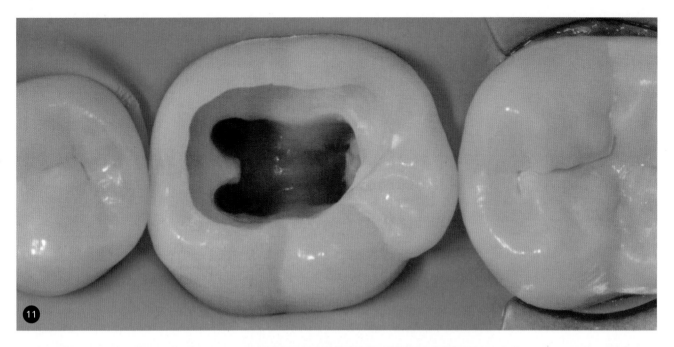

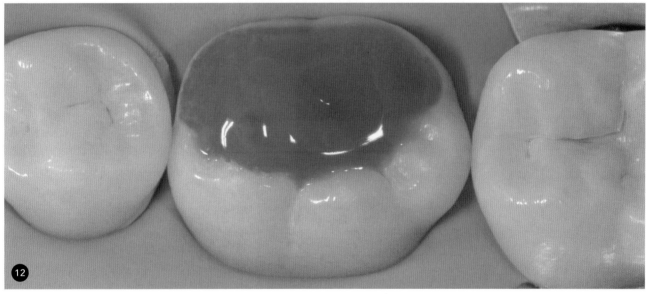

图12　**第一步**牙釉质酸蚀30秒，牙本质酸蚀15秒，彻底冲洗1分钟，干燥，涂布2%氯己定30秒。根据文献报告[103]，氯己定可抑制基质金属蛋白酶，改善粘接界面的长期稳定性。关于酸蚀剂的质地，很重要的一点是酸蚀剂应当为凝胶型（Ultra-Etch，Ultradent），不应具有流动性，不可渗透至涂布区域之外。如果无法满足这一要求，那么印压成型后多余树脂将超出窝洞边缘，一旦固化与牙釉质产生粘接后很难去除，修形和抛光过程会十分复杂耗时，且很容易影响修复效果。自酸蚀粘接系统也有类似的问题。

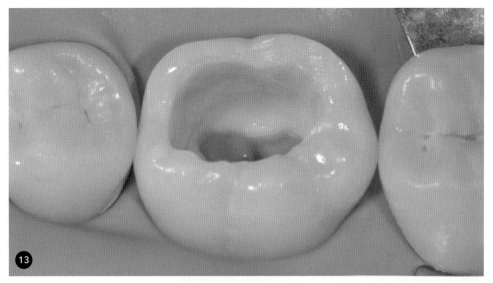

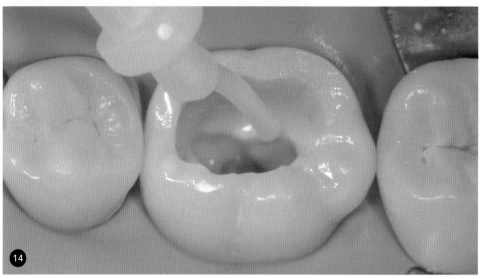

第二步 涂布牙本质预处理剂。轻吹干牙本质，不要过度干燥，用主动涂擦的方法涂布牙本质预处理剂，至少两次，每次不少于30秒。每次涂布完成后，应彻底吹干，使溶剂完全挥发。

第三步 涂布粘接剂。用前摇晃瓶身混匀粘接剂，应涂布整个窝洞，至少两次，每次30秒，每次涂布完成后应当轻轻吹匀，并用吸引器去除多余粘接剂。光照60秒使粘接层彻底固化，增强粘接层显微硬度，降低通透性[104]。

图13 随后对整个舌侧壁进行增强，首先内衬一层流动树脂（Venus Flow，Heraeus Kulzer），该树脂含有氨基甲酸酯，能最大限度减少聚合收缩；然后，第二层树脂也应使用低收缩树脂（Venus® Pearl，Kulzer）。

图14和图15 用超白色树脂（Venus® Baseliner flow，Kulzer）封闭根管口以便区分，然后用自固化或双固化树脂充填封闭髓腔和窝洞，无须使用根管桩。当牙本质壁缺损时，纤维桩有助于抵抗侧向力[105]。在本病例中，从微创修复的角度看，纤维桩没有必要，因此没有使用。使用化学固化或双固化树脂能更好地控制聚合收缩。

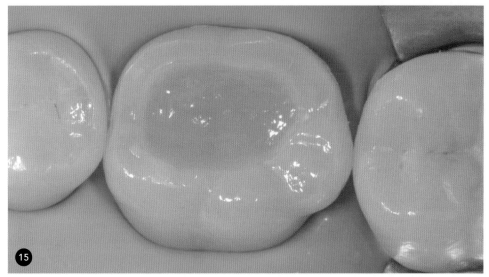

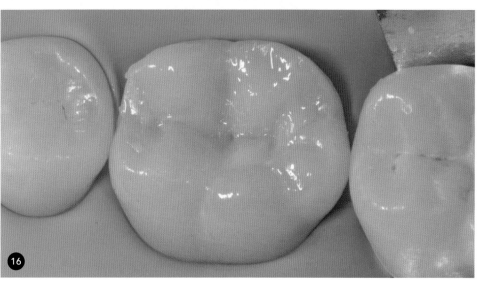

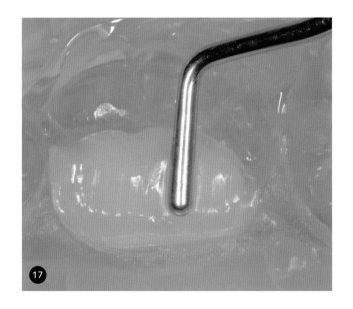

图16 这时，可以开始重建咬合面以及之前降低高度的舌侧壁。中高饱和度牙本质树脂（通常为A4）用专用加热器（Cal-set Addent）充分加热后，充填恢复咬合面，仅需大致确定解剖形态。

图17 高透明度的纳米填料复合树脂加热至54℃后，充填到之前制作的硅橡胶阴模内，在牙尖顶处使用A1树脂，在轴壁和咬合面中央部分使用A2。然后进行印压充填，将阴模复位，给予持续的压力，压力应当均匀并持续一段时间，以邻牙作为垂直终止的指示，确保阴模最终就位。

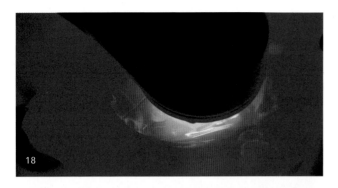

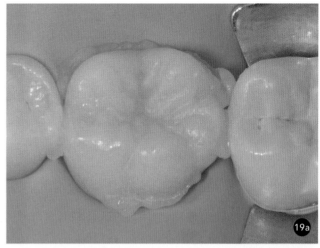

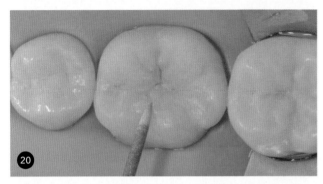

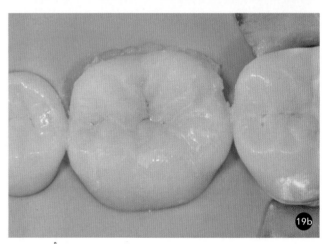

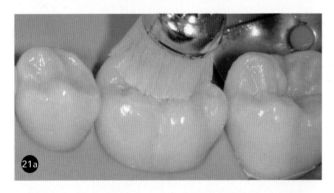

图20和图21a，b 开始修形，首先用洁治器去除多余的未与牙面粘接的树脂（归功于精准的酸蚀）。然后，用细粒度金刚砂车针（40μm）修整边缘（图20），然后用增速手机+Shofu brownie硅胶尖在水冷下抛光，再使用蓝色Identoflex抛光尖接慢速手机抛光。而整个咬合面则只用尼龙毛刷和含二氧化硅的自抛光毛刷在吹气冷却下抛光（图21a，b），以忠实地保留原有解剖形态。

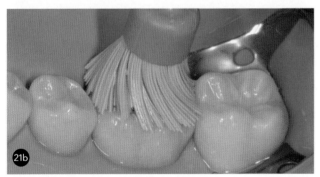

图18和图19a，b 透过阴模光照使树脂固化。显然，阴模有一定厚度，会导致光强衰减，同时阴模使光固化灯灯头远离树脂表面，而光强则随着光源与被照射平面距离的平方而衰减[106]。因此，颊侧、舌侧各光照1分钟后，再取下阴模，这样就可以完整地复制咬合面的原始解剖形态（图19a，b）。然后，用棕色染色剂完成窝沟染色，在充填体表面涂布甘油凝胶，进一步隔绝氧气固化，确保单体转化率达到最高。

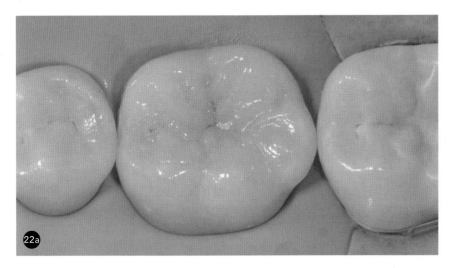
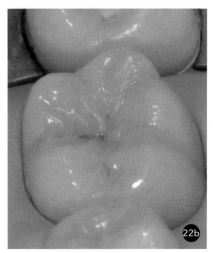

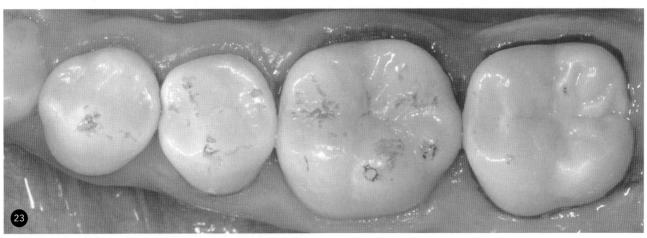

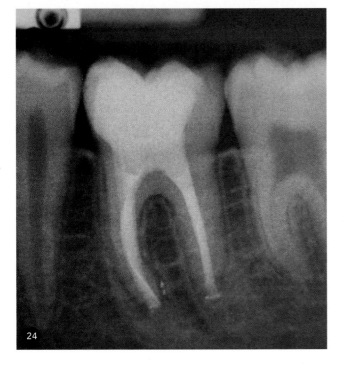

图22a，b　可以用软羊毛刷和金刚砂抛光膏进一步抛光。

图23和图24　取下橡皮障后，用30μm Accufilm咬合纸检查咬合，不过由于完全忠实再现了原有解剖形态，显然不需要调殆（图23）。然后拍摄术后X线片（图24）。

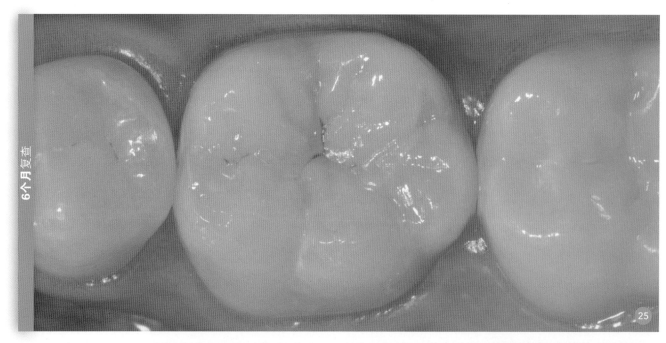

6个月复查

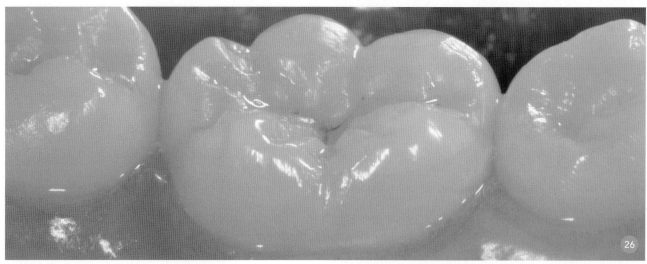

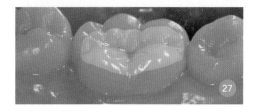

图25 ~ 图27　6个月复查，可见该技术能实现解剖、功能和美学的完美恢复（图25）。此外，应强调舌侧壁虽完全无牙本质支持但未出现任何牙釉质裂纹，这证明对聚合收缩做到了很好的控制（图26和图27）。

图28　下牙弓术后照片。

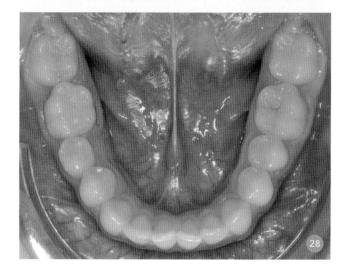

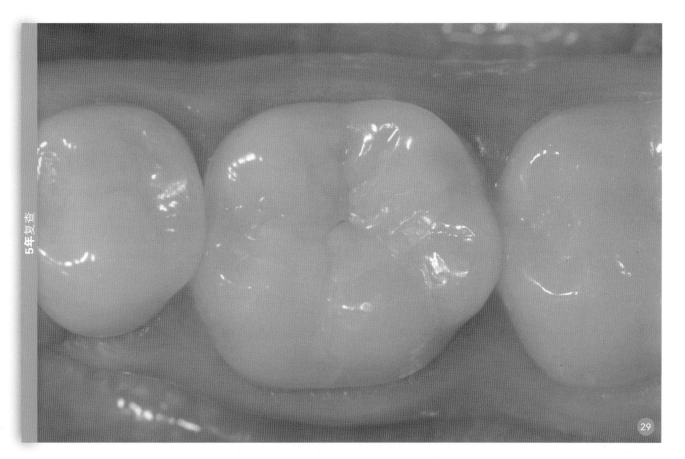

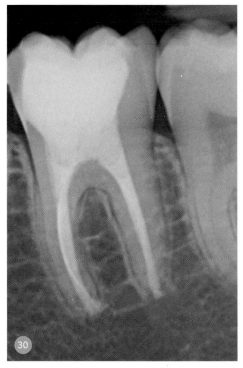

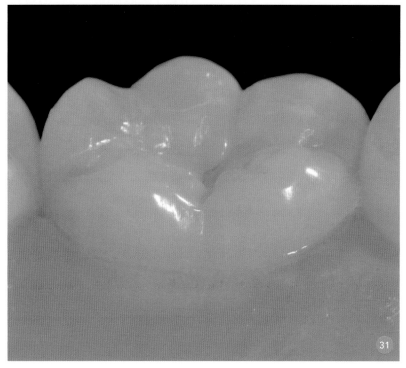

图29～图31 **5年复查**的临床照片和根尖片，形态和美学的稳定性非常好，保持了理想的边缘封闭（图29和图30），舌侧壁无裂纹出现（图31）。

8年复查

图32 ~ 图34　**8年复查**的临床照片（图32）和根尖片（图33）。形态和美学的稳定性非常好，保持了理想的边缘封闭，仅咬合面边缘需要少量的再抛光，舌侧壁无裂纹出现（图34）。

临床评价

　　以上展示的治疗技术，称为**"堆核-印章技术"**（Build-Up and Press Technique，BUPT），目前尚无相关研究支持，脱胎于笔者的临床经验和微创修复的要求。本技术所采用的治疗方法能够在一次就诊期间完成直接法修复，修复体具有高度美学仿生性和生物经济性。因此，该技术为牙髓治疗后牙齿的修复策略增添了一种可以考虑的、有效的粘接修复方法，同时也可应用在活髓牙，尤其是年轻患者中。该技术相对简单、微创，能够进一步延长牙齿寿命，可应用于经过一定筛选的病例，这些病例如果采用常规间接修复的方式，则需要更多的牙体预备，甚至有可能需要借助牙周手术暴露颈部边缘。

牙髓治疗后牙齿的直接法修复

牙髓治疗后牙齿直接法修复的相关讨论较多。多项研究认为直接法修复不足以抵抗咬合力，牙齿-修复体复合体更容易劈裂[107]。真实情况是，如第1章所阐述，牙齿强度与冠部剩余牙体组织量直接相关。因此，牙髓治疗后的牙齿很少采用直接法修复，似乎单纯是因为能导致牙髓治疗的不会是小的龋坏。实际上，对于大部分病例，及髓的龋坏和开髓洞造成的缺损已经导致需要间接法修复，另有一些患牙髓腔较大，或原因在于牙髓保存治疗失败。一般来说，以下情况（较少见）可以考虑直接法修复：单面洞（咬合面洞）或双面洞（MO/DO）。需要评估的关键因素包括：剩余轴壁厚度至少2.5～3mm，至少一侧边缘嵴完整。但这些结构完整性方面的考量还需结合一系列的局部因素和全身因素综合评估（见第48页表15），例如：窝洞冠根向的范围，颈部是否存在楔状缺损、酸蚀或龋坏、隐裂、边缘位置（位于牙釉质或牙本质）、患牙在牙弓内的位置（上颌前磨牙及下颌磨牙风险更高）、功能负担（先天肌骨类型）、副功能、咬合类型等。患者年龄、口腔卫生、饮食习惯、龋易感性和经济能力等也应纳入考量。

因此，综合评估以上因素后，如果符合适应证，可以合理地应用直接法技术——尤其是年轻患者——这是一种更加微创、快速和经济的方法；这种修复方式可以延长牙齿寿命，保证牙髓治疗后的冠部封闭[108]。

一些学者建议在前磨牙使用纤维桩（图44a～e）以增强直接法修复后的整体强度：纤维桩将明显改变牙齿折裂的模式，对于一壁或两壁缺损，牙齿强度与覆盖牙尖修复后相当[109-112]。

修复过程与活髓牙基本类似，唯一不同点是需要评估轴壁厚度，决定是否覆盖牙尖。

接下来以一个（少见的）临床病例为例，介绍牙髓治疗后牙齿的直接法修复，患牙为小至中型Ⅰ类洞（见第216页临床病例15），缺损更大的一个病例采用创新的BUPT技术完成修复（见第204页临床病例14）。

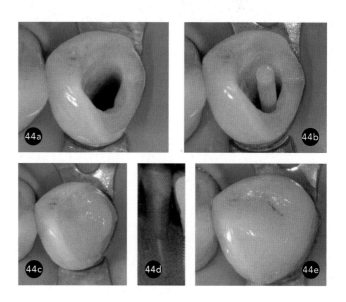

临床病例15

牙髓治疗后牙齿单面洞直接法修复

30岁男性患者，因26出现疼痛症状来诊。

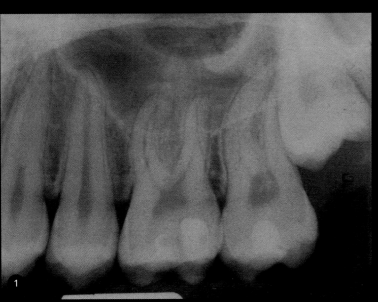

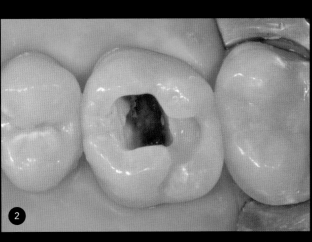

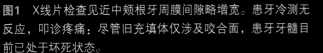

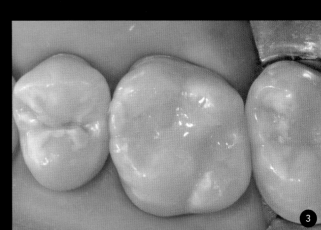

图1　X线片检查见近中颊根牙周膜间隙略增宽。患牙冷测无反应，叩诊疼痛：尽管旧充填体仅涉及咬合面，患牙牙髓目前已处于坏死状态。

图2和图3　根管治疗后，患牙仅有单面缺损（咬合面洞）

（图2）边缘嵴完整，未受龋坏波及，轴壁有充分的牙本质支持，因此选择复合树脂直接粘接修复。**第一层**先用双固化复合树脂堆核（Clearfill DC Core，Kuraray），用细的自混合弯头注射到窝洞内，**第二层**充填光固化牙本质树脂，形成初步的窝沟等解剖形态（图3）。

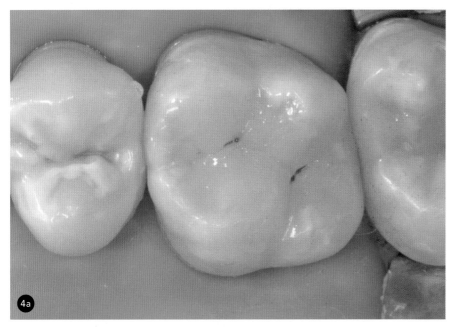

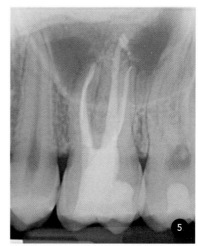

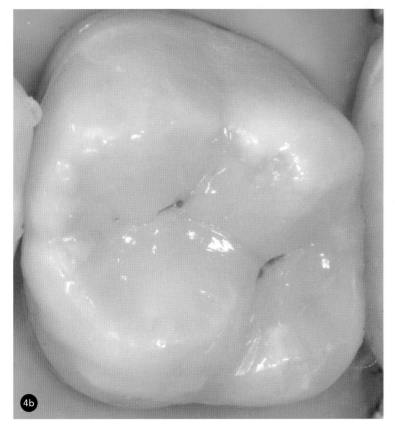

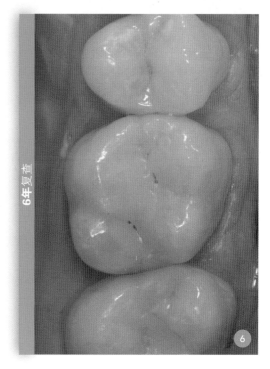

图4a，b 充填最后一层牙釉质树脂，根据余留牙尖雕刻形成咬合面解剖形态。完成充填体的修形和抛光（图4a）；放大照片可见边缘密合性优异，解剖形态恰当（图4b）。

图5和图6 6年复查的根尖片（图5）和临床照片（图6），修复体边缘密合，解剖形态维持较好，仅有少量磨损。患牙承担了基本正常的咬合负荷，但冠部未发生劈裂。

龈上或齐龈的 II 类洞修复体

后牙邻面龋十分多见，多为继发龋。此外，由于解剖上相邻的位置往往暴露于相同的微生物环境中，邻面龋患牙常会导致邻牙出现脱矿或软龋。

小型修复体

不超过患牙近远中径1/4的归为小型修复体。

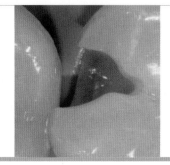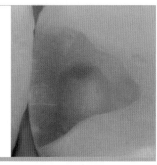

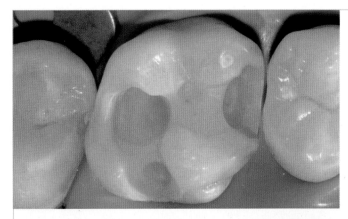

中型修复体

达患牙近远中径1/2的归为中型修复体。

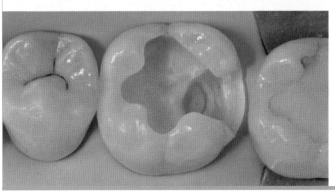

除窝洞大小外，还有一个应当重视的考虑因素，即缺损龈边缘的位置：可分为龈上边缘、齐龈边缘或龈下边缘。

另外一个同样重要的考虑因素是龈边缘处近远中向和冠根向的牙釉质存留量。临床上可以见到非常理想的情况，牙釉质厚度为1~2mm，也会见到少于这个量的情况，同时还存在无牙釉质存留的情况，这时"承托"修复体颈部的就只有根面牙本质和牙骨质。术前可通过临床检查和影像检查进行评估。应仔细检查、慎重评估，因为评估结果直接决定了治疗计划的选择。

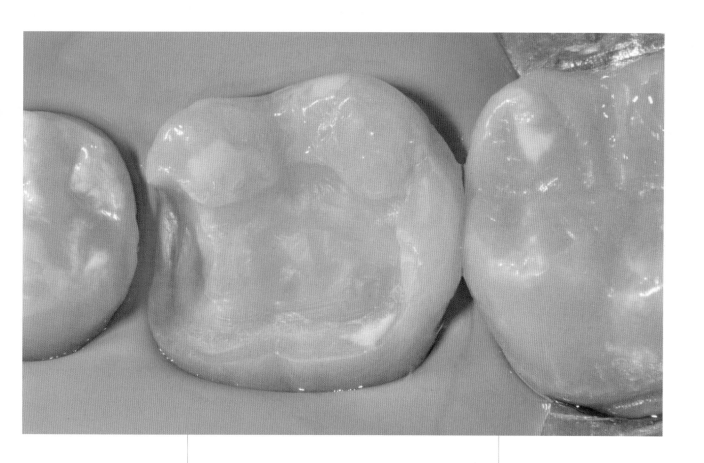

大型修复体

范围较大，不仅波及一侧或双侧边缘嵴，还可能需覆盖牙尖的归为大型修复体。

龈上或齐龈的 Ⅱ 类洞修复体

> 窝洞预备

第3章　后牙区直接法修复适应证和操作流程

粘接修复窝洞预备应当遵循最大限度保存健康牙体组织的原则，这意味着边缘嵴、牙釉质桥、咬合面完整的问题等均应尽力保留，即便牙釉质缺少完整的牙本质支持。窝洞设计基本顺应去净腐质后的形态，或将折裂或磨损/酸蚀等造成的缺损修整至形态规则即可。

初发龋坏的粘接洞型预备

对于初次治疗、采用直接法粘接修复的病例，要进行Ⅱ类洞"粘接洞型预备"，预备原则与Ⅰ类洞相同[71-74]，形态顺应龋损形态，邻面洞型圆钝，咬合面牙釉质边缘修整规则。具体顺序为打开窝洞、去净腐质、确定边缘。

使用FG009平头锥形中粒度金刚砂车针打开窝洞咬合面和邻面（图45），同时还使用了直径10的圆头柱状车针（图46）。

在去腐和窝洞预备时，笔者个人喜欢只使用旋转器械［瓷球钻（图47a～c）或类似的钨钢车针］，根据窝洞大小选择相应直径的中粒度金刚砂球钻（图48a～e）。去腐和洞型设计是属于同一步骤的不同内涵。

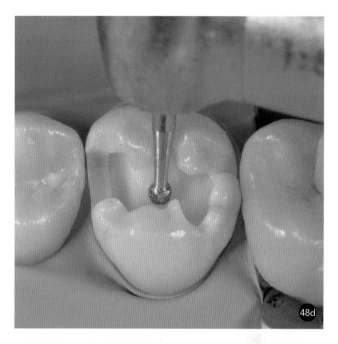

48d

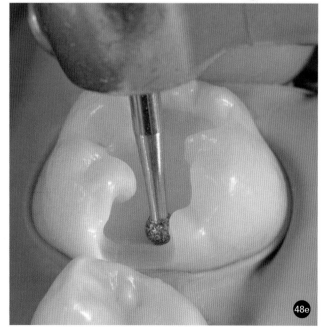

48e

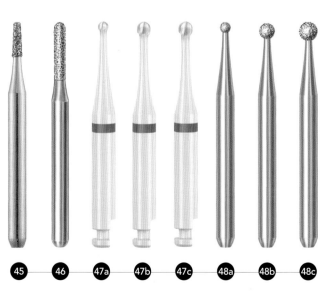

45　46　47a　47b　47c　48a　48b　48c

在少数一些病例中，使用声波工作尖作为常规旋转车针的补充（例如，不打开边缘嵴的情况下预备近中或远中窝洞，一般见于邻牙已形成开放Ⅱ类洞后能提供去腐入路的情况；见第94页）。在修整轴壁和龈壁边缘时，使用40μm细粒度金刚砂车针，具体方法如下。

轴壁

- 轴壁的咬合面边缘形成略带斜度的斜面，更准确的说法是，用短火焰形金刚砂车针（如Komet 8390-314-014；图49a～c）代替常规火焰形车针（如Compo-shape；图50a，b），"规整"牙釉质边缘。

- 轴壁与洞底交界处，用锥柱状火焰形车针（如Intensive 40D9或Komet车针）制备小的圆角肩台，可使用楔刀保护邻牙（图51a，b）。

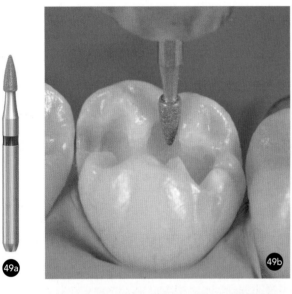

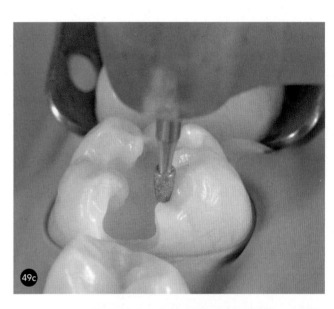

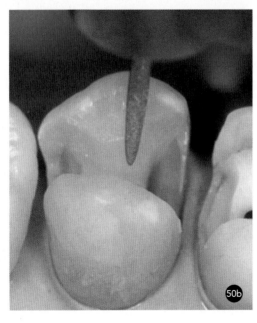

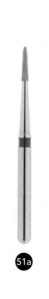

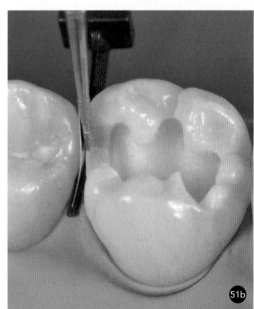

轴壁

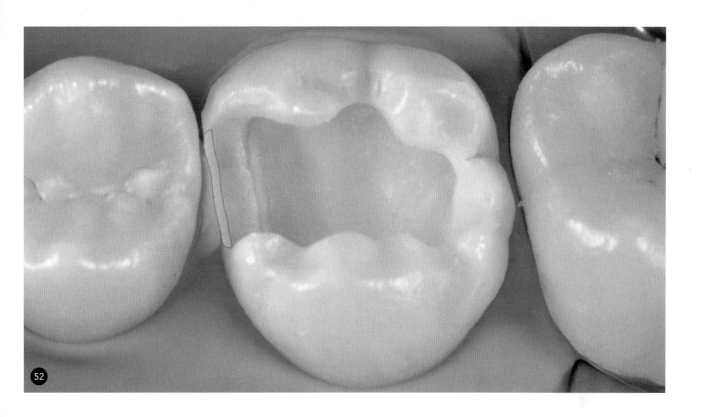

龈阶

有学者建议在颈缘制备45°小斜面，以垂直切割牙釉质，使修复体在受力后不易发生内聚断裂，避免间隙形成和边缘微渗漏。从粘接角度考虑，也建议制备小斜面（图52）。当龈边缘牙釉质高度大于1mm、厚度大于0.5mm时，建议制备小斜面，

当牙釉质存留量很少或无牙釉质存留时，建议形成端端对接的"肩台"状边缘[113-117]。其他学者则反对制备小斜面，理由包括临床上很难准确评估龈缘牙釉质存留量，且有损伤邻牙的风险。此外，当窝洞边缘平齐龈乳头时，楔子可能会压迫成型片，在斜面处形成凹陷，导致此处充填体突度不足，或出现

颈缘端端对接式预备
不考虑颈部存留牙釉质量

颈部存留牙釉质厚度

间隙。一些学者[118]认为制备斜面并无好处，不推荐这一做法。最终，另一些学者[191]通过一项5年的临床研究证实，Ⅱ类洞龈阶是否制备斜面其临床表现无差异。作为结论，从纯临床角度考虑，笔者建议龈阶处无论是否有釉质存留，均应预备成锐利的边缘（端端对接）（图53），可使用平头圆角的小梨形车针（Komet 8830-314-010或Intensive FG 3223，3225；图54a~e）连接反角增速手机

预备。然后用40μm和15μm的细粒度抛光砂条（图55a，b）去除无基釉柱（图55c）。这样能形成锐利的、非常明确的龈阶（图56），便于成型片紧密贴合。下方的照片是一些"粘接洞型"的典型示例，包括小型、中型和中–大型缺损（图57a，b~图63a~d）。可以看到，这些窝洞都有圆钝、规则的形态，边缘清晰、准确，这是获得良好边缘封闭的先决条件（图58e，图62b，图63d）。

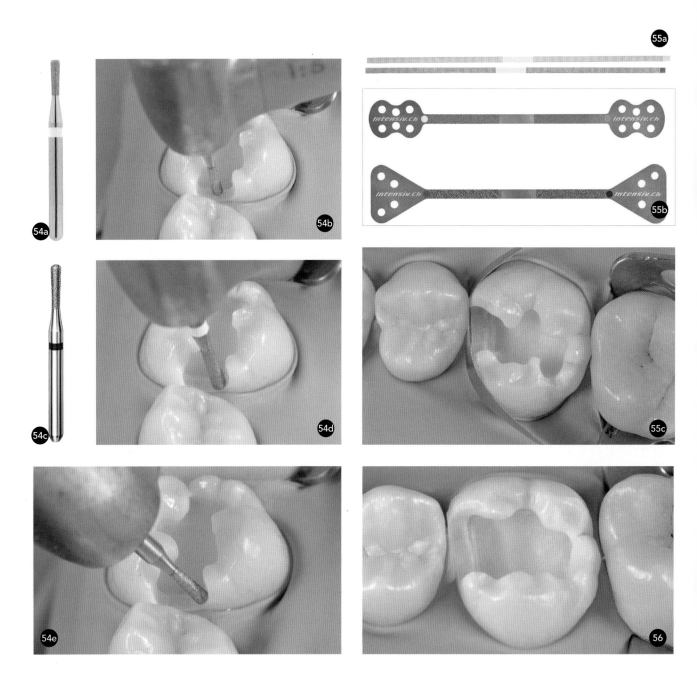

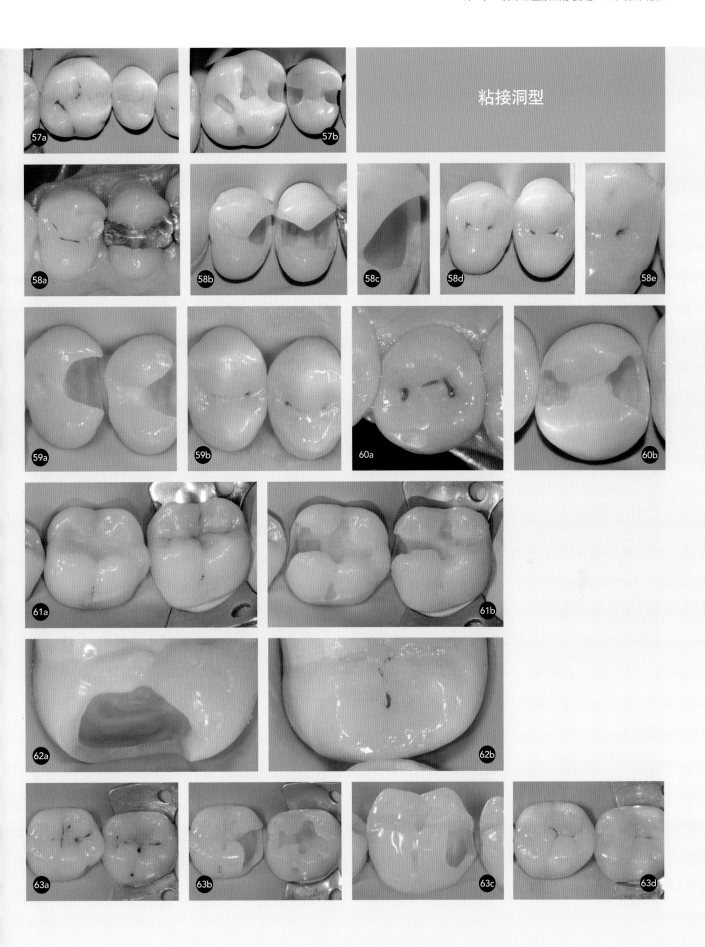

粘接洞型

水平和垂直狭槽预备[120-124]

　　这是常规Ⅱ类洞粘接洞型预备的一种非常微创的变体，以"槽"型预备为代表，可以是：

- **"水平型"**，从颊侧或舌侧入路，不破坏咬合面边缘嵴（图64~图66）。

- **"垂直型"**，从咬合面入路（图67~图73）。

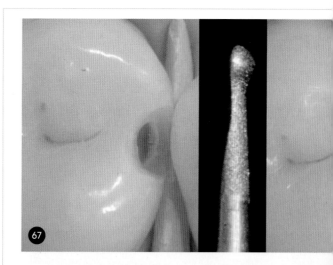

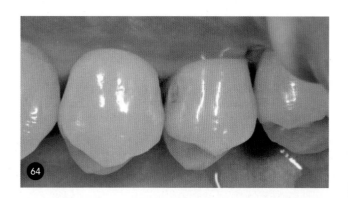

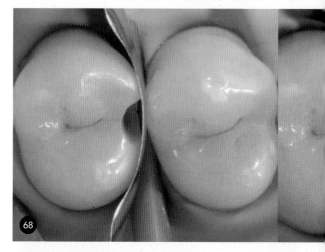

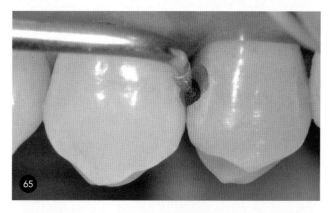

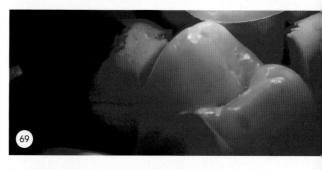

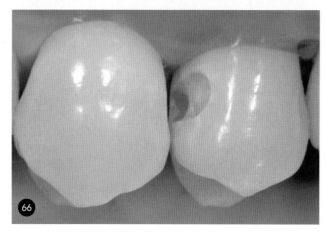

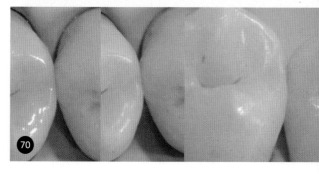

制备这类窝洞，可使用高速显微金刚砂车针，一般是将这类金刚砂车针（图74和图75）连接到声波手机（SONICflex，KaVo；Proxeo，W&H）上使用。车针工作端为半球形，另一面光滑、平整，在去腐时不损伤邻牙。

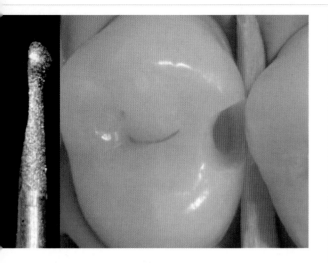

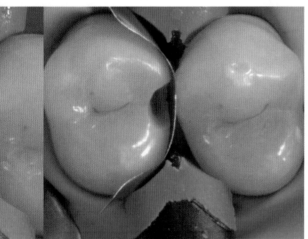

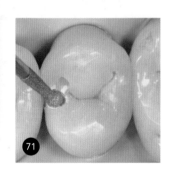

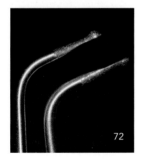

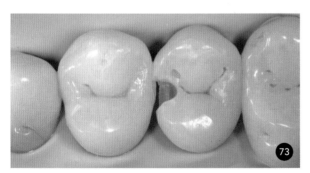

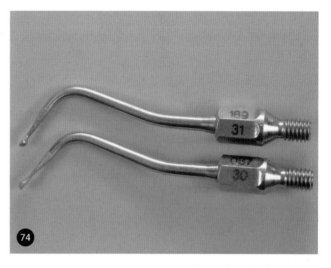

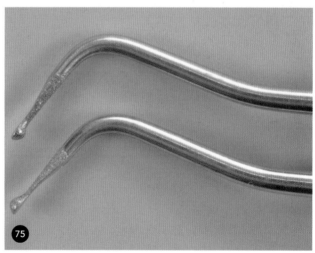

（来源：Giuseppe Chioderà医生）

隧道预备[125-127]

　　另一种邻面龋预备的变体类型是隧道预备，从咬合面入路完成邻面去腐（图76～图78），保存边缘嵴完整性，虽然边缘嵴的一部分仍会丧失支持，该方法很少应用。高填料流动树脂适合此预备方法，利用其流动性注射进隧道内（图79），降低引入气泡的可能性（图80和图81）。

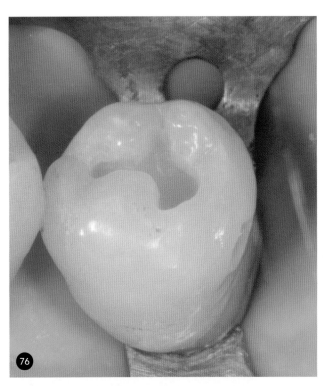

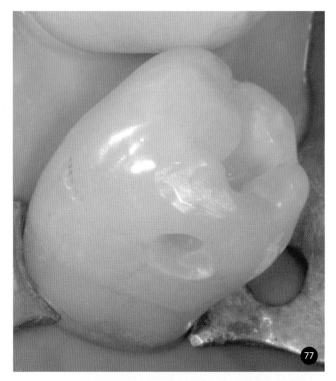

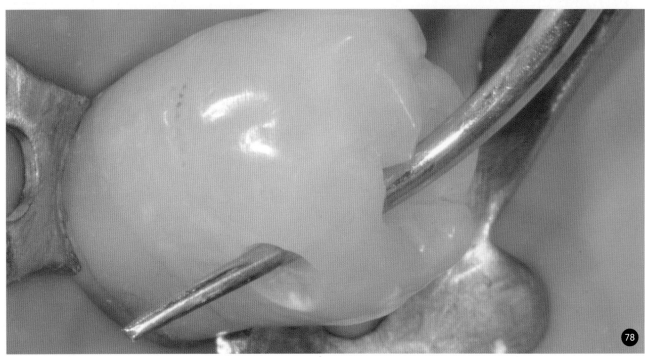

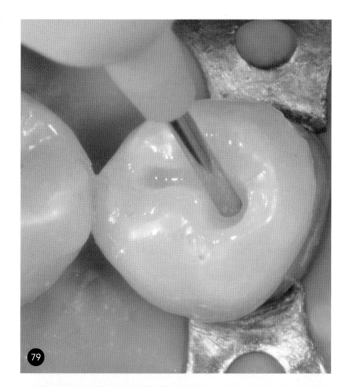

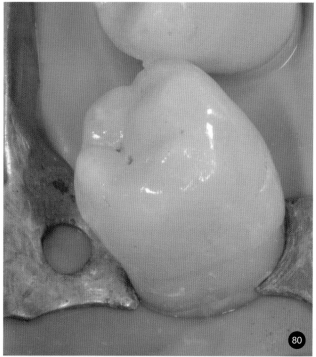

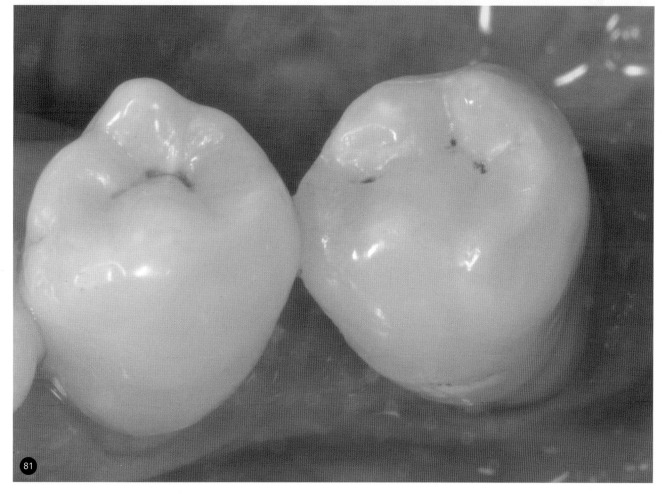

传统斜面预备（更换旧金属修复体）

对于需要更换旧金属修复体的病例（如银汞充填体；图82和图83），就要考虑"传统斜面预备"。窝洞的大致设计已经由旧修复体所确定，因此，去除银汞充填体后（图84），将继发龋坏、新发龋坏等去除干净，可能的情况下，将窝洞内线角修整圆钝，最后修整窝洞边缘使其更加规则，完成窝洞预备（图85～图87）。窝洞设计主要由旧修复体决定，因此可能不具备初发龋病例制备出的粘接洞型典型特征。从后续充填修复的过程看，则无明显不同之处（图88）。

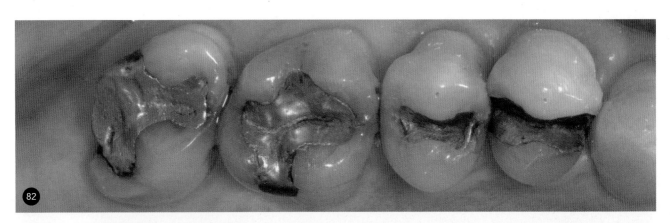

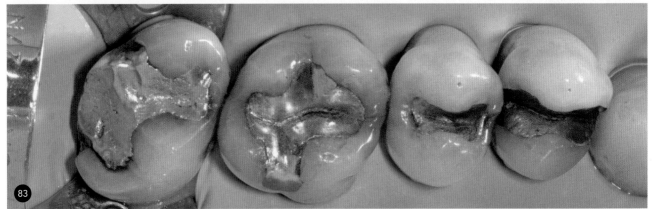

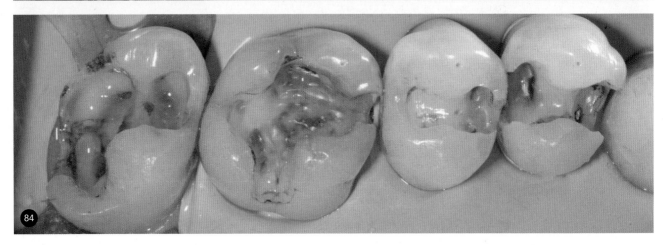

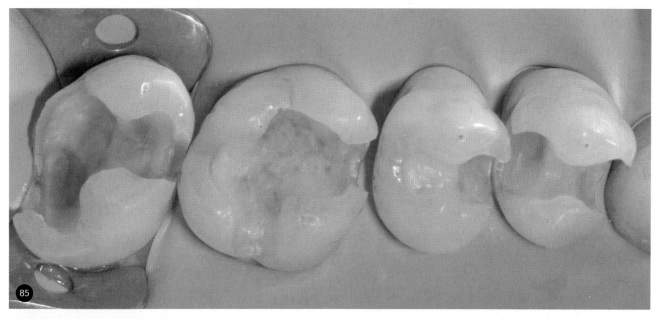

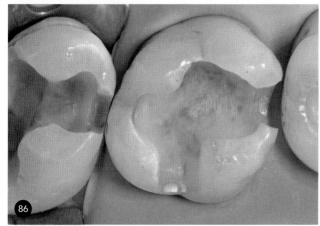

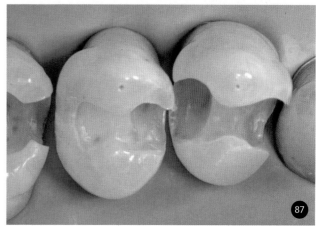

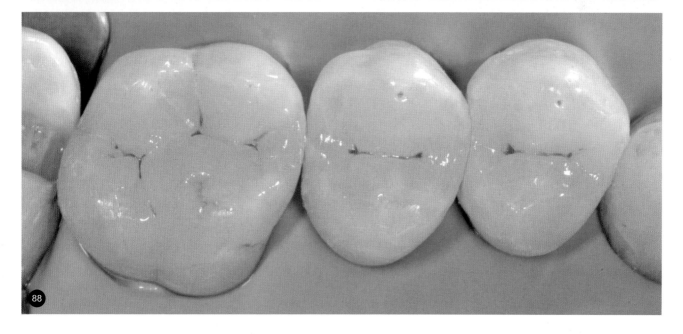

龈上或齐龈的 Ⅱ 类洞修复体

> 分层充填

基本理念

　　我们希望树脂材料的分层充填应当是解剖式的。这就要求术者对牙齿形态有充分的了解，并能很好地"训练"雕刻技术。在雕刻塑形时，解剖参考标志包括邻牙、对颌牙，但最重要的是待修复患牙的余留解剖标志。具体技术根据窝洞的大小和形态各有区别。重要的是遵循自然分层充填的理念，用牙本质树脂恢复牙本质层，用牙釉质树脂恢复边缘嵴和咬合面，必要时，进行表面染色。也可以使用"颜色匹配"能力较强的材料进行单一材料充填（如Omnichroma, Tokuyama Dental, Japan; One, Kulzer）。解剖式分层充填能确保材料厚度均匀，有助于修形和咬合调整，能获得光泽的表面和非常好的边缘适合性，最终效果更加美观自然。通过增加每次充填材料的自由面面积，还可降低界面处的收缩应力。分层充填时充分塑形依赖于对牙齿解剖的充分了解。下文将阐述牙齿形态的一般规律。

前磨牙和磨牙形态概论

图89　近远中邻面（M和D）向根方聚拢。颊面（V）和舌/腭侧面（L/P）向冠方聚拢。

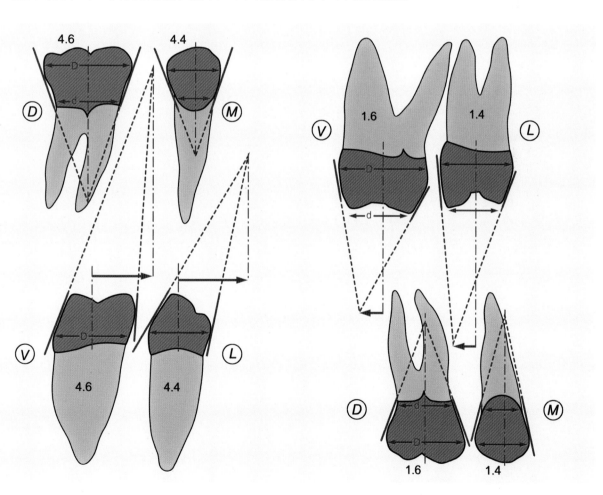

图90　邻面（M和D）最圆钝部分（外形高点）接近咬合面，颈部略微凹陷。颊面外形高点位于颈1/3。上颌牙腭侧面（P）外形高点位于冠颈部，而下颌牙舌侧面（L）外形高点则位于殆1/3。

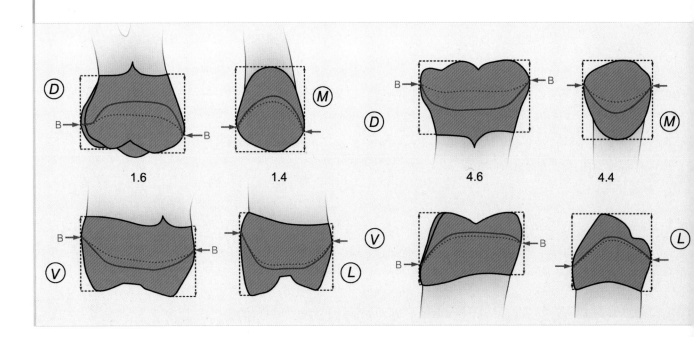

近远中面和颊舌面的相对宽度

图91　水平方向：

·颊舌面：舌面窄于颊面，上颌第一磨牙例外。

·邻面：磨牙近中面宽于远中面，前磨牙近远中面宽度接近。

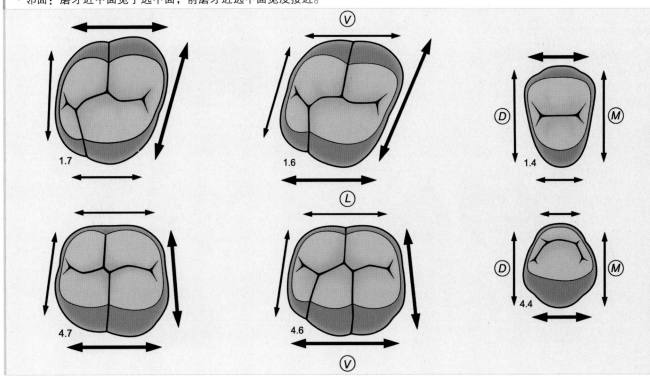

图92　上下颌磨牙的区别：

· 上颌磨牙内切于平行四边形，颊面与近中面成锐角，与远中面成钝角。下颌磨牙内切于长方形。

· 上颌磨牙颊舌径大于近远中径，下颌磨牙则相反。

· 上颌磨牙近中舌尖与远中颊尖形成牙釉质斜嵴。

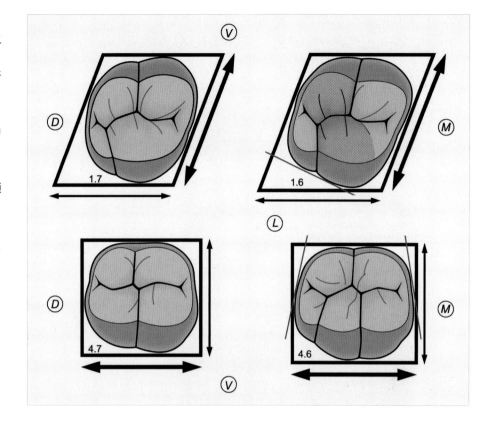

图93　垂直方向：所有牙齿近中面高度大于远中面。

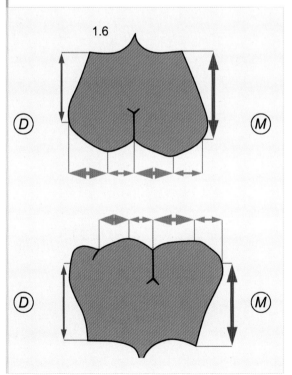

图94　牙齿冠部近中部分的体积总是大于远中部分，因此近中尖总是大于远中尖。

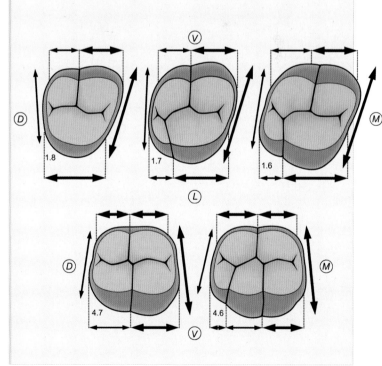

磨牙和前磨牙咬合面牙尖简化示意图

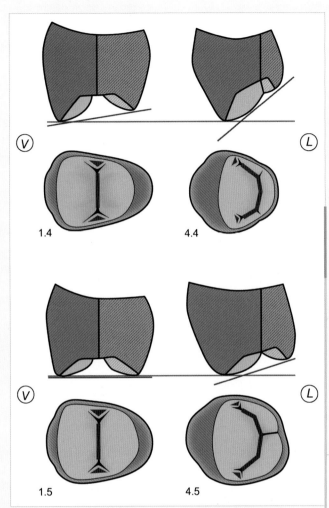

图95 咬合面（O）不同于颊舌面，下颌第一前磨牙咬合面约成45°角，而第二前磨牙和磨牙咬合面则接近平行。

图96 咬合面由各个牙尖构成，每个牙尖有三角嵴，三角嵴两侧为近中斜面和远中斜面。三角嵴长轴与对应颊面、舌面的局部弧度垂直，上颌磨牙近中舌尖和下颌磨牙远中舌尖例外。每个牙尖含颊舌方向的三角嵴和近远中方向的牙尖嵴。

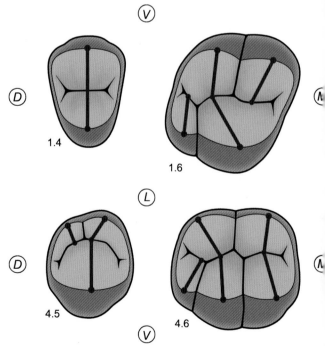

图97

窝沟点隙

咬合面可见深的主沟，分开各个牙尖，牙尖上存在副沟，副沟深度更浅，形成发育叶（2/3）；下后牙舌侧面均为光滑面。窝沟末端形成点隙。

点隙见于磨牙咬合面和颊面。舌侧面和邻面无点隙结构。一般存在一个主要的近中点隙和一个主要的远中点隙。

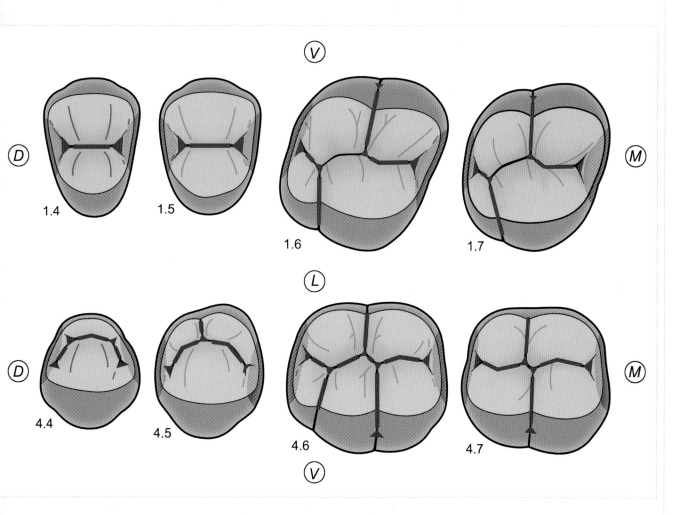

边缘嵴

近远中边缘嵴均为颊舌向，位于邻𬌗面交界处。邻接触区位于边缘嵴下方，𬌗1/3水平。

关于每颗牙齿的具体解剖特点，请参阅牙体解剖相关的文献、专著。

临床步骤和操作流程（见第2章）

术区隔离

在开始修复前，用抛光杯和抛光膏清洁术区牙列，记录牙尖交错位咬合接触点，然后安放橡皮障隔离术区，这是必不可少的一步。

窝洞设计

用0.09平头锥形金刚砂车针打开边缘嵴，尽量形成薄的牙釉质飞边，最后去除，以保护邻牙。如果龋坏已破坏边缘嵴，波及邻面，建议放置金属成型片以避免损伤邻牙。用1∶1反角手机连接钨钢球钻去净腐质，用球钻圆钝内线角，将颈缘修整规则（图98）。

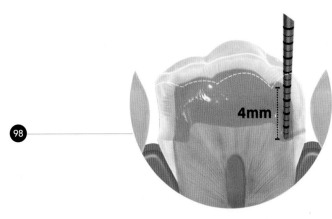

放置分段式成型片、楔子和分牙环（图99）

除特殊情况外，一般使用预成形分段式金属成型片和配套的分牙环，这是专门为粘接修复设计的；使用正确的情况下，总能够形成有效的邻面接触[128-132]。分牙环能施加理想的分牙力，补偿成型片的厚度。楔子使成型片能紧贴修整好的颈缘。建议，但并非强制要求，在粘接处理之前放置成型片，避免在粘接处理后再放置成型片而导致粘接面污染。

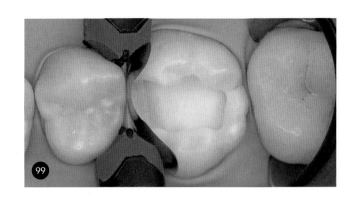

粘接处理

根据具体病例，粘接处理有以下3种选择：

- 三步法酸蚀–冲洗粘接系统，含高填料粘接剂（如OptiBond FL, Kerr Dental），目前仍是金标准的两步法自酸蚀粘接系统，牙釉质单独酸蚀（如Clearfil SE Bond, Kuraray），更简便，与第一种方式相比有一些优势。

- 通用型单组分粘接系统，牙釉质单独酸蚀（如Scotchbond Universal 3M, Universal Bond Quick Kuraray, iBond Kulzer；图100和图101）。

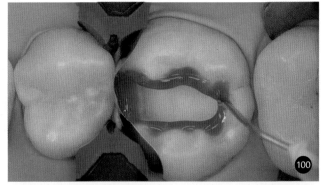

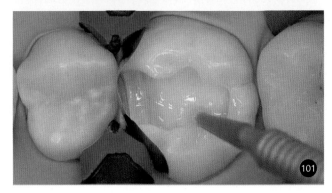

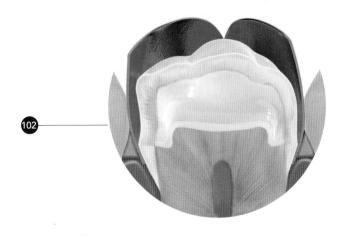

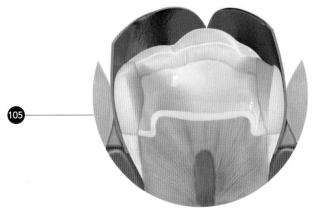

使材料流动至覆盖全部牙本质，控制厚度，理想应为0.5mm。当颈部牙釉质存留较少或牙釉质完全缺损时，如果决定采用直接法修复（尽管文献建议嵌体修复），应在龈阶处充填流动树脂。如果龈阶有足够的牙釉质存留，则流动树脂仅覆盖牙本质，用常规充填树脂完成龈阶"封闭"[133-139]。

• 同大量的文献报告一样，笔者不推荐使用其他的粘接系统。文献似乎指出了一个显然的事实：无论使用哪种粘接系统，必须首先进行精准的选择性牙釉质酸蚀，需要使用37%磷酸凝胶，应为奶油状质地，有良好的触变性，涂布到窝洞内应稳定不流动（如Ultra-Etch，Ultradent）。后续将通过临床病例讨论具体粘接系统的选择。

分层充填

充填和雕刻形态需使用专门的器械套装（如Compo-sculp set，Hu-Friedy，或类似产品；图104）。

修复流程

充填流动树脂（图102和图103）

流动树脂一般为便于使用的注射器包装，有细注射头方便注射到窝洞内，然后用探针铺放均匀，

小型窝洞首选水平分层技术[83]，通过准确的水平分层完成从颈部至咬合面的充填，全程保持成型片在位。对于中型窝洞，或窝洞大小允许的病例，采用Bichacho[140]提出的向心充填技术（图105），先恢复邻面壁：首先用牙釉质树脂恢复邻面的垂直向高度，将树脂向两侧洞壁挤压密合，厚度要薄（图106），使宽大的自由面和最小的粘接面形成尽量理想的比值（C因素）[141-142]。再垂直向充填一层树脂增强边缘嵴（图107），在去除成型片之前和之后均进行光照固化。较小的窝洞则一次充填恢复完整的高度和厚度。先用DD3/4充填器朝成型片加压充填，再用弯铲形器械DD7/8修整到合适的高度（图108），以邻牙边缘嵴高度为参考。不建议分层恢复边缘嵴，无论是水平分层、斜分层或垂直分层，如Lutz F.[74]提出的三位点技术（图109），

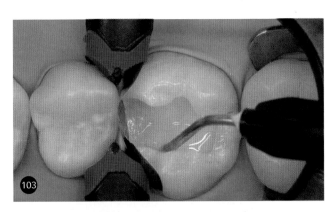

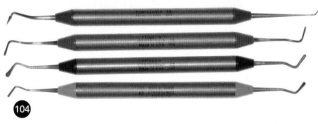

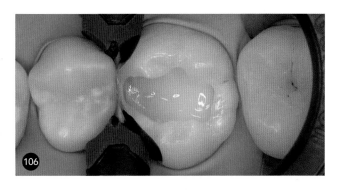

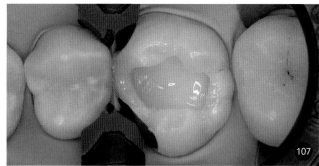

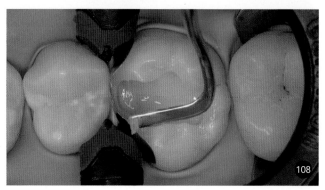

也不推荐Deliperi等[143-144]提出的多层斜分层充填技术（分六层恢复边缘嵴、分七层恢复牙本质、分两层恢复牙釉质）（图110）。这两种技术虽然都有理论基础，但临床难以有效实施，也非常烦琐。取下成型片后，Ⅱ类洞转变为Ⅰ类洞，更容易形成良好的咬合面和邻面解剖形态。然后充填牙本质树脂（不透明、高饱和度，一般为A4、A5），斜分层，顺应最终解剖形态。从牙尖光照20秒，再从咬合面光照20秒。光固化灯性能参数不同时，固化时间有差异，但必须使用高功率光固化灯。透过牙尖光照也是有效的，这样可以降低光强，进而延长树脂的凝胶前期，这时材料仍有流动性，可补偿聚合收缩。相反，如果采用四层充填技术[85-86]（图111），整个牙本质层采用单层充填，顺应解剖形态压实，从咬合面光照固化，但光照强度要逐渐增加（"软启动模式"或"渐变模式"）。如果光固化灯无渐变模式，那么先从较远距离开始光照，再近距离完成光固化。如果窝洞深度超过4mm，则应再充填一层牙本质材料，具体有两种方法：

• 一层或多层水平分层充填（图112a），最上方一层进行塑形（图112b，c）（五层充填技术；图113）。

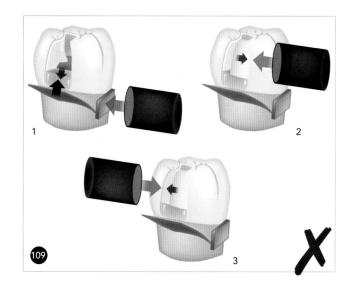

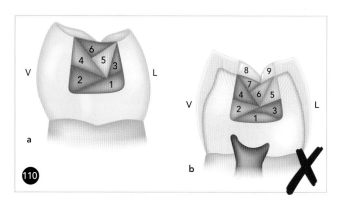

四层充填技术

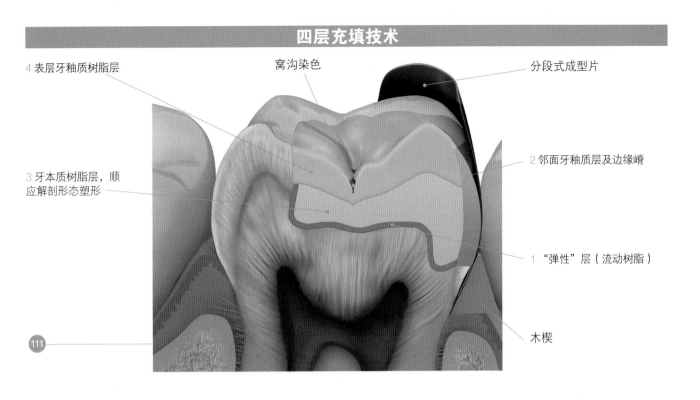

4 表层牙釉质树脂层

窝沟染色

分段式成型片

3 牙本质树脂层，顺应解剖形态塑形

2 邻面牙釉质层及边缘嵴

1 "弹性"层（流动树脂）

木楔

111

- 多层斜分层充填或分尖充填（斜分层多层充填技术[145]）。

最后，用乳光性牙釉质树脂完成最后一层的充填和堆塑，根据患牙釉质的具体特点，可选择不同透明度和明度的树脂材料（一般为中高明度材

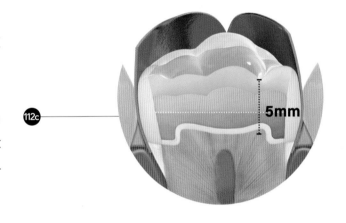

112c

5mm

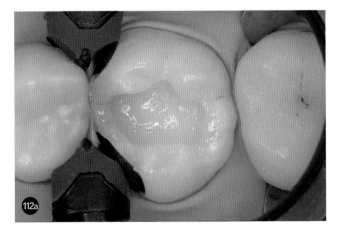

112a

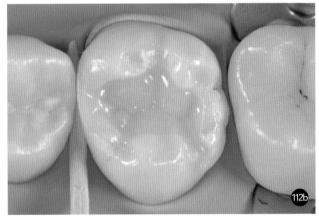

112b

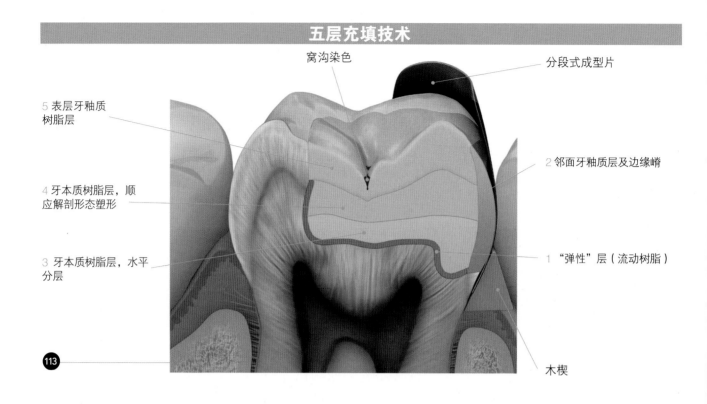

五层充填技术

窝沟染色

分段式成型片

5 表层牙釉质
树脂层

2 邻面牙釉质层及边缘嵴

4 牙本质树脂层，顺
应解剖形态塑形

1 "弹性"层（流动树脂）

3 牙本质树脂层，水平
分层

木楔

113

料）（图114a，b）。为模拟年轻牙齿，应使用更
白或不透明的牙釉质树脂和饱和度较低的牙本质树
脂。简单地通过使用不同的材料就可以在后牙区获
得不同的美学效果。使用专门的器械（DD1/2）雕
刻咬合面形态，用较细的一端雕刻形成精细的解剖
形态。

然后，用小弯毛刷将树脂抚平压密，毛刷可以
用专门的塑形液润湿（Composite Primer，GC或
Modelling liquid，GC）。不建议用常规粘接剂润
湿毛刷，这样会稀释树脂基质，改变其物理机械性
能。牙本质层树脂形成的初步窝沟可以使用强化色
树脂（如Kolor Plus Browne，Kerr Dental）进行
强调，增加"深度"感和自然感（图115a，b）。
建议在最终塑形完成后再进行表面染色，用根管锉
（10#K锉，31mm长，弯曲）将染色剂涂布到窝沟
底部，再用小毛刷将染色剂顺窝沟分散。为获得满
意的效果，应当点染色。最后，涂布甘油凝胶后最
终光照固化40秒（图116a～c），阻隔氧气，使表
面完全固化，增强树脂的物理机械性能[146-149]。

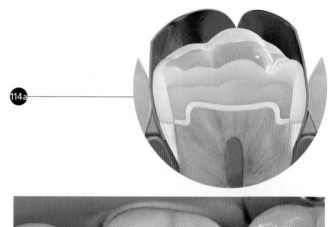

114a

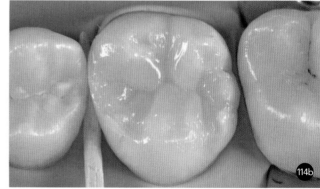

114b

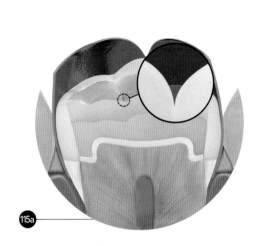

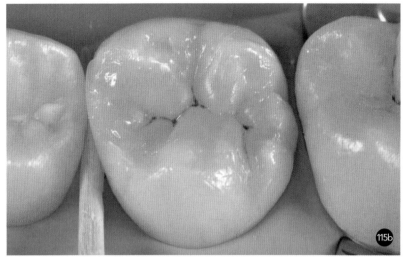

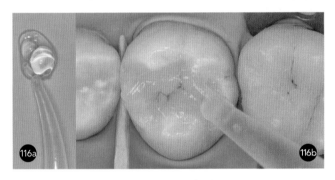

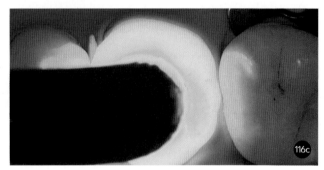

修形和抛光（视频1）

这一步要实现下列目标：

- 修整咬合面和邻面边缘，使边缘处充填体和牙体组织相移行。
- 将充填体表面不平整处修整平滑，同时不破坏已完成的解剖形态。
- 修补边缘缺陷。

要完成恰当的修形并实现完善的抛光，离不开一些非常有用的器械（图117a，b）。使用刮治器（如HZ9，Deppler或类似器械）去除轴面上被吹到成型片之外的多余粘接剂。用细粒度小直径抛光碟（Sof-Lex Pop-on，3M或OptiDisc，Kerr Dental）修整边缘嵴成凸形，形成殆外展隙，注意气流降温。使用增速手机连接钨钢车针降低边缘嵴，进行小范围调殆。用细粒度火焰形车针修整

充填体与牙体交界处，避开充填体上形成的解剖结构。用往复式手机，安装40μm和15μm金刚砂工作尖（如Profin），修整邻接触区根方的邻间隙及龈边缘（尤其适合出现树脂悬突时），配合使用薄的抛光条（如Sof-Lex 1954N，3M）。修整咬合面时，使用细粒度火焰形金刚砂车针（40μm和15μm）修整洞缘至移行，然后用增速手机安装松风Brownie抛光尖在充分水冷下抛光（更精准）。随后，用Occlubrush毛刷（Kerr Dental）完成抛光，该毛刷含有上亮成分（二氧化硅），应严格干燥抛光，注意吹气冷却。要获得更加有光泽的表面，可用软羊毛抛光刷配合金刚砂抛光膏（Enamel shiny，Micerium或UniglossPaste，Intensive）抛光。最后，可使用表面封闭剂封闭充填体表面微孔隙（如PermaSeal，Ultradent）（图118）。

如果树脂饱和度选择正确，在去除橡皮障后

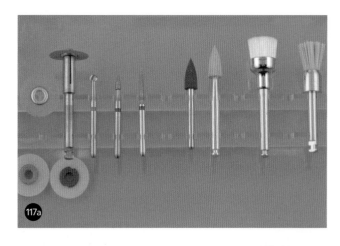

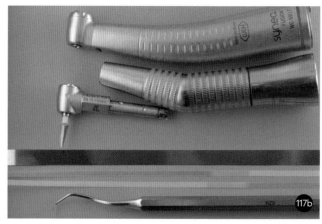

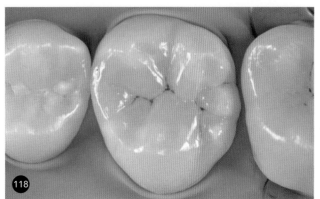

即刻，由于牙齿尚处于脱水状态，与剩余牙体组织和邻牙相比，充填体看起来饱和度更大，明度更低（图119a，b）。贯穿始终的理念是，为了能获得形态良好、抛光完善、边缘封闭理想的充填体，从洞缘修整至充填塑形，最后到修形、抛光等各个步骤，都必须完成得足够精准。

视频1
上颌磨牙近中𬌗面Ⅱ类洞直接法树脂充填分步骤演示：粘接窝洞设计、五层充填、修形、抛光、上亮。

分层充填"配色表"

抛砖引玉，并希望能给读者提供一个简便有用的指南，帮助了解市面上不同品牌树脂的具体使用方法，笔者结合个人临床经验给出了一个分层充填"配色表"，其中涉及的树脂品牌笔者均亲自使用过，但尚未能包括市面上所有的树脂材料。与所有配色表都有其局限性一样，如果能遵照执行，大部分病例可以达到可预期的临床效果，但也要做出一些个性化调整。此配色表主要涉及中等饱和度的后牙Ⅱ类洞，按厂家首字母顺序排列，给出了涉及的树脂品牌和名称（表7）。

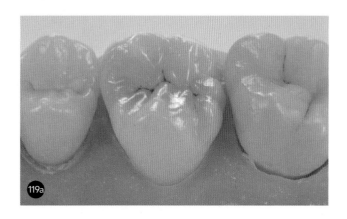

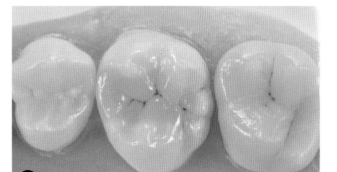

表7	分层充填"配色表"				
树脂名称	流动树脂洞衬	边缘嵴牙釉质材料	牙本质材料	咬合面牙釉质材料	表面染色
ADONIS, SWEDEN & MARTINA	AP+ flow3	MT	4	MT	
AMARIS, VOCO	GandioSO FlowA3	TL	OA4	TL, TN	Final Touch brown
ASTERIA, TOKUYAMA	Estelite Universal Flow M A3	A2B	A3B ~ A3.5B	OCE	Estelite Color dark brown
BRILLIANT EVERGLOW, COLTENE	Brilliant Flow A3	A2	A3.5, A4	A1, BLT	
CERAM.X DUO, DENTSPLY SIRONA	Ceram.X flow A3	A2E	A4D	A1E, A2E	
CLEARFIL MAJESTY™ ES, KURARAY	Majesty™ ES flow A3	A2B	A3D, A3.5D	A1E, A1B	Chromazone colour stain Brown
EMPRESS® DIRECT, IVOCLAR VIVADENT	Tetric Flow A3	A2E	A4D	A1E, A2E	IPS Empress Direct colour Brown
ENAMEL PLUS HRI, MICERIUM	Ena Flow A3	UE2	UD4	UE1, UE2	Enamel Plus stain dark brown
FILTEK SUPREME™ XTE, 3M	Filtek Flow A3	A2E	A4B, A3.5B	A2E, A1E	
G–AENIAL GC	G–aenial Flow A3	PJE	PA3, PA3.5	PJE	Optiglaze colour Brown
INSPIRO, EDELWEISS	Bi3, 4 Flow	Skin N/W	Body i4	Skin W/N/I	Fissure effect
MIRIS® 2, COLTENE		WR	S4, S5	NR, WR, WB	Miris effect Gold
MOSAIC™, ULTRADENT	PermaFlo A3	EW	A3.5, A4	EN, EW, EG	
PREMISE™, O HARMONIZE™ KERR DENTAL	Premise Flow A3	A2E	A4D	Traslucent Clear, Grey	Kolor + Plus Brown, Kerr
VENUS® PEARL, KULZER	Venus® Flow A3	A2	HK5, A4	Clear, Amber	Venus® colour Choco
MIXED TECHNIQUE	Venus® Flow A3	A2E Filtek™ supreme XTE, 3M	UD4 Enamel Plus Micerium	Clear Premise, Kerr	Kolor + Plus Brown, Kerr

龈上或齐龈的 Ⅱ 类洞修复体

> 小型窝洞

本分类涉及较小的颊舌向扩展的初发龋坏，用相对简便的方法恢复边缘嵴。正是由于窝洞较小，常需制备非常小的槽形入路，每层材料用量较少，通常为水平分层充填。

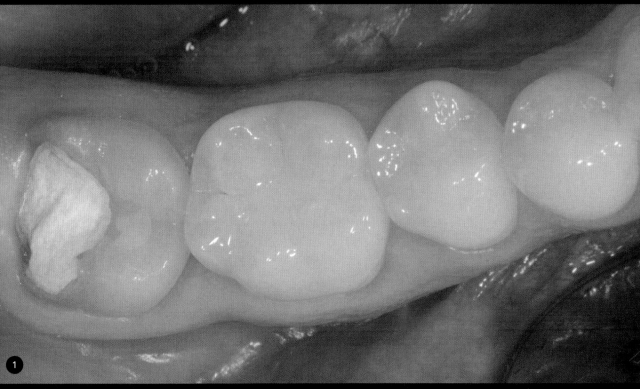

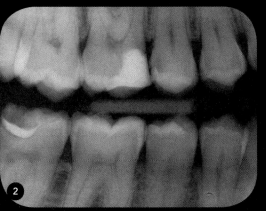

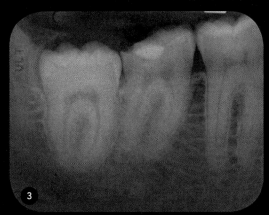

图1~图3 **46**邻面D1型龋坏，临床检查未发现，而在根尖片上十分明显（定位投照咬合翼片；图2）。这类龋坏进一步明确诊断可采用激光荧光检测（DIAGNOdent，KaVo）和光纤透照检查（Digital Imaging Fiber Optic Trans-Illumination，DIAGNOcam，KaVo）。47殆面暂封，远中边缘部分位于龈下。根尖片（图3）可见第三磨牙阻生。

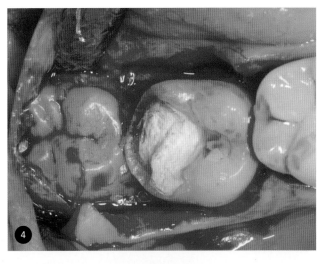

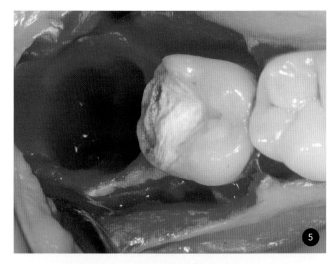

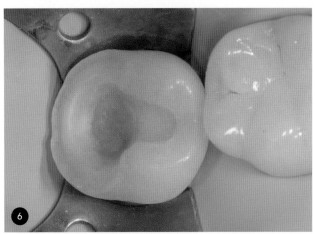

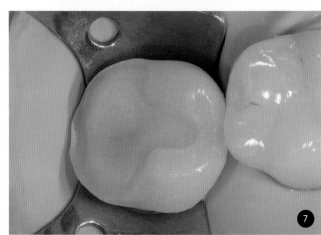

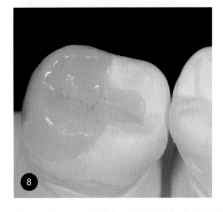

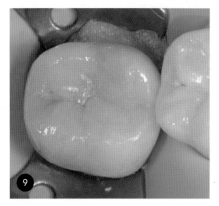

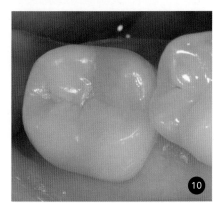

图4和图5 47的修复（最为迫切）需要手术暴露远中边缘，因此，同期需要拔除第三磨牙。

图6 根据文献报告的流程，缝合龈瓣后，手术同期安放橡皮障完成术区隔离。随后，精确去除47残余的腐质（图5），粘接重建，完成间接法高嵌体预备（图7），手术同期完成印模制取。

图8～图10 术后1周拆线，同时完成树脂高嵌体的试戴和粘接。下次复诊时（或同次就诊完成，使整个治疗流程更顺畅）完成46 DO小型Ⅱ类洞的充填。

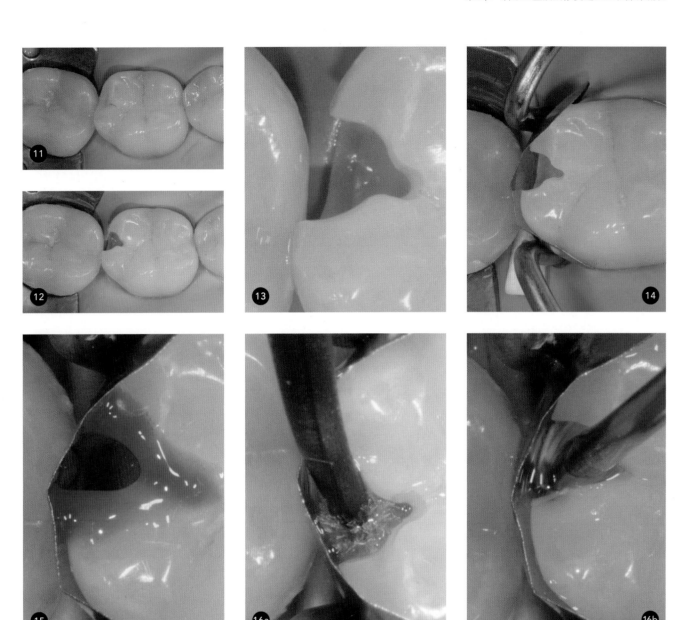

图11和图12 橡皮障隔离下，打开46 DO窝洞。

图13 DO "粘接窝洞"设计，外形圆钝，修整龈阶形成锐利边缘，修整咬合面洞缘使其规则、连续，轴壁略外敞。

图14 放置高的金属分段式成型片（Garrison），插入木楔，使成型片与颈部牙釉质密贴，随后在楔子近中放置分牙环（Garrison银色长脚分牙环）。分牙环能打开邻接触，使用得当，可有效地补偿成型片的厚度，形成有效的邻面接触。

图15和图16a，b 粘接处理：小型窝洞建议使用相对简便的两步法自酸蚀粘接系统，牙釉质选择性酸蚀。

做出这一选择的理由是，对于小型窝洞，采用传统三步法酸蚀-冲洗粘接系统，很难分别完成牙釉质和牙本质的酸蚀。在金属成型片的帮助下，由于光的反射，采用水平分层充填技术（龈方向、𬌗方充填）也可改善树脂固化。

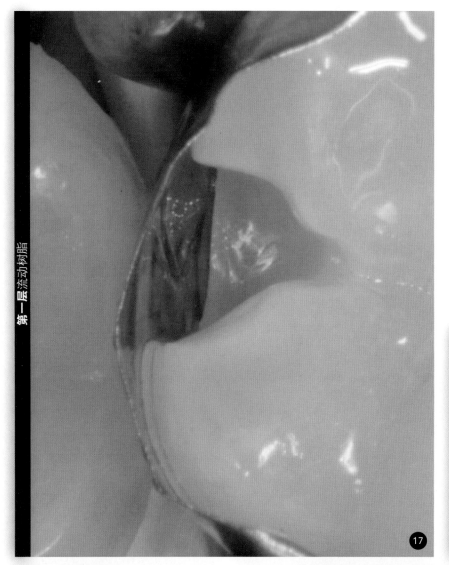

第一层流动树脂

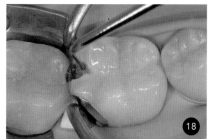

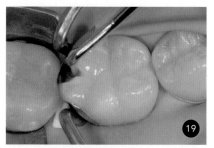

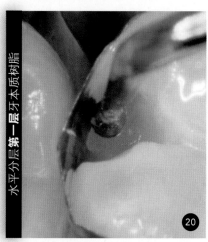

水平分层第一层牙本质树脂

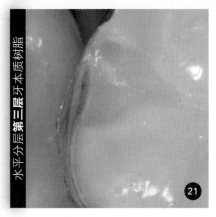

水平分层第三层牙本质树脂

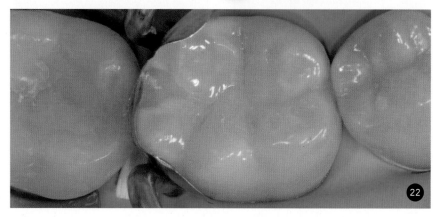

图17~图26 此处采用水平分层充填，不采用向心分层充填的理由是，先恢复边缘嵴后，剩余窝洞过小，操作困难，分层充填时易引入气泡。因此，**第一层**充填流动树脂（图17），控制厚度为0.5mm，覆盖所有牙本质至釉牙本质界。随后，用小头充填器水平分层充填牙本质树脂（图18~图22），最大厚度为2mm（通常充填一层或两层，取决于窝洞深度），然后充填最后一层牙釉质树脂，形成边缘嵴，雕刻出解剖形态（图23~图26）。另外一种方法是使用中度不透明树脂（牙体色树脂）或大块充填树脂等单一树脂材料完成充填，可减少分层数量。

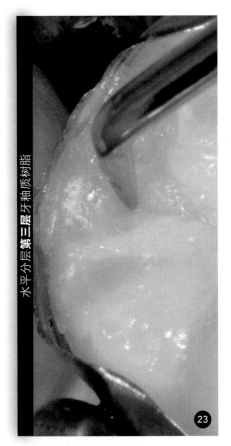

水平分层第三层牙釉质树脂

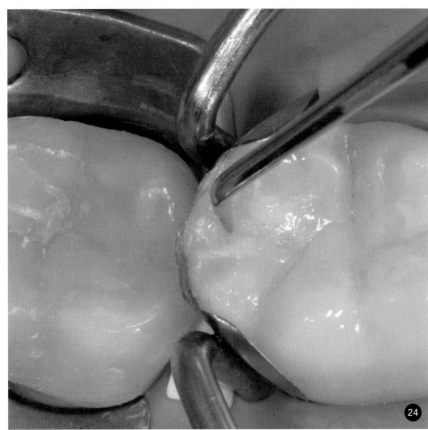

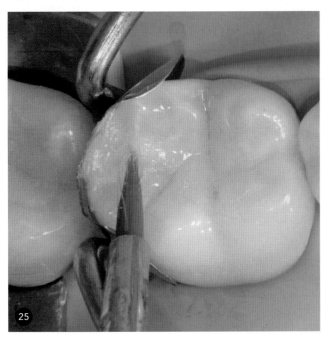

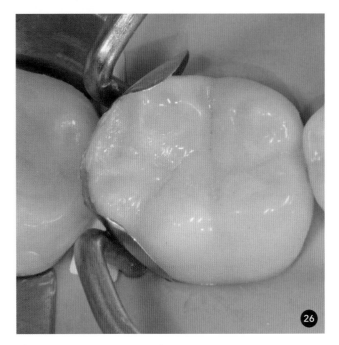

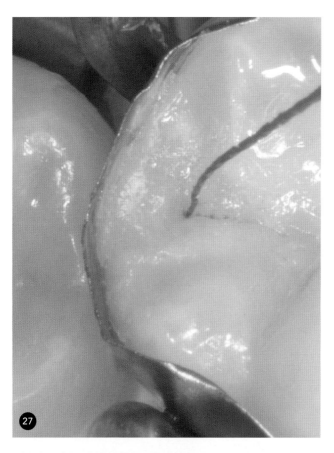

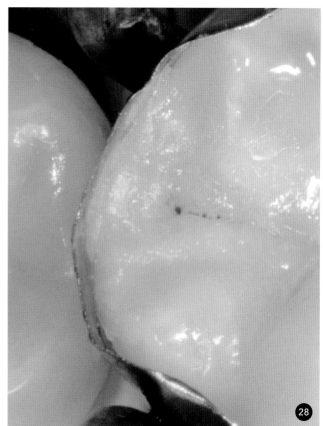

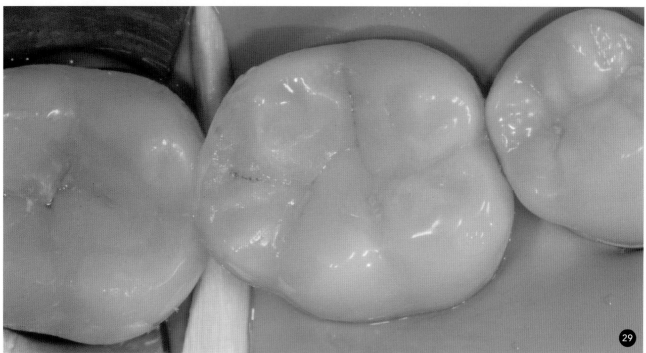

图27和图28　使用预弯根管锉涂布褐色强化色进行窝沟染色，用小毛刷将染色剂推至窝沟底。

图29　取下成型片，充填完成，这种方法需要一直保持成型片在位直到充填完成。

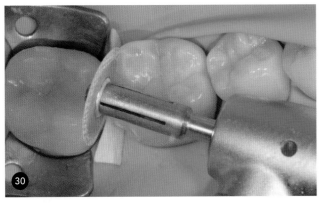

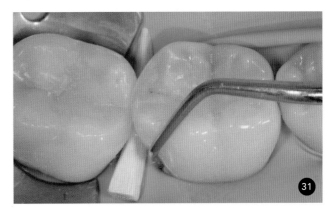

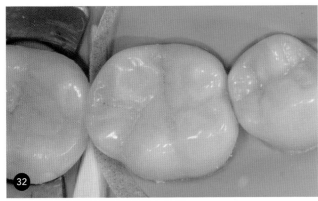

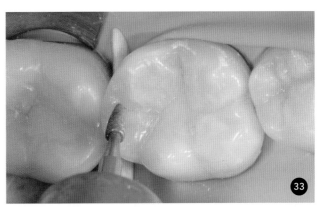

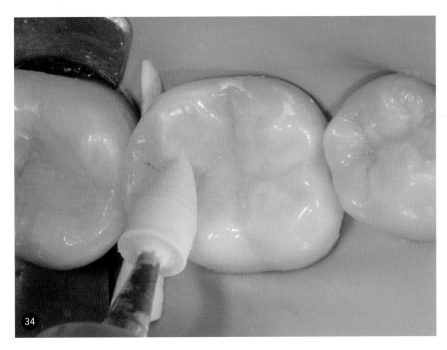

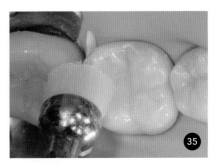

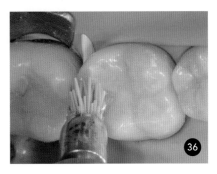

图30~图36 随后进行修形、抛光：用粗粒度和/或中粒度小直径3M Soft-lex抛光碟修整轴面边缘和邻接触区冠方的边缘嵴（图30）。也可使用刮治器（如HZ 9，Deppler）去除轴面多余树脂和/或粘接剂（图31），然后用窄抛光条完成邻接触区根方的抛光（图32）。用短火焰形车针修整咬合面边缘（图33）。抛光阶段使用抛光尖（图34）和自抛光合成毛刷（图35）（如Occlubrush，Kerr Dental；图36）。

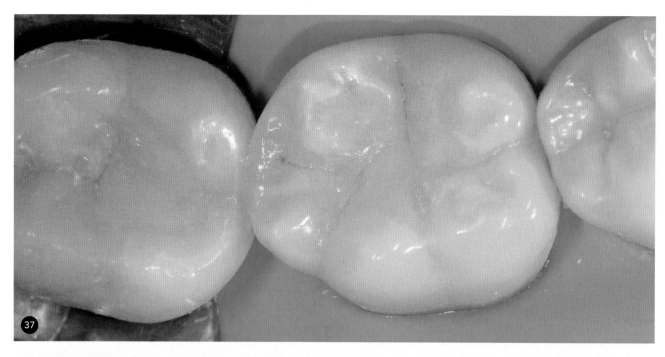

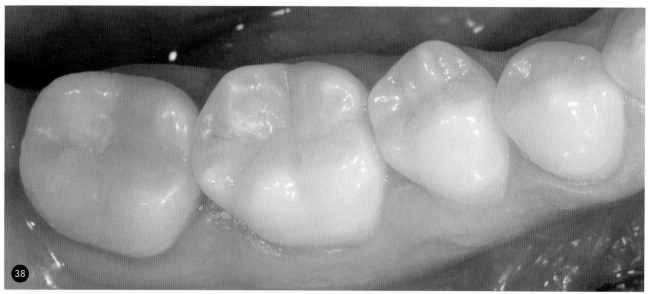

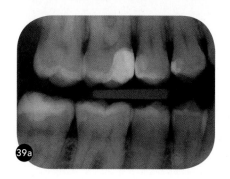
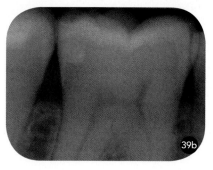

图37～图39a，b　橡皮障下（图37）和口内（图38）抛光完成的充填体，术后根尖片（图39a，b）可以看到穿龈形态恰当，边缘密合。

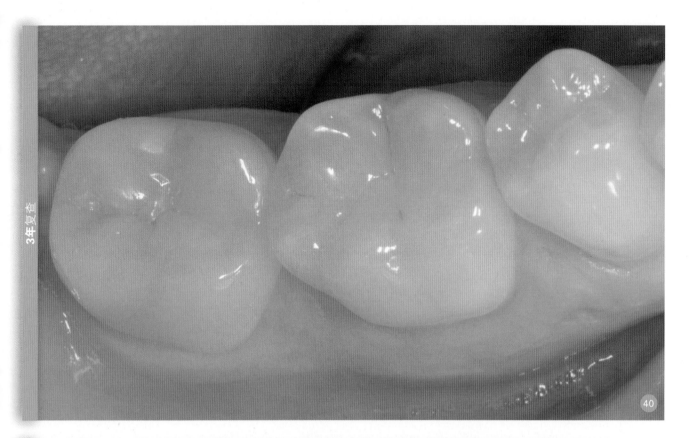

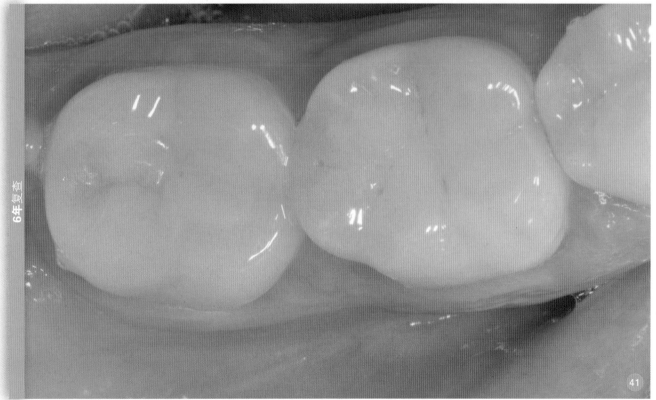

图40和图41 3年复查（图40）和6年复查（图41）照片，修复体稳定，无边缘微渗漏，磨损程度较低。

临床病例17

25近中垂直沟槽声波手机预备

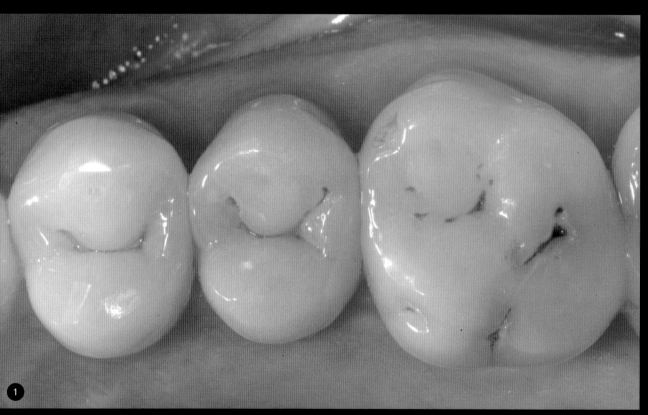

（来源：Paolo Ferrari医生）

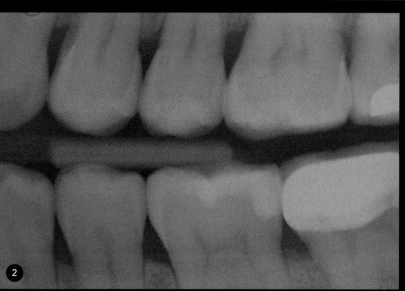

图1　成年女性患者，术前临床照片。

图2　术前咬合翼片可见25近中邻面龋坏。

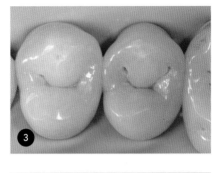
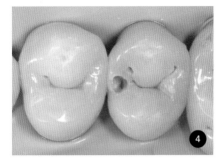
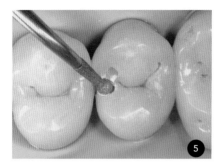

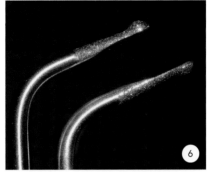
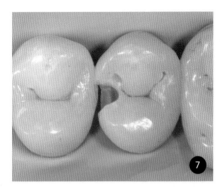
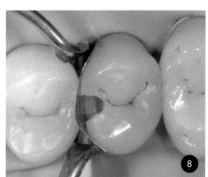

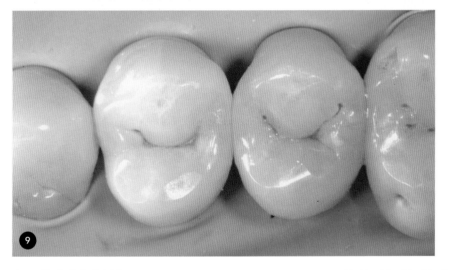

图3 橡皮障术区隔离。

图4 高速金刚砂车针磨除近中边缘嵴牙釉质，打开窝洞。可见龋坏前沿已影响到大部分浅层牙本质。

图5 用声波手机完成窝洞预备和修形，所使用的工作尖一侧为半球形金刚砂工作端，另一侧为光滑的非工作端，确保不损伤邻牙牙面。

图6 声波手机工作尖细节照片（micro-tips SONICflex，

KaVo 30-31-32-33），工作端一侧为半球形带金刚砂，另一侧为光滑平面。

图7 垂直"沟槽"微创预备完成后，去净龋坏组织同时最大限度地保留边缘嵴未受龋坏影响的部分。

图8 放置金属成型片，插入楔子，放置分牙环。

图9 复合树脂直接粘接修复完成。

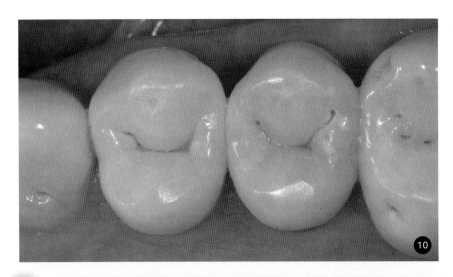

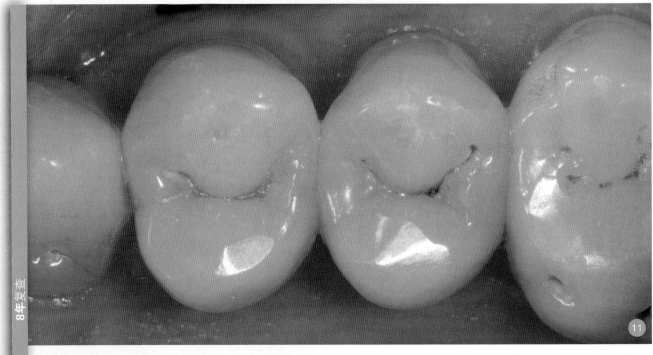

8年复查

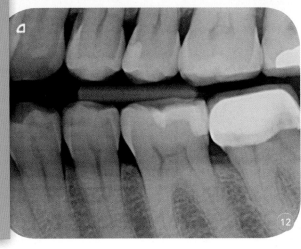

图10 取下橡皮障后。

图11 8年复查。

图12 8年复查根尖片。

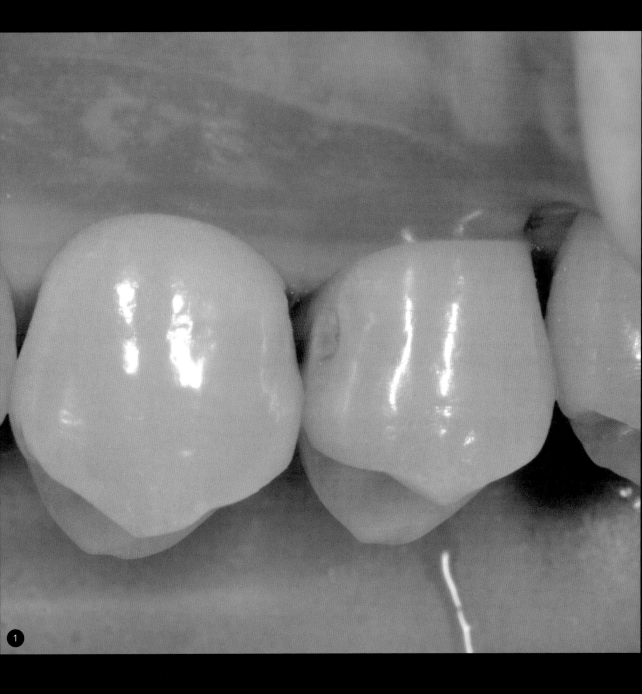

图1 临床检查可见25近中面颈－中1/3龋坏。

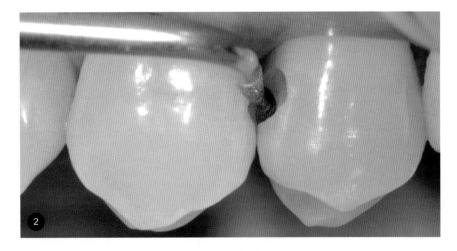

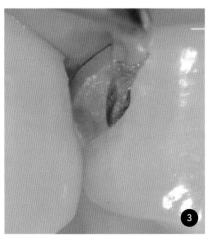

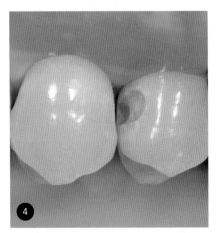

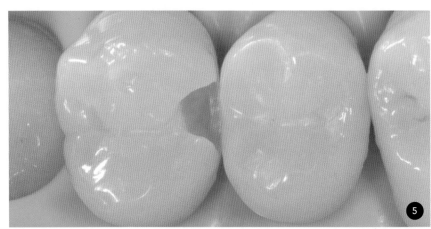

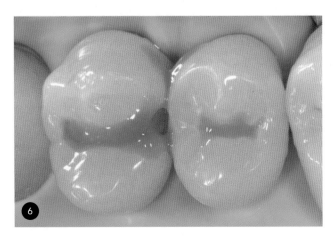

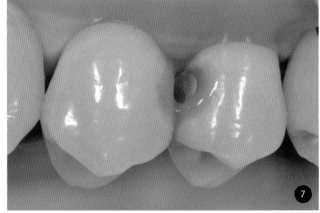

图2　颊面入路，使用背面为光滑面的半球形金刚砂声波工作尖完成水平沟槽预备。

图3　声波工作尖预备细节。

图4　预备、抛光完成后的窝洞。

图5　**24**远中垂直"沟槽"，微创预备完成，去净龋坏组织的同时最大限度地保留边缘嵴未受龋坏影响的部分。咬合面窝沟进行牙釉质成形。

图6和图7　微创窝洞粘接处理：牙釉质选择性酸蚀。

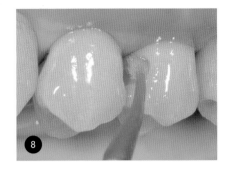

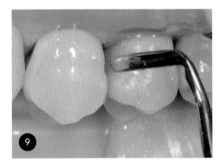

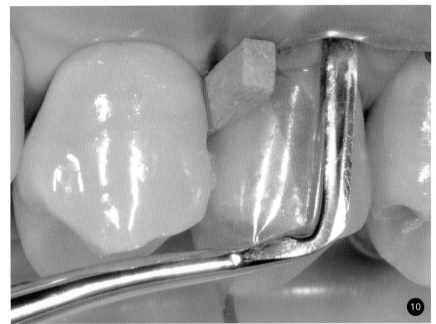

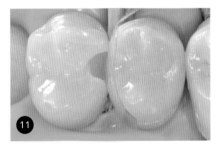

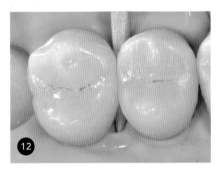

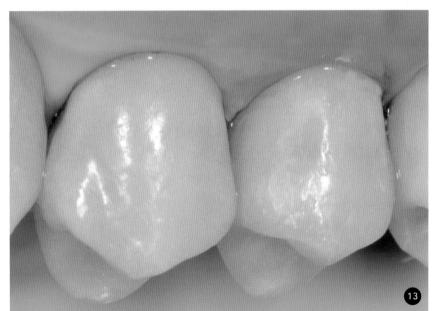

图8　牙本质涂布自酸蚀粘接剂。

图9　在窝洞底部涂布一薄层流动树脂，随后，在25近中面充填很少量的复合树脂。

图10和图11　关键性的一步是在邻面使用预成形的透明解剖式醋酸纤维成型片（Hawe Adapt Sectional Matrix，Kerr Dental，blue，height 6.5mm），从颊面充填牙釉质树脂，

弯折成型片，使其紧贴牙面，然后透过成型片光照固化。这种修复方法建议使用纳米填料复合树脂（A2E Filtek supreme XT，3M），这类树脂一致性较理想，黏性较低。

图12　24远中的垂直沟槽采用常规技术，放置金属成型片，水平分层完成充填。

图13　充填体修形、抛光完成后，颊面观。

龈上或齐龈的 II 类洞修复体

> 中型窝洞

本分类包括缺损大于前一分类的初发龋坏和继发龋坏，主要由更显著的咬合面龋坏或更宽、更深的邻面洞所造成。这类缺损的大小常受旧的金属充填体（常为银汞充填体）影响。这种情况下术者需要完成传统窝洞的充填，而针对初发龋坏，术者则仅需制备粘接洞型。通常需要分四层或五层充填。

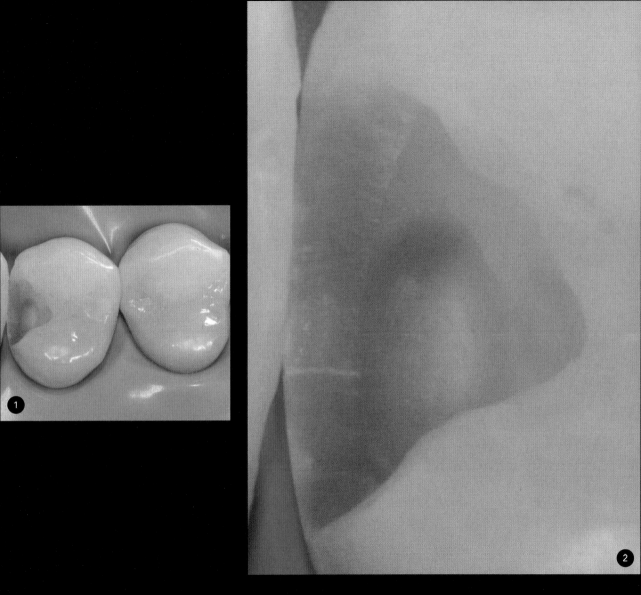

图1 远中𬌗面Ⅱ类洞粘接洞型。

图2 高倍放大照片强调粘接洞型应具有的特征：无明显固位形，洞底形态不规则，保持去腐后的形态，精确去腐，洞型圆钝，精修龈阶形成清晰、锐利的边缘，咬合面洞缘规则、轴壁略外敞[150-152]。形成清晰、准确的边缘是修复体获得充分边缘封

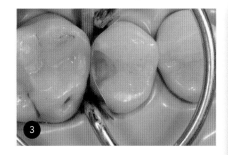

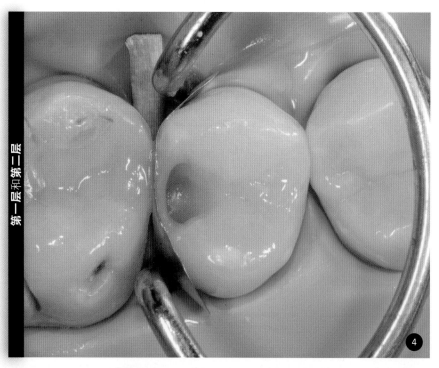

第一层和第二层

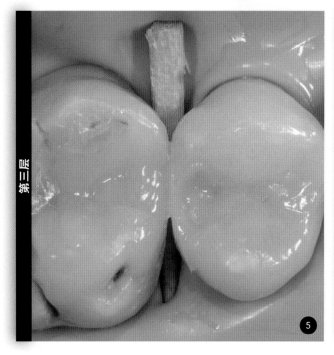

第三层

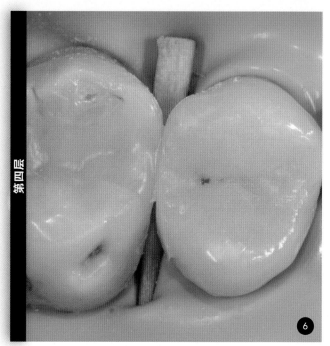

第四层

图3 放置Composi-Tight® Silver分段式成型片（Garrison Dental），分牙环安放在楔子近中。

图4~图6 向心法技术**四层充填**[140]。
第一层：充填流动树脂（Venus® Flow，Kulzer），控制厚度为0.5mm，覆盖全部牙本质形成洞衬。

第二层：形成远中边缘嵴。
第三层：用中高饱和度树脂按解剖形态恢复牙本质层。
第四层（最后一层）：用牙釉质树脂塑形咬合面，在远中窝底部以点染法做棕色强化染色。

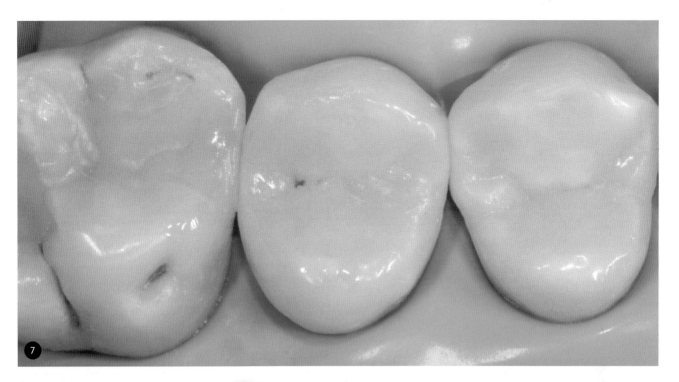

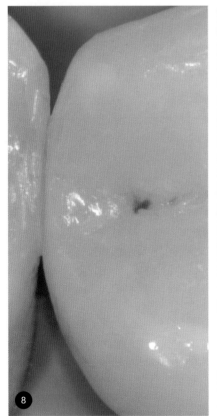

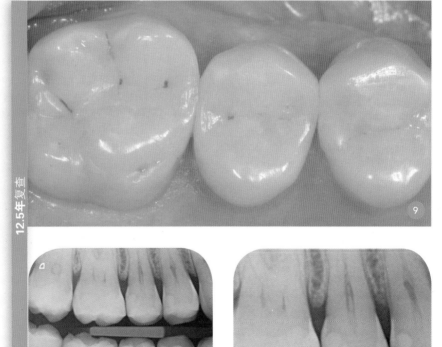

图7和图8 15充填体完成修形和抛光后。牙齿恢复了恰当的形态和功能，充填体美学融入，效果理想，与牙体组织密合无间隙。

图9和图10a，b 12.5年复查临床照片和根尖片，充填体各个方面都保持得极好。

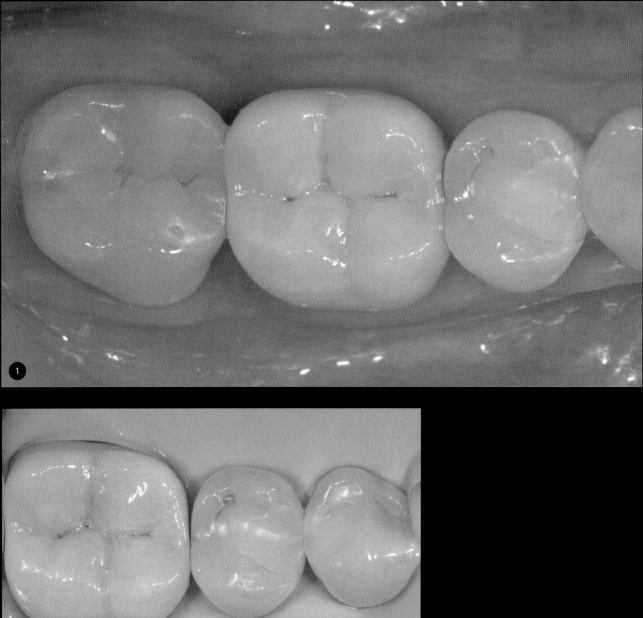

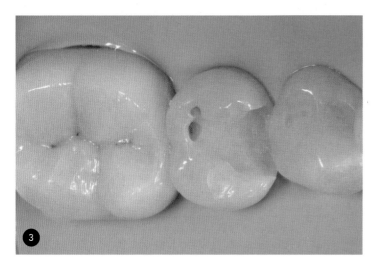

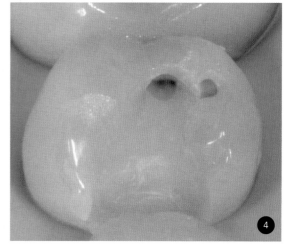

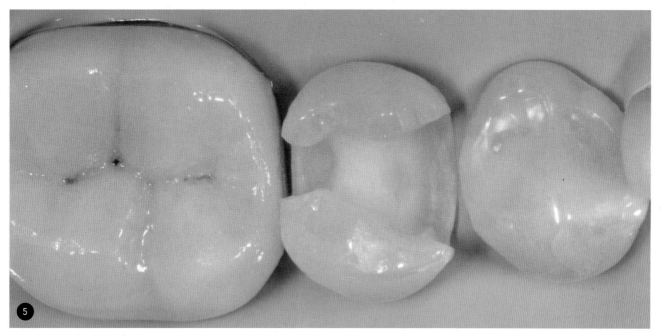

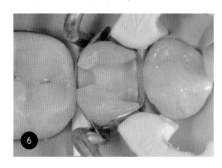

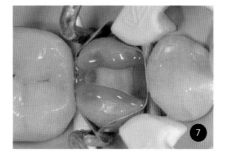

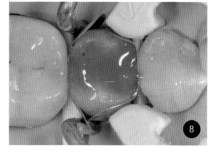

图3～图5　柱形圆头金刚砂车针去除旧充填体：可以明显看到远中面的新发龋坏，因此需要预备成MOD洞。

图6　放置Composi-Tight® Silver分段式成型片（Garrison Dental），将Micerium V3分牙环（Palodent Plus，

Dentsply）放在近中，将Composi-Tight® Silver分牙环放在远中，尖端紧贴成型片。

图7和图8　三步法酸蚀–冲洗粘接处理。

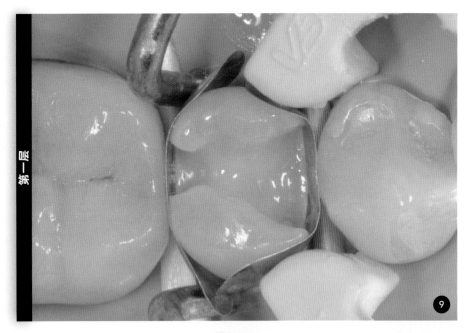

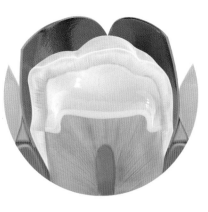

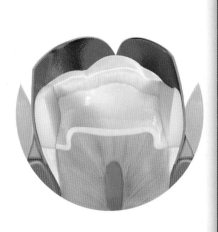

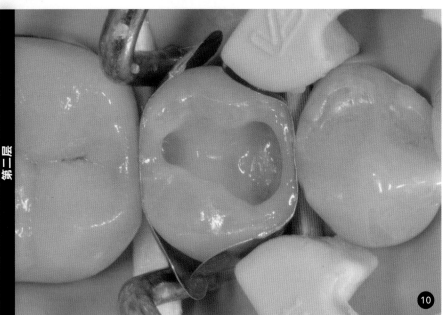

图9～图12　向心法技术四层充填[140]。

第一层（图9）：充填流动树脂（Venus® Flow，Kulzer），控制厚度为0.5mm，覆盖全部牙本质形成洞衬。

第二层（图10）：形成近、远中边缘嵴（Venus® P A2）。如果洞型较小，则一次充填形成边缘嵴——如果洞型较大，先垂直向充填一薄层牙釉质树脂，通过较大的自由面和最小的粘接面形成尽可能理想的C因素。然后充填一层全高度树脂增强邻面壁，取下成型片之前和之后均光照。

取下成型片后，Ⅱ类洞转变为Ⅰ类洞，更易于咬合面解剖形

态的恢复。

第三层（图11）：用中高饱和度树脂（HK5）按解剖形态恢复牙本质层，渐强模式（软启动）从咬合面光照固化。

第四层（最后一层）（图12）：充填乳光牙釉质树脂，塑形咬合面。这里使用了两种牙釉质材料，Clear和Ambra，一步法充填于咬合面的不同位置。建议一次完成咬合面充填，再雕刻精细解剖形态，这样可以预览最终形态，必要时调整窝沟和对应牙尖的位置——这时复合树脂仍处于可塑阶段。这一步先使用充填器（Compo-sculp DD5-6，Hu-Friedy）向

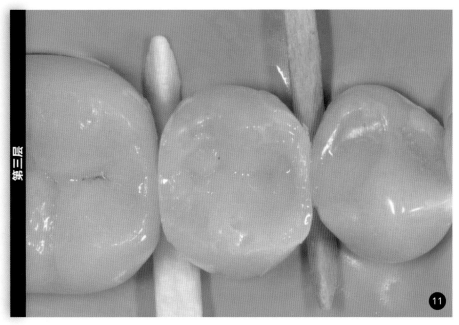

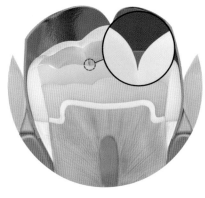

第三层

11

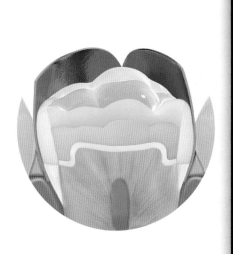

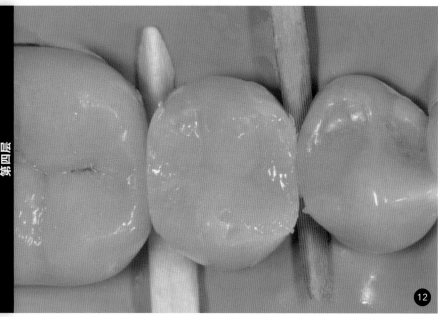

第四层

12

窝洞内壁压实树脂，再换用雕刻器（DD1-2）的三角形工作端形成牙尖，最后用细尖工作端形成精细解剖形态，尤其是主窝沟和副沟。薄的合成毛刷不可或缺，以45°角使树脂密贴洞缘，柔化表面形态。显然，这种方法要求复合树脂在塑形期间有一定的形态保持能力，同时要有较低的光敏性，延长可塑期。

建议在塑形期间关闭牙椅灯光，必要时使用最低功率的光纤照明。还必须对牙齿解剖形态有充分的认识，同时离不开长期的训练。

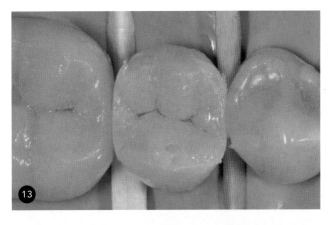
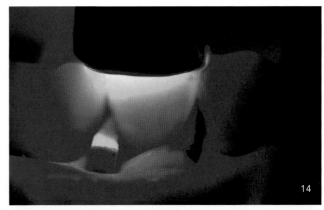

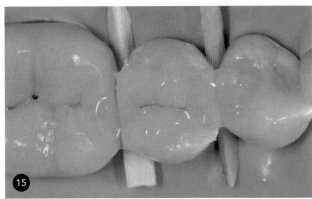
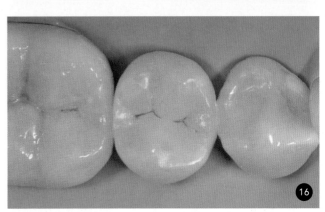

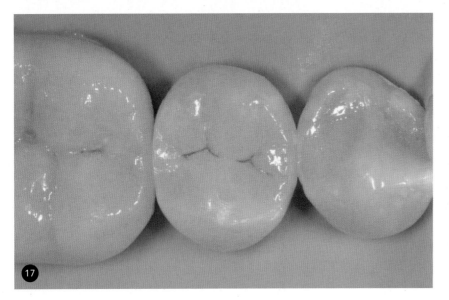
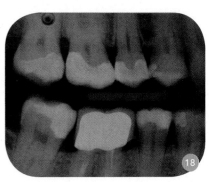

图13　预弯31mm长10# K锉，点染法在窝沟底部进行棕色强化染色。

图14和图15　涂布甘油凝胶后光照固化最后一层树脂，抑制表面氧阻聚层形成，使树脂单体转化率达到最大，进而改善材料的物理机械性能。

图16　45充填体修形、抛光完成后。

图17　表面高度抛光上亮后。

图18　术后咬合翼片检查。

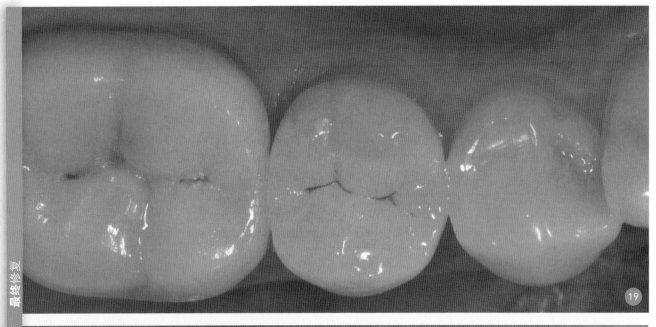

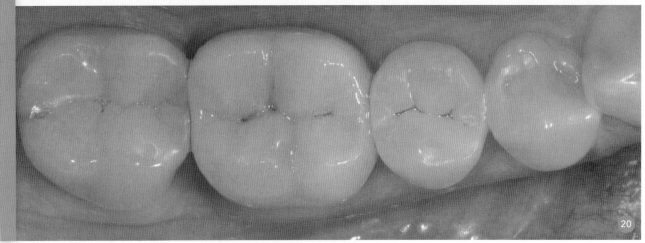

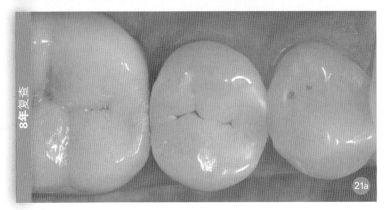

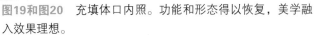

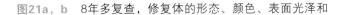

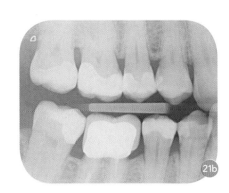

图19和图20 充填体口内照。功能和形态得以恢复，美学融入效果理想。

图21a，b 8年多复查，修复体的形态、颜色、表面光泽和边缘封闭保持得非常理想（图21a）。咬合翼片证实患者口内的所有修复体，尤其该患牙的修复体，均保持优异的稳定性（图21b）。

中型Ⅱ类洞复合树脂直接充填
相邻两面洞或三面洞同时充填

对于相邻患牙多个Ⅱ类洞的病例，由于多个邻间隙的存在，多个成型片的厚度叠加，使邻接触区的恢复变得更为困难。一个可选的策略是分别完成每颗患牙的充填，然而这会导致每颗患牙重复相同的操作（如粘接、分层充填、修形），不可避免地造成椅旁时间的浪费。

笔者提出的策略是多颗患牙同时完成所有的操作步骤：同时放置所有成型片、同时进行粘接处理、同时完成分层充填。所有需要光固化的材料用2个光固化灯同时完成光固化。该策略使整个流程更加顺畅，借助一些特殊器械的帮助，临床效果到位且可预期性好。

1–14和15多个Ⅱ类洞（三面MOD洞）同时修复

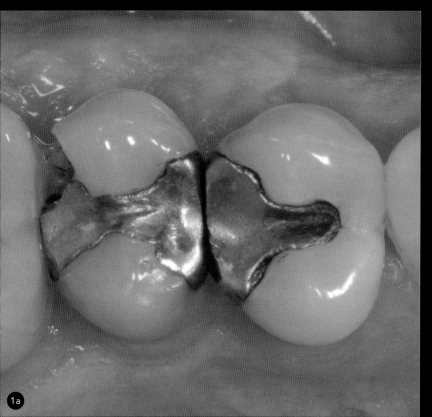

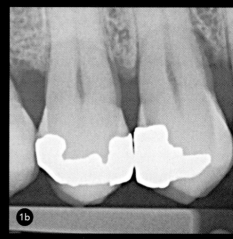

图1a，b Ⅱ类洞不完善银汞充填体，临床检查和X线片检查可见明显的微渗漏、边缘不密合、充填体折断及继发龋征象。

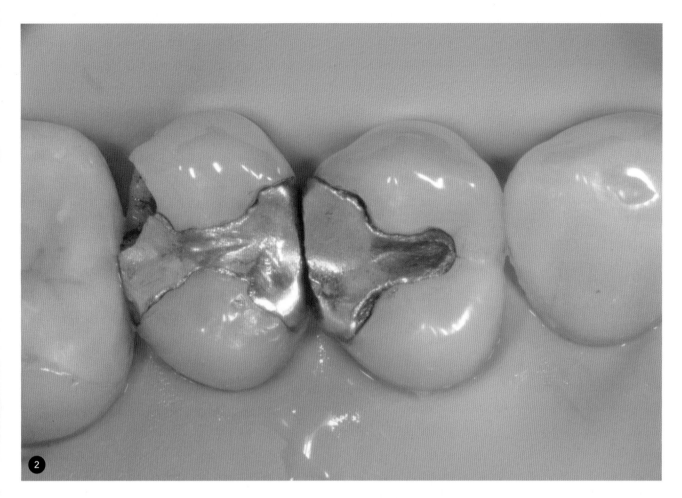

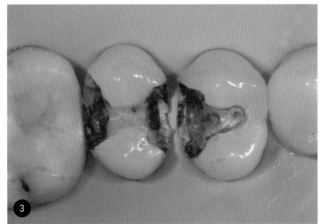

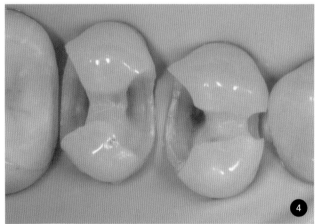

图2　橡皮障术区隔离，去除银汞充填体时必须使用橡皮障。

图3　裂钻（Midwest No.1957）磨除银汞充填体：可见明显继发龋坏。

图4　精确去腐、清理窝洞、修整洞缘：此类洞型称为"传统

斜面洞型"，其窝洞设计主要由旧银汞充填体所决定，并不符合初发龋坏"粘接洞型"的设计理念。

形成锐利的龈阶，修整咬合面洞缘至形态规则，邻面洞缘稍外敞并使用细粒度抛光条（40μm/25μm）抛光。有可能的话建议使用甘氨酸喷砂，有助于去除残留的金属颗粒。

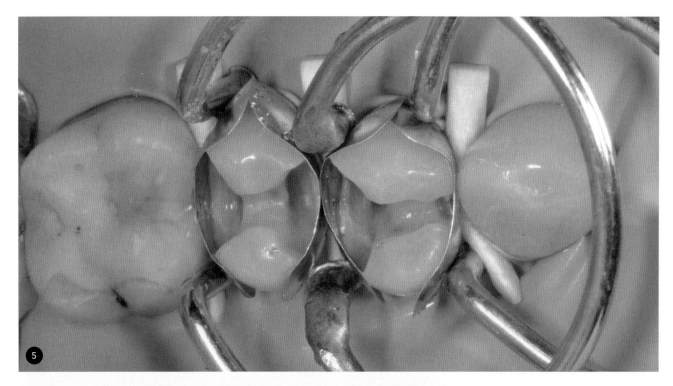

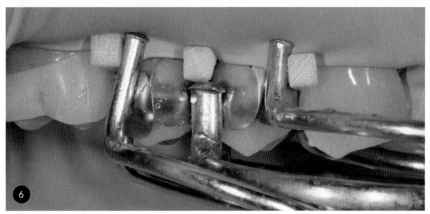

图5和图6 同时放置4个低矮型Composi-Tight® Silver分段式成型片（Garrison Dental），插入木楔稳定成型片，使其紧贴牙颈部，木楔的直径应能形成明显的分牙效果。分牙环的放置方法如下：Composi-Tight Original短脚分牙环置于14近中，位于楔子后方；Composi-Tight Gold短脚分牙环置于14、15邻间隙，位于楔子上方；最后一个Composi-Tight Original长脚分牙环置于14远中，位于楔子前方。分牙环的弓体依次跨过前一个，位于其上。

最难处理的邻间隙是14远中面和15近中面，此处需要补偿两个成型片的厚度，同时为使成型片能分别紧贴两颗患牙，Original分牙环只能放置在楔子上方，分牙力有所降低。在这个位置，分牙环打开距离变小，同时尖脚直径较小，因此分牙力降低。从策略上讲，这里需要使用分牙力更大的Gold分牙环，其弓体更粗壮、尖脚直径大；分牙环开度更大，因此能保证更大的分牙力。除Gold分牙环外，也可使用V形3D Fusion分牙环（Garrison）或Palodent Plus V3分牙环。

最后，必须指出，为了获得较好的邻面接触，放置好楔子和分牙环后，所有成型片必须相互紧贴。

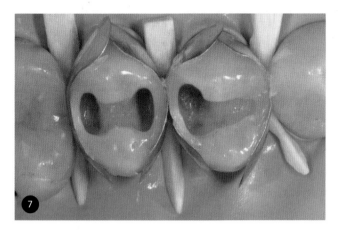
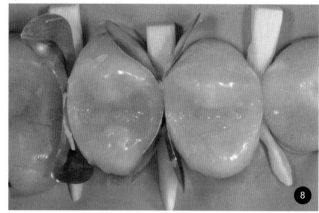

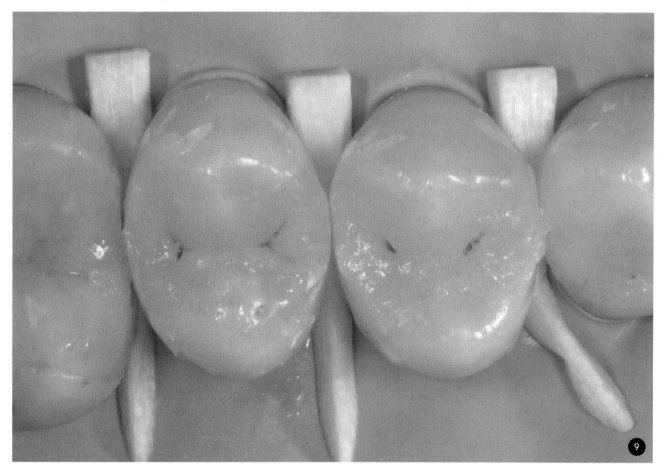

图7　两颗患牙均涂布牙釉质牙本质粘接剂后，充填流动树脂形成洞衬，然后充填牙釉质树脂，同时恢复4个邻面边缘嵴。也可以一次恢复两个边缘嵴，先光照固化，再恢复两个边缘嵴。笔者对前一方法更有信心，可以取下所有成型片，同时形成两个Ⅰ类洞，便于咬合面的充填。

图8　取下分牙环后，打开成型片，将其与牙面分离，使用Klemmer或金刚砂镊子取下成型片。然后，用高饱和度牙本质树脂充填牙本质层。

图9　最后充填一层牙釉质树脂，形成牙尖和窝沟，完成充填。各层充填时，均同时完成两颗患牙的光照固化，需使用2个光固化灯，同时三用枪吹气降温。

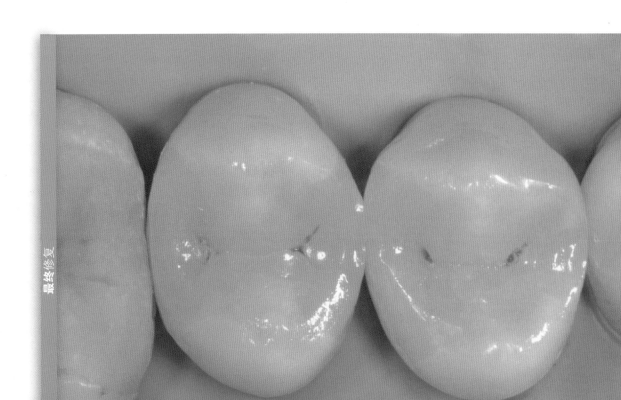

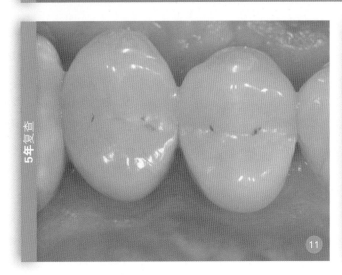

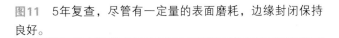

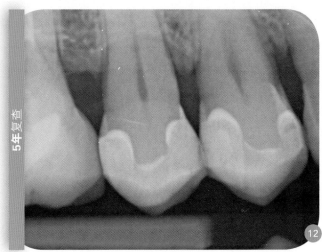

图10　修形、抛光完成。可以看到形态恰当、边缘封闭极佳、邻接触紧密。

图12　5年复查X线片，颈部边缘封闭保持良好，无微渗漏。

图11　5年复查，尽管有一定量的表面磨耗，边缘封闭保持良好。

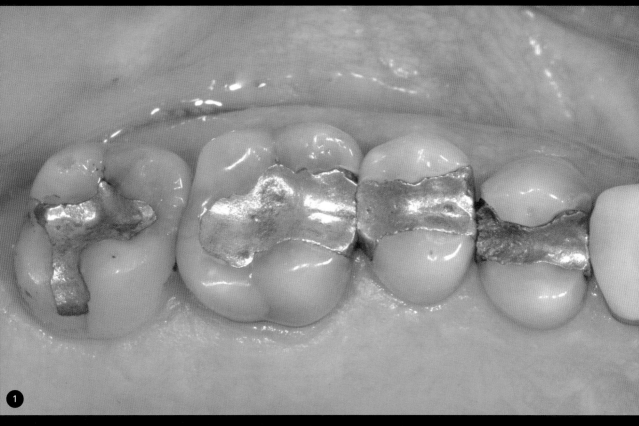

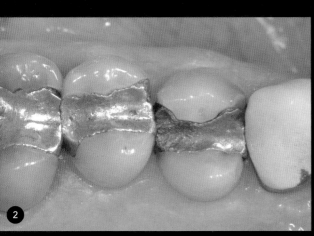

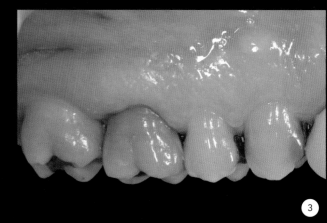

图1～图3 1区所有牙齿均为 II 类洞不完善银汞充填体，有明显的微渗透、边缘不密合、充填材料折断和继发龋表现。由于充填体的微渗透以及金属离子向牙本质内的渗透，患牙颊面表现为明显的墨浸状，影响整个区段牙齿的美观表现，而患者是一位美学要求较高的女性患者。

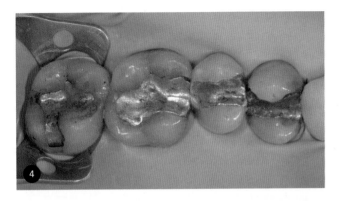
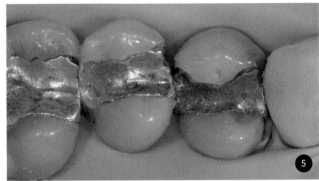

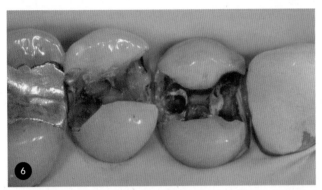
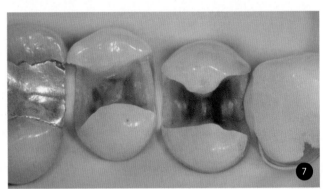

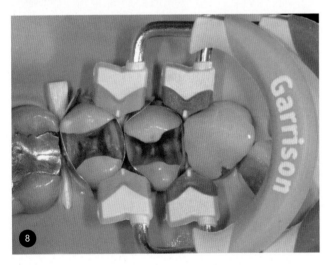
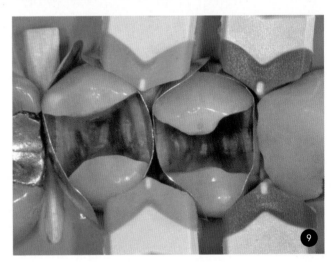

图4和图5　去除银汞合金时必须使用橡皮障进行术区隔离。

图6　用钨钢车针（Midwest No.1975）去除银汞充填体：可见明显继发龋坏。

图7　精确去腐，修整洞缘形成"传统的斜面洞型"。

图8～图12　同时放置4个低型Composi-Tight® Silver分段式成型片（Garrison Dental）。本病例使用V形3D Fusion分牙环（Garrison）代替Gold分牙环：两颗患牙均完成牙釉质牙本质粘接处理后，涂布流动树脂形成洞衬（图10），然后同时完成两侧边缘嵴的恢复。本病例在恢复15边缘嵴时采用了"扫雪机技术"（图11）：先在龈阶处涂布薄层流动树脂，再充填牙釉质树脂，形成边缘嵴（图12）。通过这种方式，处于可塑期的膏体树脂可推压位于成型片与树脂之间的流动树脂，通过流动树脂的外流，降低充填膏体树脂时引入气泡的可能性。

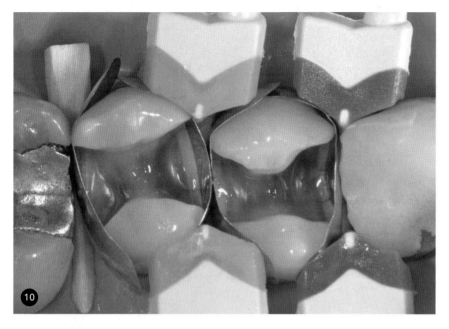
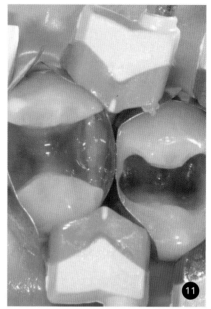

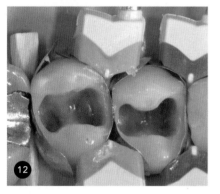
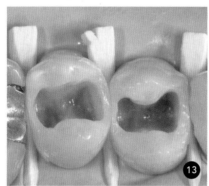
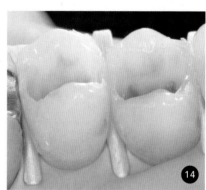

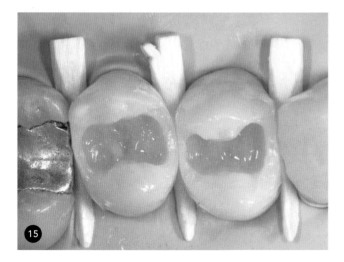
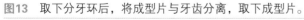
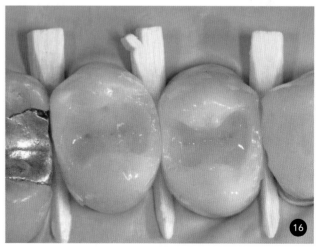

图13　取下分牙环后，将成型片与牙齿分离，取下成型片。

图14　邻面光滑，连贯一致。

图15和图16　充填高饱和度牙本质层树脂，两颗患牙均分两层。这个病例也可以使用双灯固化，注意用三用枪吹气降低。

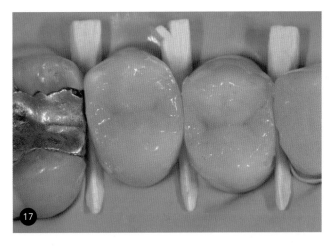

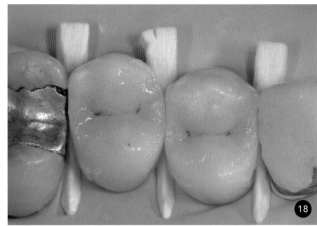

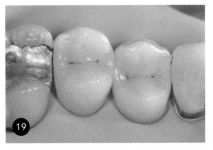

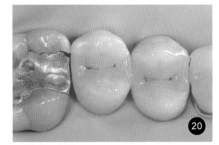

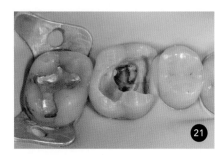

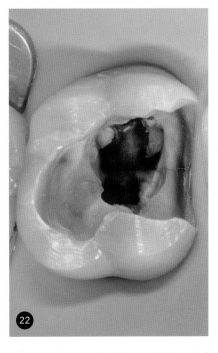

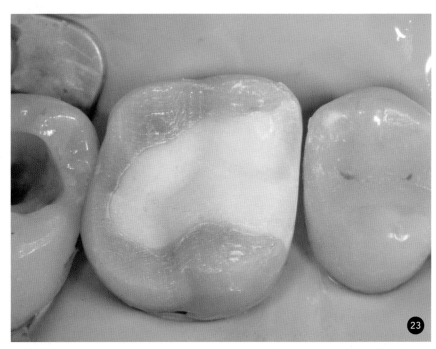

图17和图18　最后充填一层牙釉质树脂，形成窝沟和牙尖，进行表面染色。

图19～图30　充填体修形、抛光完成后。16牙髓治疗后完成树脂核修复（图21～图23），17行复合树脂直接充填（图24

和图25），本区段所有患牙修复完成。随后16进行间接法贴面覆盖体预备（图26和图27），选择CAD/CAM二硅酸锂玻璃陶瓷材料，在3D打印模型上检查试戴修复体后（图28～图30），完成粘接。

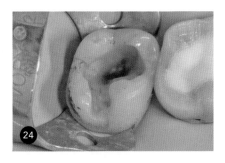
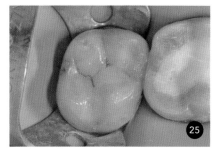
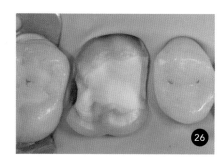

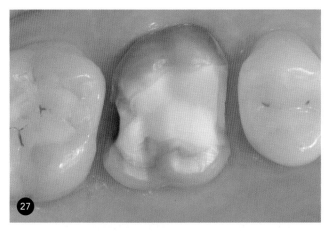
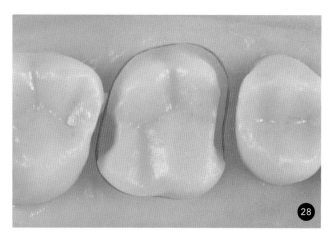

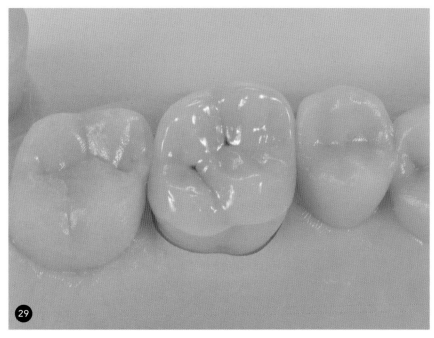
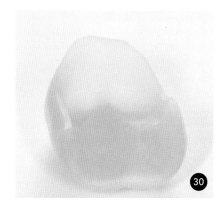

本病例涉及一些将在本章结束部分讨论的内容，具体见修复体的人体工程学部分，以及第4章将详细讨论的内容。然而，通过整体把握本病例，对于这类临床情况，能同时熟练掌握直接法修复和间接法修复是获得理想临床效果的决定性因素。对于某些特定的临床情况，可以采用这种"混合式"的数字化技术，即采用传统技术制取印模，随后在3D打印的模型上完成二硅酸锂玻璃陶瓷修复体的设计和制作。目前，市面上已有的方法可以将该过程一步完成，具体将在第4章相应章节进行阐述。

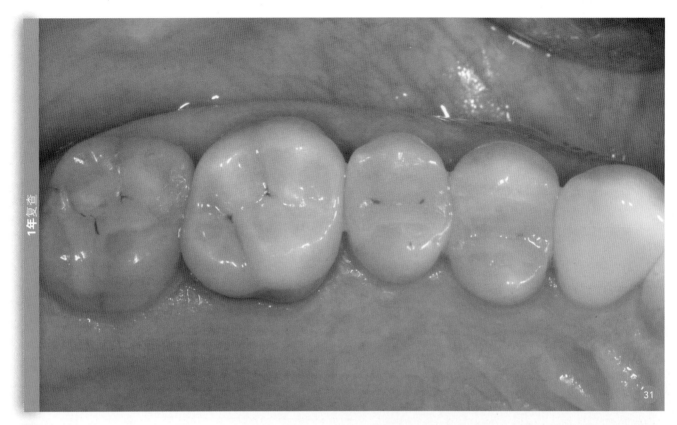

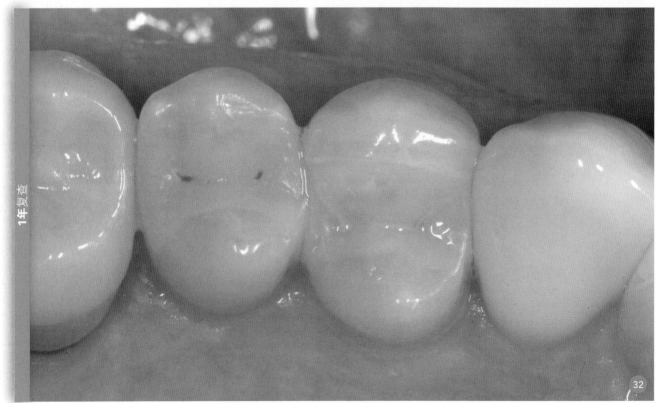

图31和图32 本区段修复后1年复查。修复体形态恰当、边缘适合性极佳、邻面接触恢复完善。

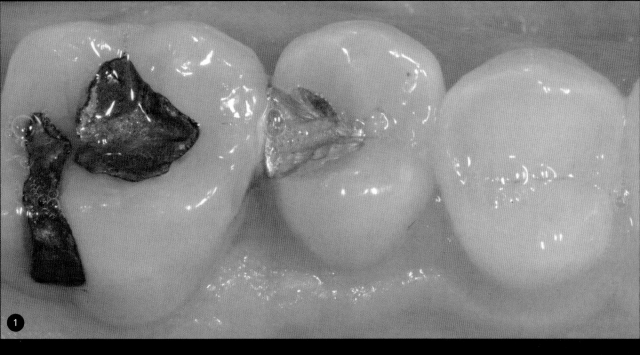

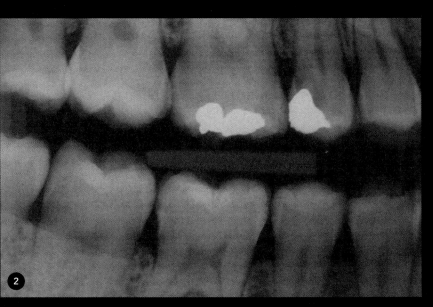

图1和图2 临床照片可见右上后牙区两个不完善银汞充填体（图1）。两颗患牙均需重新修复，而X线片清晰显示，15龋坏极深（图2）。该龋坏似由去腐不完善及充填体边缘渗漏所引起，具备沿牙本质小管向颈部进展的典型表现（见第8页）。

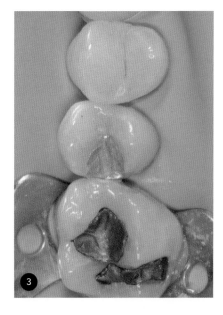

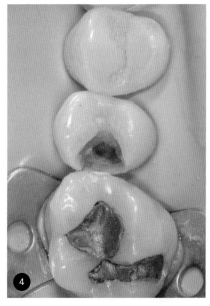

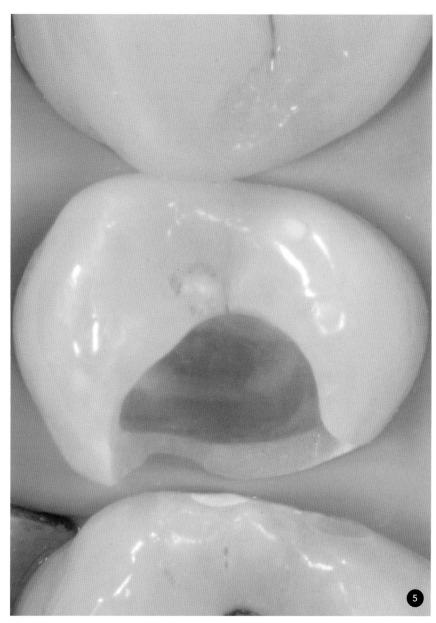

图3和图4　完成橡皮障术区隔离后，才能开始银汞充填体的去除，可见非常深的龋坏（图4）及明显的脱矿。

图5　用1∶1慢速手机连接小至中号瓷球钻进行精确去腐。应当非常小心，仅去除龋坏组织，尽可能保存颈部牙釉质，颈部牙釉质可能部分或全部为无基釉，非常脆弱。因此，釉牙本质界处不可使用慢速球钻去腐，应使用高速中粒度金刚砂车针。摩擦固位的高速车针准确性更好，金刚砂车针力量更

柔和。不建议使用手用器械去腐。用火焰形车针完成咬合面洞缘的修整与抛光，形成锐利的龈阶。

显然洞底牙本质比颈部釉质更偏根方，因此颈部为无基釉，缺少牙本质支持，非常脆弱。如果颈部有明显的牙釉质存留，较厚且无龋坏，则可以也应当保留。保留颈部牙釉质的理由是形成牙釉质粘接，这显然比牙本质粘接更为有利，同时龈边缘位置偏向冠方，更利于充填修复，边缘封闭和穿龈外形能处理得更好。

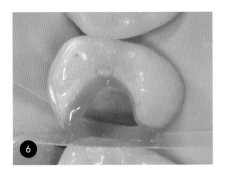
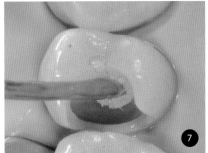
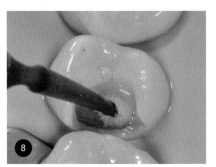

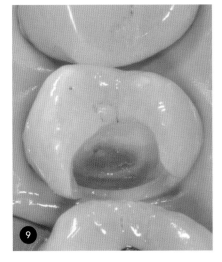

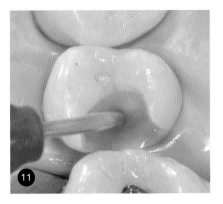

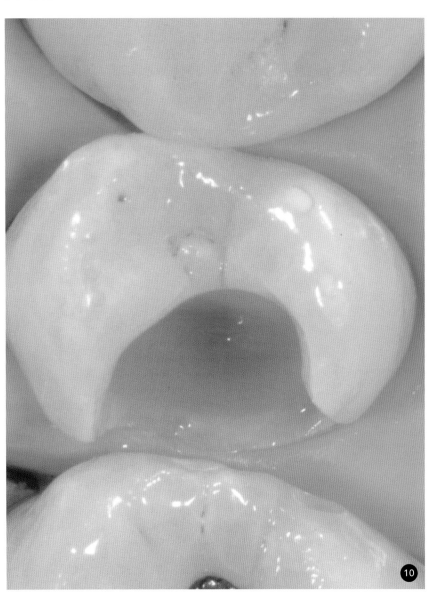

图6 ~ 图9　保留颈部无基釉时，应在放置成型片和楔子前之前进行粘接处理，避免脆弱的颈部牙釉质发生折断。建议使用两步法自酸蚀粘接系统，配合牙釉质的选择性磷酸酸蚀及氯己定涂布。

图10和图11　用高填料、低流动性流动树脂"支撑"颈部牙釉质（注意流动树脂不可充填过多），然后用流动性更好的流动树脂完成其余牙本质区域的洞衬（图11）。相同的树脂基质保证不同树脂之间可以牢固结合。

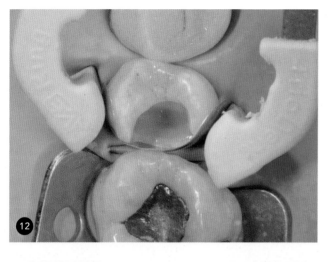
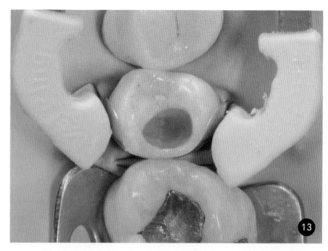

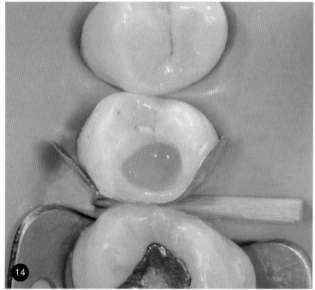
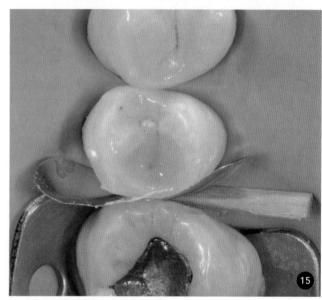

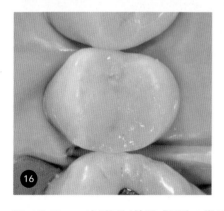
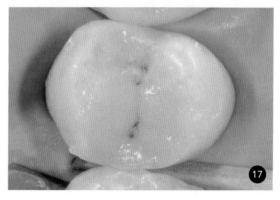

图12和图13 这时可以放置成型片、楔子和分牙环，单层牙釉质树脂恢复边缘嵴。

图14和图15 然后充填两层牙本质树脂，第一层水平充填，第二层初步形成窝沟形态。这样做的目的是使牙釉质树脂的充填更加方便。

图16和图17 随后充填一层牙釉质树脂，形成咬合面解剖形态，再进行表面染色。

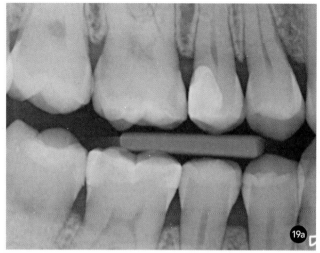

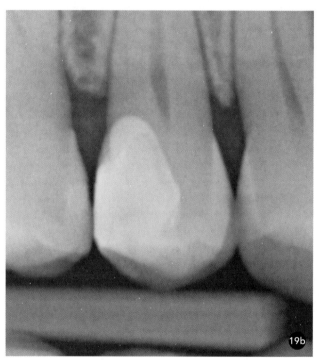

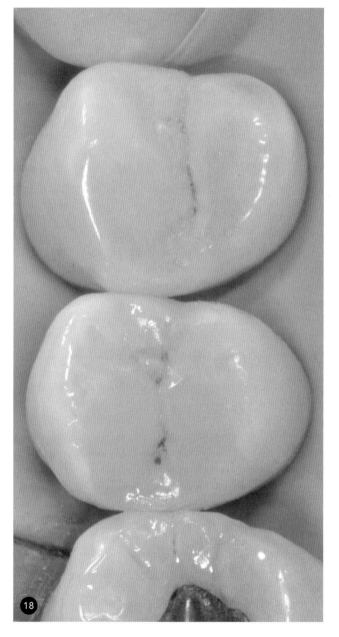

图18　修形、抛光完成后。充填体有恰当的形态和美学效果，边缘密合性非常好，邻面、咬合面均无间隙。

图19a，b　X线片检查可见边缘密合性良好；颈部保留的牙釉质和洞底牙本质所处的深度有明显的差异。

2-磨牙近中牙颌面 II 类洞，保存颈部牙釉质

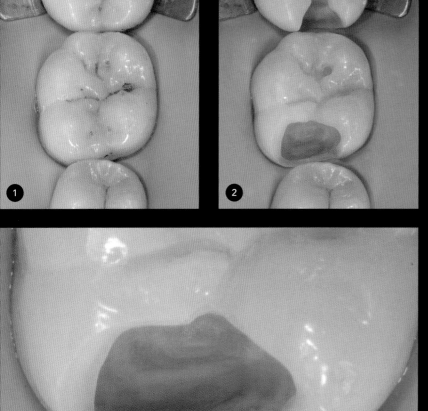

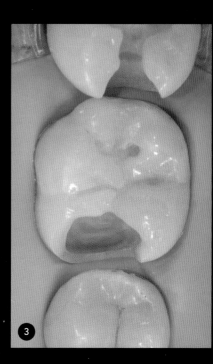

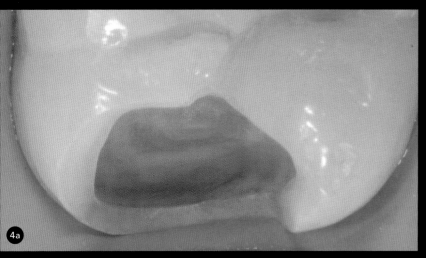

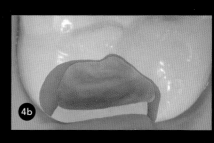

图1 右下磨牙区段临床照片，46和47近中𬌗面龋坏。

图2和图3 打开窝洞，去净腐质。其中46（图3）近中面的龋坏尤其深。

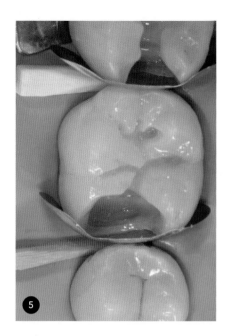

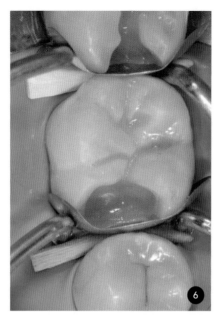

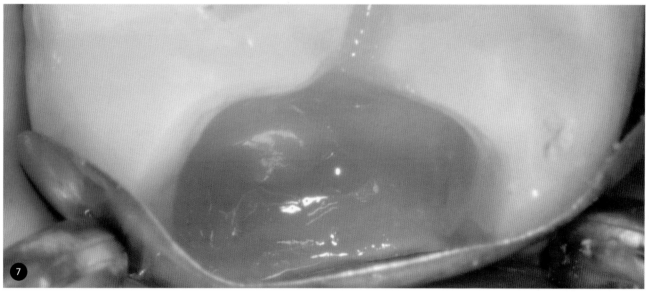

图4a，b MO粘接窝洞的细节分析：将咬合面洞缘和舌侧壁修整规则，而颊侧壁部分为悬釉，预备成内斜面以尽可能地保存外形（用以支持成型片和分牙环）和去除朝向颊侧壁内侧的无基釉。颈部采用保存无基釉的技术。在牙颈部龋坏通常沿牙本质小管的方向进展；因此，在粘接洞型中，牙本质层的最低点通常低于颈部牙釉质。这就是颈部牙釉质虽未受龋坏影响但常常成为无基釉的原因。如果颈部牙釉质类似本病例这样较厚、较明显，且无明显的裂纹，尽管是无基釉，

也可保留。这样能够进行更有利的牙釉质粘接，同时从临床操作角度看，邻面形态能处理得更好（龈阶位于更冠方）。

图5 ~ 图7 为了避免颈部无基釉折断，可先进行粘接处理，不放置成型片和楔子，然后用流动树脂支撑龈阶牙釉质；也可以按本病例的做法，放置楔子和成型片，但楔子仅起到固定成型片的作用，而不会进一步进入邻间隙。

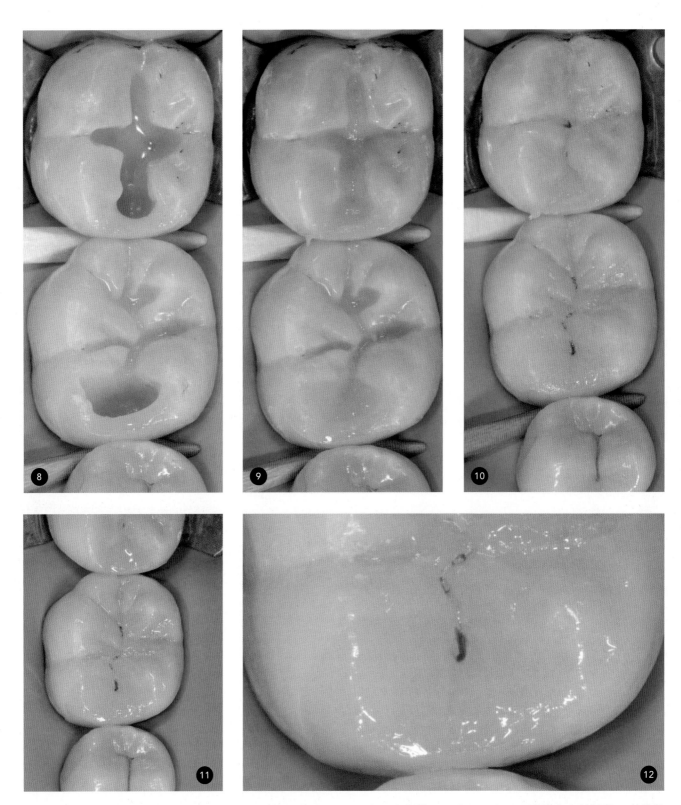

图8~图12 先恢复邻面边缘嵴（图8），再充填牙本质层（图9），最后用牙釉质树脂形成窝沟和牙尖，必要时进行窝沟染色，完成充填（图10）。然后进行修形和抛光（图11）。高倍放大下（图12）可见边缘密合性极佳，充填体形态恰当，美学效果好。邻接触区宽大、充分，可确保长期稳定。

牙髓治疗后 II 类洞直接充填

临床病例25

1–牙髓治疗后牙齿两面洞（近中殆面）复合树脂直接充填

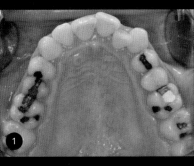

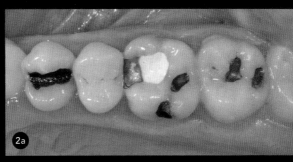

参见第215页牙髓治疗后牙齿的修复。

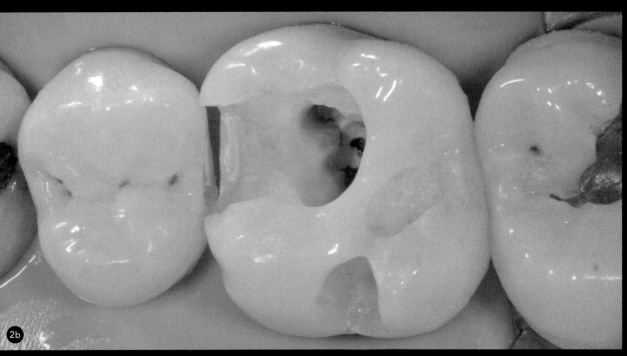

图1 40岁男性患者，要求微创修复患牙，便于后期正畸。

图2a，b 左上后牙区，26已完成根管治疗；考虑到26剩余健康牙体组织较多，该区段患牙均采用直接法修复。事实上，26为两面 II 类洞（MO洞，远中舌沟也有龋坏），轴壁有充分的牙本质支持，颈部有牙釉质保留，远中边缘嵴完整，远中尖完好；这种情况绝对适合直接法修复，而经典的覆盖牙尖式的间接法修复将不可避免地牺牲健康牙体组织，因此不是第一选择（禁忌证）。

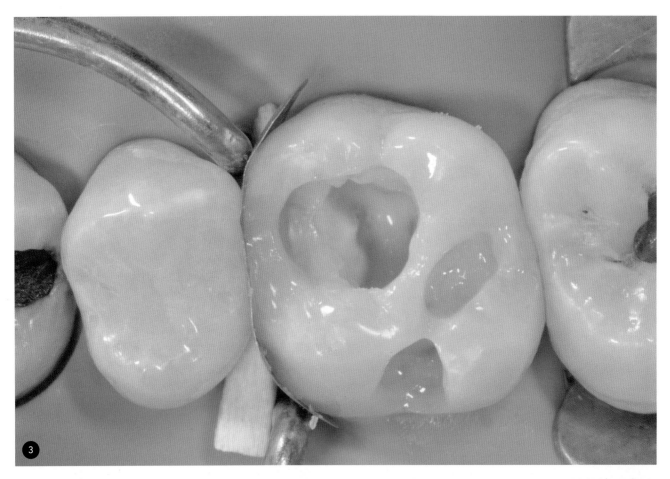

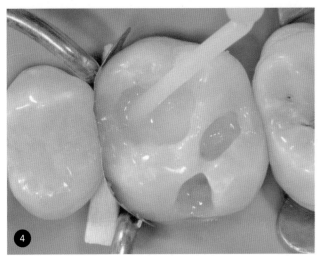

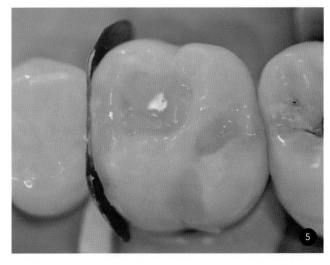

图3 按照修复策略，在完成粘接处理后，先用牙釉质材料恢复边缘嵴，将窝洞转变为Ⅰ类洞。建议在洞底使用白色流动树脂，以备根管再治疗可能（并不希望遇到）。未在根管内使用桩。

图4和图5 建议使用双固化树脂完成牙本质层的充填，利用缓慢的化学固化控制聚合收缩，然后再光固化使树脂完全固化。预留出一层牙本质树脂的充填空间，初步形成窝沟形态（图5）。

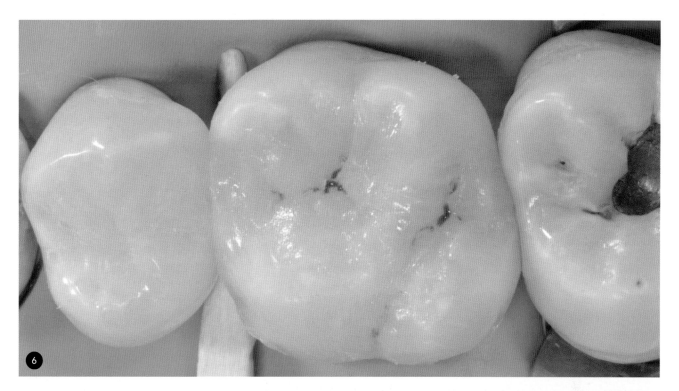

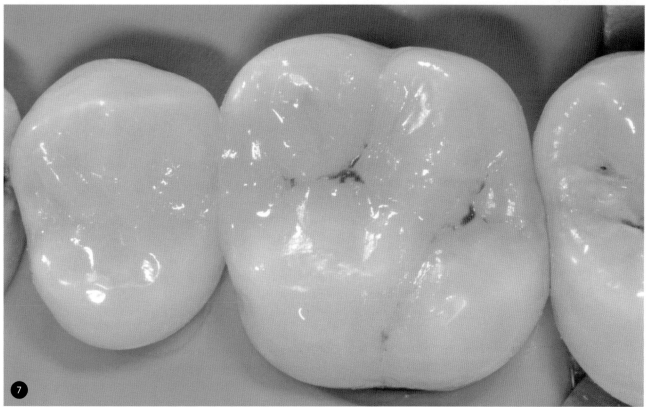

图6　然后充填牙釉质树脂，形成咬合面解剖形态，在窝沟底部点染以强化形态表现，完成充填。

图7　修形、抛光完成后，修复体形态、颜色理想，边缘密合性优异。

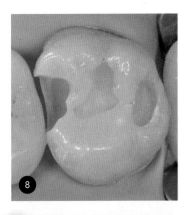

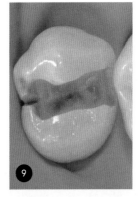

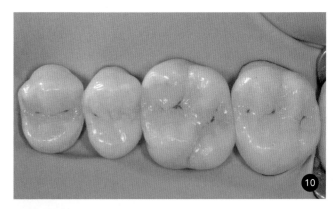

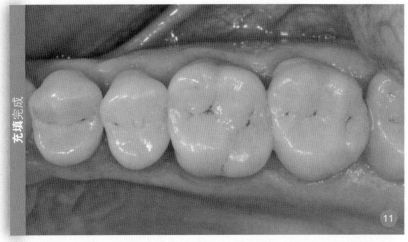

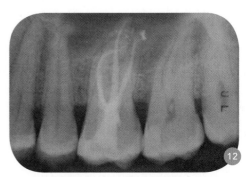

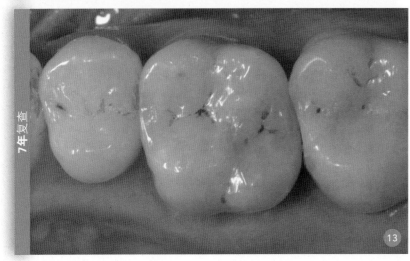

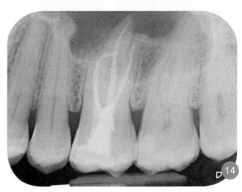

图8～图10　27（图8）和24（图9）的Ⅱ类洞采用直接法充填，完成该区段修复（图10）。

图11和图12　临床复查（图11），从形态-功能角度看修复体融入得非常好，同时X线片检查（图12）可见根管成形和充填到位，保存了较为复杂的根管形态（牙髓治疗由A. Fassi医生完成）。

图13和图14　7年复查，临床照片和X线片显示出治疗的长期效果：充填体的形态和美观保持良好（仅有些许着色），边缘封闭和牙髓封闭保持良好，未发生折裂。

临床病例26

2-根管治疗后前磨牙两面洞（DO）缺损直接树脂充填

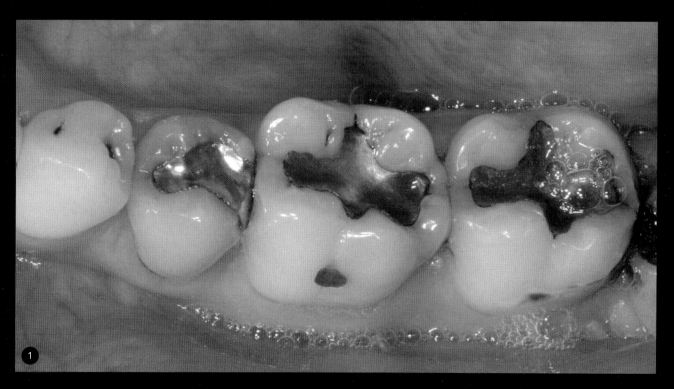

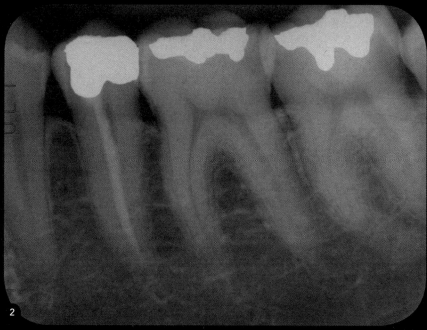

图1和图2　35岁男性患者，要求微创修复牙列内患牙。4区内35有不完善银汞充填体，根管治疗质量也不理想（图2）。

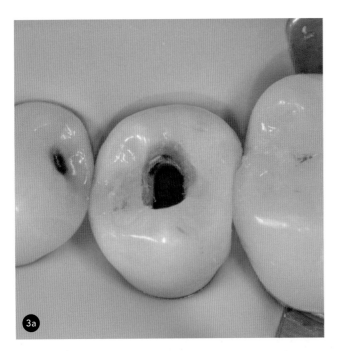

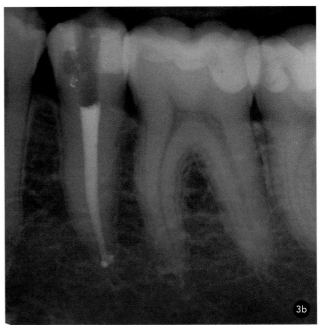

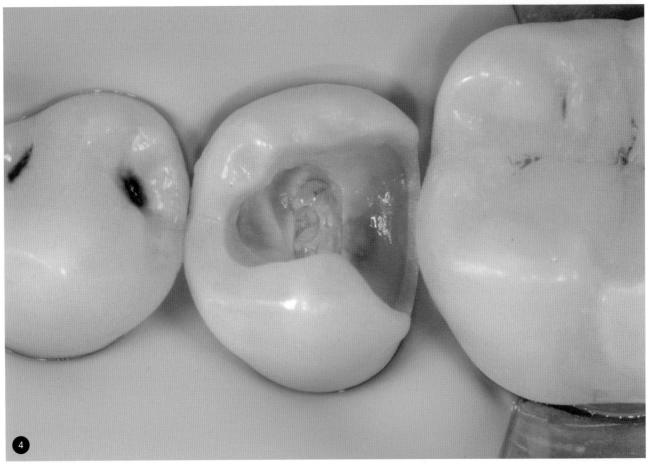

图3a，b和图4　制作假壁恢复患牙完整性，进行35根管再治疗（图3a，b）。去净腐质和旧充后，可见远中殆面（DO）两面洞缺损（图4），剩余轴壁有较好的牙本质支持，边缘嵴完整，龈阶有牙釉质存留：这些条件可以允许直接法修复。

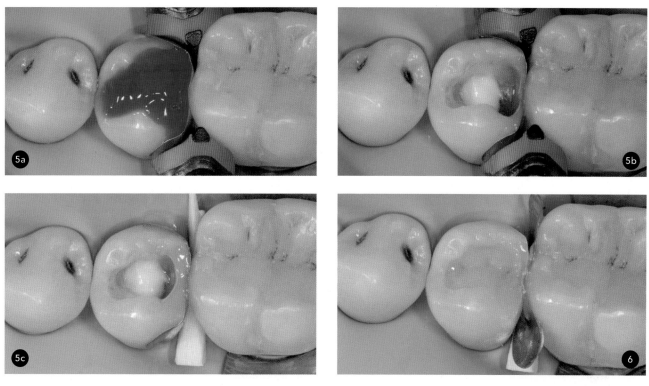

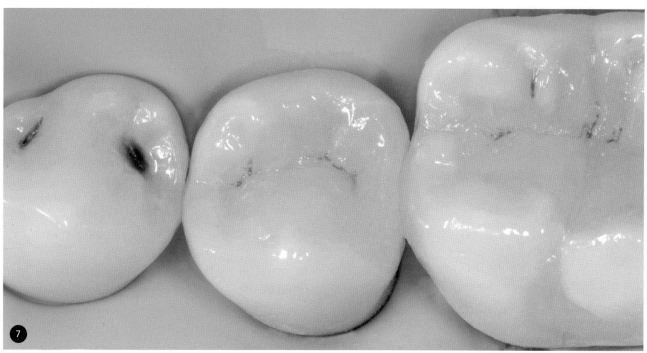

图5a～c　粘接处理后（图5a），根据修复流程，用牙釉质树脂垂直向分两层充填恢复远中边缘嵴，转化为Ⅰ类洞（图5b，c）。建议在髓室底使用超白色流动树脂，以备根管再治疗的需要（几乎没有可能）。根管内未使用桩。

图6和图7　然后用牙本质材料分两层堆塑牙本质层，初步形成窝沟（图6），然后充填牙釉质材料，形成咬合面解剖形态，在窝沟底部点染完成染色（图7）。

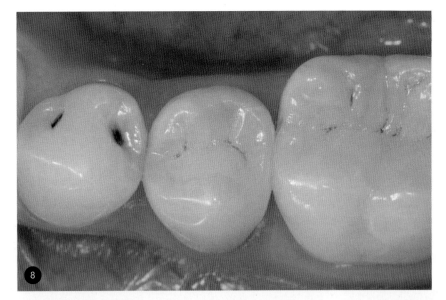

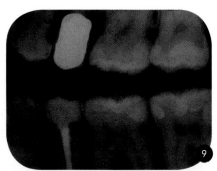

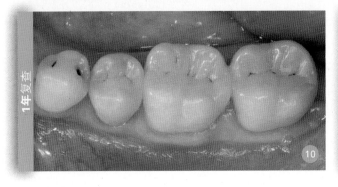

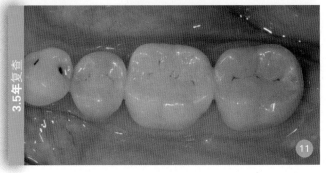

图8和图9　修形、抛光完成后，修复体形态和颜色过度优异，边缘密合性理想，临床照片（图8）和X线片检查（图9）明显可见。

图10和图11　1年（图10）和3.5年（图11）复查，所有直接法修复的患牙临床效果均非常稳定。

临床述评

　　根管治疗后的患牙直接法修复并不常见，原因很简单，导致需要根管治疗的龋坏通常范围较大，且需要制备开髓洞型，此时中等大小、有足够牙本质支持的窝洞非常少见。不过，对于这类情况：单面洞（见第216页临床病例15）或两面洞（见第291页临床病例25），轴壁有良好的牙本质支持（＞2.5~3mm），边缘嵴完整，轴壁无裂纹，最好颈部有牙釉质存留（非必需），可以考虑直接法修复，事实上也符合适应证，更加微创、快速且比间接法性价比高，仍能获得优异的边缘封闭。已经证实，这类病例牙体-修复体复合体的抗力是足够的[110-111]；一些学者建议使用纤维桩，可改变牙齿的折裂模式，使其更有利于再次修复。对于一些特殊的临床情况——患者年轻且咬合负担较小——笔者提出了一种具有高度美学效果的微创粘接修复方法（见第204页临床病例14），在两侧边缘嵴均完整的条件下，遵照严格的粘接修复流程，可以保留厚度小于临界值的牙本质壁。另外需要指出，即使覆盖部分牙尖也可采用直接法修复（也适用于活髓牙），只是这类情况间接粘接修复应用更多。

龈上或齐龈的 II 类洞修复体

> 大型窝洞

本分类包括导致牙体组织显著缺损的初发和继发龋坏；同样术者可选择不同的窝洞设计。粘接洞型预备适用于导致显著牙体组织缺损的初发龋坏，而传统洞型预备则适用于更换大面积已有微渗透或磨损的旧充填体时。考虑到缺损较大，可使用硅橡胶导板以更好地恢复解剖形态。如前所述，述者可以进行复杂的"自由手"充填，也可以在"硅橡胶导板引导"下充填。

中–大型窝洞，多层充填

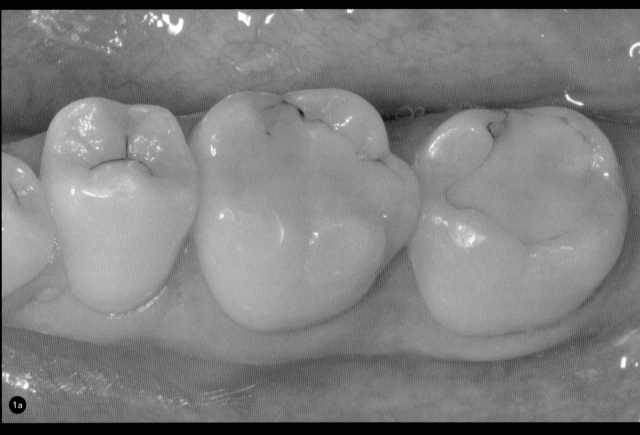

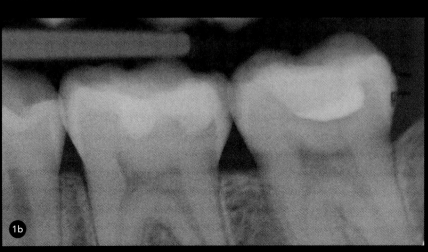

图1a，b　36、37不完善树脂充填体，形态不良，边缘微渗漏，X线片可见明显的残留及继发龋坏。

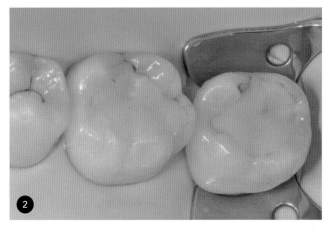

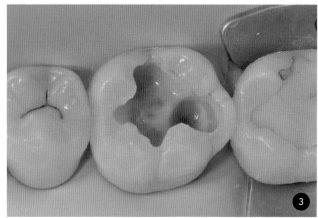

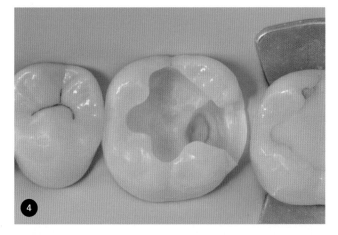

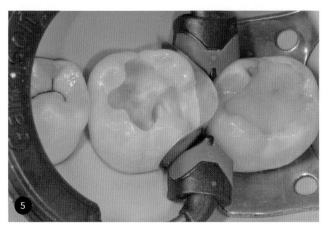

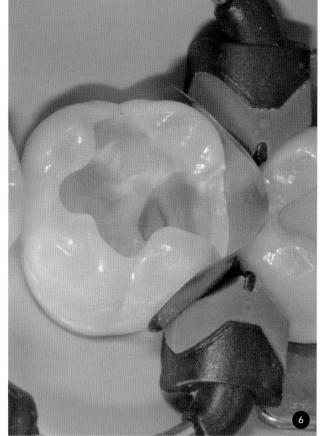

图2　以37为基牙，放置26N橡皮障夹，完成术区隔离。

图3和图4　**36**去除旧充填体，去净龋坏组织，打开较薄弱的有牙釉质牙本质裂纹及小范围龋坏的远中边缘嵴。最终形成大型窝洞，轴壁内侧有倒凹、部分无牙本质支持。

图5和图6　放置金属成型片（Garrison）和配套分牙环（3D XR）。使用这种分牙环（具有软质表面和硬质脚）可以帮助成型片完美贴合于牙面，减少树脂残留，使成型片形成与待修复的远中面完全一致的形态。可以看到，成型片与龈阶紧贴，这也说明成型片选择合适。

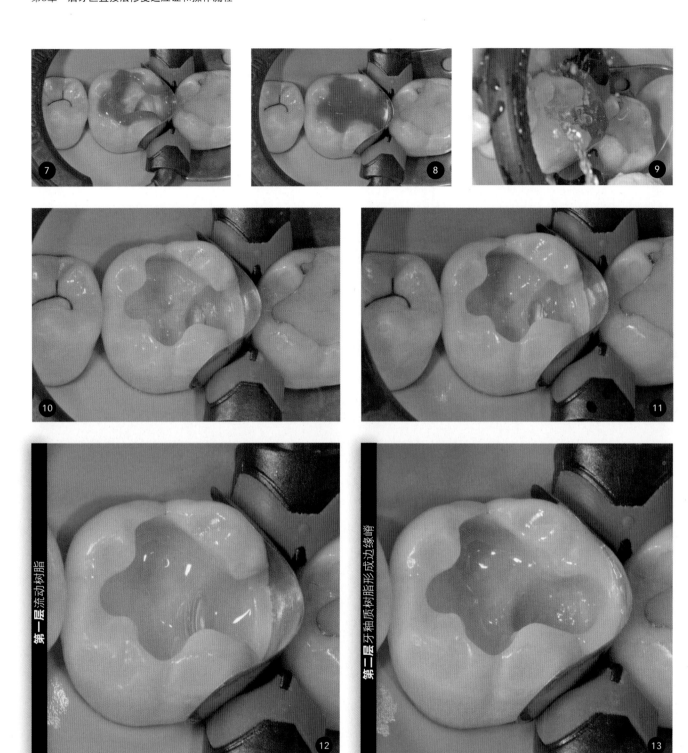

图7～图11　采用三步法酸蚀-冲洗粘接系统（OptiBond™ FL，Kerr Dental），牙釉质和牙本质分别酸蚀不同的时间，随后充分冲洗，涂布牙本质预处理剂，形成有光泽的牙本质表面，然后涂布含填料的粘接剂。分层充填常规采用向心法技术，但对于大型窝洞，不建议仅采用四层充填，原因在于无法充分地补偿聚合收缩，聚合收缩与材料体积有关，文献指出复合树脂层厚不应超过2mm（见第2章）。

图12～图17　采用多层充填技术。

第一层在窝洞内涂布流动树脂，达到釉牙本质界处，理想厚

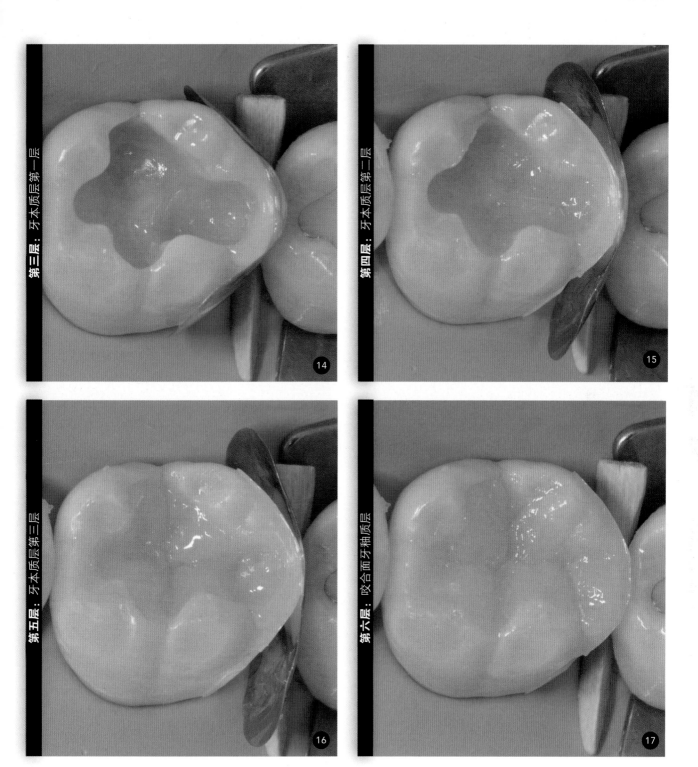

度为0.5mm（图12）。用中高明度牙釉质树脂重建边缘嵴，垂直充填一层（图13）。**第一层牙本质层**选用中等饱和度树脂（A4），允填于窝洞远中洞底（图14），**第二层树脂**水平分层充填于整个洞底（图15），**第三层树脂**应顺应预期解剖形态，初步形成窝沟和牙尖（图16）。

最后，**充填牙釉质树脂**，根据牙齿余留解剖特征，以原有窝沟的方向为引导，恢复咬合面解剖形态（图17）。可以充填一整层牙釉质树脂，再雕刻形成解剖形态，或分牙尖完成充填。

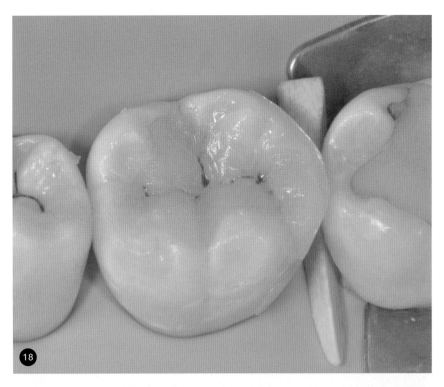

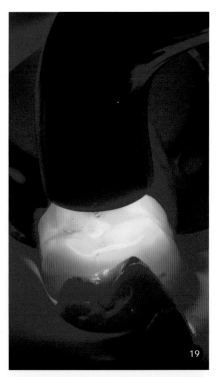

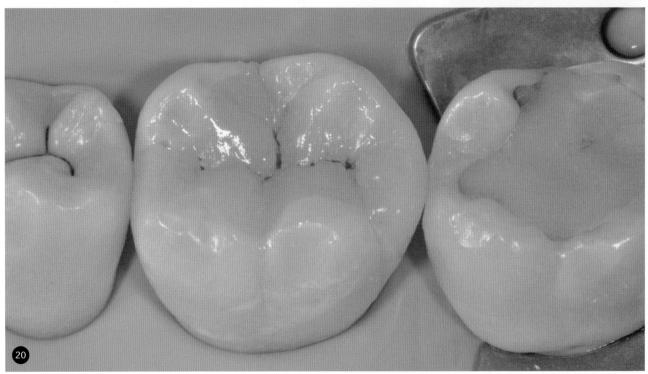

图18　固化后，点染法用棕色强化色进行窝沟染色。

图19　涂布甘油凝胶后最终固化30～40秒。然后，进行修形和抛光。

图20　最终术后照片可见美学融入效果良好、形态恰当、牙体-修复体界面无间隙。

图21　**37**正确使用橡皮障确保良好的术区隔离。

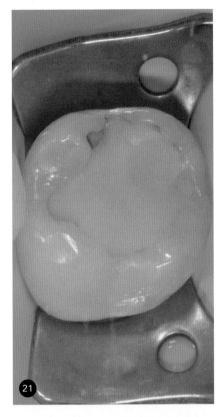

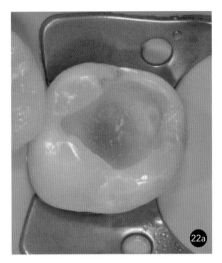

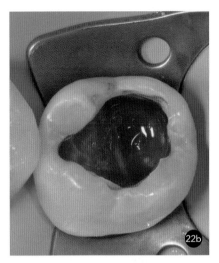

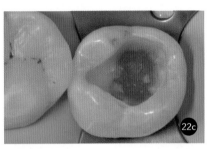

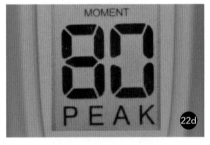

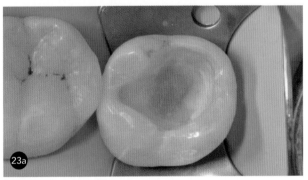

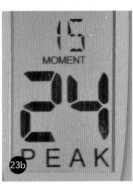

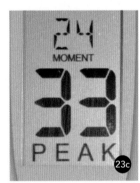

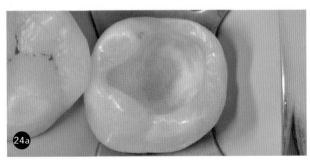

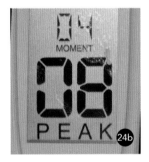

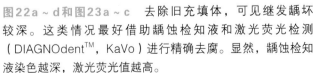

图22a～d和图23a～c　去除旧充填体，可见继发龋坏较深。这类情况最好借助龋蚀检知液和激光荧光检测（DIAGNOdent™，KaVo）进行精确去腐。显然，龋蚀检知液染色越深，激光荧光值越高。

图24a，b　充分去净腐质后，龋蚀检知液无染色，激光荧光检测值＜12（本病例为8）。

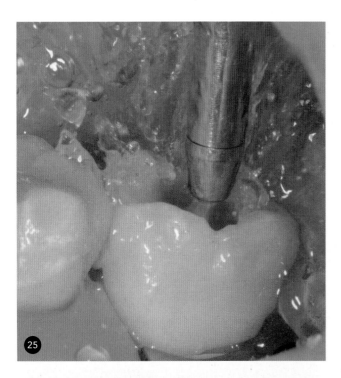

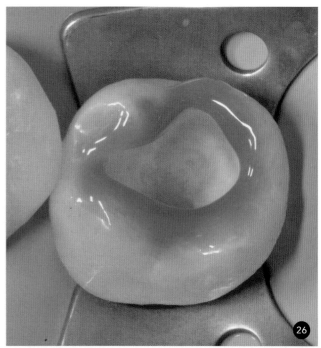

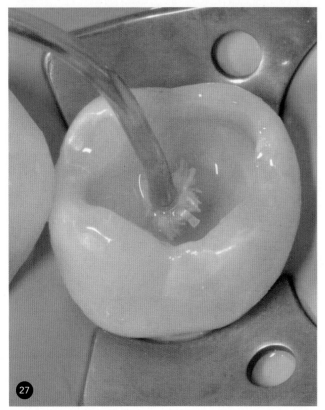

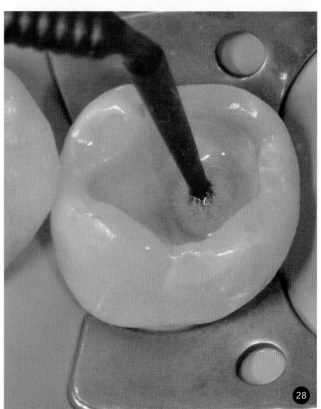

图25 最好使能用甘氨酸喷砂。

图26 ~ 图28 然后进行粘接处理：对于较深的龋坏，建议选择两步法自酸蚀粘接系统，不过需要同时选择性酸蚀釉质30

秒（图26），或选择三步法酸蚀-冲洗粘接系统，在酸蚀后涂布牙本质预处理剂前，涂布氯己定30秒（图27）应可改善粘接界面的长期稳定性（图28）。

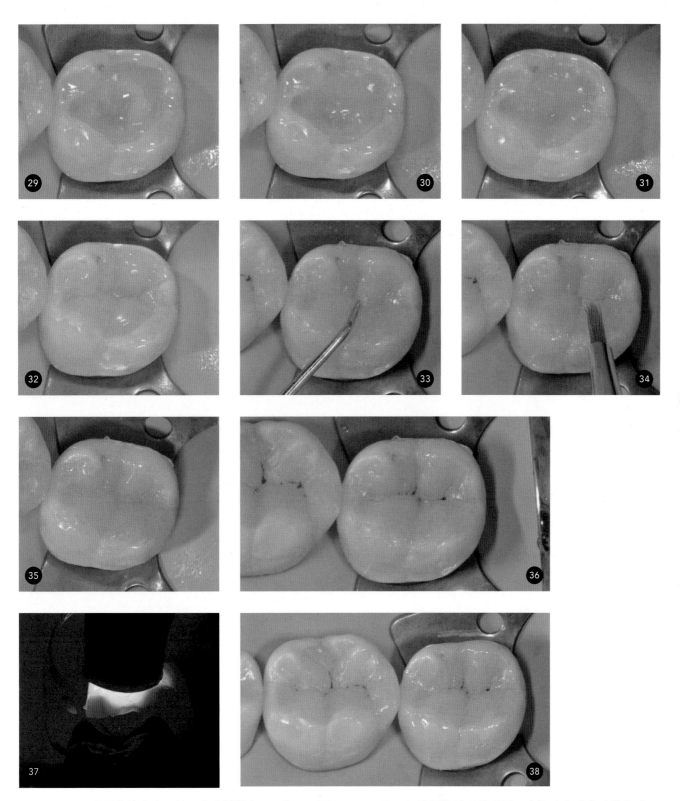

图29～图38　多层充填方法同前：流动树脂（图29），三层牙本质层，前两层为水平分层，第三层雕刻形成初步解剖形态（图30～图32），最后用DD1-2充填器和角度毛刷（图33～图35）雕刻塑形牙釉质层，点染法完成窝沟染色（图36）。最后涂布甘油凝胶后光固化30秒，完成充填（图37和图38）。

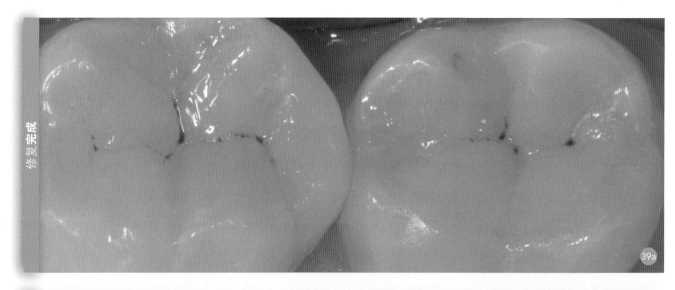

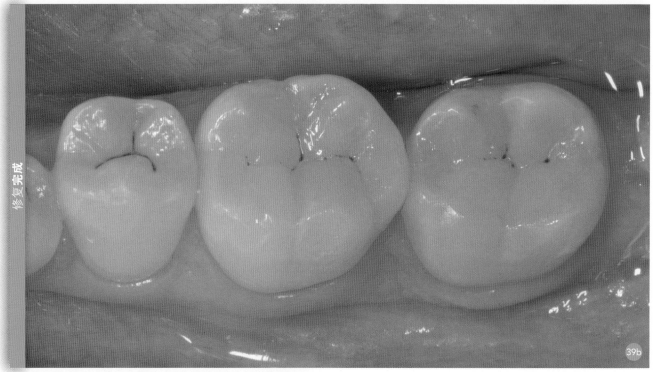

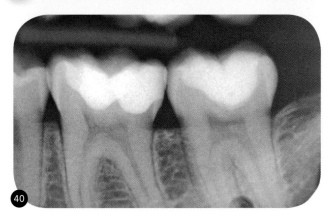

图39a，b　可以看到，修形、抛光完成后，无论是在橡皮障隔离下，还是在口内，充填体形态恰当，美学效果优异，功能恢复良好，无早接触点，牙尖咬合接触良好。

图40　术后咬合翼片确认树脂材料与窝洞紧密贴合，腐质去除充填，边缘封闭性良好。

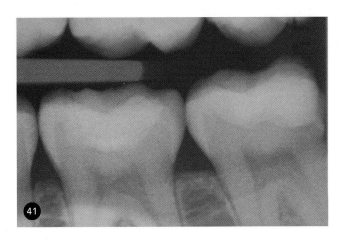

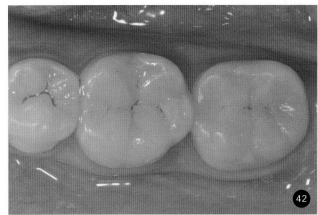

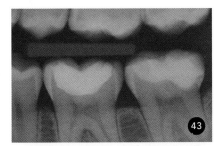

临床述评

　　本病例选用了低收缩纳米混合填料树脂（氨基甲酸乙酯单体），其体积收缩较小，是大型窝洞充填的理想选择。通用型材料具有合适的稠度及饱和度，CL及AM牙釉质材料具有形态保持能力，有利于形成理想的咬合面解剖形态，使充填体具备良好的美学表现，易于修形和抛光。

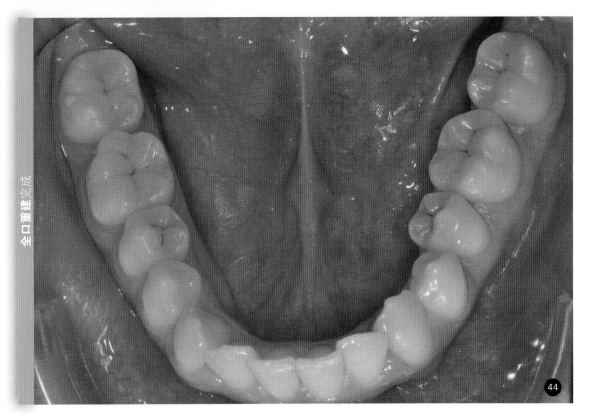

全口重建完成

图41～图43　另一侧（术前咬合翼片；图41）46完成直接法修复，47完成间接法修复，照片可见术后临床效果（图42）和术后X线片（图43）。

图44　治疗结束后患者下颌牙弓照片。

临床病例28

自由手离心法完成覆盖部分牙尖的充填
釉质矿化不全1例［磨牙切牙矿化不全（Molar Incisor Hypomineralisation，MIH）］

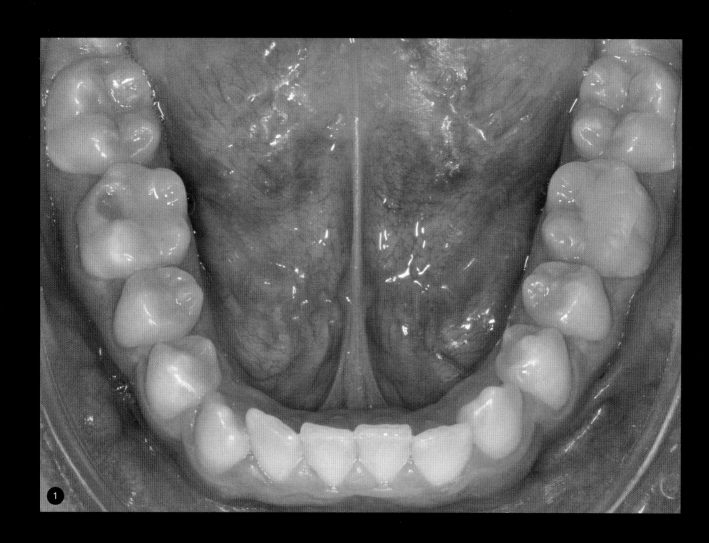

图1和图2　青少年男性患者，第一恒磨牙有明显的牙釉质矿化不全表现。上颌第一磨牙也有受累，而切牙形态结构正常。46病损程度中等，36较为严重，萌出后出现牙尖牙釉质折断及变色。治疗方法选择复合树脂直接充填。

磨牙切牙矿化不全（MIH）[153]

Weerheijm等[154]于2001年首次提出"磨牙切牙矿化不全"这一概念，其定义为"全身系统性原因导致的第一恒磨牙牙釉质局限性矿化不全病损"，常并发切牙病损。2003年[154]，MIH也被定义为"牙釉质成熟阶段（由于成釉细胞功能紊乱导致）无机成分缺乏及矿化不足，引起牙釉质局限性发育性缺损，导致受累患牙牙釉质变色或折断"。MIH患者磨牙出现快速进展龋坏，大部分病例患牙在萌出后早期即患龋，受累患牙不对称。Mathu-Muju和Wright[155]将MIH严重程度分为3级：

1 **轻度MIH**：非承力区出现局限性白斑，受累牙釉质无龋坏，无过敏症状，即使累及切牙通常表现轻微。

2 **中度MIH**：磨牙和切牙白斑，萌出后牙釉质折断，局限于1~2个牙面，不涉及牙尖，无牙本质过敏症状。

3 **严重MIH**：萌出后牙釉质折断，冠部缺损，受累釉质患龋，牙本质过敏，美学表现受影响。应与牙釉质发育不全、牙本质发育不全、白垩斑、创伤性矿化不全等鉴别诊断。

从解剖-病理学角度看，矿化不全始于釉牙本质界，而非牙釉质表面。对于轻型病例，矿化不全局限于牙釉质内层，而牙釉质外层保持完整；而对于严重病例，牙釉质全层均矿化不全。受累牙釉质矿化成分含量降低20%[156]，同时蛋白含量是健康牙釉质的3~15倍[157]。具体的管理和治疗策略有（2010EAPD共识）：加强预防（含氟牙膏1450ppm）、控制敏感症状及再矿化（使用酪蛋白、护牙素等）；窝沟封闭；渗透树脂治疗（Icon，DMG）；复合树脂直接粘接修复。文献还报道需覆盖部分或全部牙尖的病例可应用预成金属冠或树脂冠，极其严重的病例可能导致拔牙[155]。

患牙46

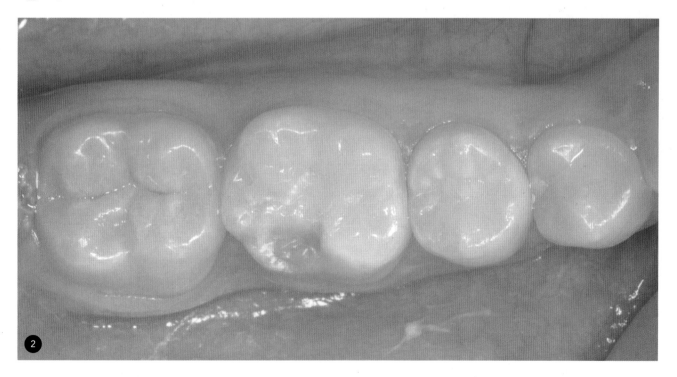

➋

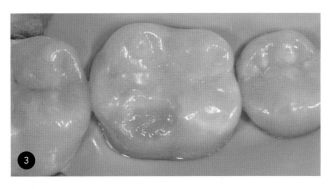

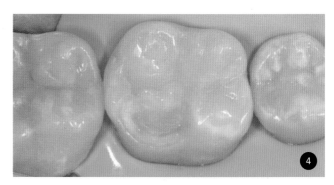

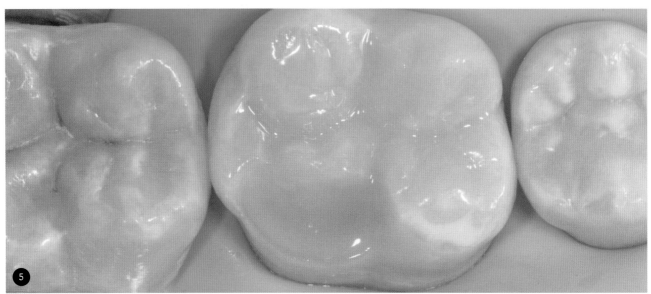

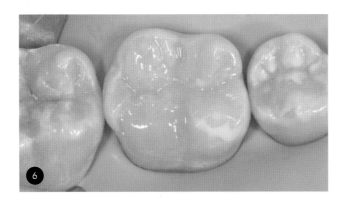

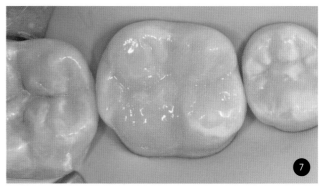

图3和图4 **46修复过程（离心法"自由手"充填）**。橡皮障术区隔离，金刚砂球钻预备牙釉质，去除不适宜粘接的脱矿牙釉质（见第58页）。设计窝沟时应去除所有多孔牙釉质，但不要求去除全部变色牙釉质，至车针或探针（S23H，Deppler）有阻力时停止。最终完成粘接洞型预备，包括咬合面窝沟及远中颊尖中1/3和殆1/3。

图5 使用三步法酸蚀–冲洗粘接系统完成粘接处理。粘接前使用5.25%次氯酸钠预处理可降解蛋白基质、改善粘接强度[158]。涂布一层流动树脂形成牙本质洞衬，控制厚度为0.5mm，包括咬合面窝沟。

图6和图7 **离心法"自由手"**充填，用两层牙本质树脂，初步形成牙尖形态。

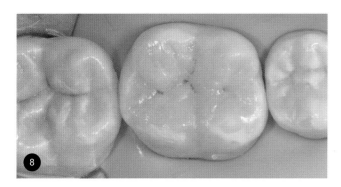

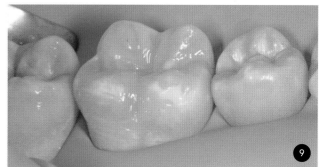

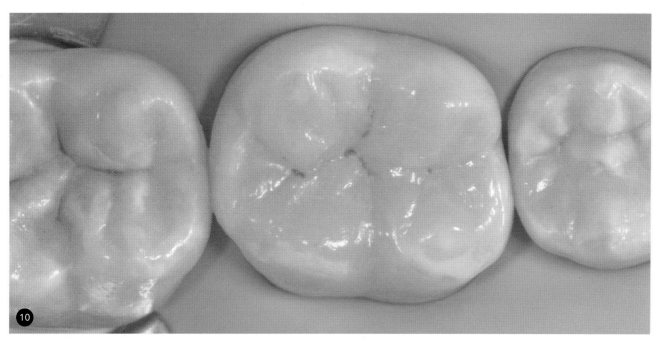

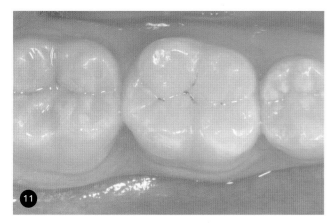

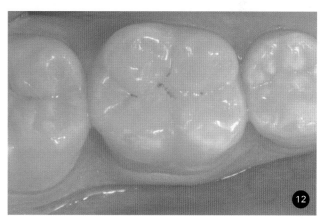

图8和图9　充填牙釉质树脂，精准恢复远中颊尖、颊面及咬合面形态，同时形成窝沟，完成充填。进行表面染色，窝沟染棕色，颊面染白色，最终获得外观非常自然的修复体。

图10～图12　完成修形、抛光，患牙复水后再次检查，明显见到充填体的形态和美学表现优异（图11和图12）。从功能角度看该充填体也很完善：术后不需要调𬌗。对于无明显标志点的病例，这是分层充填的巨大优势。

患牙36

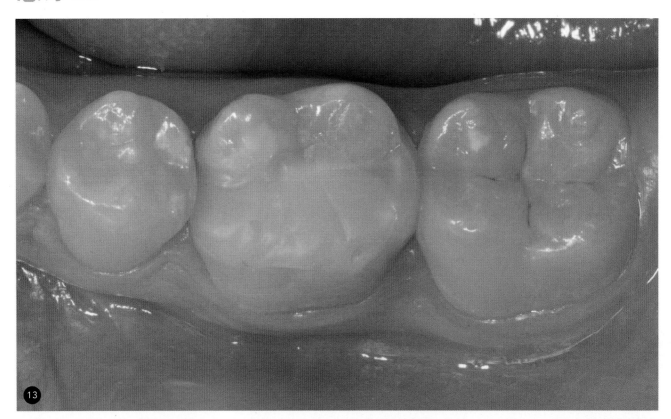

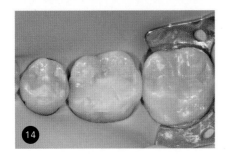

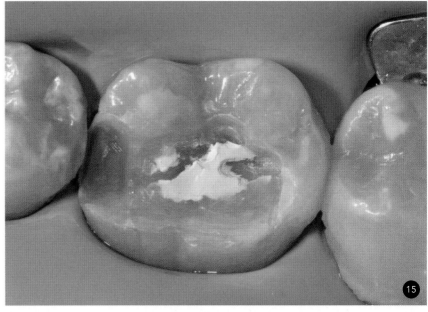

图13 **36旧充填体**：形态、边缘封闭及咬合接触均不完善。显然，该充填体过去是出于修复大面积牙釉质矿化不全的目的而完成的。

图14和图15 橡皮障术区隔离，去除旧充填体，可见氢氧化钙基垫底材料——与粘接修复理念完全相悖。必须去净这类垫底材料，否则易出现粘接失败。

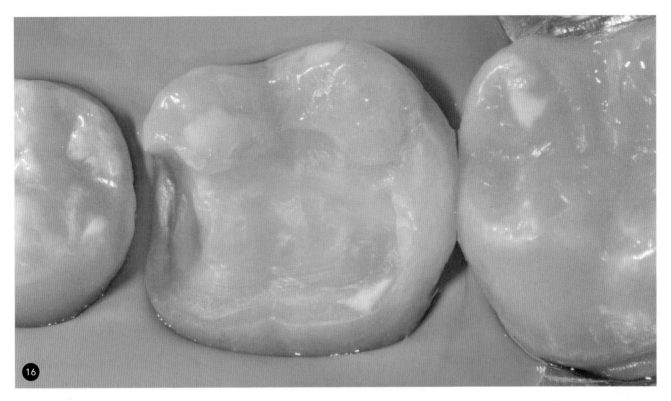

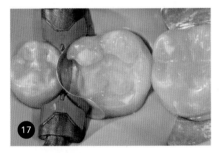

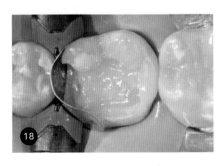

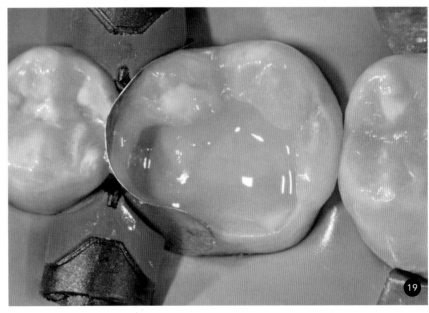

图16　去净垫底材料后，仔细清理牙本质，修整牙釉质边缘，精细抛光（形成锐利的洞缘）。最后形成大型MOVⅡ类洞，需覆盖颊尖。因此，将该窝沟作为Ⅱ类洞对待，只是缺损同时向颊侧扩展。

图17和图18　放置分段式成型片和配套分牙环（Composi-Tight® 3D XR，Garrison），随后进行粘接处理。

图19　完成**覆盖牙尖的直接法复合树脂充填**，同时需要恢复近中边缘嵴。

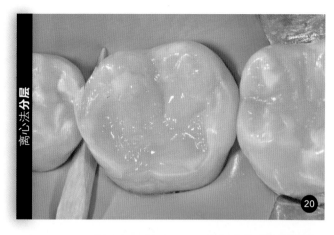

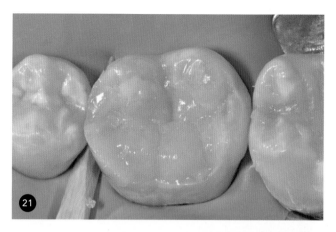

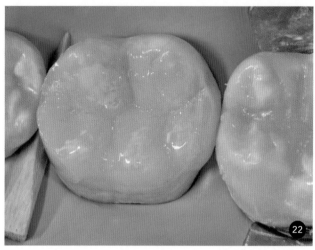

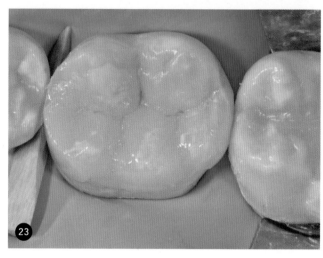

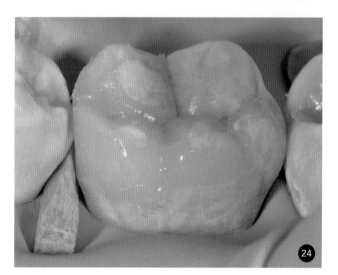

图20和图21 采用**离心法分层堆塑技术**，牙本质部分分两层充填：其中一层充填至舌尖侧，另一层初步形成颊尖形态（确定牙尖与窝沟的比例关系）。分层充填使得解剖形态的恢复和颜色的整合更加轻松，这类病例尤其如此。

图22和图23 用两层牙釉质树脂完成离心法充填：一层确定颊尖形态，另一层恢复咬合面的精细解剖形态，确定牙尖和窝沟，这部分采用自由手技术使用合适的塑形器械雕刻完成（图22）。棕色点染并在牙尖处进行白色强化染色，获得与基牙更加一致的美学表现。

图24 分层充填完成后的颊尖外观：充填体恢复了恰当的解剖形态。应努力尽可能精细地恢复解剖形态，减少修形和抛光的需要，直至几乎不需要修形。应当严格遵照上述步骤进行临床操作，只有这样才能真正掌握这一技术。

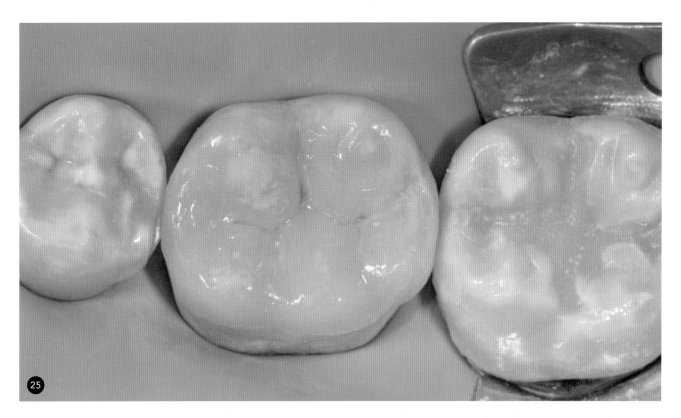

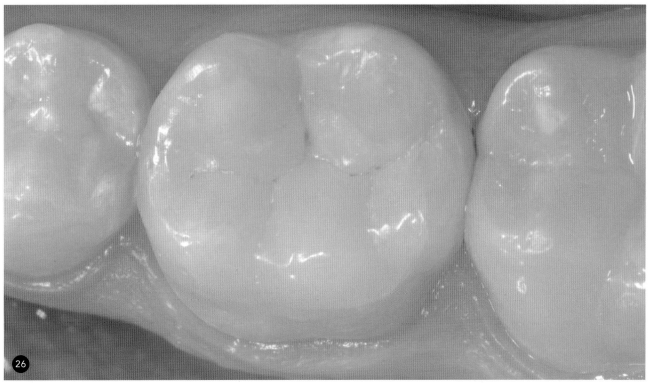

图25和图26　修形、抛光完成后，充填体形态及美学表现优异，同时咬合功能恰当（图26）无早接触。

获得这样"紧致的"、光滑的、边缘封闭良好的充填体的关键在于尽可能减少形态上车针的调磨、修整。

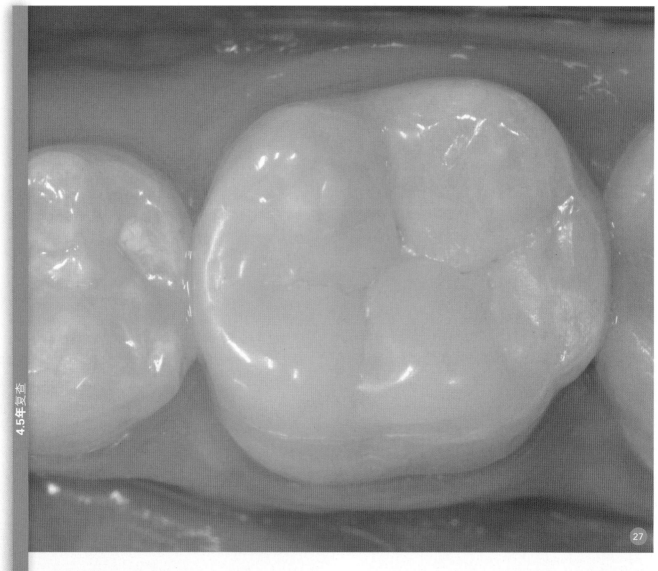

4.5年复查

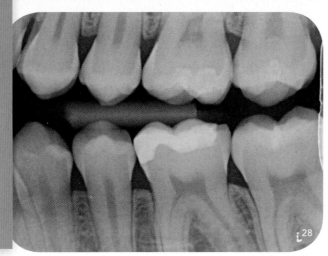

临床述评

　　本病例展示了离心法自由手技术（先完成牙本质层，再完成牙釉质层确定最终解剖形态）能够达到的优异效果，但显而易见，难点在于如何对涉及牙尖的大面积冠部缺损进行精确的形态恢复。

　　这是该技术具有较高技术敏感性的原因——为了获得可预期的效果。它要求术者充分掌握解剖形态，有灵巧的充填技术，同时经过充分的"训练"，并能正确选用恰当的塑形器械。

图27和图28 4.5年复查的临床照片和X线片：可见临床稳定性优异，形态、表面光泽及边缘封闭维持良好。

临床病例29

大型窝洞，覆盖部分牙尖，向心法自由手分层充填

覆盖部分牙尖的大型窝洞更常根据向心法原则进行经典的分层充填，需要使用分段式成型系统或自带锁紧装置的成型系统（如MetaFix™，Kerr Dental）。以下举例说明。

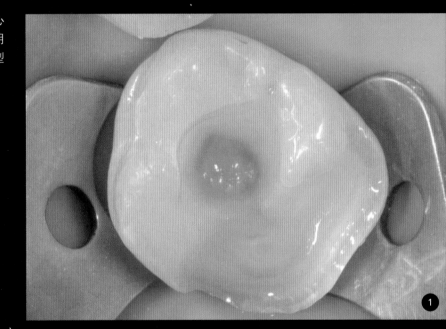

图1 去净腐质、修整边缘后，形成大型窝洞，需覆盖部分牙尖。尽管窝洞较大且需覆盖部分牙尖，本病例仍采用直接法充填。颈部仍有牙釉质存留是促使选择直接法修复的因素之一。

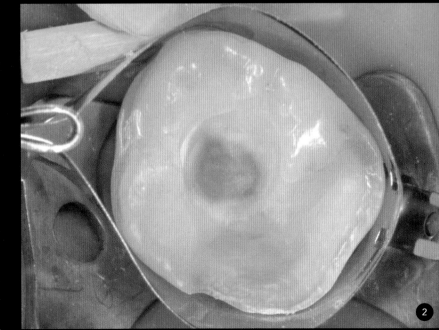

图2 采用向心法，借助成型片，自由手完成。由于患牙远中无邻牙，无法固定分段式成型片，因此选用一体式自带锁紧装置的成型系统（MetaFix™，Kerr Dental）。

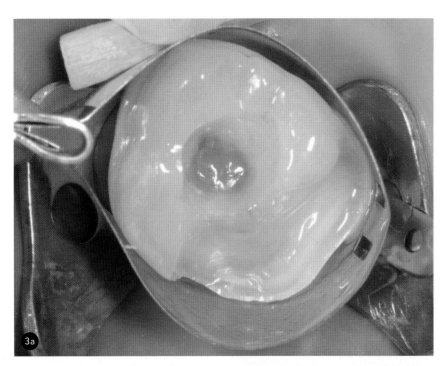

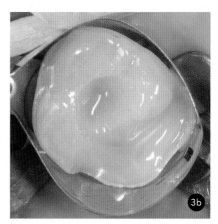

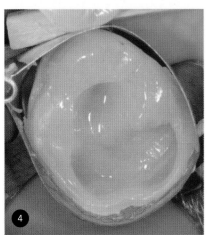

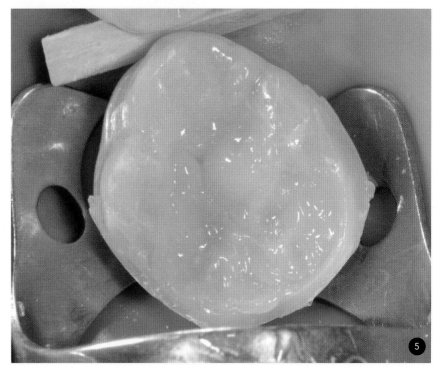

图3a，b 三步法酸蚀–冲洗粘接处理（图3a），涂布流动树脂覆盖全部牙本质形成洞衬（图3b）。

图4 同时完成远中边缘嵴和远中尖轴壁的堆塑，注意应恢复到合适的高度，但尽量薄，尽可能获得更有利的C因素。

图5 斜分层充填数层中等饱和度（A4）牙本质树脂（每层不超过2mm），初步形成解剖形态。

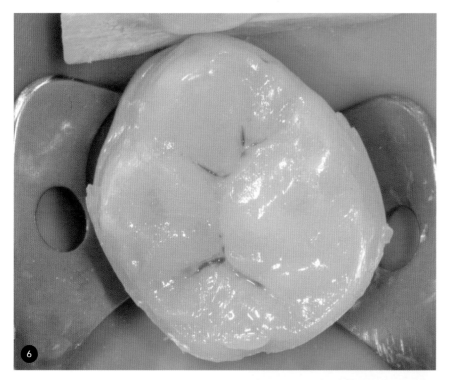

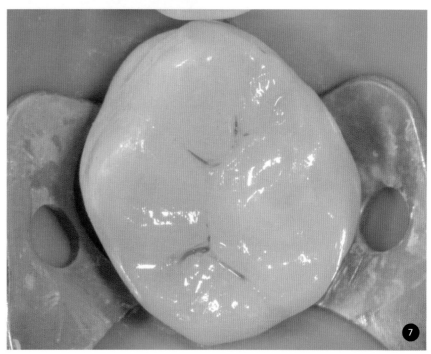

图6　最后用中高明度牙釉质材料完成咬合面，可单层充填后减法雕刻解剖形态（笔者的首选），或加法分尖充填。显然，处理这种咬合面大面积缺损病例，需要术者对咬合面解剖形态有详尽的了解，才能恢复恰当的牙尖比例和正确的窝沟位置。在窝沟点隙底部进行表面染色，形成更自然的解剖形态。表面染色形成的点状着色就像"石蕊试纸"，使窝沟形态更加明确。

图7　充填完成后的最终外观，形态恰当、表面光泽度理想、边缘无间隙。

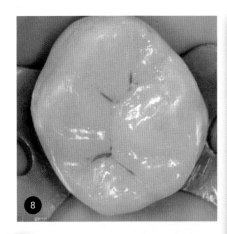

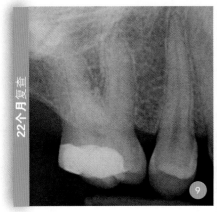

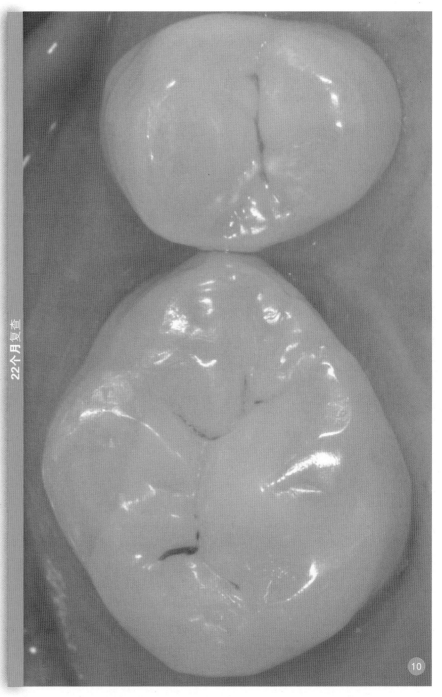

图8 堆塑时尽可能准确、精细地恢复解剖形态，对于获得本病例这样的效果具有重要的战略意义，使后续修形、抛光的过程更为高效，最终修复效果理想。

图9和图10 22个月复查的X线片（图9）和临床随访照片（图10），解剖形态和边缘封闭保持良好，剩余牙体硬组织无折裂，同时牙周软组织非常健康。

临床述评

本病例展示了向心法自由手分层充填技术能够获得的优异效果，但显而易见，难点在于如何对涉及牙尖的大面积冠部缺损进行精确的形态恢复。

这是该技术尤其具有技术敏感性的原因。为了获得可预期的效果，要求术者充分掌握解剖形态，有灵巧的充填技术，同时经过充分的"训练"，并能正确选用恰当的塑形器械。

Ⅱ类洞覆盖部分牙尖
硅橡胶导板引导下分层充填

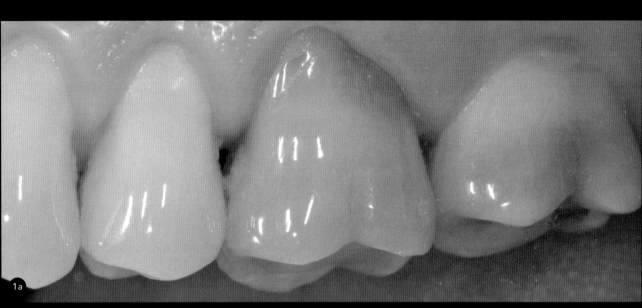

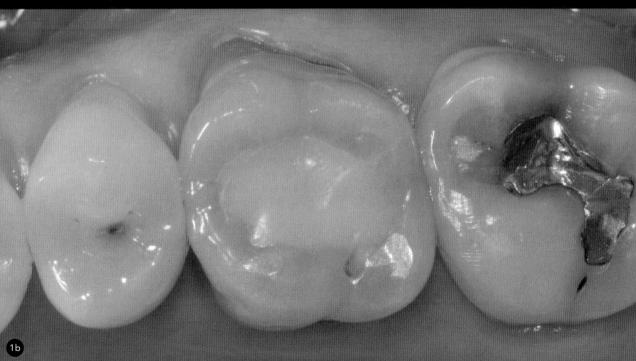

图1a，b 2区初诊临床照片，磨牙有不完善充填体，26因近中颊根根尖周病变出现窦道。

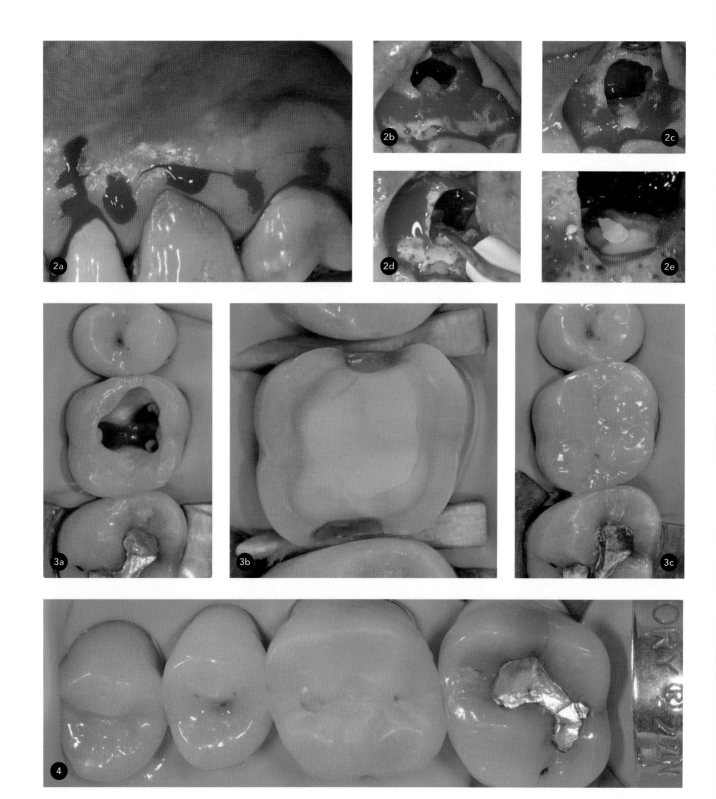

图2a ~ e　展示26根尖手术过程，使本病例报告更加完善：近中颊根根尖切除后，使用MTA倒充填。

图3a ~ c　清理髓腔后，完成粘接内部重建，根据形态导向预备技术（见第427页）进行高嵌体预备，完成间接法树脂高嵌体的粘接，覆盖全部牙尖。显然，27也急需治疗，但患者要求择期处理。

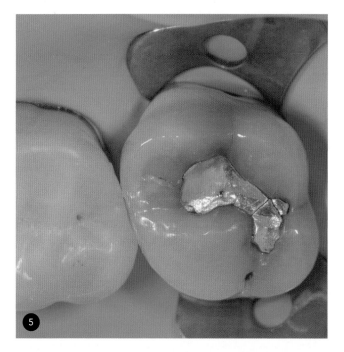

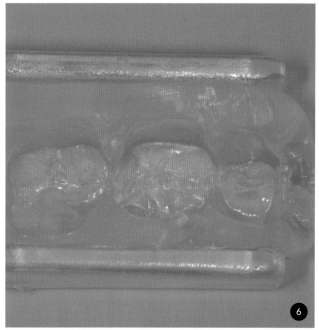

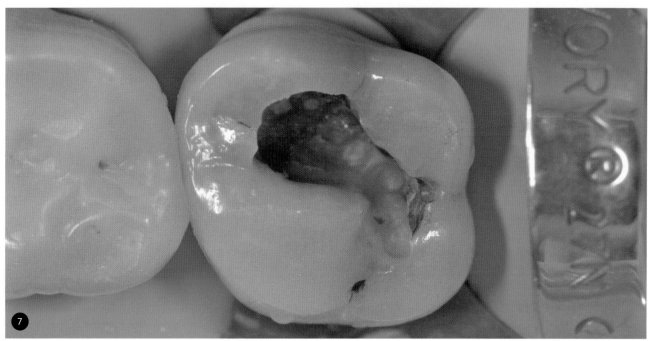

图4和图5　7年后患者终于决定治疗27。2区术区隔离，以完成第二磨牙的治疗（患牙27；图5），可见患牙有陈旧银汞充填体，斜嵴处充填体已折断，最重要的、明显的残留龋坏和继发龋坏。颊尖墨浸状，提示该牙尖除因吸收金属离子导致着色外，还存在继发龋坏。

图6　颊壁虽仍有完整的解剖外形，但明显缺少牙本质支持，需要覆盖牙尖，因此在窝洞预备前，用Plexiglas托盘和**透明硅橡胶**制取2区牙列印模，制作透明硅橡胶导板（Memosil® 2，Kulzer或类似材料）。硅橡胶导板将指导后续分层堆塑。

图7　去净旧充填体，可见下方大面积龋坏。

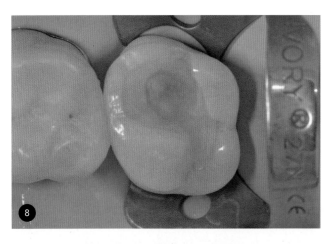
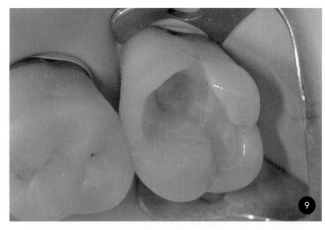

三步法酸蚀-冲洗粘接处理

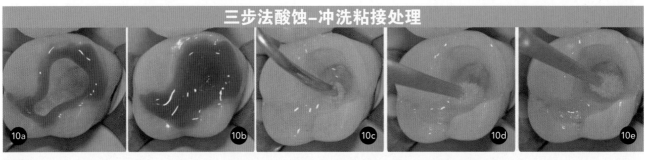

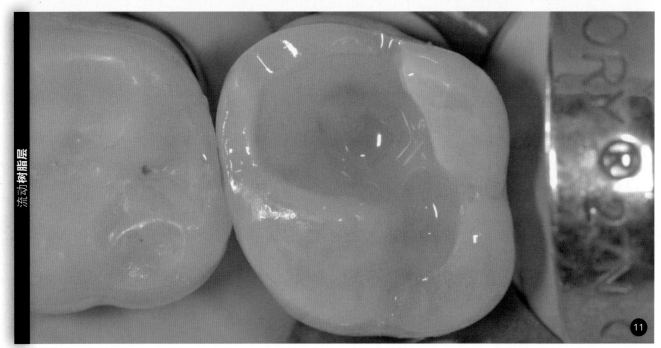

图8和图9　精确去除腐质。降低近中颊尖以去除无支持的轴壁，同时保留未被龋坏破坏的近中边缘嵴。
远中尖及远中边缘嵴有充分的牙本质支持，予以保留。

图10a～e　三步法酸蚀-冲洗系统粘接处理。

图11　开始分层充填，第一次用流动树脂形成洞衬。

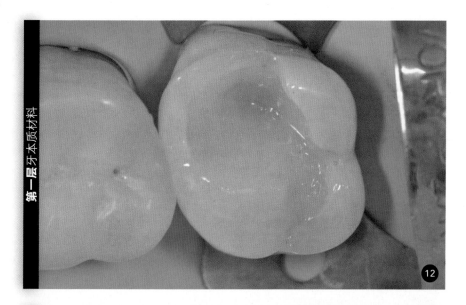

第一层牙本质材料

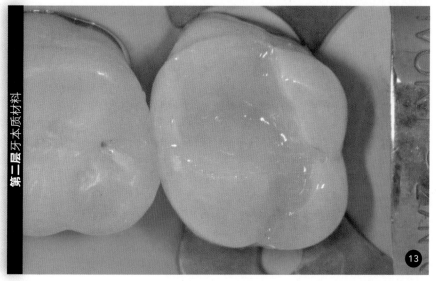

第二层牙本质材料

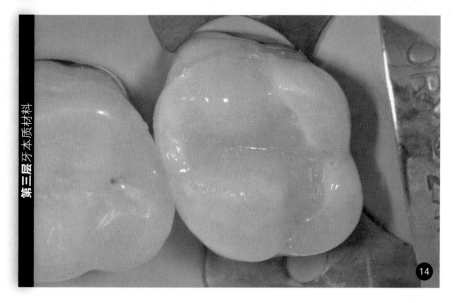

第三层牙本质材料

图12～图14　三层斜分层充填恢复牙本质部分：内部、腭尖、近中颊尖，初步形成牙尖形态。留出约1.5mm间隙充填牙釉质树脂。

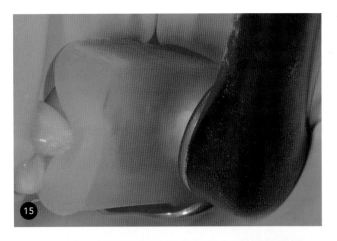

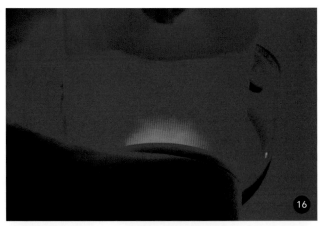

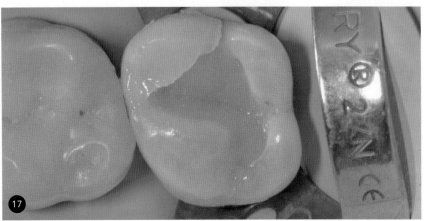

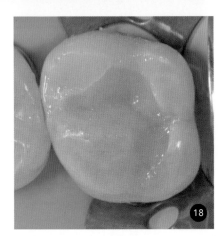

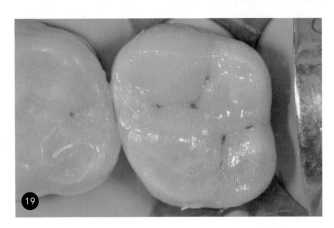

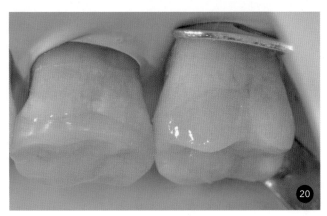

图15～图17 借助坚固的Plexiglas托盘和术前取得的**透明硅橡胶导板**，采用**树脂按压技术**，恢复近中颊尖的轴壁和牙尖顶。将牙釉质树脂加热至54℃，铺放到导板内。本技术已经在Ⅰ类洞修复的相关章节进行过讨论，通过该方法可以准确地恢复牙尖的原始形态，解决了自由手充填的难点。即便是复杂病例也可以通过该方法完成直接法修复。

图18 最后一层牙本质树脂初步形成咬合面解剖形态和窝沟。

图19 最后充填**一层牙釉质树脂**，形成咬合面，确定窝沟走行和牙尖解剖形态。窝沟底部点染染色后，充填体外观更加自然。

图20 充填后颊尖的形态与术前基本一致。

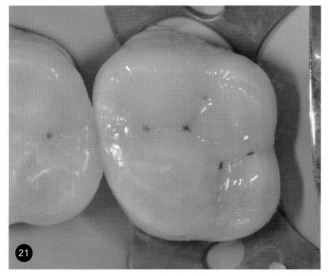

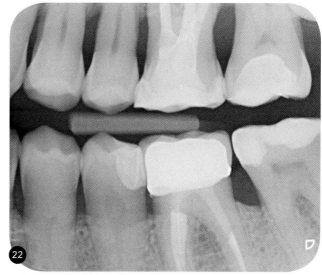

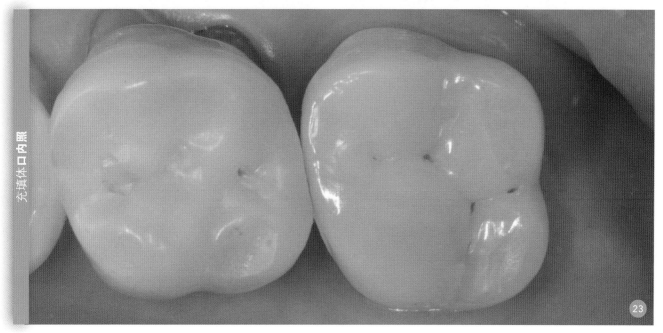

图21　修形、抛光完成，充填体形态及美学融入性良好，边缘封闭完善。

图22　术后咬合翼片检查。

图23　复水后充填体口内照：可以看到充填体形态恰当、表面光滑、美学效果优异。

临床述评

　　本病例展示出术前取得硅橡胶导板指导分层充填可获得非常优异的修复效果，可预期且高效，使技术要求最高的轴壁及牙尖顶的塑形得到简化。如果患牙原始解剖形态未被破坏可直接采用该技术，否则需要制取模型、制作诊断蜡型，再进一步制作硅橡胶导板。后者只有在极大范围缺损需覆盖全部牙尖的直接法修复时才会采用，但笔者认为这一方法临床操作十分不便。

全牙尖覆盖直接树脂充填（全覆盖高嵌体）：硅橡胶导板引导

［来源：Adamo Monari医生（Verona）］

患牙47约15年前行银汞充填修复；充填体已有明显的使用痕迹（图1～图3）。由于患牙舌侧破损并有不适症状，需要治疗干预。进行牙髓活力测试确定诊断，涂布氟凝胶，之后打开窝洞，见到明显的裂纹。本病例选择对47进行直接法修复，主要考虑到患者要求尽量降低治疗花费并保留36全冠；由于46全冠质量不佳，对47行间接法修复，但不更换46全冠显得不合逻辑。

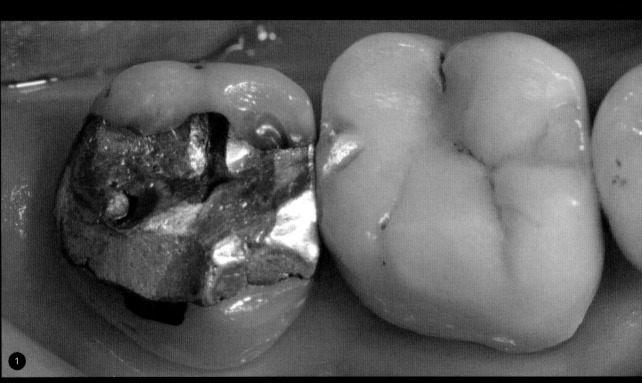

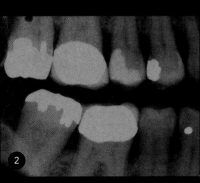

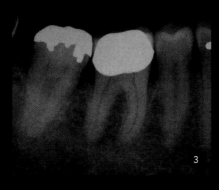

图1 银汞充填体。

图2和图3 术前咬合翼片和根尖片。

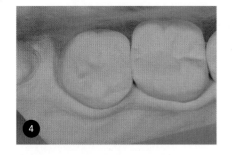
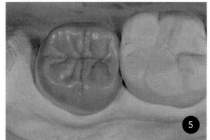
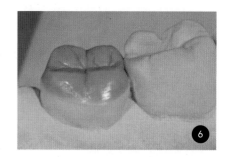

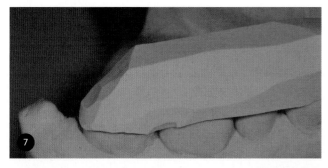
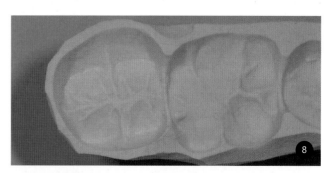

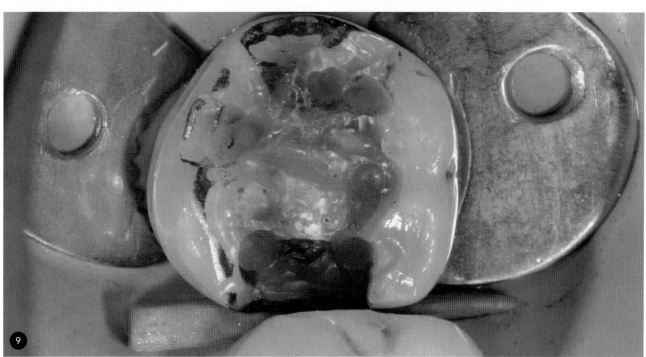

图4～图6　由于患牙形态已有缺损，制作诊断蜡型。咬合面厚度2mm即可。

图7和图8　根据诊断蜡型制作硅橡胶导板；使用肖氏硬度约96的技工硅橡胶（Titanium，Zhermack）。塑形硅橡胶使其：①不影响橡皮障夹；②能在固化前去除多余树脂；③能允许光线充分地透过剩余牙体组织。透明硅橡胶透光性更好，但使用肖氏硬度96的硅橡胶更能保证充填体准确地复制诊断蜡型所设计的咬合接触。为使树脂充分固化，光固化灯需要达到合适的固化距离，如果使用透明硅橡胶会遇到困难，而使用技工硅橡胶实现了一定程度的弥补。

图9　去净银汞充填体后的舌尖，它是患牙症状的来源。

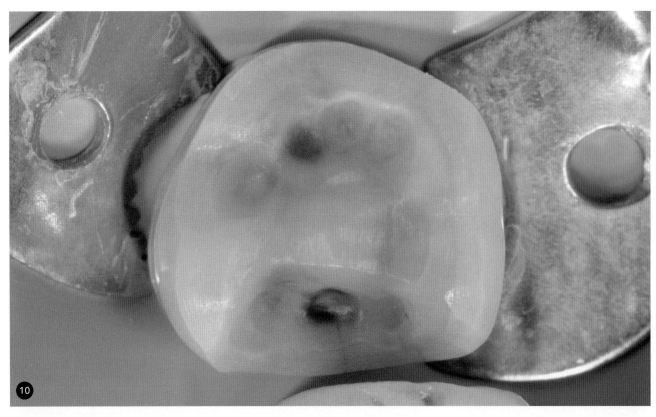

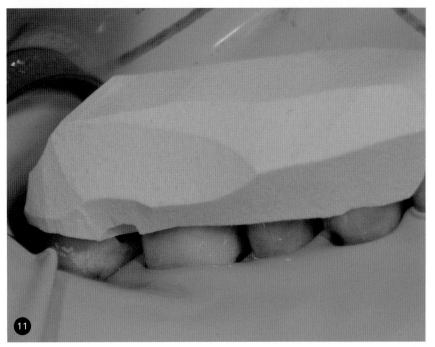

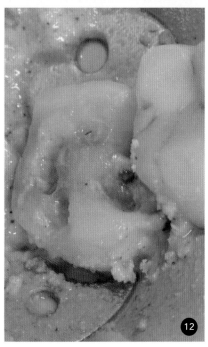

图10 窝洞预备完成。拟覆盖的牙尖将降低量略大于1mm，保证修复后树脂层厚度至少1mm。

图11和图12 窝洞预备完成后，试戴硅橡胶导板，必要时使用手术刀修整。导板试戴合适后，需要彻底清洁预备体。事实上，硅橡胶能起到分离剂的作用。因此，试戴导板可能导致牙面被油性物质污染，此时牙面尚未完成粘接处理，牙本质粘接强度会受影响。

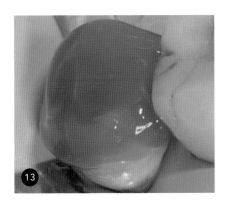

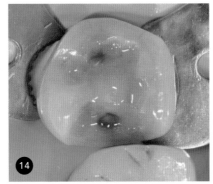

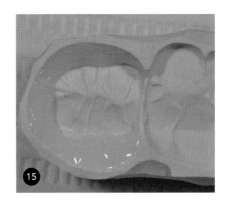

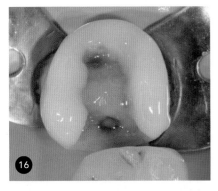

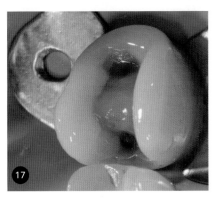

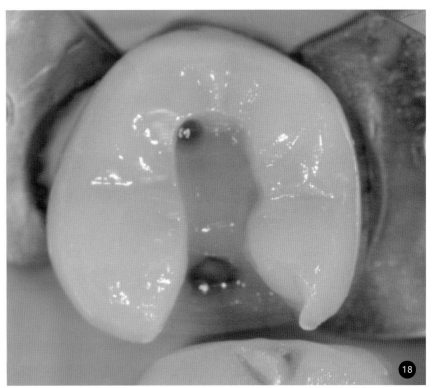

图13 使用三步法酸蚀-冲洗系统粘接处理。

图14 在牙本质表面涂布一薄层流动树脂，光照固化。要非常仔细地覆盖所有咬合面牙本质，必要时也可覆盖邻面牙本质。此时使用牙本质树脂，然后光照固化。这一步的目的是避免粘接层出现气泡。

图15 将牙釉质树脂充填到硅橡胶导板内。取决于树脂的用量，这一步可能仅会恢复牙尖顶，也可能会恢复一部分咬合面。充填好树脂的导板应注意避光。

图16和图17 接下来使用导板，将牙釉质或牙本质材料充填到剩余轴壁上。取决于树脂的用量，这一步可能仅会恢复牙尖顶，也可能会恢复一部分咬合面。

图18 将硅橡胶导板复位在牙列上（图15），在光固化前去除多余树脂。对于这类远中无邻牙支持的病例，手指按压导板的着力区应位于近中邻牙，以免造成导板变形。如下文图片所示，这是精确恢复缺损外周形态的关键步骤，有助于确定后续充填时最恰当的三维方向。尽管导板不是完全透明的，光线可穿过剩余牙体组织，这部分光照足以促使树脂初步固化，取下导板后再进行树脂的充分固化。

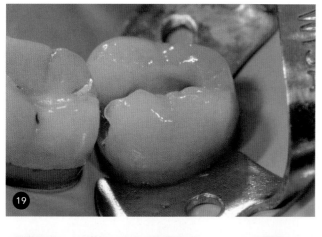

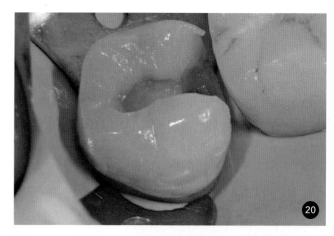

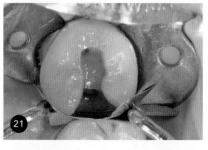

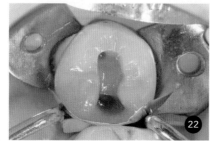

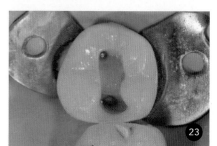

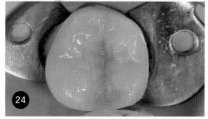

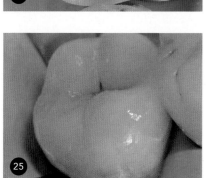

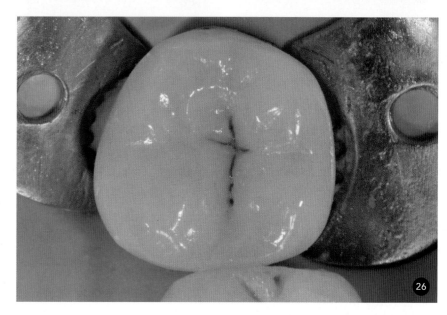

图19和图20　导板成形后：如果仍有未充填区域，可进一步充填完整，并去除未固化的多余树脂。最后进行充分的光固化。阻碍光固化的多余树脂可使用旋转器械磨除，起到一定程度的预修形的作用。如果粘接面未被触及，则仅需要清洁后使用预处理剂和/或粘接剂（取决于术者偏好）再次激活粘接面。

图21～图23　这时放置成型片就更加容易了（图21），Ⅱ类洞也就转变成Ⅰ类洞，本章已有许多病例讲解了具体步骤（图22和图23）。

图24　牙本质层充填完成，并涂布染色剂。

图25和图26　充填完最外层树脂后，进行修形和抛光。

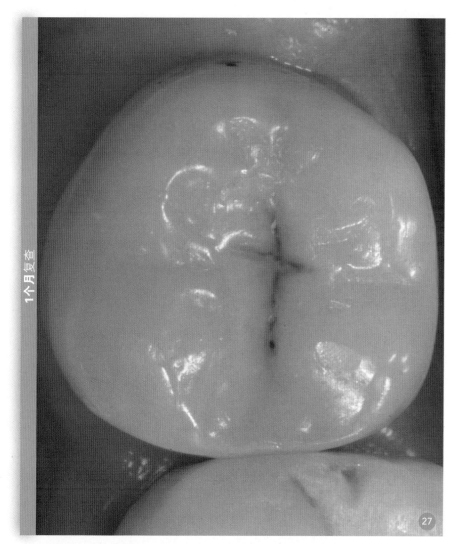

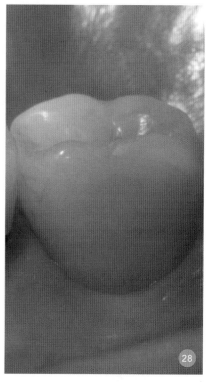

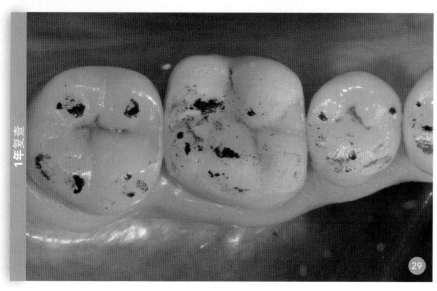

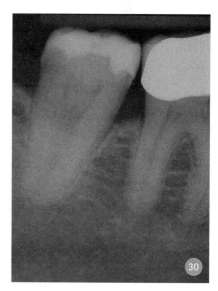

图27和图28　1个月复查。　　　　　　　**图29和图30**　1年复查咬合检查和X线片检查。

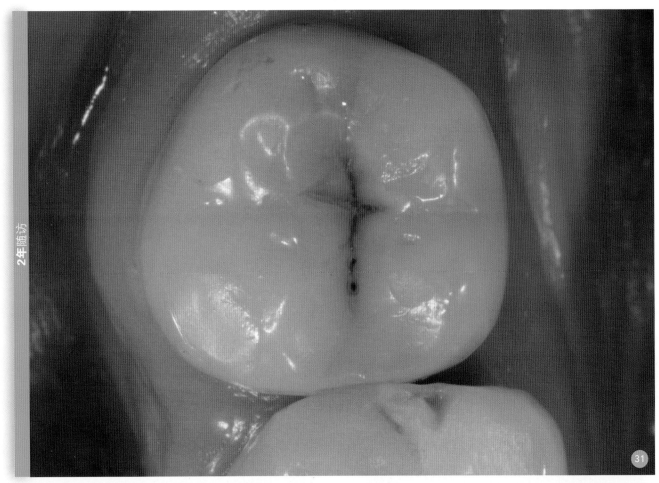

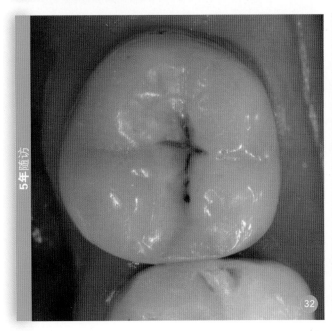

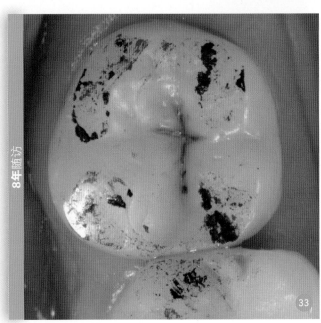

图31　2年随访。

图33　8年随访。

图32　5年随访。

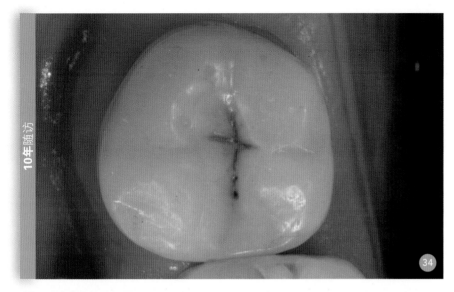

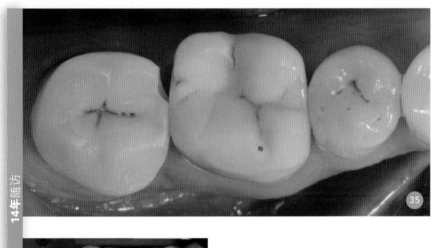

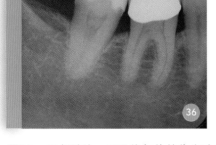

临床述评

A. Monari（Italy，Verona）医生展示了一个非常成功的病例，证明导板引导下复合树脂直接充填进行全牙尖覆盖可以获得可预期的长期效果。这类缺损实际上应选择间接修复技术，使用复合树脂、热压铸瓷或CAD/CAM技术。直接法修复的优势在于费用和时间，一些病例可以更多地保存健康牙体组织，作为过渡性修复，一定时间后更换为间接法修复。因此，对于一些恰当的病例，如本病例，缺损边缘位于龈上且四周均有充分的牙釉质，直接法修复是可行且效果良好的选择。

同时，间接法修复能够更好地控制聚合收缩，更容易恢复解剖形态，而必须配合CAD/CAM技术应用的全瓷材料或聚合瓷材料则拥有更佳的物理机械性能。

因此，笔者认为，正如上文所述，复合树脂直接法全覆盖修复的临床步骤更为复杂（印模、模型、技工室制作诊断蜡形、制作导板、复杂的分层充填），在大部分病例中尽管可行，但似乎是"临床更为不便"的选择，尤其对于涉及多牙的复杂病例。

图34 10年随访。可见修复体的临床功能、形态和边缘封闭均保持了良好的中长期效果。

图35和图36 14年随访时，可见修复体材料有一定程度的磨损，同时47近中舌轴角充填体小面积折断，但X线片未见任何边缘渗漏的表现（图36）。与此同时，46基牙折断，因而全冠脱落。这时，可以对46进行更为完善的间接修复，而47也有多种治疗方案可选：修补树脂充填体，或进行嵌体修复。通过直接修复，进一步延长了患牙的使用寿命（15年），而且修复体仍将继续"服役"：它仍能胜任目前的角色，也可以成为后续嵌体修复的树脂核。

龋或外吸收所致龈下缺损的修复

本分类包括一些临界病例，因为当龋坏范围较大，尤其是继发龋坏时，医生不得不评估最终修复采用直接法还是间接法更为妥当。此外，需对牙周组织进行一定的处理，使其与修复体相协调，这也是获得成功修复效果的决定因素之一。

深边缘提升 [144,159–170]

颈部边缘提升（见第40页）的目标是使后续临床步骤得到简化，当窝洞边缘位于龈沟内时，无论采用直接修复还是间接修复，都应当进行深边缘提升。

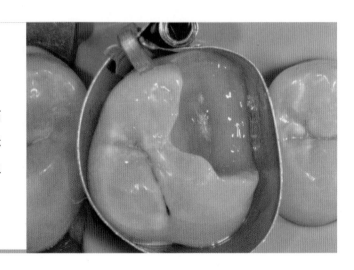

翻瓣暴露边缘，不做骨修整

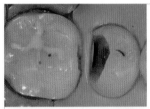
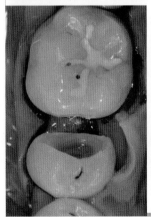
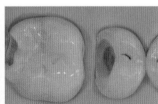
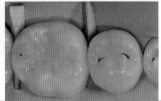

缺损较大且边缘深入龈下，导致橡皮障无法形成完善的封闭，这种情况并不少见。这类病例建议手术翻瓣暴露边缘，术中完成橡皮障隔离后，同时完成直接法或间接法的修复。

这类龋损通常已经成洞，要求医生同时完成牙体修复和牙周组织处理这两方面的治疗操作。龋坏、折裂或外吸收导致的龈下缺损所涉及的问题既与缺损修复有关，也包括牙周组织的处理。通常来讲，龈下缺损范围较大，形态复杂，常涉及多个牙面；这些都牵涉到具体的修复过程，临床医生应当引起注意。解决这些问题需要借助下文总结的四大类技术方法。

可能的情况下，将牙周手术和修复同期完成在临床上更为有利。此外，龋坏、折裂或外吸收导致的大面积缺损通常极近髓，有时甚至导致露髓：因此术者需熟知深大缺损的处理流程[171]以及露髓的处理方法（直接盖髓），具体可见第1章。下面以临床病例对相关技术进行具体阐述。

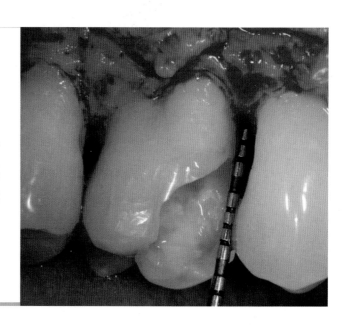

去骨进行临床冠延长

当颈部边缘接近牙槽嵴顶、侵犯牙周附着时，必须进行骨修整，建立适当的生物学宽度，以便重新形成嵴顶上附着，使牙周组织恢复到健康状态，并与修复体相适应。

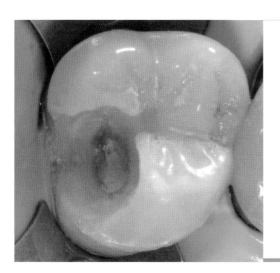

牙髓保存技术

对于深龋坏，尤其是年轻患者，使用能够促进牙髓组织愈合的生物活性材料，使保存牙髓活力成为可能。

深边缘提升后覆盖部分牙尖的直接法修复

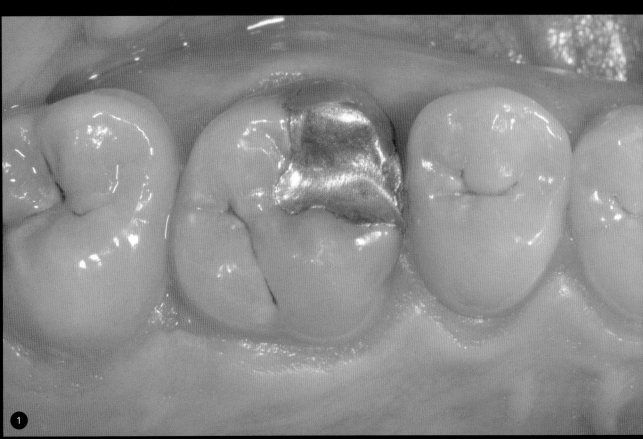

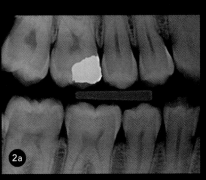

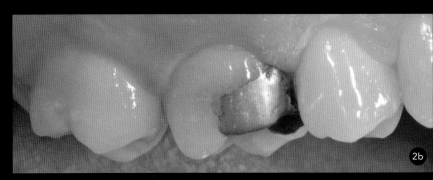

图1和图2a，b 右上第一磨牙（16）大面积银汞充填，从美学和功能角度看都不理想，根尖片可见明显的微渗漏和/或残留腐质导致的继发龋影像（图2a）。由于患者高位笑线，近中颊尖的银汞充填体还会带来美学问题（图2b）。

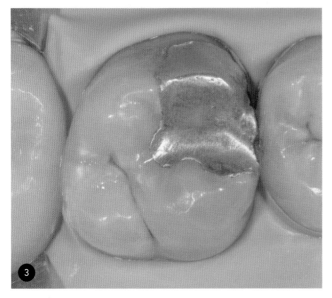

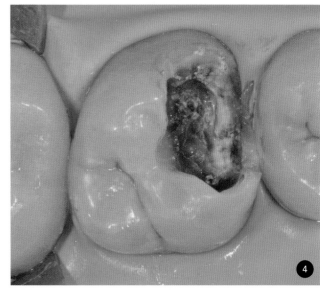

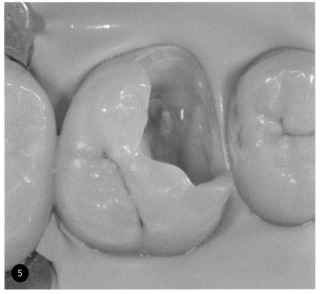

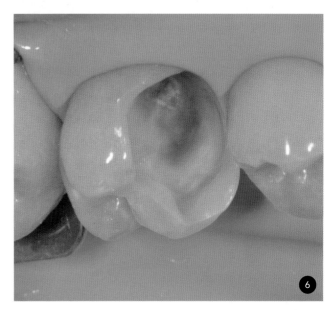

图3 橡皮障术区隔离。

图4 去除旧银汞充填体，必须在橡皮障下进行。可见大范围龋坏（残留腐质及继发龋坏）。

图5和图6 使用慢速手机和瓷球钻替代高速金刚砂球钻精确去净腐质。用短的细粒度火焰形车针完成边缘的精准修整和抛光。最终形成深大且覆盖近中颊尖的窝洞，边缘位于龈沟内，只有很少的牙釉质存留或牙釉质完全缺损。这就带来一系列问题：直接法修复或间接法修复的抉择，深边缘的处理，修复体形态、功能及美学的恰当恢复等。

针对本病例，通过一系列的评估（见第42页），**最终选择结合冠向边缘再定位技术**（译者注：同深边缘提升技术）完成一个复杂的直接法复合树脂修复（见第638页）。**冠向边缘再定位技术（Coronal Margin Relocation，CMR）**这项技术被提出用于橡皮障可形成完善隔离的未侵犯嵴顶上牙周附着的颈部深边缘病例。其目的是使后续修复流程能够有条件完成或得到简化。一般来讲，应使用高填料流动树脂或加热后的充填树脂（见第67页）。

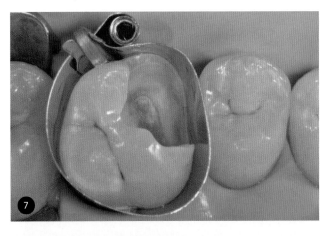

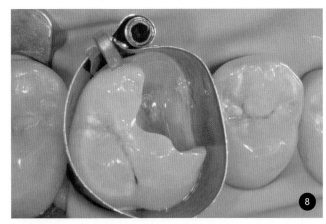

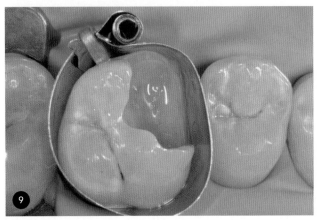

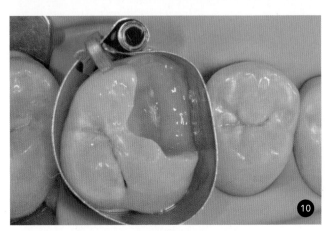

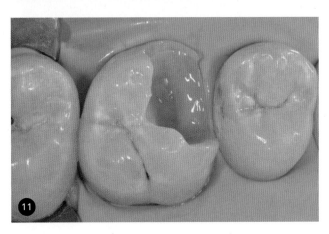

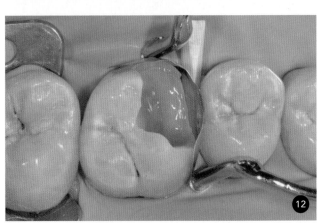

图7和图8　这时放置分段式成型片并保持其稳定会遇到困难，这是因为颊侧壁近中缺损，同时边缘较深。为克服这一问题需借助自成型系统（Kerr Dental），它的倒锥形设计及加紧能力使成型片能够"捕捉"住颈部深边缘，前提是颈缘仍可被橡皮障封闭（图8）。在术区隔离完善、成型片就位的情况下，使用三步法酸蚀–冲洗粘接系统进行粘接处理。颈部边缘有少量牙釉质存留，这保证了全酸蚀粘接剂的使用。

图9～图12　按照流程完成深边缘提升，使用高填料、低吸水性流动树脂，控制厚度，最好在1～1.5mm。再涂布一些流动树脂，厚度控制在0.5mm，覆盖所有牙本质，形成洞衬（图11）。然后取下自成型系统，它不适合恢复边缘嵴和邻接触区，由于颈缘再定位后提供了对成型片的支撑（图12），接下来可以使用解剖式分段成型片，插入木楔固定成型片，再使用金色分牙环（Garrison）充分打开邻间隙。

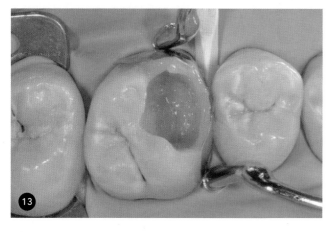
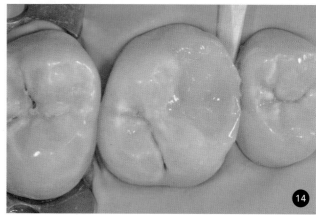

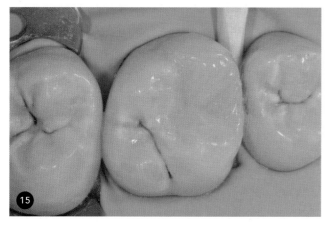
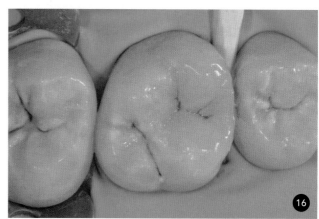

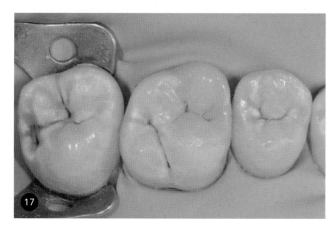
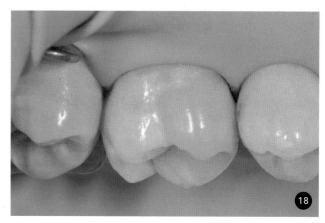

图13 开始充填，首先用一薄层树脂（C因素更有利）恢复近中邻接和近中颊尖轴壁。

图14 取下分段式成型片后，Ⅱ类洞转变为Ⅰ类洞，分多层斜分层充填牙本质树脂，初步确定解剖形态，为后续树脂的充填形成非常好的基础。

图15 最后充填一层牙釉质树脂，确定最终的咬合面解剖形态。

图16 在窝沟底部涂布个性化染色剂，使充填效果更加自然，有"立体感"。

图17和图18 充填体修形、抛光完成后，咬合面观和颊面观。

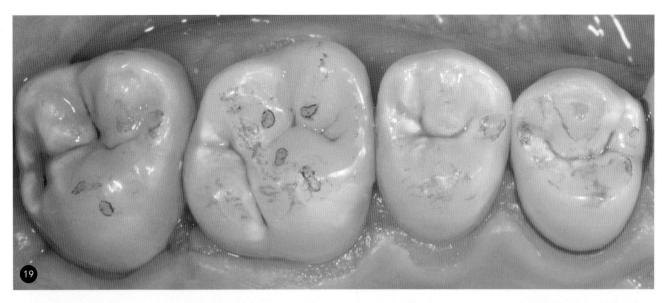

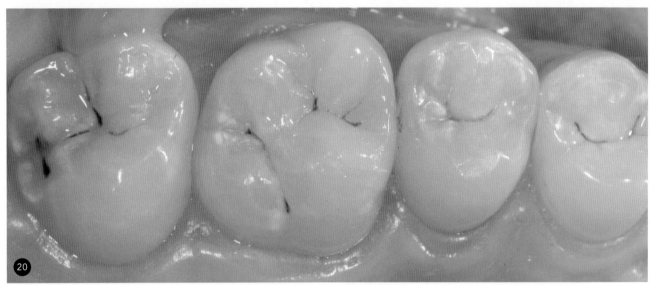

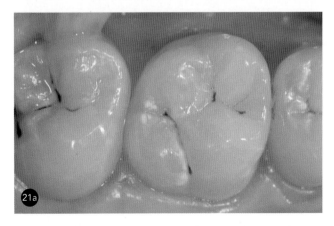
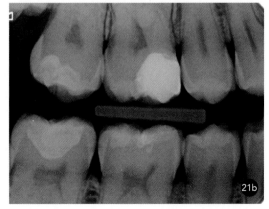

图19　咬合检查可见恰当的三点式接触。几乎不需要调𬌗。

图20和图21a，b　充填体具有理想的形态、功能和美学效果，根尖片可见充填体十分密合。

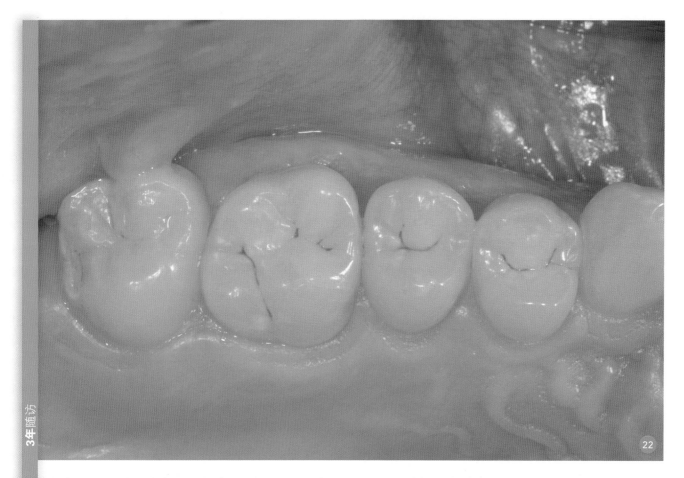

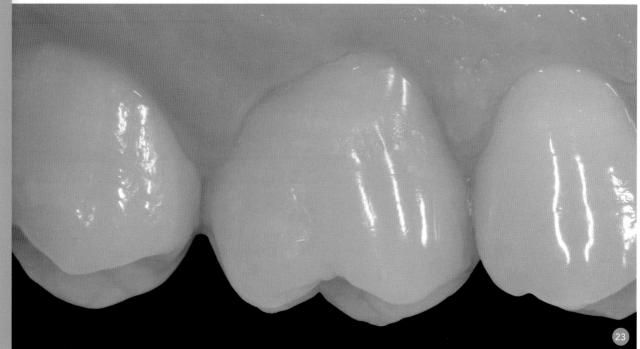

图22和图23　3年随访，可见充填体临床表现保持稳定。

分析。

本病例的突出之处在于同期完成了手术干预和直接法修复，在临床、生物学及整体治疗流程方面都有较显著的优势。大型Ⅱ类洞的龈阶区域在去腐后常会延伸至龈下，无法达到完善的橡皮障隔离，进而无法完成粘接处理。此外，龈下边缘无法确保有充分的操作空间以供安放分段式成型片，从而难以恢复恰当的邻面接触和穿龈形态。因此，必须通过牙周手术将牙周组织移向根方，重建正确的生物学宽度[172-173]，才

用角度都有优势[147]。大面积缺损导致一系列临床和生物学问题，主要包括如何恢复正确的解剖形态、如何控制树脂材料的聚合收缩[174]以及颈部牙本质粘接的可靠性问题[175]。不过，文献证据表明，采用分层充填技术并使用低聚合收缩的复合树脂材料，能够完成覆盖牙尖的大面积缺损的直接法修复[174,176-181]。

针对手术过程中进行橡皮障隔离所遇到的困难，笔者提出可以使用纤维素基的疏水屏障材料隔绝术中的液体渗出。

［来源：Veneziani M, De Fulvio F. One stage direct surgical-restorative approach in large class II cavities with sub-gingival margins. IJED 2017;12(4):388-396］

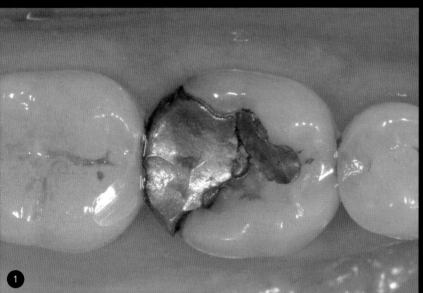

图1和图2 不完善银汞充填体，存在明显的微渗漏（图1），咬合面材料折裂，颈部釉质崩脱侵犯嵴顶上牙周附着（图2）。

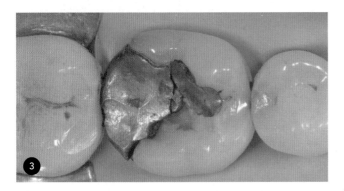
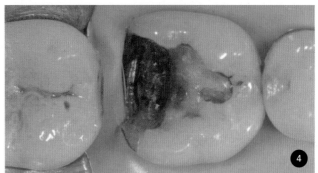
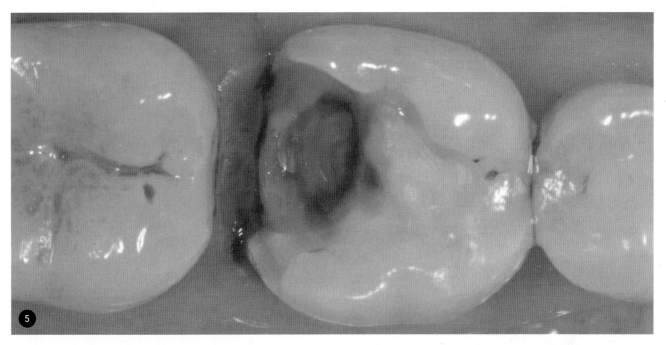
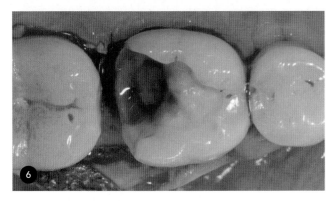
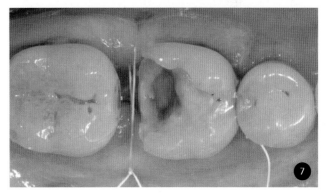

图3和图4　放置橡皮障（图3）以防止银汞粉末被患者误吞或引起组织着色，去除陈旧银汞充填体，彻底去净腐质。龈阶仍位于龈缘下方，无法完善地隔离术区并完成后续充填修复（图4）。

图5和图6　取下橡皮障（图5），手术暴露边缘（图6）。骨切除手术的目的是重建生物学宽度（更准确的定义是嵴顶上牙周附着）[172-173,182]，需将骨嵴顶放置在去腐后龈阶的根方2.5mm位置，使之前受侵犯的牙周组织得以完全恢复。

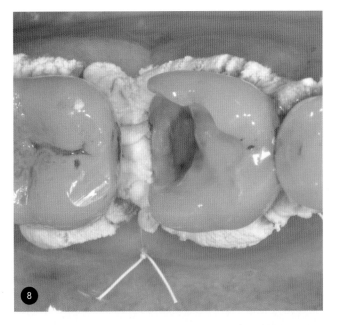

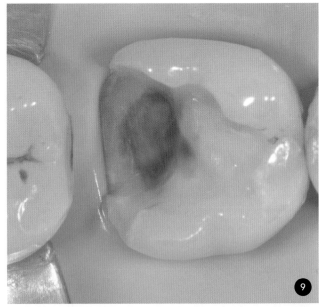

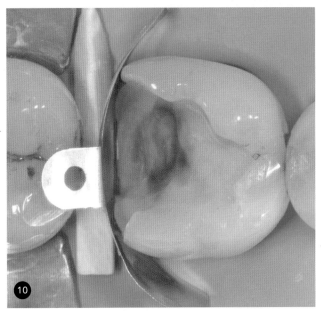

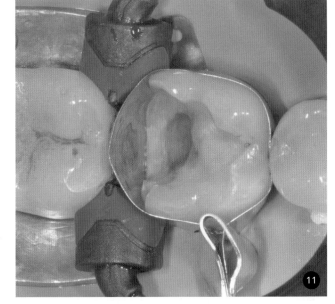

图7～图9 使用ePTFE缝线缝合后（图7），笔者建议的方法是使用纤维素基的疏水屏障材料（OraSeal™ Caulking，Ultradent）（图8），它能形成机械屏障，能够提高术后即刻放置橡皮障的封闭性（图9）。该方法由笔者提出，通过许多病例的实践检验，十分有效，但尚缺少研究证据。

图10和图11 由于缺损范围较大，邻面轴壁无法支撑成型片，成型片会倒向窝洞方向，因此难以形成恰当的邻面接触。此外，毛细现象会引起血性渗出污染窝洞。为了克服这一问题，对于本病例，推荐使用预成型的带锁紧系统的圈形成型片（MetaFix™，Kerr Dental）。尽管这个成型片呈圈形且可锁紧，但仍然联合使用了分牙环（Garrison，3D）和楔子，使成型片更加紧贴颈部龈阶和颊舌侧轴壁，形成邻接触区（图11），进而获得恰当的邻面形态。

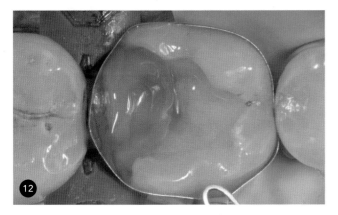

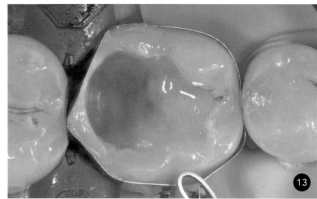

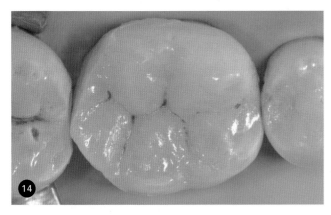

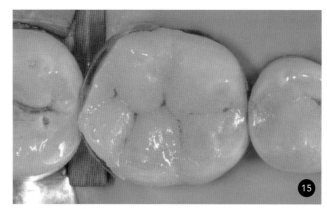

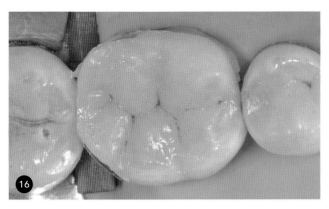

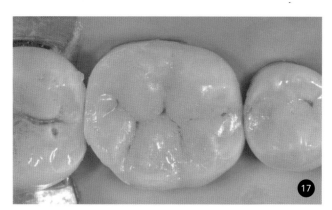

图12 ~ 图14　牙釉质选择性酸蚀后，自酸蚀粘接处理，涂布流动树脂，层厚不超过1mm，封闭颈部牙本质（图12）。使用中高明度树脂（Venus® Pearl A2，Kulzer）一次成形，恢复邻面至边缘嵴高度（图13）[140]。然后，分多层用高饱和度树脂（Venus® Pearl A5，Kulzer）分层充填牙本质部分，再用一层或多层牙釉质材料（Venus® P CL & AM Kulzer）完成咬合面堆塑，充分恢复咬合面解剖形态。固化后，点染法完成窝沟的强化染色（巧克力棕色）（图14）。

图15 ~ 图17　窝洞较大时，分牙环非常强大的分牙力可能会压迫成型片导致邻面轴角区域形态不良。可以使用以下方法修正，再放置一个透明聚碳酸酯成型片（Hawe Adapt™ Sectional Matrix System，Kerr Dental），用楔子固定（图15），目的是在对树脂进行完善的粘接处理后，充填足够的树脂（图16）形成更恰当的轴角外形和穿龈外形（图17）。必须强调的是，自由手分层堆塑后形成的形态已经与最终形态非常接近，将修形调整的量降到了最低。

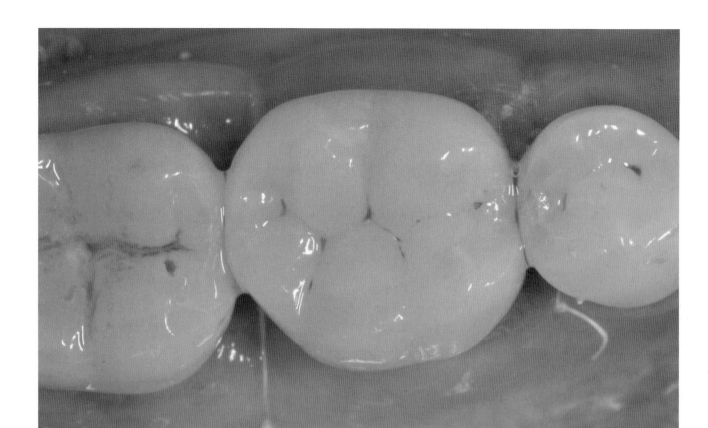

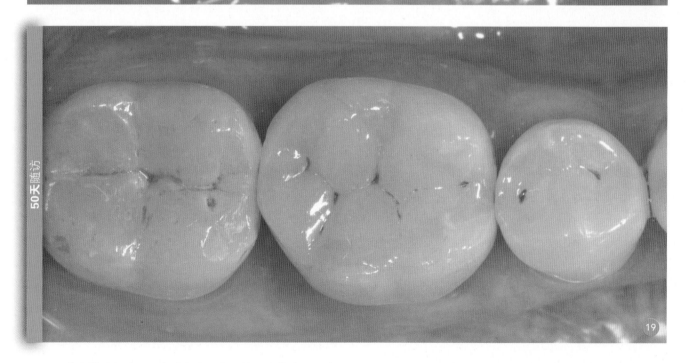

图18 涂布甘油凝胶后，完成最终固化，使用细粒度金刚砂车针、抛光碟和金刚砂抛光膏完成修形，最后用含二氧化硅的自抛光合成毛刷抛光。

图19和图20 50天随访，牙龈完成了快速且充分的愈合（图19）。根尖片检查可见颈部封闭性良好，穿龈外形恰当（图20）。

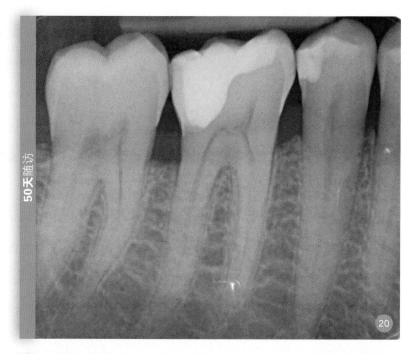

50天随访

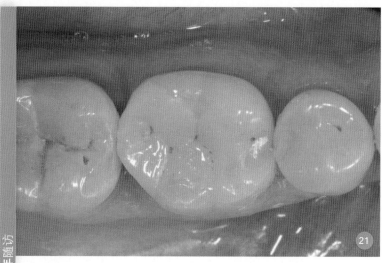

4.5年随访

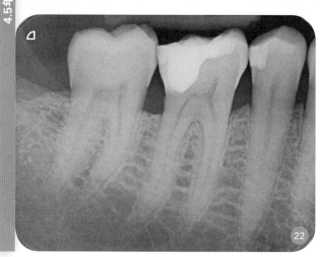

图21和图22　4.5年随访，可见形态、功能和美学维持良好（图21）。根尖片检查可见颈部边缘封闭良好（图22）。

临床述评

　　手术–修复同期联合治疗用于大面积龈下缺损的修复，有效且可预期性高。在牙周手术术中或术后即刻完成直接法修复可以即时完成病例的治疗，其优势包括：

临床优势

　　手术翻瓣暴露边缘，必要时进行骨修整（重建被侵犯的生物学宽度），可保证有效的橡皮障隔离。因此，保证了后续的粘接效果，便于放置成型片、楔子和分牙环，也有利于邻面的修形和抛光。

生物学优势

　　术后软组织在理想的条件下愈合：邻接触区得到充分恢复、充填体有恰当的穿龈形态、表面抛光充分。并发症更少，美观和功能得到更快的恢复[147]。如果同时采用深边缘提升技术，那么骨修整量可以更少[147,164,183]。与间接法修复相比，直接法修复能更多地保存健康牙体组织，并遵从即刻牙本质封闭（IDS）的基本原则[184]，进而提高粘接的可靠性。

流程和费用优势

　　一次就诊同期完成手术和修复，使整体治疗流程更加顺畅，不再需要临时修复体，无技工室费用，减少了患者的花费，整体上接受度更好，治疗效果确切[147]。

临床病例34

37远中颈部龈下龋坏（常由阻生第三磨牙导致）牙周手术术中直接法复合树脂修复

手术–修复同期治疗的策略，用于常见的由阻生第三磨牙导致的下颌第二磨牙远中颈部龋坏（**见右下方照片**）的治疗，是有一种有趣的尝试。这类龋坏通常位于龈下，侵犯嵴顶上附着，其形态和位置常带来很大的操作难度。

由于入路不佳，从窝洞预备开始难度就很大，而龋坏位于龈下，难以完全去净腐质，术区隔离更是无法保证，很难完成直接法修复。因此，需要手术翻瓣，而且笔者认为，只能与手术同期完成充填修复。这样能够从远中打开窝洞，而不破坏远中边缘嵴。此外，术中将做少量的骨修整，因而能将橡皮障夹放置在牙槽嵴顶处，从而完成橡皮障隔离；同时，能在翻瓣后的"开放"视野下完成修形和抛光，无论在临床操作上还是组织愈合上都有不可否

认的优势。

除了已明显有症状的牙髓炎患牙外，无论龋损尝试，一定保存活髓（至少首先考虑保髓）。

因此，笔者提出的策略对于牙体、牙髓和牙周组织都非常微创，组织愈合快速且良好。最后，整个流程更加顺畅，减少患者不适感，同时能够降低费用。下面通过一个具体病例进行展示。

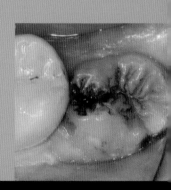

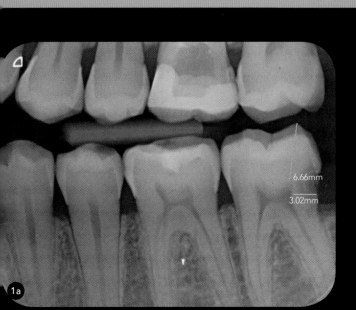

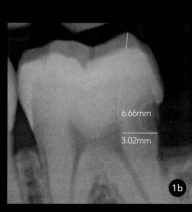

图1a，b　根尖片显示，37远中颈部龈下龋坏，推测由第三磨牙导致，既往拔除第三磨牙时漏诊37龋坏

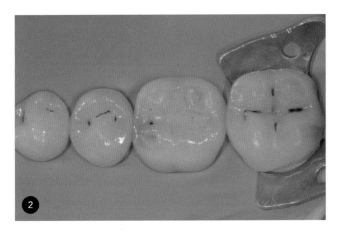

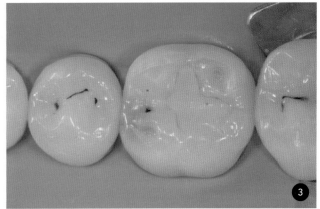

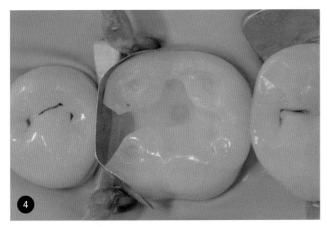

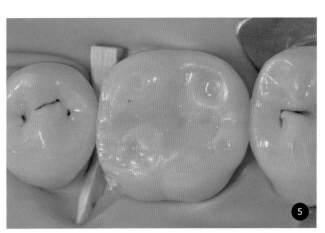

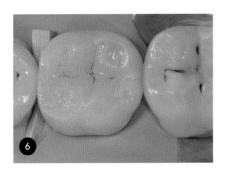

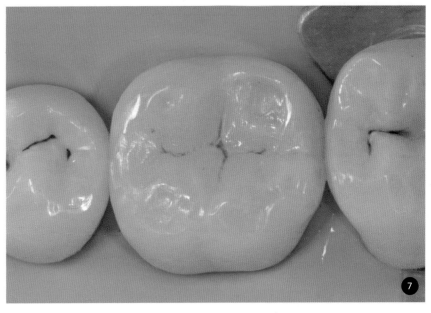

图2和图3　橡皮障术区隔离（图2）：除37远中颈部龋外，37和35咬合面窝沟有小范围龋坏，36咬合面不完善充填体及近中面龋坏（图3）。

图4～图7　首先，**完成36 MO的直接法充填**（图4），采用常规分层充填，共四层（流动树脂、邻面牙釉质层、牙本质层、咬合面牙釉质层），使用分段式成型片、分牙环和楔子（图5～图7）。

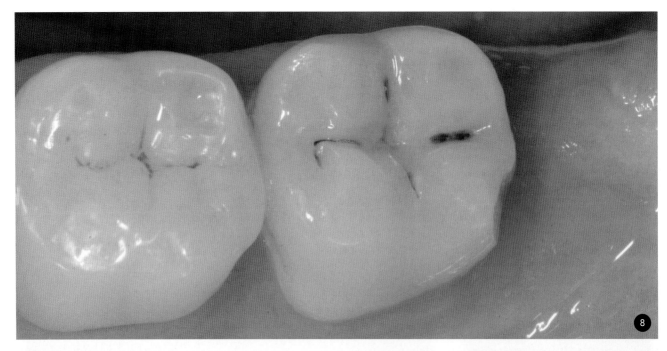

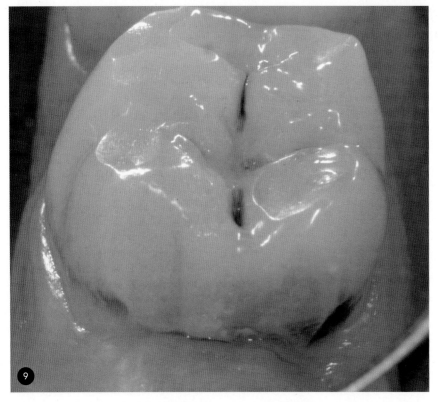

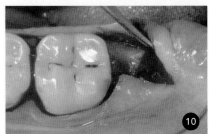

图8~图13 然后进行**37远中颈部充填**（图8）。还应注意远中颊尖的缺损，推测是在第三磨牙拔除过程中受到了意外损伤。如前所述，由于龋损位于龈下（图9），无法隔离术区完成粘接处理，必须手术翻瓣获得入路：在37远中由舌侧向颊侧做切口，指向下颌升支（图10），翻起全厚瓣，暴露龋损，用瓷球钻去腐（图11和图12）。窝洞边缘的确定以及最终去腐完成需要借助U形金刚砂声波器械（图13）。同时评估边缘到牙槽嵴顶的距离：需要2~2.5mm以避免侵犯生物学宽度。使用涡轮球钻和金刚砂声波工作尖去骨并完成骨成形，也可进一步使用带角度骨凿使牙槽骨达到最佳愈合，这样才能形成长期稳定的牙周附着。

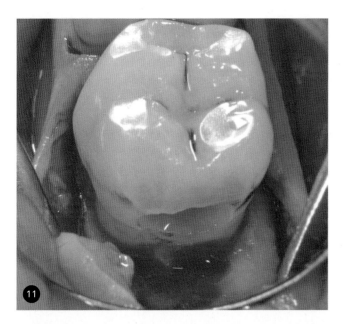

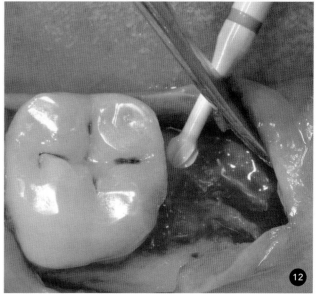

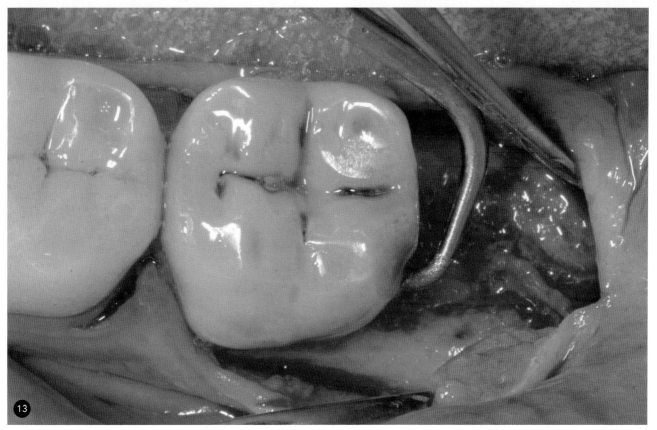

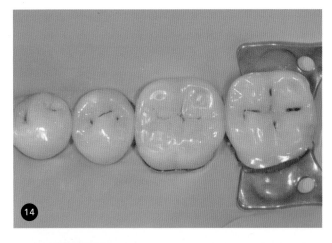

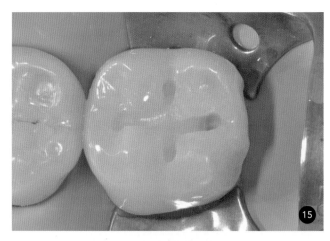

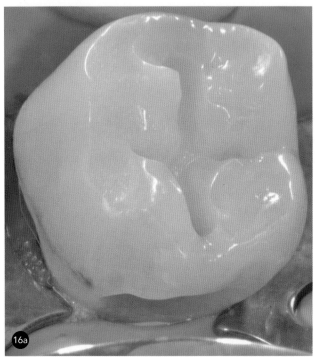

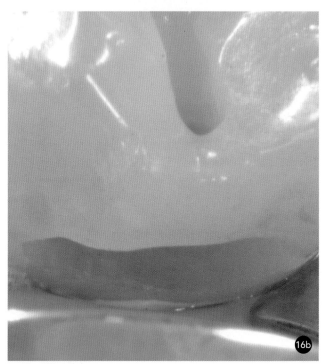

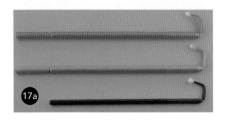

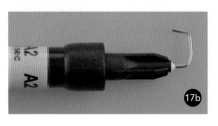

图14 ~ 图20 完成橡皮障隔离（此时仍为翻瓣状态）（图14），直接将26N橡皮障夹安放在牙槽嵴顶水平，使橡皮障尽可能位于颈缘，在涂布纤维素基封闭材料（OraSeal Caulking，Ultradent）后，形成完善的边缘封闭。再用光固化树脂基封闭剂封闭橡皮障夹与牙齿之间的间隙。完成咬合面窝洞预备（图15）以及远中窝洞边缘的修整，高倍放大下能看到窝洞洞缘的细节（图16a，b）。粘接和充填时需要使用能够充分弯曲成U形的器械（小毛刷和流动树脂注射头）（图17a，b），从近中入路到达窝洞最深处。

考虑到不同基质（牙釉质和牙本质）的选择性酸蚀操作起

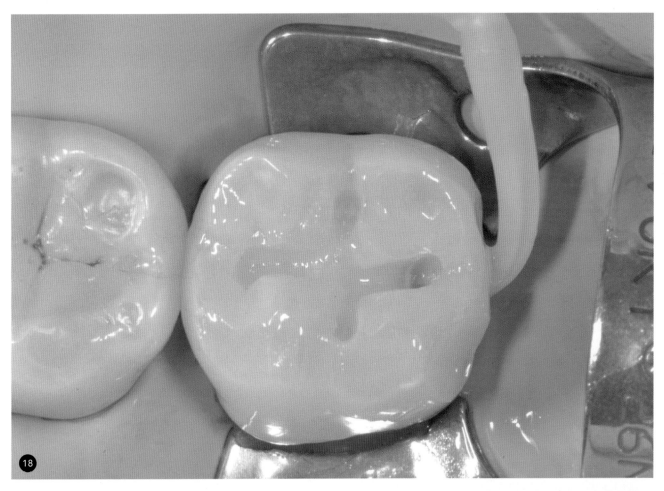

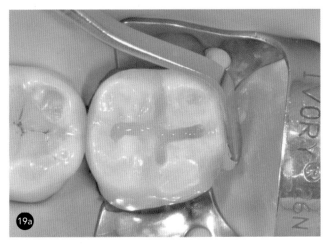
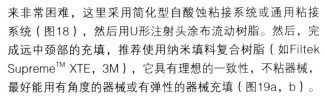

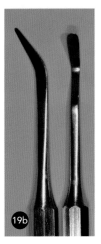

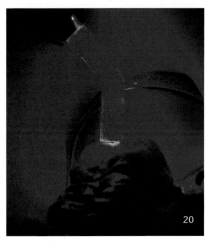

来非常困难，这里采用简化型自酸蚀粘接系统或通用粘接系统（图18），然后用U形注射头涂布流动树脂。然后，完成远中颈部的充填，推荐使用纳米填料复合树脂（如Filtek Supreme™ XTE，3M），它具有理想的一致性，不粘器械，最好能用有角度的器械或有弹性的器械充填（图19a，b）。

最后，用一种磁吸式的带角度小光纤头，连接到常规光固化灯上（VALO，Ultradent，配特制"Endoguide"光纤头；图20），完成光照固化。对于此类常规光纤头无法到达的位置，使用这种特制光纤头十分有必要。

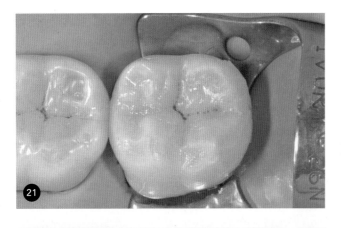

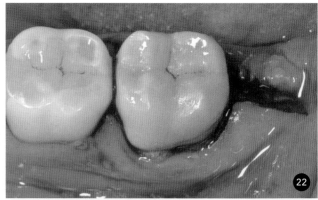

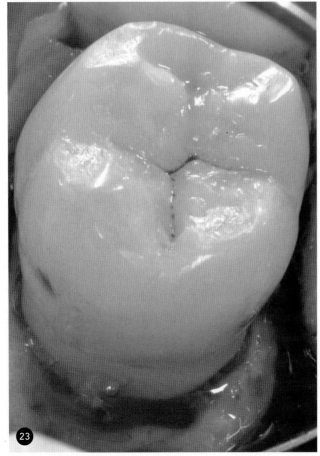

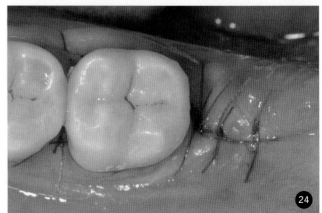

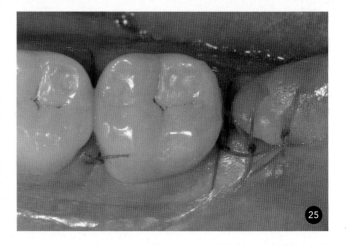

图21 充填完成后，远中颊尖缺损（意外损伤所致）也得以修复，咬合面窝洞则采用流动树脂和牙釉质树脂充填。最后涂布甘油凝胶，用常规光固化灯完成固化。

图22～图24 取下橡皮障，小心去除Oraseal Caulking封闭剂（图22）。然后，完成树脂表面的最终修形和抛光（图23）。这一步非常重要，应当形成完全光滑的表面，这是

牙周组织愈合并形成长结合上皮以半桥粒形式与树脂结合的基本要求[164]。最后，复位龈瓣，用低吸收速度的可吸收线（Vicryl 6-0，Ethicon）褥式缝合（使软组织尽量贴紧下方骨面）加间断缝合达到切口的一期关闭（图24）。

图25 术后1周拆线，软组织愈合良好。

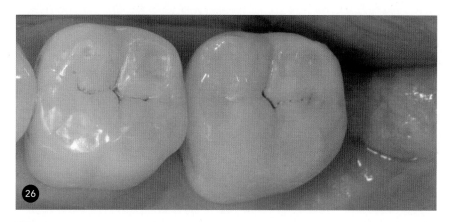
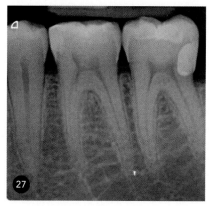

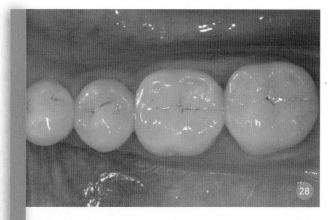
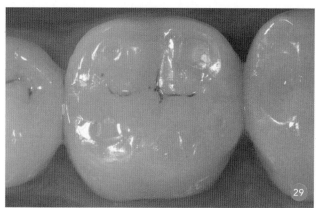

2.5年复查

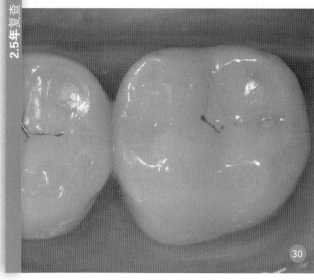
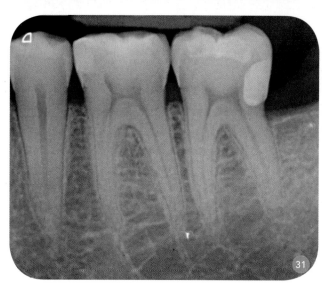

图26和图27　仅3周后，软组织就达到了非常理想的愈合状态，这得益于手术–修复同期联合的治疗策略（图26），X线片检查（图27）可见充填体边缘封闭性和密合性良好。

图28～图30　2.5年复查，可见36和37的边缘封闭及形态均保持良好。37远中软组织无炎症表现，无深牙周袋和探诊后

出血，牙周组织健康。

图31　根尖片进一步印证了临床效果。牙髓活力得以保存，患牙无症状。因此，本病例保存了大量牙体组织，避免了牙髓治疗。

临床病例35

手术同期直接盖髓及覆盖部分牙尖的直接修复

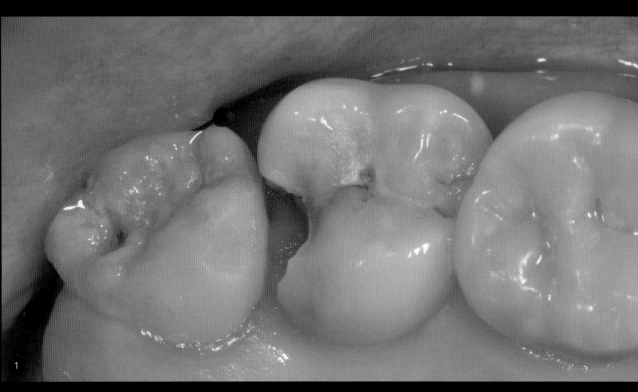

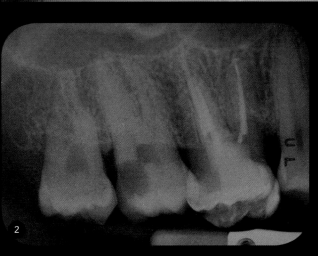

对于本病例，采用常规方法很可能需要根管治疗后间接修复，如果依据更为老旧的理念，甚至需要全冠修复，且需要先完成冠延长手术。笔者提出一种更为现代的处理方法：冠延长手术暴露边缘的同时完成粘接修复，真正从微创的角度出发，采用直接盖髓，并在手术同时完成直接法复合树脂修复。

图1和图2 右上颌第二磨牙（17）大面积龈下龋坏，伴牙龈增生。根尖片清晰可见，龋坏范围较大，已达髓腔（图2）。虽然临床检查和根尖片结果不乐观，但患牙无症状，牙髓活力和温度测试无明显症状。

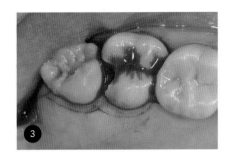

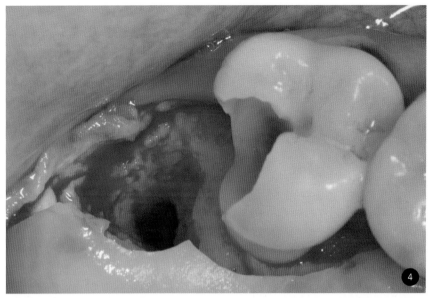

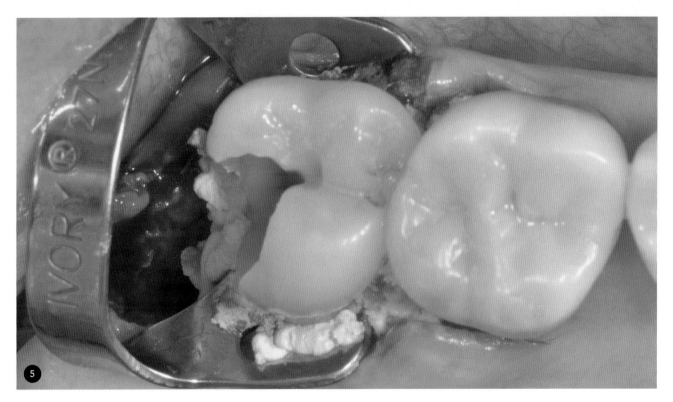

图3 首先手术翻瓣行冠延长：平行龈缘切口、削薄腭侧龈瓣，并做远中切口。

图4 **拔除18**，然后完成17远中去骨及骨成形。去骨尽量保守，保证洞缘至骨嵴顶距离为2~2.5mm[185]，目的是能够完成术中橡皮障隔离，同时在不侵犯牙周附着的前提下完成修复。

图5 在翻瓣状态下，将27N橡皮障夹放置在牙颈部。第一个难点是**术区隔离**。根据笔者提出的方法，先在牙颈部涂布一层纤维素基塞治剂（OraSeal Caulking，Ultradent），起到封闭作用，控制出血，降低术区隔离的难度。

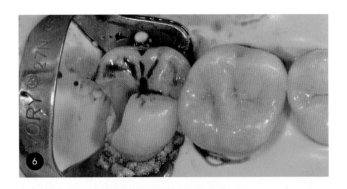

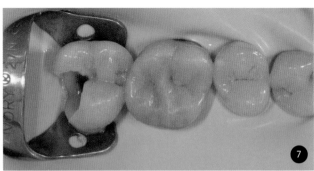

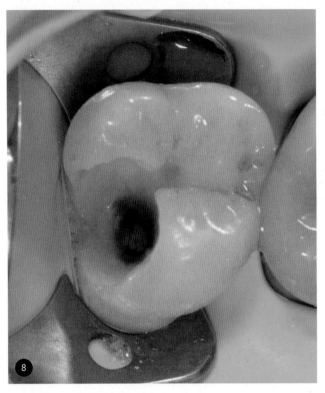

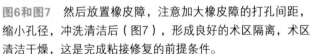

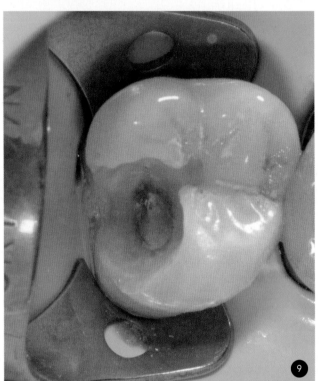

图6和图7　然后放置橡皮障，注意加大橡皮障的打孔间距，缩小孔径，冲洗清洁后（图7），形成良好的术区隔离，术区清洁干燥，这是完成粘接修复的前提条件。

图8　第二个难点是**露髓点的处理**。传统方法是根管治疗。然而本病例在取得患者的知情同意后，患者要求保存活髓，因此进行了**直接盖髓**，但必须符合以下条件：患牙无症状、确认牙髓活力、牙髓无出血、精确去腐、完善的橡皮障隔离。

图9　由于牙髓暴露范围较大，选择MTA作为盖髓材料（可诱导牙本质生成）。研究[186]结果显示，MTA的成功率显著高于氢氧化钙。研究证实[187]，MTA仅能在湿润环境下硬固，血液污染似乎不会影响其封闭性。硬固时间需要至少4小时[188]。本病例采取了术后即刻同期粘接修复的策略，主要考虑到患牙预后和临床可操作性：需术中即刻完成粘接修复，遵循即刻牙本质封闭的原则，同期恢复患牙形态和功能的要求，获得平整、光滑的修复体表面，确保保存牙髓活力的成功率更高。事实上，研究[186]显示，直接盖髓2天后完成修复的患牙预后明显变差。

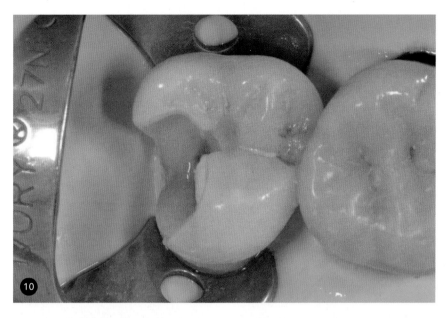

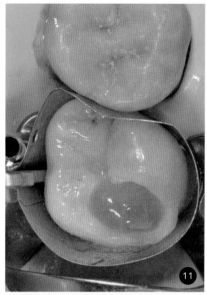

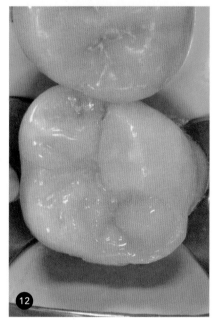

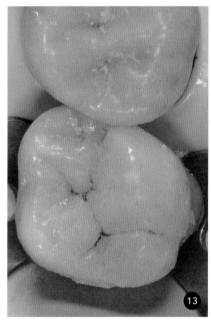

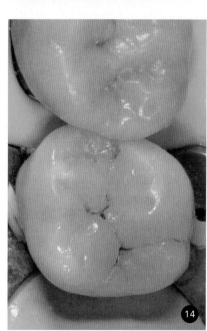

图10　MTA呈"湿砂"状，需要一定时间硬固后才能稳定，过去硬固时间需要近72小时，而目前的产品可以在15~20分钟硬固。随后，需用光固化或自固化材料覆盖：对于本病例，可以使用光固化MTA材料（TheraCal，Bisco），再用自粘接流动复合体（Vertise™ Flow，Kerr）或树脂改性玻璃离子水门汀（如Fuji II LC，GC）覆盖。目的是保护盖髓材料，以便进行粘接修复。另一种可以替代MTA的材料是生物相容的生物活性硅酸三钙材料（Biodentine®，Septodont），硬化速度快，能够允许即刻粘接修复。

图11　**分层充填完成直接法修复**：涂布一层流动树脂形成洞衬，再用牙釉质材料完成远中舌侧面及边缘嵴的修复。

图12　分多层充填牙本质部分，初步形成咬合面解剖形态。

图13　充填最后一层牙釉质树脂，形成咬合面解剖，涂布表面染色剂。

图14　修形、抛光完成后，形态、功能得到良好恢复。

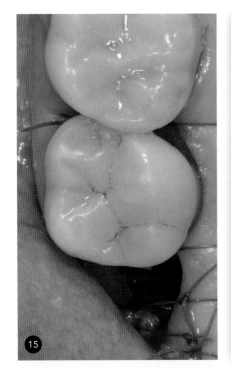

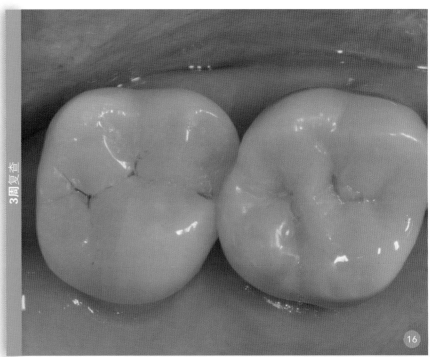

3周复查

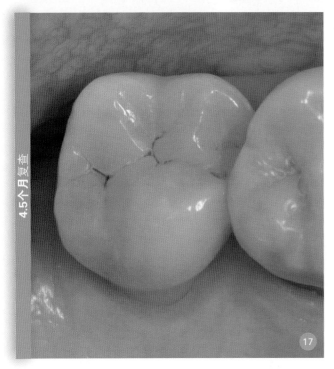

4.5个月复查

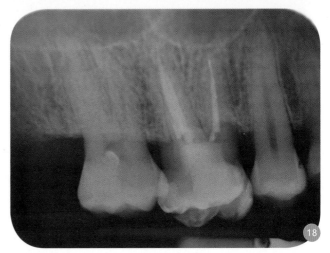

图15　取下橡皮障，仔细去净OraSeal塞治剂。最后，将龈瓣复位，使用Vicryl 6-0丙交脂和乙交脂共聚物（Polyglactin）可吸收线缝合（7～10天后拆线）。

图16　3周复查，可见修复体完好，软组织愈合良好。患牙无症状，牙髓活力测试反应正常。

图17和图18　4.5个月复查：临床检查和根尖片检查可见组织愈合良好、修复体完好、牙髓无症状、对牙髓活力测试反应正常。

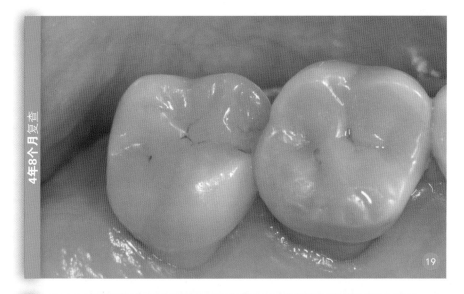

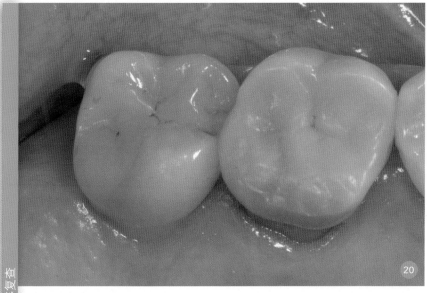

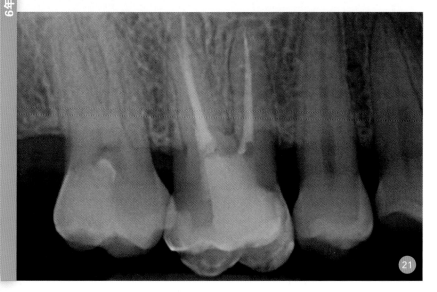

临床述评

显然，笔者提出的这一方案（手术–修复同期完成，并进行直接盖髓）尚缺少科学证据支持，从某些方面看仍有可商榷之处。但毫无疑问，这肯定是最为微创的方案，牙髓活力得以保存，冠部剩余牙体组织抗力更好，去骨量最少，术后愈合速度快、质量高。

从诊疗流程上看，这也是一个非常好的方案，整体过程顺畅，节约患者花费。当然，风险也是存在的，如有可能因牙髓问题而需要再次治疗，但解决起来也很简单。通过修复体开髓并完成根管治疗后，再以间接修复体覆盖牙尖，而操作过程中术野可以得到良好的隔离。经过7年随访，患牙牙髓活力得以保存，完全无症状。综合以上各方面的考虑，本方案具有可行性，微创、灵活、有效，实现医患双赢。

图19　4年8个月复查。

图20和图21　6年复查临床照片和根尖片：修复体有中等程度的磨损，患牙无症状，对牙髓活力测试反应正常，根尖片无明显牙髓钙化表现。

临床病例36

侵袭性颈部外吸收：术中直接粘接修复
（复合树脂和Biodentine®）

参见第36页颈部吸收相关内容。

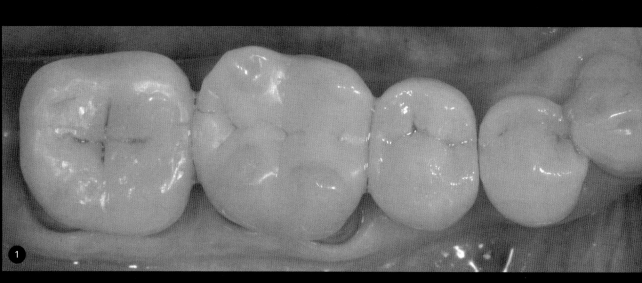

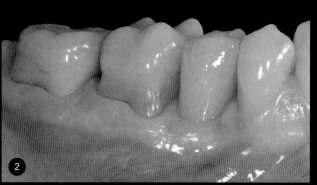

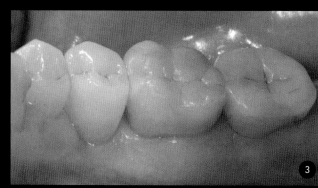

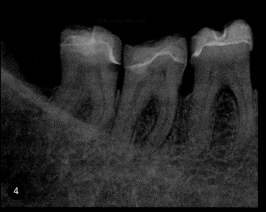

接同事转诊，患者为55岁女性，右下后牙多发颈部吸收。

图1～图3　右下后牙区段临床照片，视诊见患者菌斑控制良好，软组织完整，无明显炎症表现。

图4　然而根尖片见到很有挑战性的临床情况，48（后续已拔除）首先出现近中根颈部吸收。

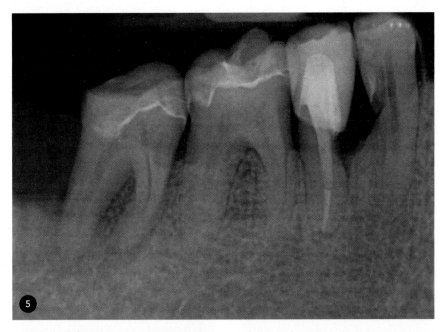

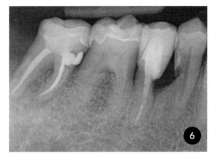

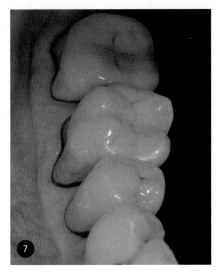

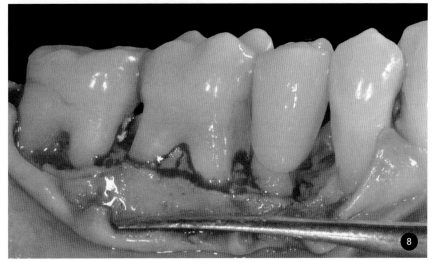

图5　约6个月后，46近中、45近中及44远中均出现新发病损。

图6　推测颈部吸收的病理成因与既往长期正畸治疗过程中正畸力引起的进展性炎症反应有关。先对有症状的47进行根管治疗（图7），而后需要处理这4颗牙齿的修复问题。颈部吸收达龈下，侵犯嵴顶上牙周附着（STA），进一步增加了难度。44和47颈部吸收达骨嵴顶，45达角形骨袋内。患牙均因中等程度的牙体缺损已行微创修复，同时45已行根管治疗及

桩核冠修复，牙体组织缺损最大。这些患牙预后不佳，尤其45，任何保存患牙的方法效果均不可预期，只有种植修复较为稳妥，但这意味着不得不拔除患牙，对于这位相对年轻且无症状的患者来说不够保守。另一个可能的解决方案是意向性再植，但也有其固有的一系列问题。

获取患者知情同意后，选择了手术同期直接法修复。

图7和图8　术中做沟内切口，翻全厚瓣，直视下暴露病损。

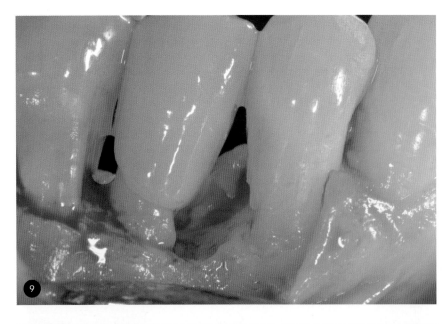

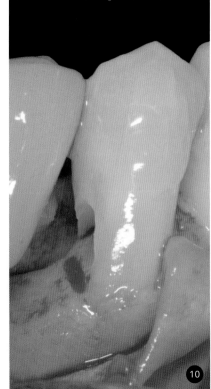

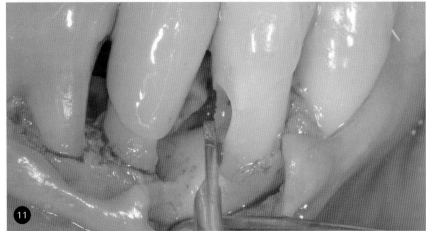

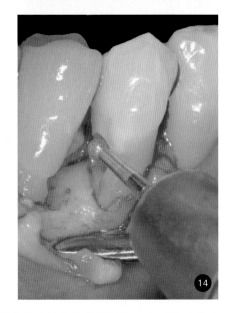

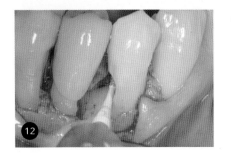

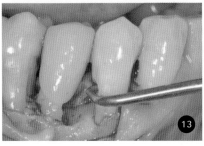

图9和图10 术中可见颈部吸收，为特征性的不规则边缘，尤其对于44，明显可见与牙本质类似的纤维骨样组织，由于它侵犯并替代了根面牙本质，去除难度非常大。

图11 除使用传统的钨钢挖匙外，借助金刚砂声波工作尖去骨并修整骨形态。

图12~图14 尽可能准确地**去除骨样组织**，先后使用瓷球钻、角度金刚砂声波工作尖（No.53、No.54，Komet）、细粒度金刚砂球钻**清理44远中窝洞，确定边缘**。

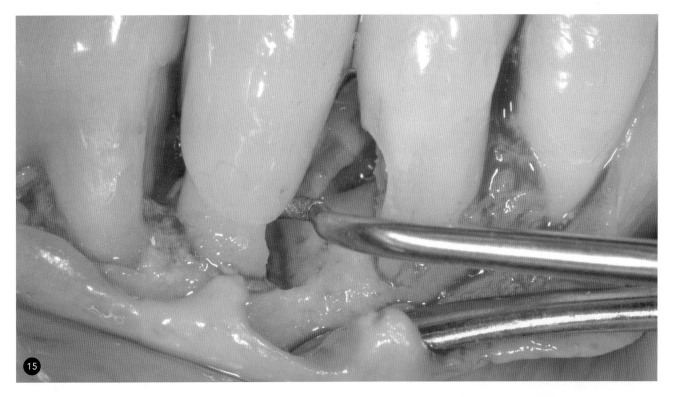

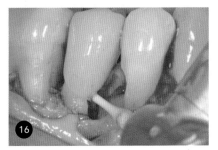

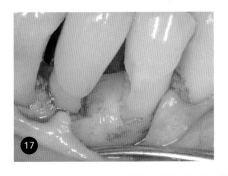

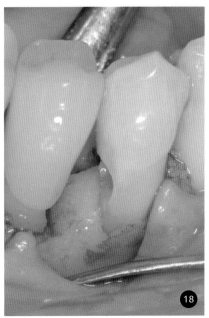

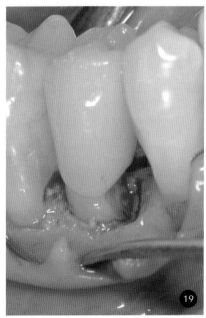

图15和图16　45近中完成同样的处理，缺损尤其大，位于骨内，操作难度较高。

图17～图19　前磨牙微创去骨、窝洞预备完成后。由于清创到位，术区"清洁"，出血量较少。显然，缺损边缘不得不十分接近骨嵴顶（44；图18），或达骨下（45；图19），因此嵴顶上牙周附着将在充填材料表面通过长结合上皮的形式进行愈合。不过，通过短期及长期的随访观察，似乎软组织耐受性较好。

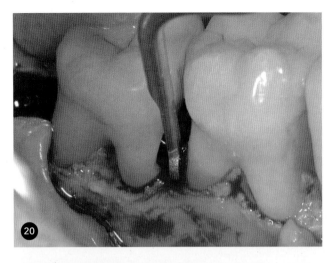
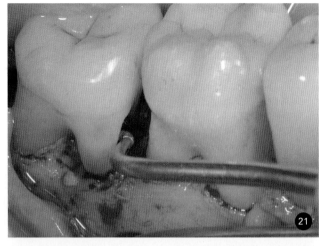
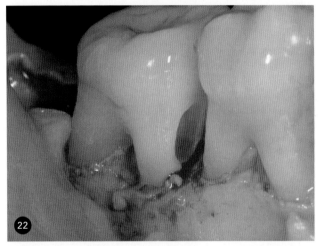
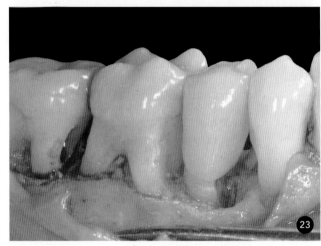
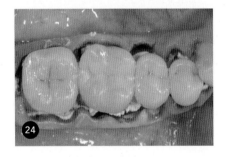
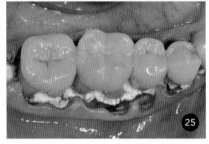
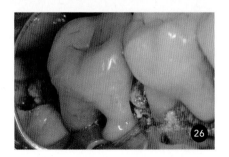

图20~图22 使用声波工作尖完成47近中窝洞预备和骨修整，病损特点与前述相同。

图23 完成翻瓣，44远中、45近中和47近中骨成形和窝洞预备后的右下区段照片。46未见吸收。通过良好的局部麻醉、恰当的切口设计，使用声波器械去骨等手段，最终获得较为清洁的、出血较少的术区，这是进行术中术区隔离的先决条件。

图24~图26 最富有挑战性的环节之一是术中的术区隔离。根据笔者提出的方法，使用纤维素基的糊剂型隔离材料（OraSeal Caulking，Ultradent），直接涂布于组织瓣下方的骨面。然后将一个前磨牙橡皮障夹（Ivory No.1；图26）用自粘接流动树脂固定在47近中根。

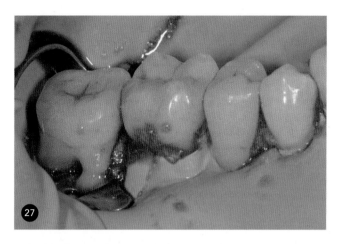

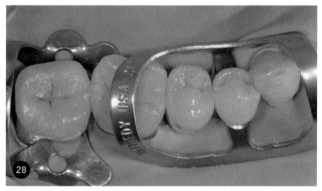

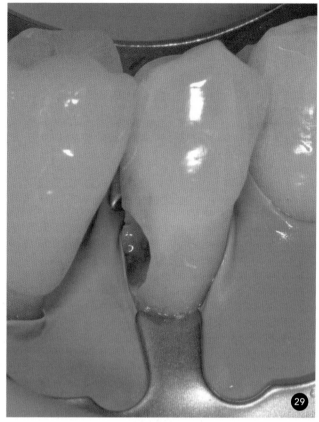

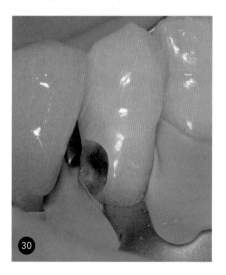

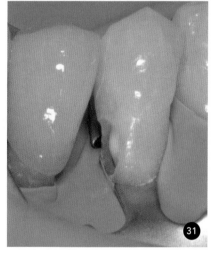

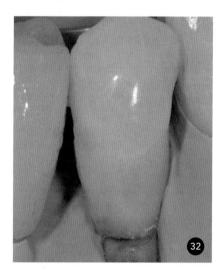

图27~图29 上橡皮障，暴露第二磨牙至尖牙，打孔时缩小孔径、增大孔间距。安放橡皮障时术区显得"脏乱"，但经过彻底的冲洗清洁，最终获得清洁、完善隔离的术区，这是术中直接粘接修复的先决条件。再加用1个212 SA橡皮障夹，牵拉开橡皮障，使前磨牙区最关键的颈部边缘得以良好暴露（图29）。

图30~图32 由于是非龋源性露髓，采用光固化MTA（TheraCal，Bisco）直接盖髓，然后自酸蚀粘接处理，自由手完成44的树脂充填。

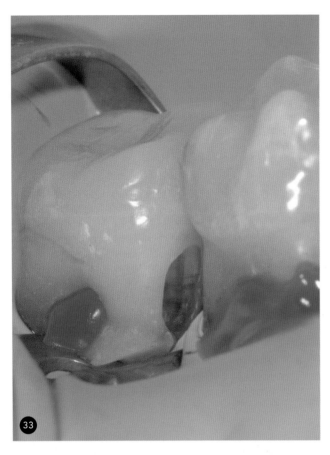
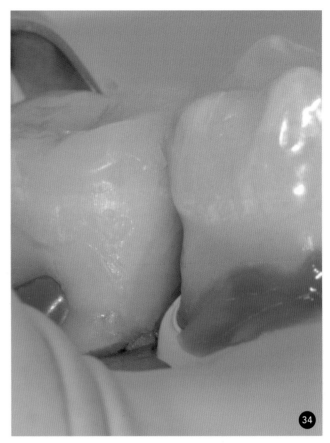

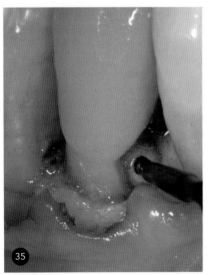
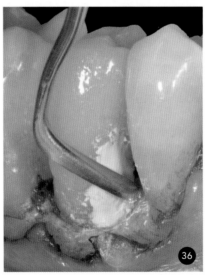
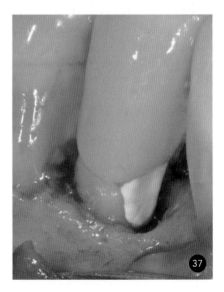

图33和图34　47近中处理难度较低，同样采用自酸蚀粘接处理，完成树脂修复。

图35～图37　由于45近中窝洞位于骨内，无法使用橡皮障隔离，因此取下橡皮障后，使用以替代牙本质为目的而开发的具有生物相容性和生物活性的硅酸三钙基材料（Biodentine®，Septodont）[189]修复缺损。Biodentine®可渗透进牙本质小管内，形成微机械固位。其主要缺点包括固化时间较长（约15分钟），并且由于其质地和材料特性，无法像复合树脂一样精细抛光。因此，有可能的情况下，其表面应使用复合树脂进行"覆盖"和"封闭"。

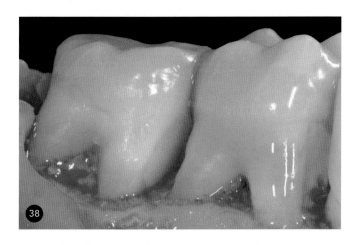

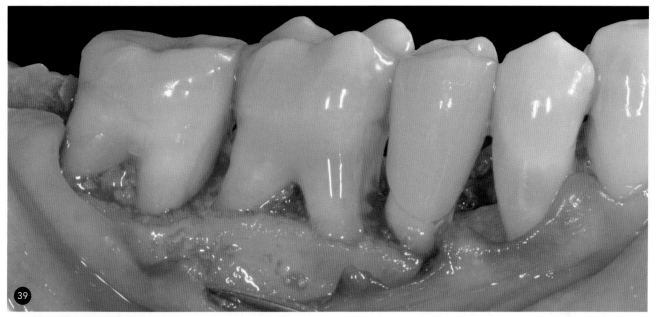

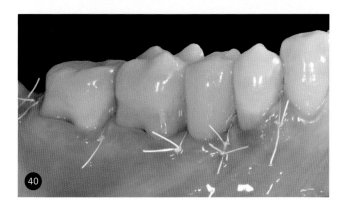

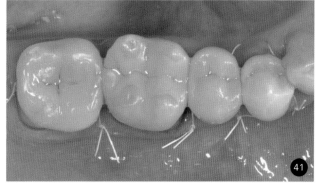

图38　47近中树脂充填体**充分修形**（使用细粒度金刚砂车针和往复手机）和**抛光**（使用橡皮抛光尖硅橡胶和硅橡胶抛光尖）后。必须形成平滑、光亮的表面，结合上皮才能通过**半桥粒**[190]形成附着。

图39　修复后右下区段照片。

图40和图41　将龈瓣复位，使用单股ePTFE（Cytoplast 5-0）缝线间断缝合。这种缝合不易滞留菌斑，是这类病例的理想选择。

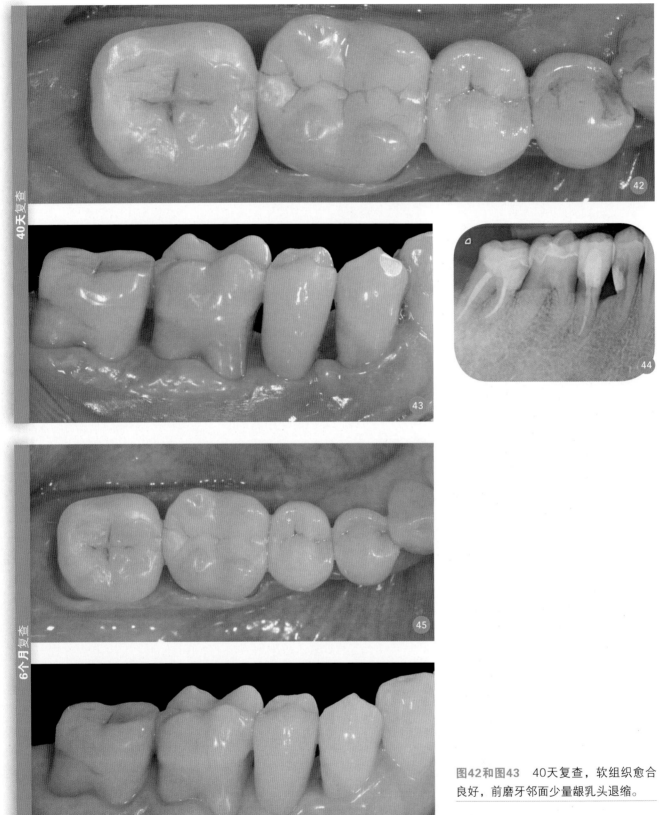

40天复查

6个月复查

图42和图43 40天复查，软组织愈合良好，前磨牙邻面少量龈乳头退缩。

图44 根尖片检查可见术中缝合前完成充填体密合性良好。

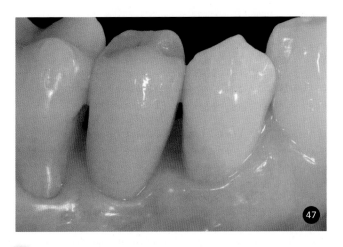

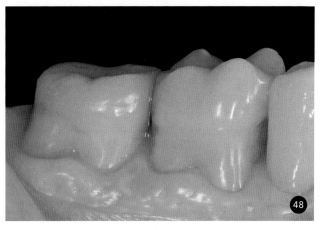

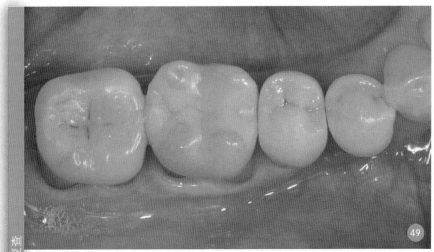

20个月复查

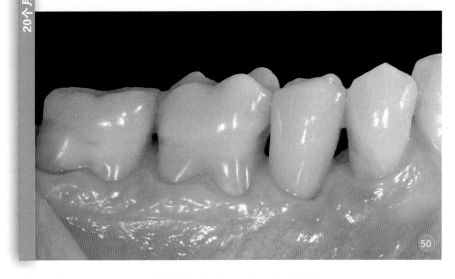

临床述评

　　本病例采用的策略（手术-修复同期完成）显然是处理颈部吸收最为微创的方式。显然，最为关键的步骤是完成术中直接粘接修复所要求的术区隔离，其难度较大。然而，并不存在没有任何缺点的理想方案。传统的修复方法费用明显更高，疗程更长，由于病损边缘达龈下且侵犯生物学宽度，传统修复方法可预期性差。种植修复可能是最为稳妥的方法，但需要拔除患牙，显然较为激进，或者说不够微创。出于以上这些考虑，从微创、灵活、有效和双赢的角度看，本病例的处理方法是切实可行的，也为未来种植修复留出了回旋余地。

图45～图48　**6个月**复查，软组织恢复良好，无明显炎症表现。

图49和图50　**20个月**复查，软组织稳定，效果理想。

临床病例37

活髓牙侵袭性颈部吸收
解决方案：截根，保存牙髓活力，术中行生物陶瓷
及复合树脂修复

侵袭性颈部吸收（Invasive Cervical Resorption，ICR）（见前述病例）。

接同事转诊，患者为23岁年轻男性，诊断为27大面积外吸收。

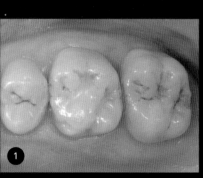

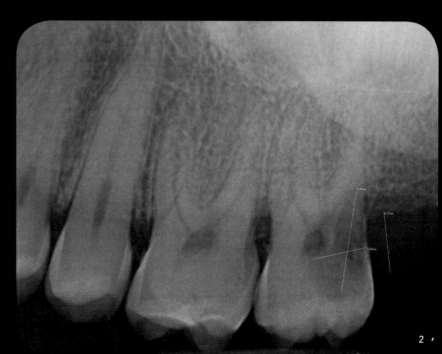

图1　2区临床检查，尤其是27，可见视诊基本正常，软组织形态良好，无明显炎症表现，牙齿冠部基本完整。

图2　然而根尖片显示，27远中大面积低密度影，冠根向波及远中颊根，侵犯嵴顶上附着复合体。推测病损已侵犯牙髓，但患牙无症状，牙髓活力测试有反应。这是一例特发性侵袭性颈部吸收。从吸收范围来看，患者似乎无法修复，但考虑到患者年轻、治疗意愿强烈、上下颌牙列完整、无自发疼痛症状，因此决定行手术–修复同期治疗。患者签署知情同意书，理解该方案预后不确定，尚缺少科学证据支持。

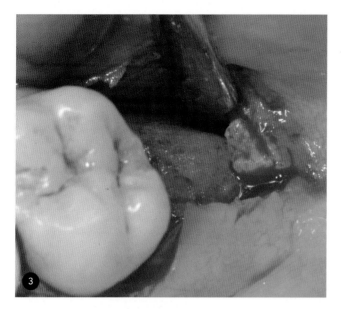

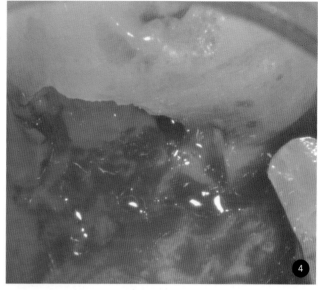

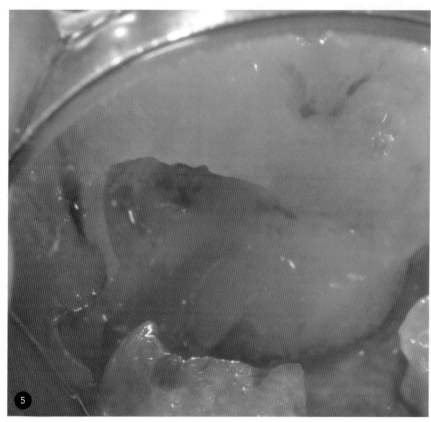

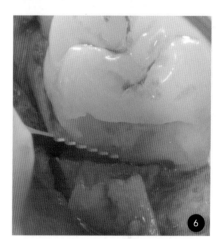

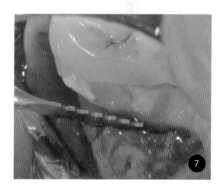

图3　颊侧沟内切口，腭侧龈缘下切口，远中楔形切口，翻全厚瓣，获得病损入路。

图4和图5　术中可见患牙大面积吸收，边缘为典型的不规则状，去除典型的纤维血管样组织后可见病损冠根向已波及远中颊根。

图6和图7　因此决定**截除远中颊根**，这里借助特殊的"振荡声波工作尖"（Sonosurgery Sonic Tips，Komet），可以形成精确的、非常薄锐的切口。患牙冠部完整性得以保留（这是优点之一）。

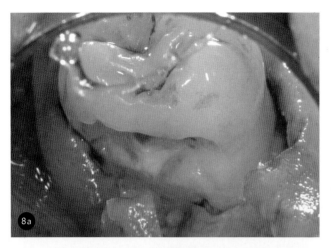

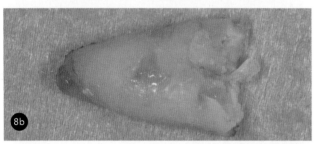

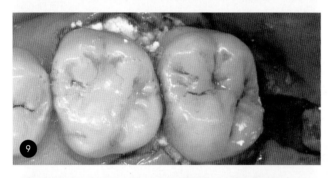

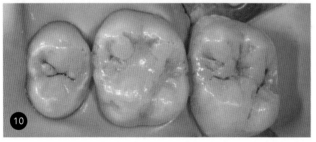

这里就出现了治疗流程中如何完成患牙修复的问题。按照传统方法，需先完成根管治疗，再完成修复前缺损重建和全冠预备，经过至少3个月的临时修复，才能最终制取印模。

然而，这需要相当大的治疗花费和相当长的治疗时间，同时面临着不确定的预后。

更进一步的选择是拔除患牙后种植修复，这面临第一个方法同样的问题，并且更加激进。

因此，我们选择了另外一种方案，手术同时即刻完成修复，仅需一次就诊，操作流程更加顺畅，患者花费低，完全符合微创理念，最大限度地保存牙髓活力和牙周组织。

为实现这一目标，无疑应当选择生物陶瓷材料（Biodentine®，Septodont），可实现直接盖髓与缺损修复同时完成。Biodentine为硅酸三钙基材料，用作牙本质替代材料。它具有生物相容性和生物活性。可与软硬组织相互作用，形成边缘封闭，诱导形成第三期牙本质以保存牙髓。使用Biodentine®不需要对牙本质进行预先处理，由于它能渗透进牙本质小管内，形成突起样结构，因此获得微机械固位保证封闭性。固化后，Biodentine®可以切割改形，与天然牙本质类似。也可使用各种粘接系统进行处理，最终完成复合树脂修复。

图8a，b 截除远中颊根后，必然导致牙髓暴露。

图9和图10 完成术中术区隔离，采用笔者提出的方法——使用纤维素基封闭材料（OraSeal Caulking，Ultradent）。将一个前磨牙橡皮障夹安放在骨嵴顶处，完成橡皮障隔离。

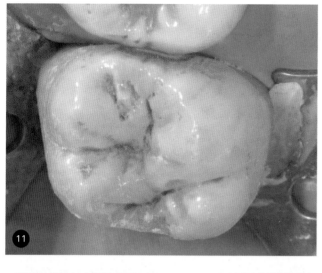

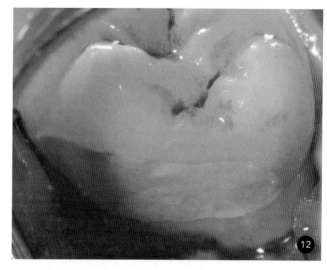

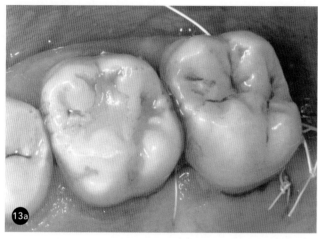

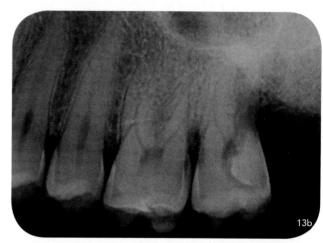

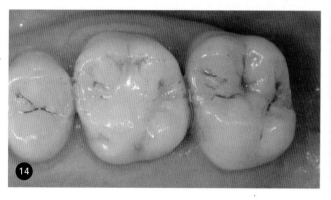

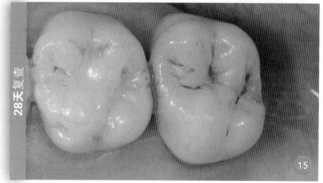

图11和图12　振荡15秒以激活材料，用角度充填器充填、压实、塑形使边缘移行。尽可能地进行修形和抛光，但无法达到树脂一样的光泽度。

图13a，b　复位龈瓣，用单股ePTFE缝线间断缝合。X线片检查见充填体密合性良好。

图14　11天后拆线，组织愈合良好。患牙一直无症状，即便在术后即刻进行牙髓活力测试也有反应。患者冠部的形态和功能的完整性得以保留。

图15　28天复查。

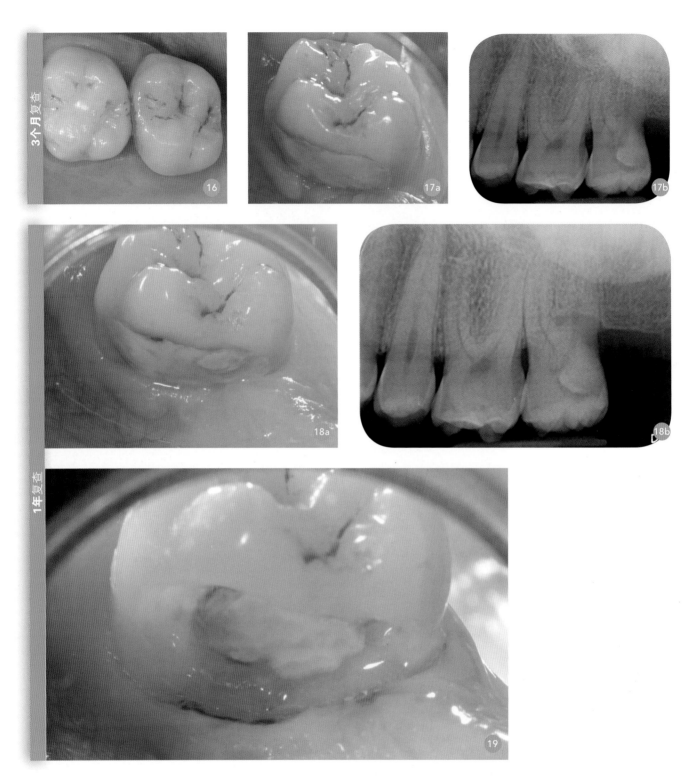

图16和图17a，b 3个月复查：患牙无症状，牙髓活力测试有反应，尽管患者吸烟，但软组织健康，无任何炎症表现。

图18a，b和图19 1年复查，临床检查见患牙活髓，无症状，但生物陶瓷材料表现不够光滑，有部分区域边缘封闭不理想（图18a，b）。因此术者决定去除部分Biodentine®（图19），保留深层近髓处的生物陶瓷材料保护牙髓，同时将洞缘清理干净。

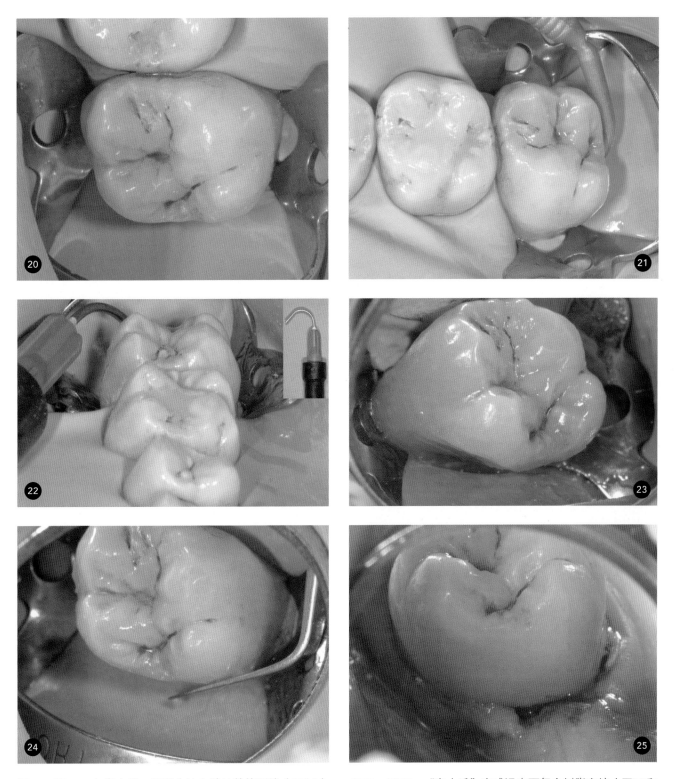

图20 ~ 图22 上橡皮障，用两步法自酸蚀粘接系统（图22）完成粘接处理（图21）。随后，涂布流动树脂覆盖生物材料及牙本质，可以用U形注射头以便于操作。

图23 ~ 图25 "自由手"完成远中面复合树脂充填（图23和图24），修形、抛光后获得理想的光滑表面（图25）。

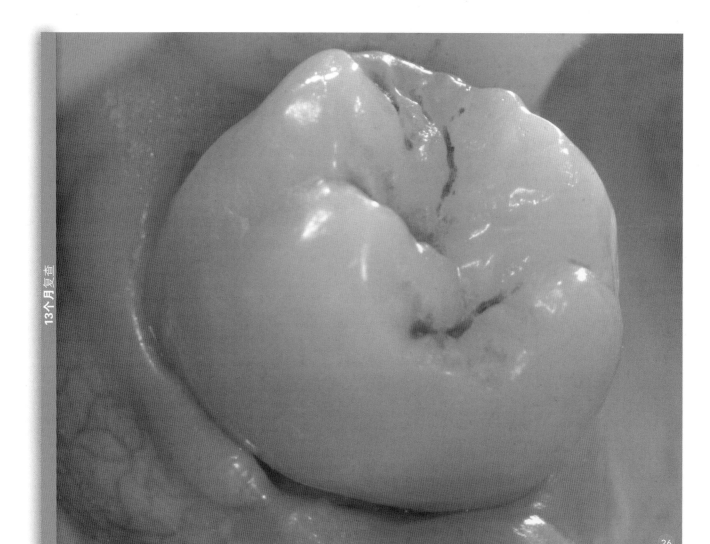

26

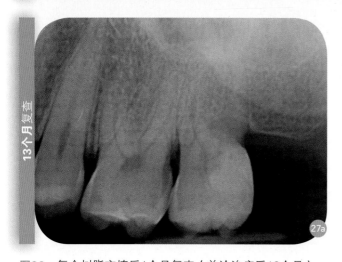

27a

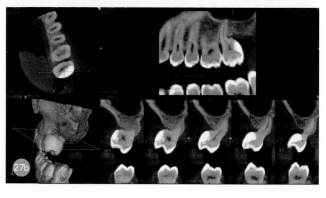

27b

图26　复合树脂充填后1个月复查（首诊治疗后13个月）。难以置信，患牙无症状，牙髓活力测试有反应。牙周组织反应良好。

图27a，b　根尖片检查和CBCT检查可见充填体密合性良好，从牙周和牙髓角度看结果良好。

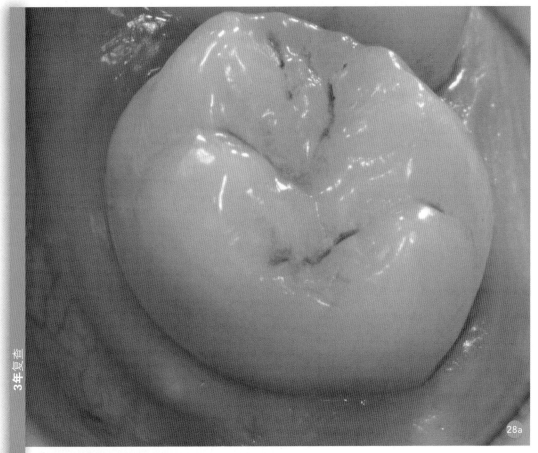

3年复查

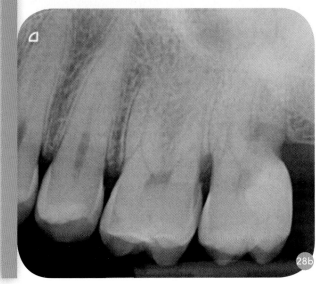

图28a，b 3年后临床和根尖片检查：患牙对牙髓活力测试有反应，临床检查见充填体边缘密合性良好，牙周组织健康、无深牙周袋。结果令人惊讶。

临床述评

　　尽管本病例的治疗方案——结合截根、直接盖髓、保留临床牙冠的手术–修复同期治疗——并不是非常可预期，并且未建立在坚实的科学证据之上[191]。但这显然是处理这类大范围颈部吸收的最微创方式。当然，治疗操作存在很多困难之处。

　　但显而易见，不存在没有妥协的治疗方案。

　　由于病损深达龈下并波及远中根、侵犯嵴顶上牙周附着，传统修复方式必然需要较高的花费和较长的疗程，预后不确定。

　　预后最为可期的方案应当是种植修复，但这需要拔除一位口腔尚良好的年轻患者的、完全无症状的患牙。因此，这颗患牙具有重要的策略意义，笔者所提出的方案极其微创，为微创牙科拓展了新的方向。

多手段融合病例和区段修复

复杂病例直接法修复的人体工程学考量

多颗相邻牙齿出现多发龋坏或存在多个不完善充填体时，需分别依据每颗患牙的临床状态确定治疗方案，同时也要求临床医生仔细斟酌临床时间的分配。

应对这类临床情况没有定法；不过，从许多方面看，整个区段同时修复都有优势。患者接受的疗次更少，充填的流程可以达到最优化，不需要经历临时修复阶段，避免对牙髓牙本质复合体产生伤害，或给患者带来不适感。更重要的是，治疗费用与医生的操作时间直接相关——通过整区段修复，相对复杂的治疗对患者来说并不意味着更高的治疗费用，而且医生得到的回报也是值得的。

为举例说明，笔者列出了完成一个"高境界"修复治疗所需要的时间（表8）。

还应当特别指出，在过去新冠病毒大流行期间，治疗前后诊间的准备和整理更加复杂，耗时更长，术者穿脱个人防护装备也是如此，因此必须相应地减少每天看诊患者的数量。如此一来，适当延长每位患者的诊疗时间是更合理的做法，从人体工程学角度和临床操作角度来看，诊疗时间安排更加流畅，能带来更好的经济效果。

表8	操作时间
1个小至中等大小的 I 类洞	35分钟
2~3个小至中等大小的 I 类洞	50~75分钟
1个中等大小MO/DO II 类洞	45~60分钟
2个中等大小MO/DO II 类洞	60~75分钟
1个MOD II 类洞	60分钟
2个相邻的MOD II 类洞	90分钟
3个相邻 II 类洞	120分钟
牙周手术暴露边缘	60分钟以上
覆盖部分牙尖的复杂树脂修复：根据难度	90~105分钟

复杂直接法树脂修复：90分钟。如果分两次就诊完成治疗，治疗前准备和治疗后诊间整理增加额外耗时，同时需要临时修复（通常临时充填体不够完善，影响组织愈合）

单牙手术–直接法修复：一次就诊同期完成 120分钟

多手段融合病例

临床病例38

3次就诊完成4个区段的粘接修复：直接法-间接法融合

这里展示一例完成了4个区段粘接修复的病例，整个过程灵活运用了上文详尽阐述和分析的一系列原则，是多种修复手段的融合。

本病例的整体修复重建主要采用了直接法树脂修复技术，此外有两颗患牙采用了间接法粘接修复。

患者口内一系列的不完善充填体存在边缘渗漏、继发龋和边缘部分的折断。还能注意到，旧复合树脂充填体覆盖了大部分咬合面，与牙体组织形成重叠，这导致了垂直距离的些许升高，在笔者看来难以理解，推测其目的可能是试图减轻已出现一定程度磨耗的前牙咬合负担。

具体到全口重建的方法，本病例的出彩之处在于，根据不同的窝洞类型（垂直槽型或水平槽型窝洞、小至中等窝洞、复杂窝洞），选择不同的复合树脂分层充填技术（单层充填、水平分层、4分层、多层斜分层、硅橡胶导板辅助下覆盖部分牙尖），同时还联合运用了树脂嵌体和瓷嵌体间接法修复技术。部分患牙的深颈部边缘牙釉质完全缺损，利用深边缘提升技术，完成了直接法或间接法修复。

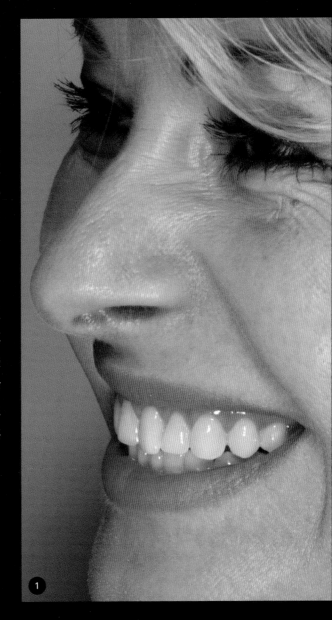

1

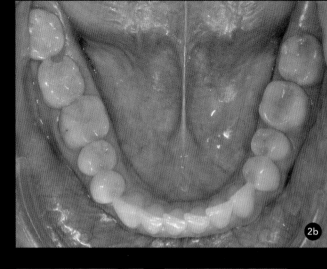

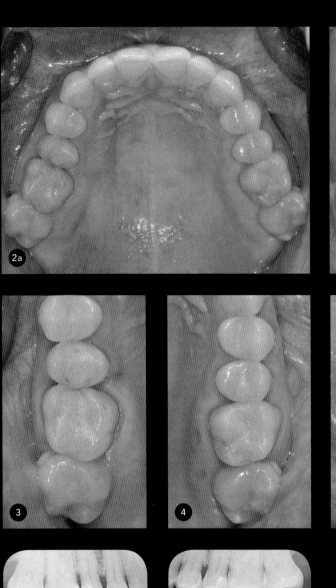

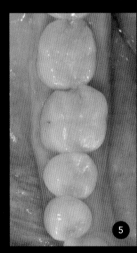

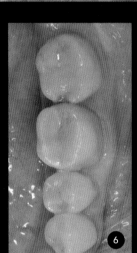

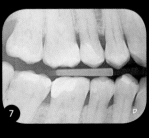

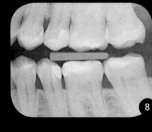

图1~图8 40岁女性患者，口腔卫生较好，龋易感，治疗意愿强烈，同时美学功能要求较高（图1），口内多颗患牙存在不完善充填体，涉及上下颌牙弓的所有后牙（图2a，b）。从形态、功能和美学角度评估，这些充填体均不完善，存在边缘渗漏、折断及继发和再发龋坏。看到临床照片（图3~图6）和咬合翼片（图7和图8）便一目了然。其中一些龋坏范围较广，位置较深，边缘位于龈下，且需要覆盖牙尖。

自然应当根据临床检查确定治疗计划——但考虑到患者居住的城市距离诊所很远——必须充分考虑到人体工学进行诊次安排，减少就诊次数，使时间安排更加流畅。因此，计划分区段进行治疗，仅通过3次就诊完成修复。复合树脂修复采用直接法技术，或自由手技术，或借助硅橡胶导板。另有两颗磨牙需要间接法修复。

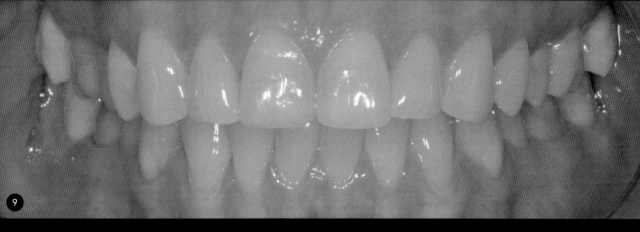

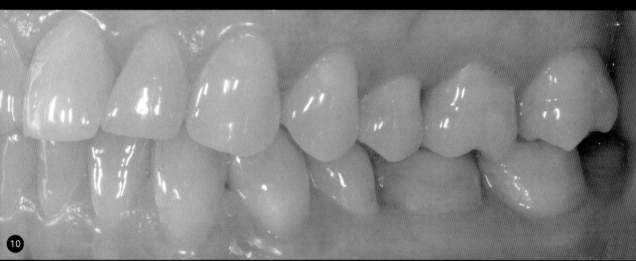

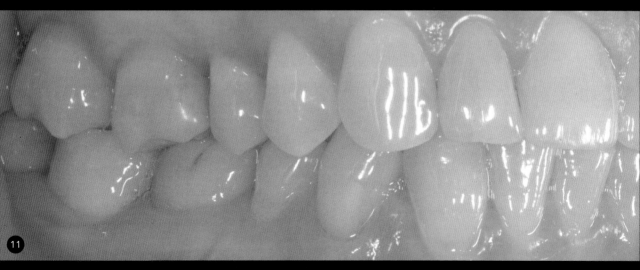

图9～图11 重建的目标是维持目前的垂直距离，在可能的情况下略微升高，但也足够减轻前牙的咬合负担——前牙切缘已出现一定程度的磨损表现，下前牙为重——将前牙咬合恢复至轻接触。

如果能进一步完成正畸治疗则更为理想，但患者没接受这一方案。

1区

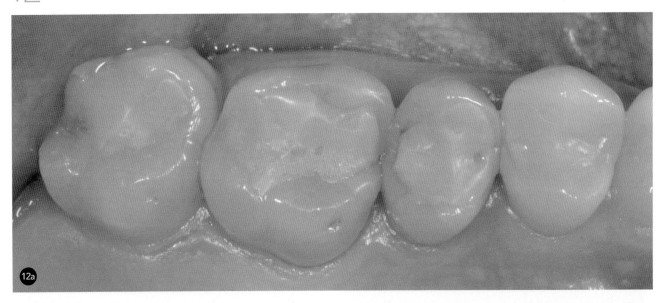

12a

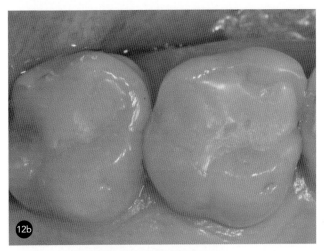

12b

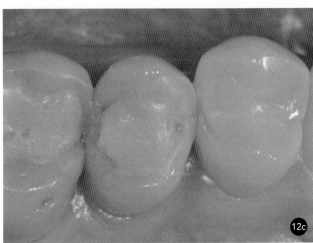

12c

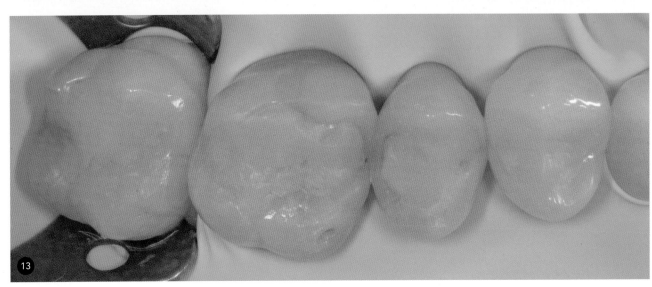

13

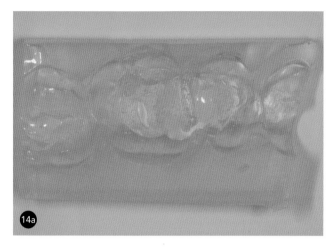

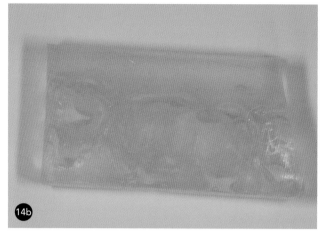

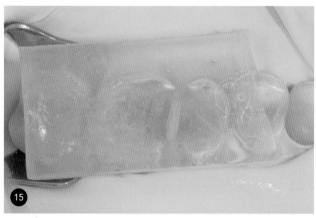

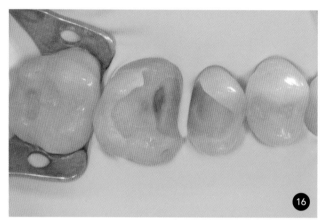

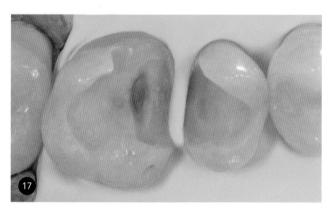

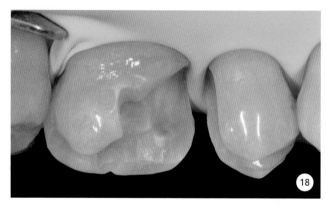

图12a~c　1区治疗前照片（图12a）及特写照（图12b，c）清晰展示了上文总结的各种问题。

图13~图15　在完成橡皮障术区隔离前，用Plexiglass托盘和透明硅橡胶取得该区段牙列印模（图14a，b），在橡皮障就位后检查印模，用刀片修去与橡皮障夹或橡皮障夹存在干扰的部分（图15）。

图16~图18　该区段所有患牙同时进行治疗，精确去除所有旧的树脂材料及龋坏组织。14和17最终形成小至中等的Ⅰ类洞（图16）。而15和16则为深的中−大型Ⅱ类洞，完成粘接洞型制备后，窝洞颈缘无牙釉质存留，且16近中颊尖需要覆盖（图17和图18）。

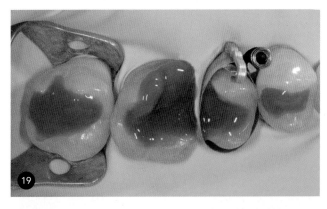

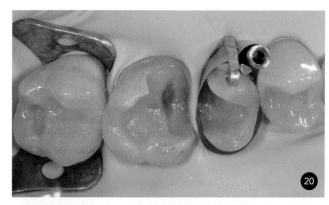

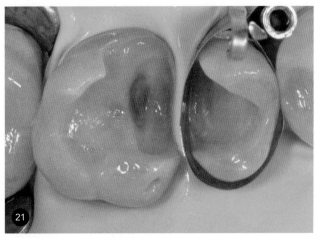

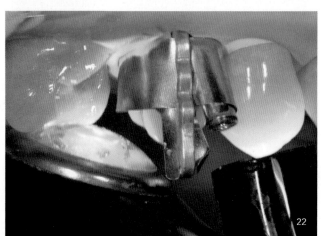

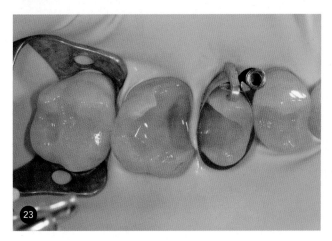

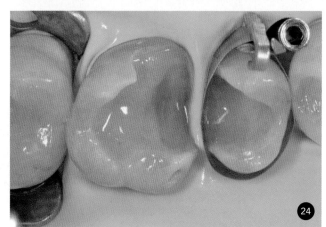

图19～图22　为使操作流程更加顺畅，4颗牙齿同时进行粘接处理：采用三步法酸蚀–冲洗粘接系统，牙釉质和牙本质酸蚀时间不同（图19），再涂布预处理剂和粘接剂（图20和图21），用2个光固化灯同时完成多牙的光照固化（图22）。

图23和图24　涂布流动树脂覆盖所有牙本质表面，形成洞衬（图23），同时将15远中边缘向冠方提高（图24）。从操作

流程上讲，重要的一点是，粘接处理完成后，不应有任何间隔，应立即涂布流动树脂，以避免牙本质小管液穿透粘接层（起半透膜作用）后，造成粘接层随时间发生水解[192-195]，进而出现脱粘接。16的窝洞较大，且需要覆盖牙尖，这可能是间接法的适应证，但在硅橡胶导板的帮助下，直接法也能达到可预期的修复效果。

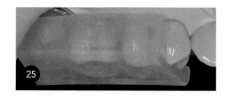

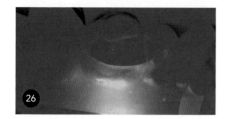

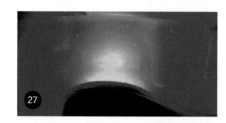

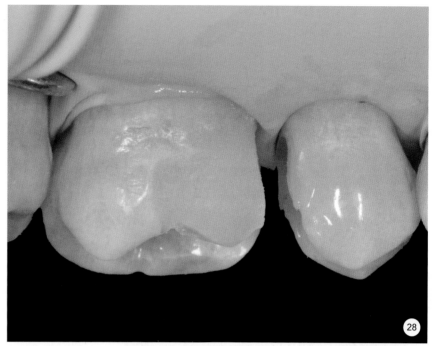

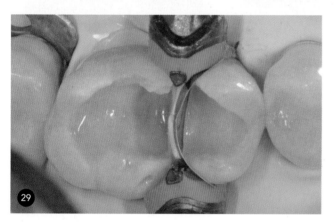

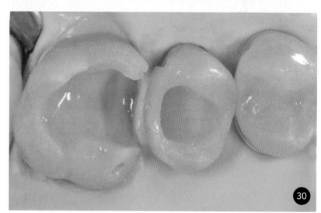

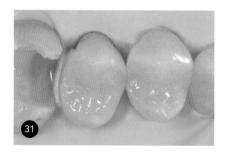

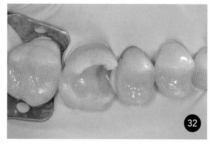

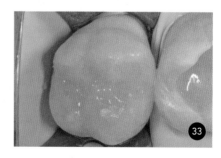

图25～图33 因此，具体的操作流程是，首先借助备牙前取得的透明硅橡胶恢复16近中颊尖的颊侧壁：将足够量的牙釉质树脂材料充填到导板内，将导板就位（图25），透过硅橡胶导板完成光照固化（图26和图27），将一个复杂窝洞转变为大面积MO洞（图28）。然后，15的深DO洞在放置好分段式成型片和Garrison 3D分牙环后，完成四层充填（图29～图31），与此同时也完成了14和17咬合面Ⅰ类洞的牙本质树脂及牙釉质树脂充填（图32）。一部分牙釉质材料向两侧有延伸，用于恢复去旧充时的磨除的部分（图33）。

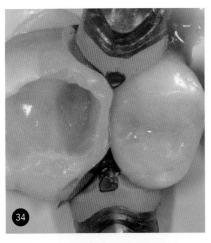

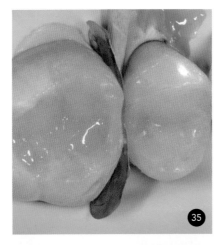

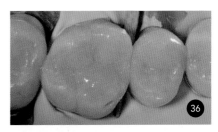

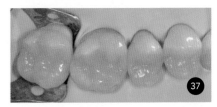

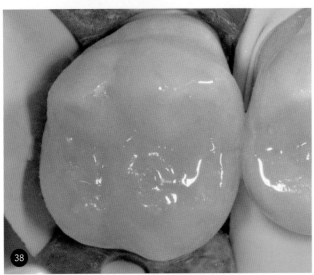

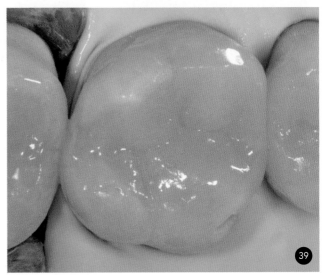

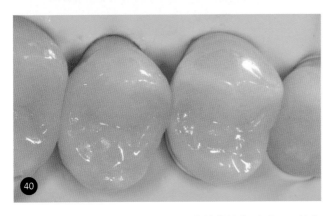

图34～图36　最后，在完成15 DO充填体的修形后，16的大面积缺损采用向心法分层充填修复，先放置分段式成型片，恢复近中面和边缘嵴（图34），再分三层充填牙本质树脂，初步形成咬合面解剖形态（图35和图36）。窝沟底部未进行强化染色。

图37　完成所有患牙的修形与抛光，形态和美学效果优异。

图38～图40　放大后的细节照片可以看到，磨牙16（图39）、17（图38）以及两颗前磨牙（图40）的充填体与牙体组织完美融合。

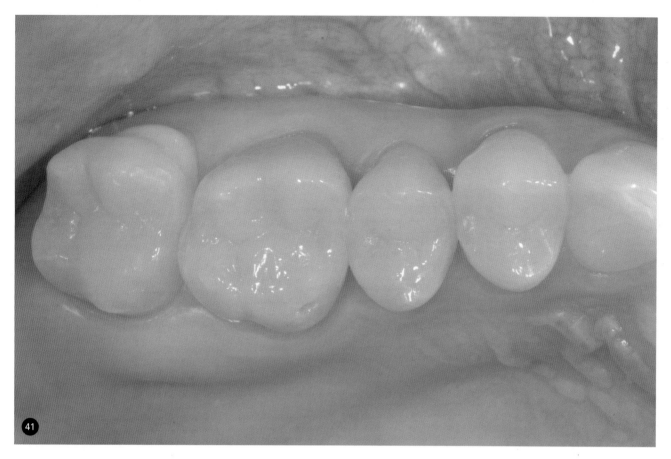

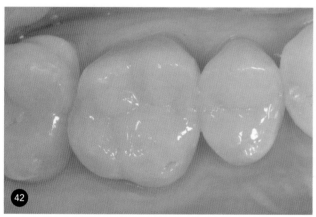

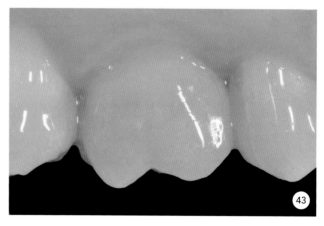

图41~图43　区段牙列照片，可见充填体形态、功能和美学得以完美融入（图41），存在龈下边缘修复体的15、16软组织非常健康（图42和图43），提示所用材料具有很好的生物相容性。

2区

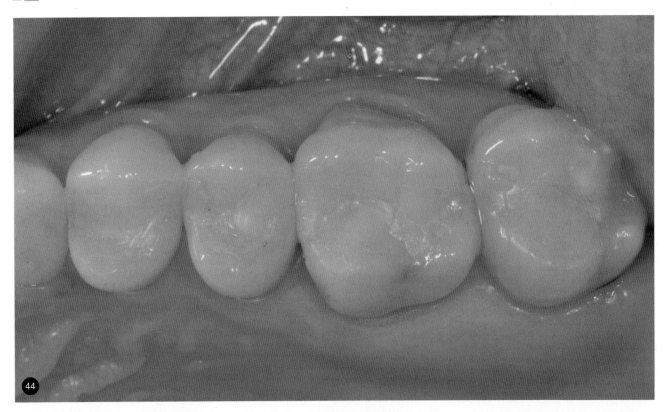

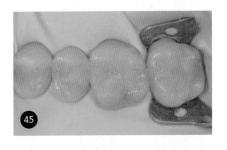
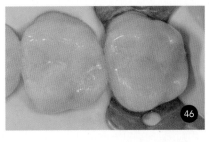
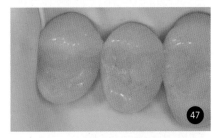

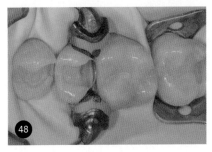
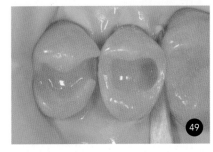
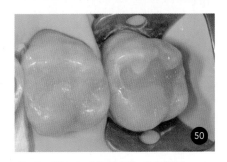

图44～图47　2区治疗前照片（图44），旧充填体在形态和功能方面均欠完善，充填材料盖过窝洞边缘，无边缘封闭。橡皮障隔离后（图45），清洁并干燥牙面，进一步准确地检查充填体–牙体交界面，可见充填材料超出窝洞边缘，侵犯咬合面（图46和图47）。

图48～图50　24和25完成Ⅱ类DO"粘接型"窝洞预备，27完成Ⅰ类洞预备（咬合面被旧充材料覆盖的区域也做了调磨）（图48），随后分四层完成前磨牙的充填（图49），分三层完成磨牙充填（图50）。这样能获得最佳的邻接形态。

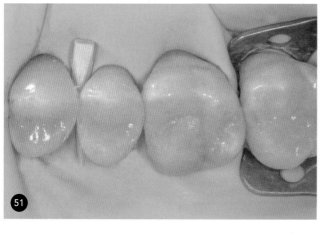

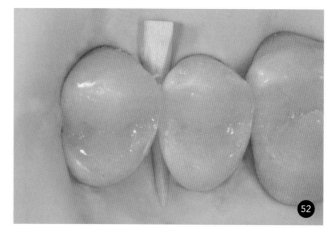

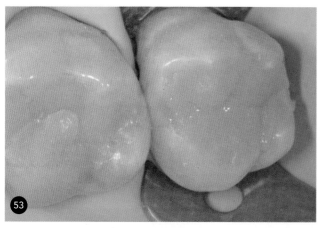

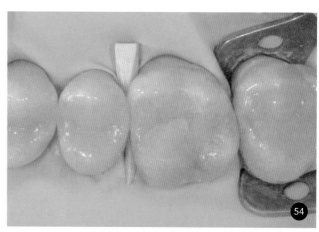

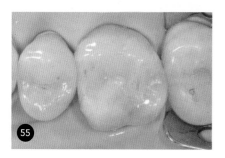

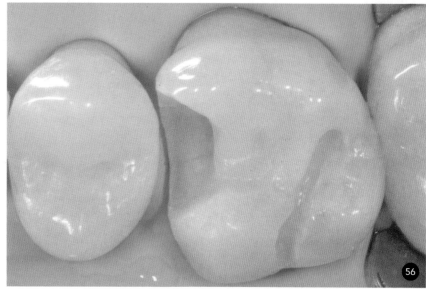

图51～图54 精准塑形使得修复体能够尽可能地接近最终形态（图51～图53），后续调磨量降到最低，最终修复体获得最为理想的形态和表面质地（图54）。牙釉质材料略有超出窝洞边缘，覆盖去除旧充时调磨的区域。

图55和图56 完成26的Ⅱ类洞修复，26同时存在MO和OP窝洞，所采用的方法与上文类似。

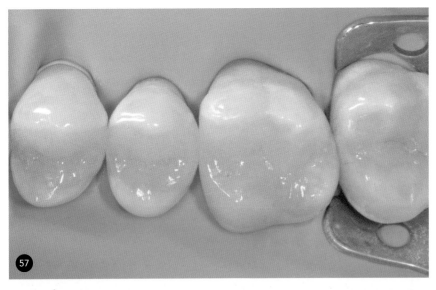

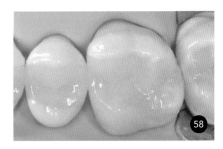

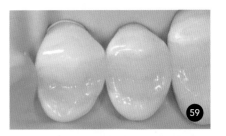

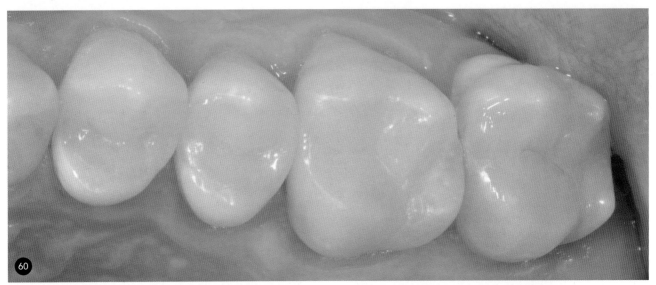

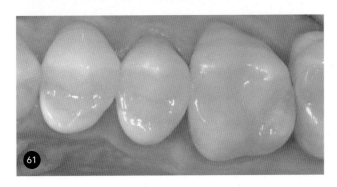

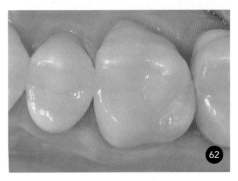

图57 ~ 图62 修复完成精细抛光后本区段的照片（图57），磨牙区（图58）和前磨牙区（图59）放大后可见修复体解剖、功能和美学表现优异，该方法相对快速、可预期，获得的修复体形态、表面质地和功能效果理想（图60 ~ 图62），并且不需要过多的复杂堆塑。最后，整区段修复的临床效率更高，节省费用，对医生和患者来说都是高性价比方案。

4区

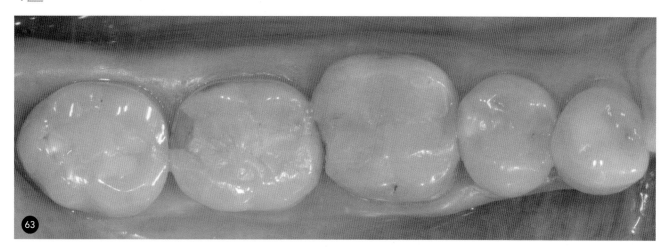

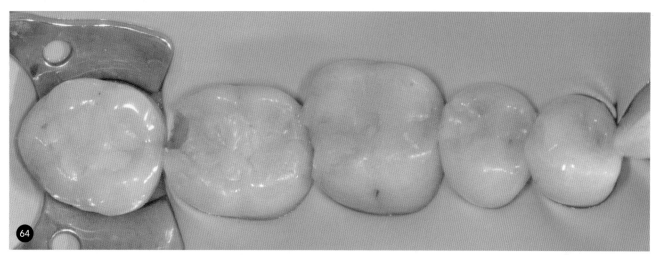

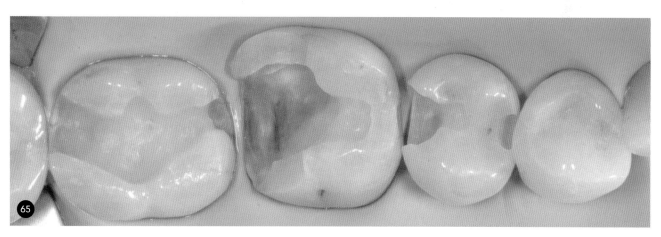

图63 4区治疗前照片可见多个不良修复体：其中一些面积较大、形态不良、表面欠光滑、边缘继发龋坏。47远中边缘嵴牙体折裂，牙体缺损范围显著。

图64和图65 完成橡皮障术区隔离（图64），然后小心仔细地去除旧充填体，在去净龋坏组织的同时，降低无支持牙尖，抛光窝洞边缘（图65）。

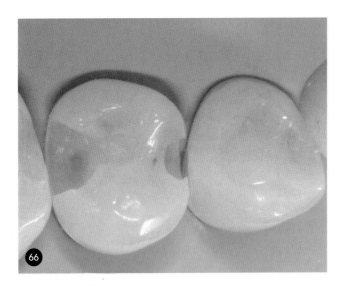

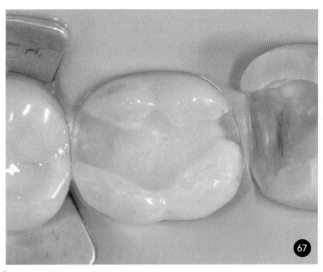

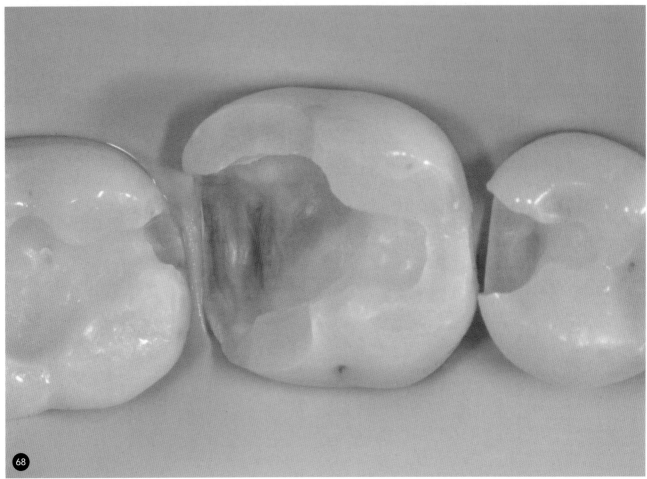

图66～图68　制备完成后，44远中为微小窝洞，45近中为垂直槽型窝洞，远中为粘接型DO洞（图66）。而磨牙区则为大型Ⅱ类洞：47为MOD粘接型窝洞（图67），46为大面积Ⅱ类洞且需要覆盖远中颊舌尖（图68），同时其近中为未破坏边缘嵴的水平槽形窝洞。由于46需要覆盖牙尖，且窝洞远中龈阶无牙釉质存留，符合间接修复体的适应证，这个问题将在第4章讨论。

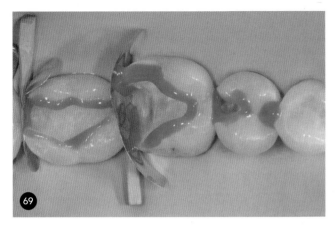

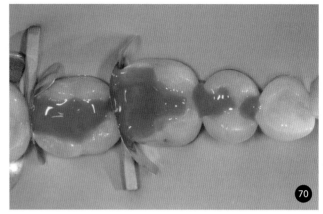

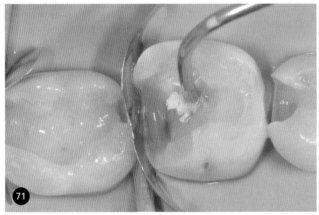

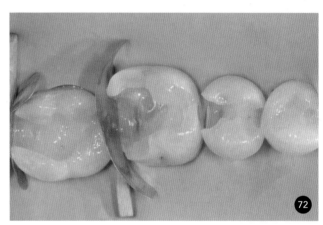

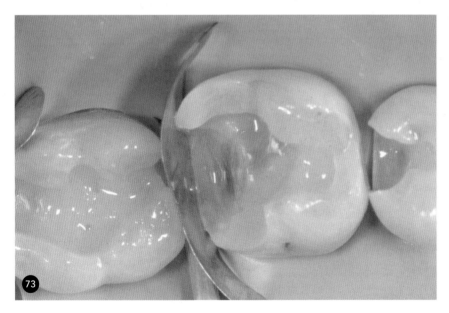

图69～图73　这个病例进行区段修复的粘接处理采用三步法全酸蚀粘接系统，牙釉质和牙本质分别进行酸蚀（图69和图70），充分冲洗后，涂布2%葡萄糖酸氯己定（基质金属蛋白酶抑制剂）（图71），再涂布两层牙本质预处理剂和粘接剂（图72和图73），两个光固化灯同时固化，每颗牙40～60秒。修复的具体方法包括46的内部重建（以备高嵌体预备）和其余患牙的直接充填修复。

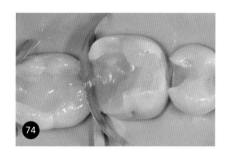

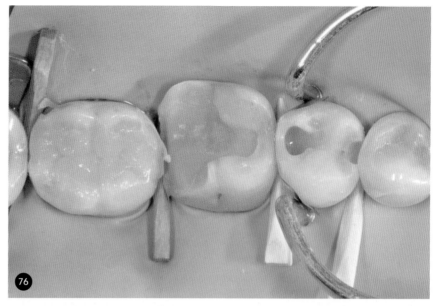

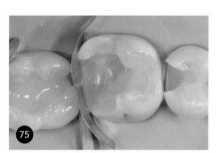

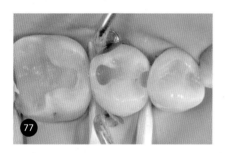

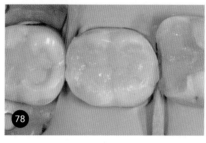

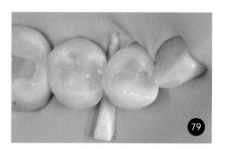

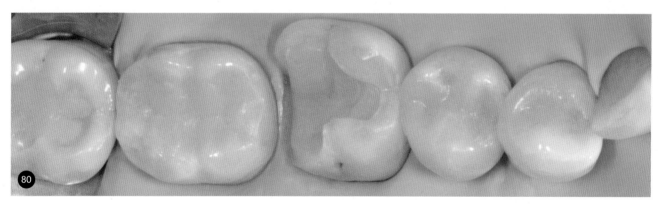

图74和图75　第一步常规涂布流动树脂覆盖全部牙本质界面至釉牙本质界处，形成洞衬（图74）；在46远中洞处，放置成型片到位后，使用高填料流动树脂，完成无牙釉质深龈下边缘的树脂提升（图75）。

图76～图80　具体操作流程如下（图76）：

1. 充填44D和46M的小面积槽型窝洞。

2. 放置分段式成型片，恢复45远中边缘嵴（图77）和47近远中边缘嵴。

3. 分层充填45和47牙本质层，同时分层充填进行46内部重建。

4. 分层充填牙釉质树脂，恢复45和47咬合面解剖形态（图78）。

5. 完成44远中面修形、抛光后（图79），放置分段式成型片，完成45近中垂直槽型小窝洞的单层水平分层充填。

6. 46高嵌体预备，44、45和47修形、抛光（图80）。

7. 46取印模。

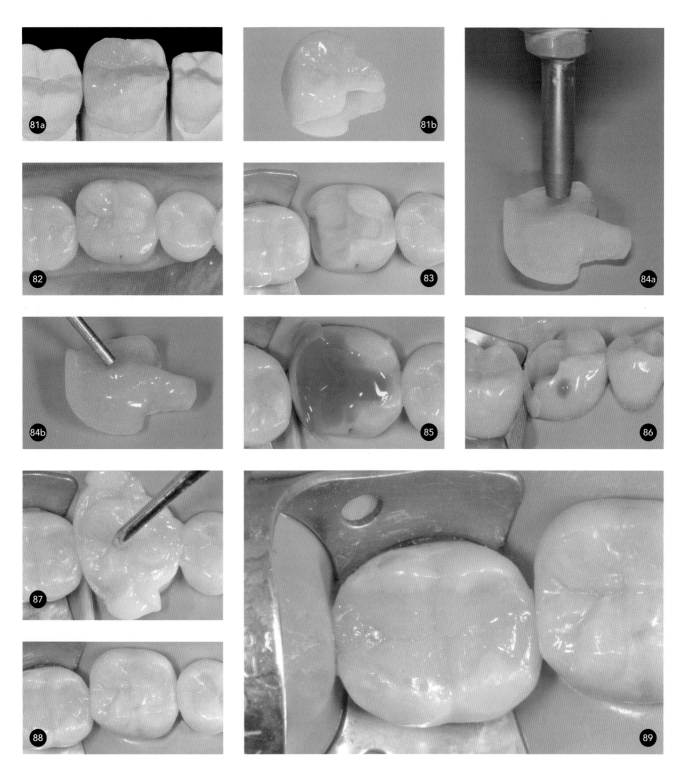

图81a，b ~ 图89 技工室制作复合树脂高嵌体（与36嵌体同时制作完成，待后续讨论）（图81a，b），1周后完成粘接：放置橡皮障前先进行试戴（图82），然后隔离术区，清洁患牙，对患牙内部的核树脂（图83）和高嵌体组织面（图84a）进行喷砂处理，根据已确定的流程（见第4章）在完成粘接处理后将修复体粘接就位（图84b和图85 ~ 图87）。照片展示46间接法修复完成后（图88）以及47修形、抛光完成后（图89）。

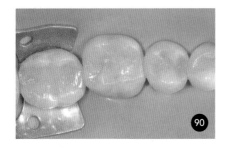

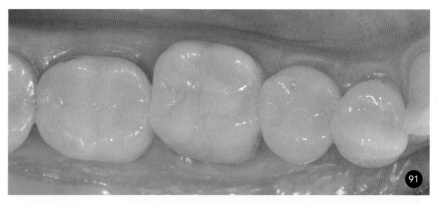

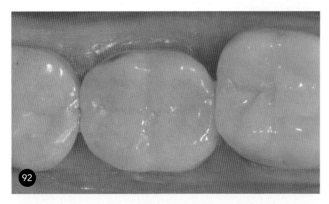

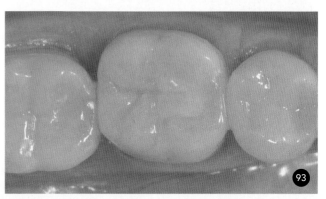

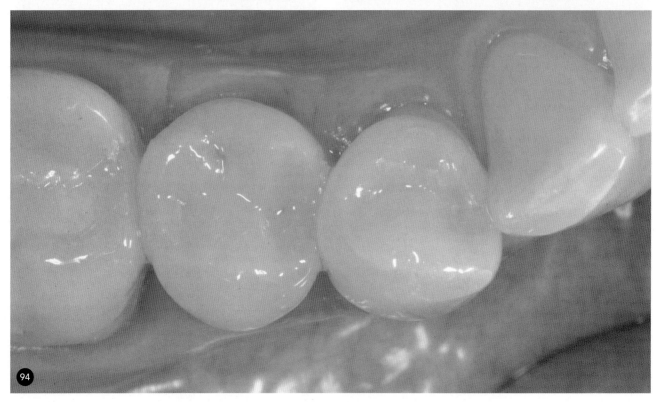

图90~图94　从修复完成后4区临床照片（图90）和取下橡皮障后临床照片（图91）可见修复后形态、功能良好，美学效果优异。图92~图94为细节照片。

3区

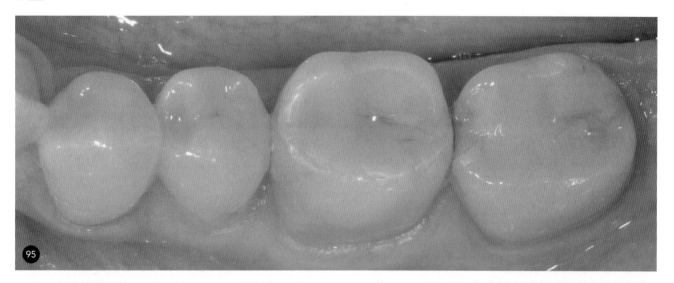

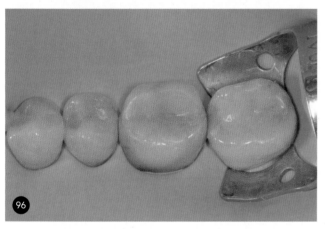

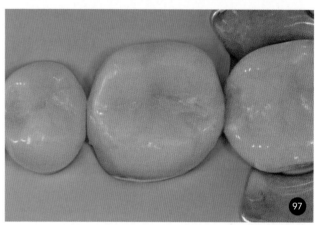

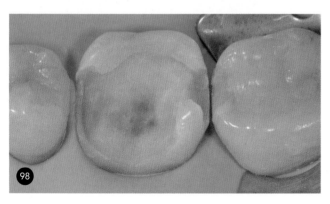

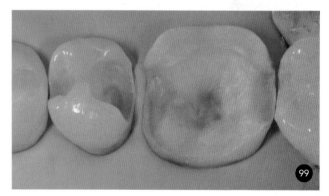

图95　3区治疗前照片可见，与其他区段患牙类似，该区段有多个不良充填体，有的面积较大，磨牙区充填体形态不佳、表面欠光滑、边缘不密合，其中37近中边缘嵴折裂。

图96~图99　橡皮障隔离后（图96），从35和36开始（图

97），小心去除旧树脂充填体，同时仔细去净龋坏组织。磨牙36（图98）的窝洞面积非常大，需要降低缺乏支持的舌侧壁，进行覆盖全部牙尖的修复。在第二磨牙35处，设计了中等大小的MOD Ⅱ类洞（图99）。

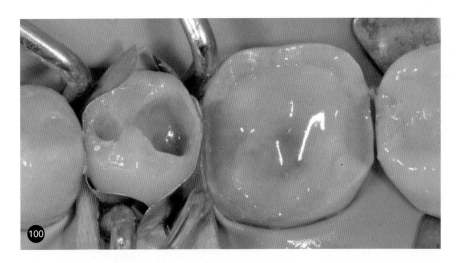

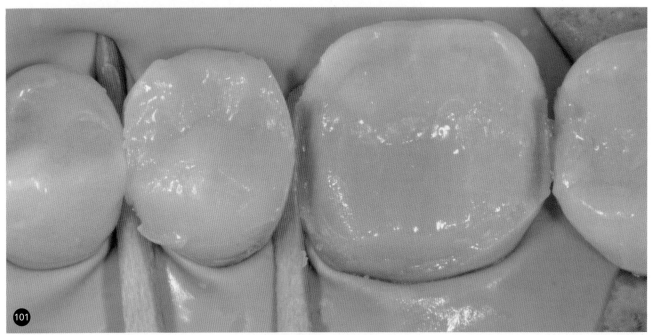

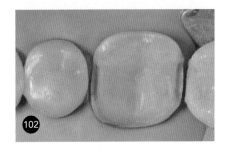

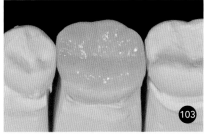

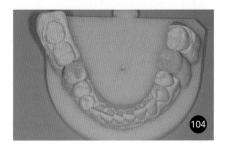

图100和图101　粘接处理完成后，分四层完成35直接法修复，36则完成内部重建。

图102　完成前磨牙直接法修复体的修形和抛光后，根据"形态导向预备技术"的原则，完成36全覆盖高嵌体的预备（见第472页）。

图103和图104　由于36缺损较大，选择单层二硅酸锂基铸瓷高嵌体修复（图103），与对侧46一同由技工室制作完成（图104）。

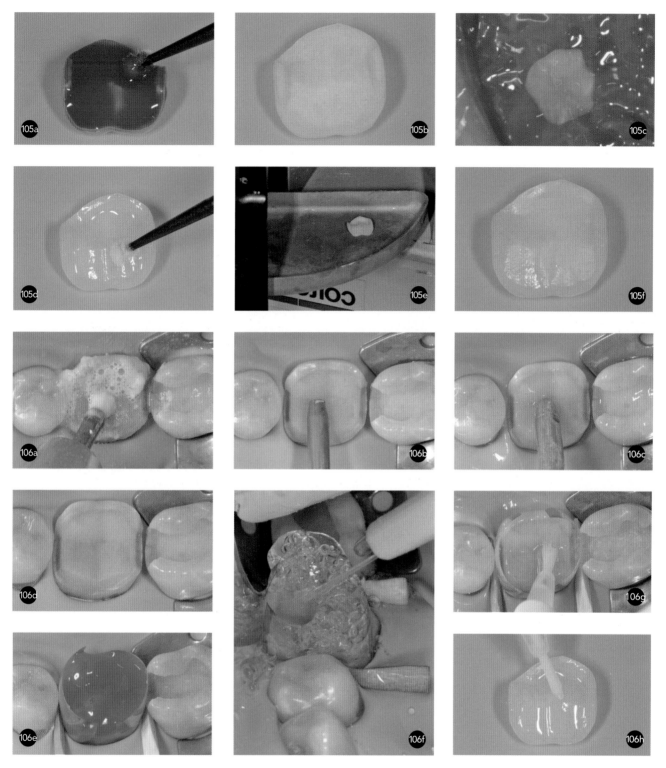

图105a～f和图106a～u 最后一次就诊时，依照严格的流程顺序，完成修复体粘接：

1. 全瓷（二硅酸锂）高嵌体组织面粘接处理（图105a～f）：氢氟酸酸蚀20～40秒，冲洗，乙醇超声荡洗，涂布硅烷偶联剂并加热。

2. 预备体粘接处理（粘接介质包括复合树脂和牙本质）（图106a～m）：清洁，50μm氧化铝喷砂，甘氨酸喷砂，全酸蚀，水雾冲洗，预备体及修复体组织面涂布粘接剂，涂布加

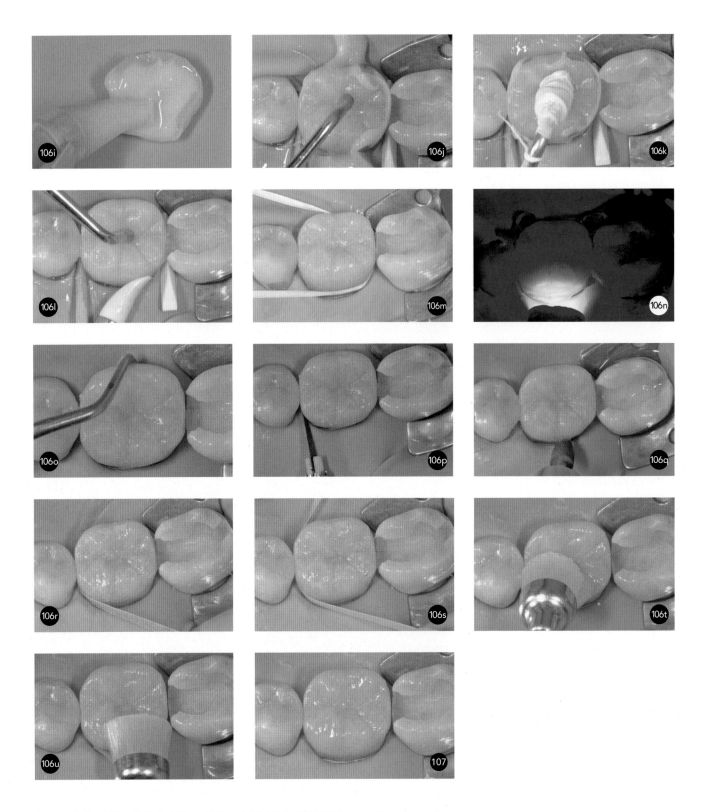

热后的复合树脂，就位高嵌体，手指加力并在声波器械辅助下逐步去除多余粘接树脂。用硅胶尖和牙线去除边缘处残留的少量树脂。随后光照固化（图106n），最后抛光所有边缘（图106o～u）。

图107　完成粘接和边缘抛光后的全瓷高嵌体。

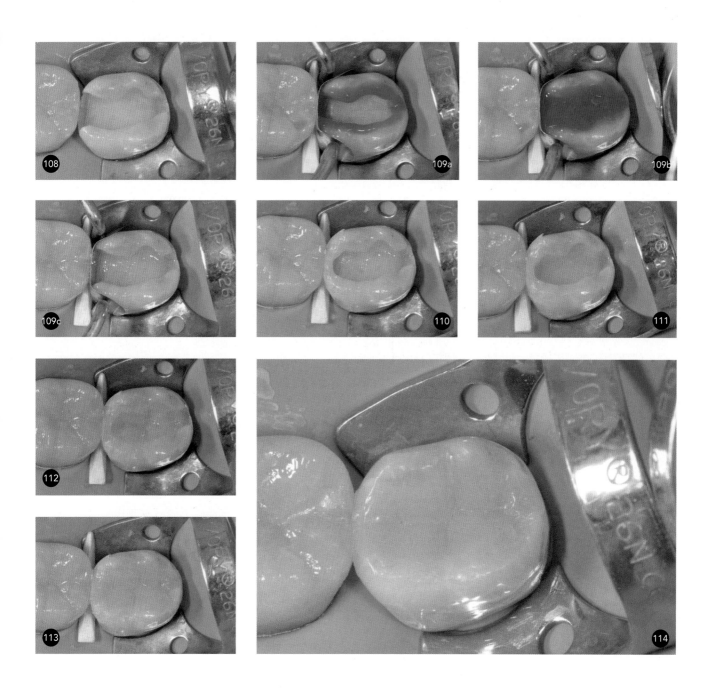

图108~图112 最后,完成37 MOD洞的直接法分层堆塑(图108),具体流程为,首先进行三步法全酸蚀粘接处理(图109a~c),采用向心法,放置好分段式成型片后(图110),首先恢复近中面;随后,涂布流动树脂形成洞衬(图111),堆塑牙本质层初步形成解剖形态(图112)。而远中

边缘嵴则采用自由手技术,根据离心法技术,在牙本质层树脂上充填牙釉质树脂。

图113和图114 最后,充填牙釉质树脂以恢复咬合面解剖形态,精确塑形(图113),随后完成修形、抛光(图114)。

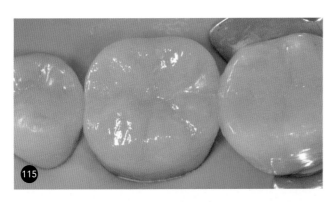

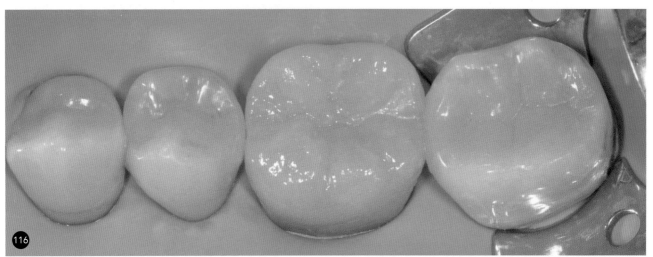

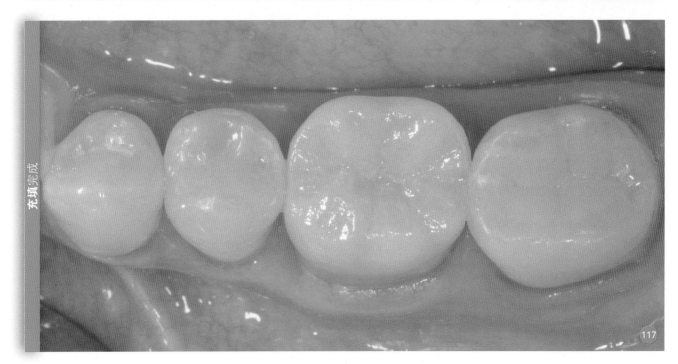

图115和图116　修复完成后。

图117　3区修复完成后的照片；尽管采用了不同的修复方法，最终达到了充分的形态、功能和美学的恢复。

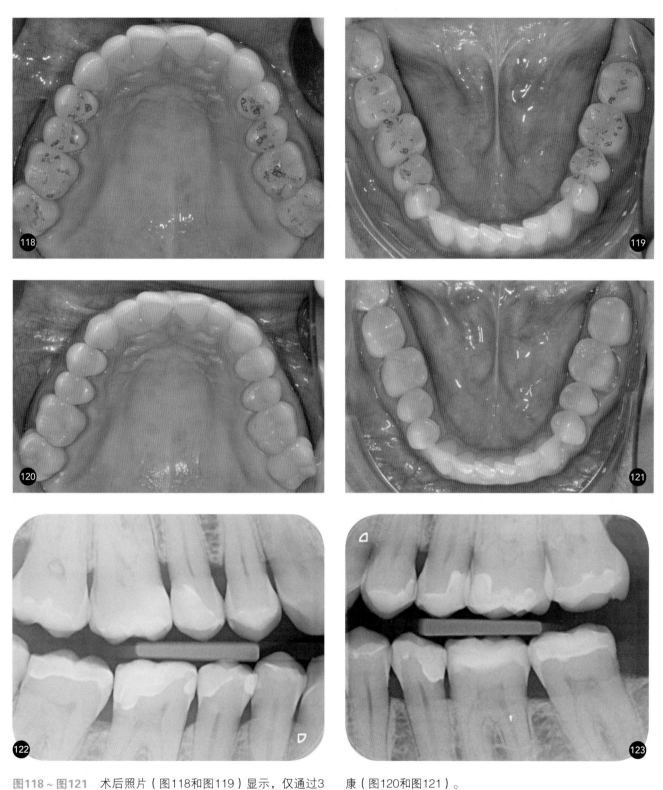

图118 ~ 图121　术后照片（图118和图119）显示，仅通过3次就诊，上下颌牙列全部完成修复：最终可以实现恰当、稳定的咬合，后牙区无早接触，前牙轻接触，侧方咬合尖牙引导，所有牙齿都恢复了良好的形态和美学效果，牙周组织健康（图120和图121）。

图122和图123　术后咬合翼片可见修复体边缘适合性及封闭性良好，实现了"黑白美学"。

临床病例39

4个区段粘接修复
直接法为主、间接法补充，配合牙周手术完成修复重建

接下来报告一个后牙区粘接修复的病例，总结上文论述的各项原则并逐一进行分析，将其融会贯通地应用到这个病例当中。采用多学科策略，除一颗患牙需采用间接法粘接修复以外，主要利用复合树脂直接粘接修复技术完成4个后牙区段的修复重建。具体到修复过程，我们关注的是，根据窝洞的不同类型（小至中等大小窝洞、复杂窝洞），采取不同的复合树脂分

层充填技术（水平分层、四层分层、斜分层多层充填等），一些情况下还需要在修复同期配合牙周手术，这项技术最早由笔者提出[147]。此外，此处讨论的病例还能突出展示一些上文和文献中讨论的技术，例如颈部无支持牙釉质的保存技术及无牙釉质边缘的冠向提升技术等。

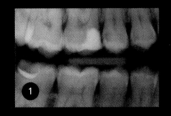
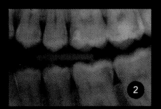
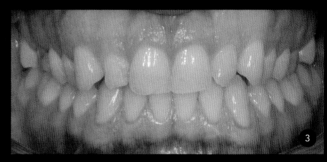
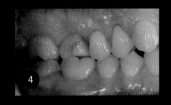
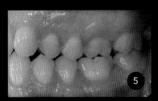
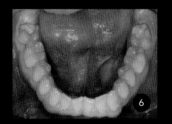
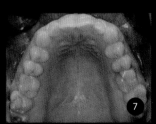

图1~图7 27岁男性患者，龋易感性一般，通过临床检查和咬合翼片检查发现，患者存在多发龋坏和多个不完善充填体继发龋坏。一些龋损已达龈下。治疗计划包括初步牙周治疗、洁治、抛光和口腔卫生指导。然后，采用直接法和间接法修复技术完成上下牙列微创美学重建，同时配合牙周手术治疗（龈下龋坏需冠延长手术暴露边缘）。

另外，还拔除了双侧上颌第三磨牙，主要考虑到难以清洁、位置不佳以及无咬合功能，阻生的右下第三磨牙也设计拔除。从正畸角度看，错𬌗畸形较为明显，但患者暂不考虑正畸治疗。

1区

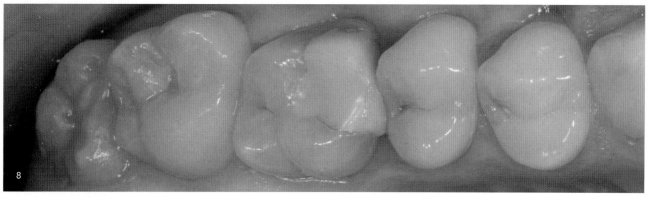

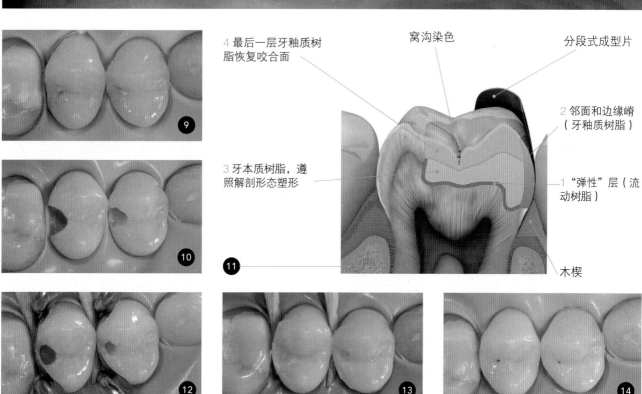

4 最后一层牙釉质树脂恢复咬合面

窝沟染色

分段式成型片

3 牙本质树脂，遵照解剖形态塑形

2 邻面和边缘嵴（牙釉质树脂）

1 "弹性"层（流动树脂）

木楔

图8～图10　前磨牙14和15进行了"粘接型Ⅱ类洞"预备（图10），包括外形圆钝的DO洞型，咬合面洞缘修整规则，轴壁形成小斜面，龈阶形成清晰、锐利的边缘。

图11和图12　对于中型Ⅱ类洞，建议选择**四层充填**技术，改良自Bichacho[140]提出的向心法充填技术。橡皮障隔离是不可缺少的一步。放置好分段式成型片和配套的分牙环。这类成型片专门设计用于粘接修复，可以稳定地获得良好的邻面接触。完成三步法全酸蚀粘接处理后，使用牙釉质树脂单层充

填恢复边缘嵴（第一层）。然后，使用流动树脂，控制厚度在0.5mm，覆盖全部牙本质形成洞衬（第二层）（图12）。

图13　牙本质树脂单层充填，最大厚度2mm（第三层），然后单层充填第四层牙釉质树脂，同时雕刻形成咬合面解剖形态，必要时，在窝沟点隙底部点染法完成表面染色。

图14　最后，完成修复体的修形和抛光。

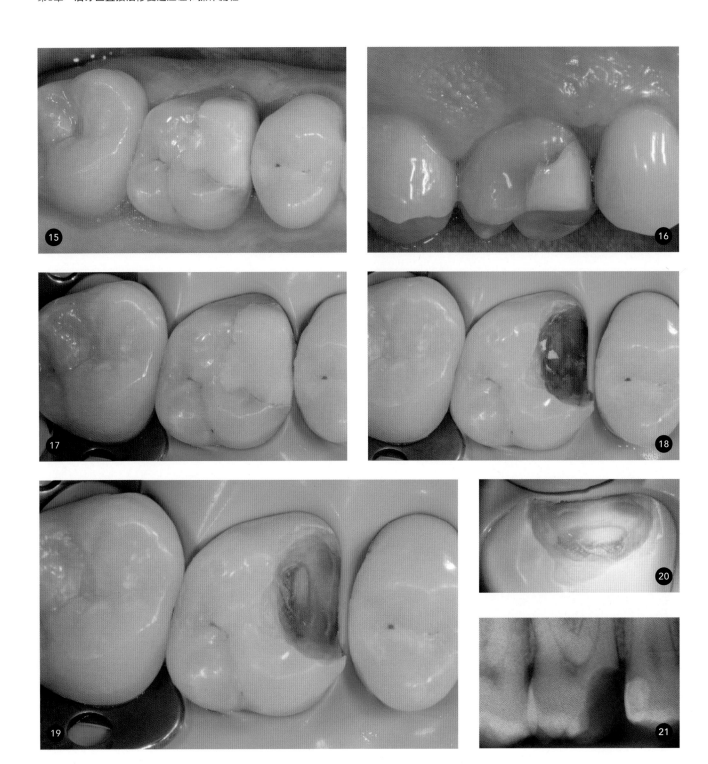

我们尤其关注的是第一磨牙（16）形态−功能、美学和牙周组织的修复重建过程。

图15和图16　患牙旧树脂充填体存在明显的边缘渗漏和继发龋坏，已侵犯嵴顶上牙周组织附着，引起龈乳头炎症。

图17～图21　治疗设计是采用**手术−修复同期治疗**。完成橡皮障术区隔离后（图17），去除旧充，可见明显的继发龋坏（图18）。准确去净腐质后，橡皮障封闭性丧失，显微镜下的照片清晰可见（图20），而拍摄根尖片（图21）则可确认生物学宽度受到侵犯。

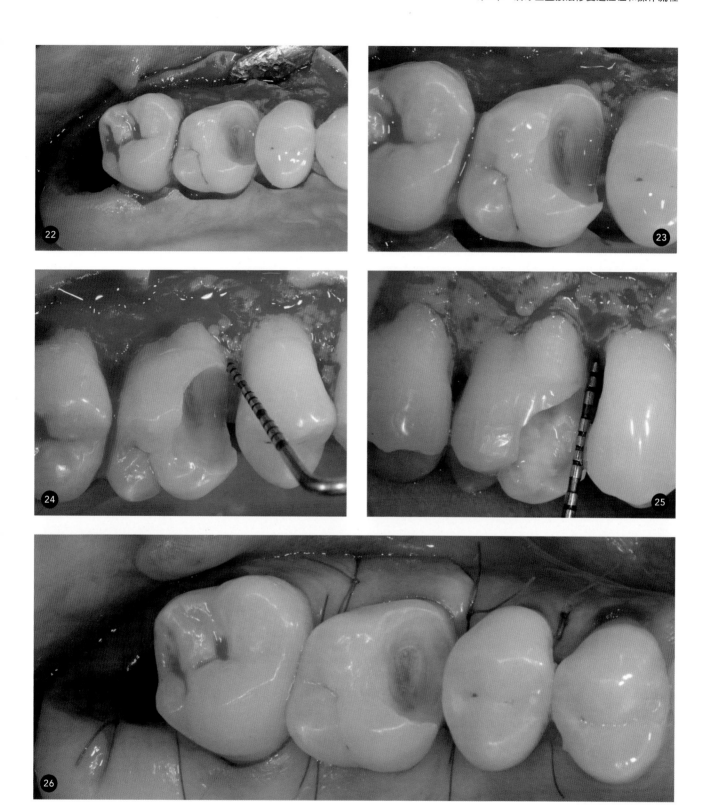

图22～图25　取下橡皮障后，进行冠延长手术，目标是通过去骨（骨切除和骨成形）重新恢复颈缘到骨嵴顶的恰当距离（2～2.5mm）。

图26　依照治疗设计，同期拔除了第三磨牙。使用Vicryl 6-0缝线垂直褥式缝合，将龈瓣复位，该缝线滞留细菌很少，有助于组织愈合。

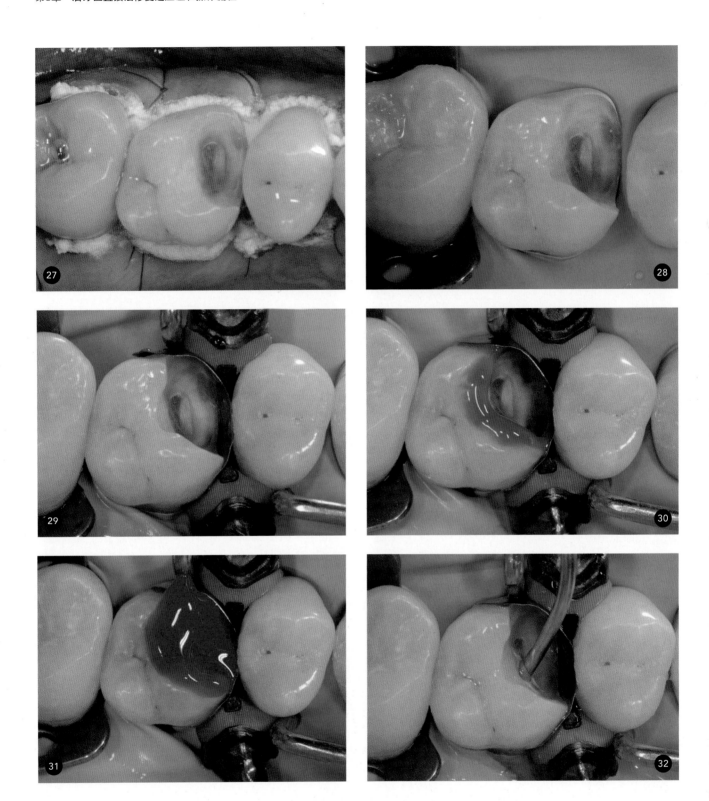

图27～图39 在血管收缩剂的作用下，同时手术准确、快速、耗时较短。因此，出血较少，在涂布纤维素基糊剂后，术后即刻即可放置橡皮障（图27），获得良好的术区隔离（图28）[196]。放置成型片和Composi-Tight 3D分牙环，并辅以Silver分牙环（图29），完成粘接处理（图30～图32），随后采用**斜分层多层充填技术**完成**复杂的覆盖牙尖的修复**：第一层为流动树脂，完全覆盖牙本质，封闭无牙釉质的龈阶（图33）。

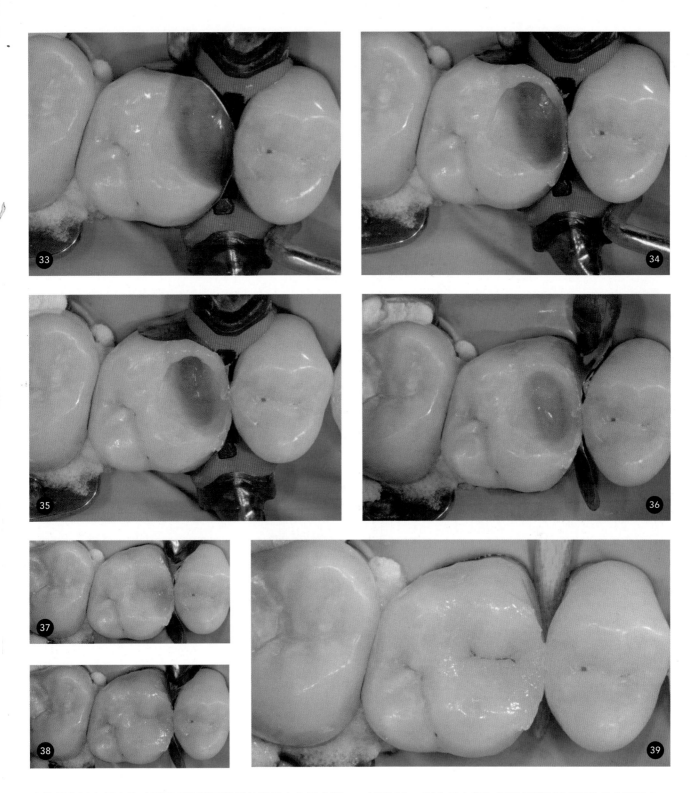

边缘嵴和近中颊尖轴壁则采用两层牙釉质材料垂直分层充填（图34和图35），随后分多层充填牙本质树脂（图36和图37），最后以牙釉质树脂结束充填，雕刻形成咬合面解剖

（图38），固化后在窝沟点隙底部进行表面染色（图39）。额外进行一次光照可达到更好的树脂转化，提高树脂长期稳定性。

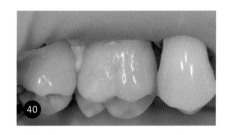

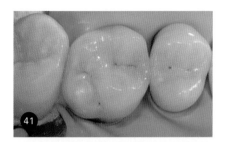

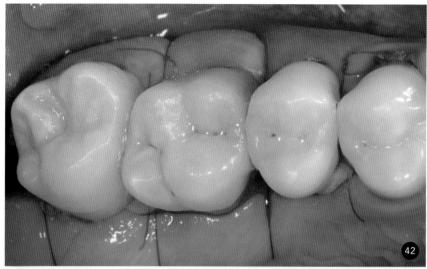

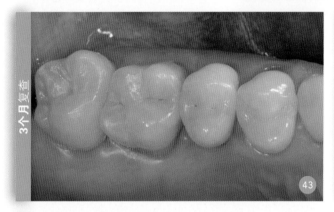

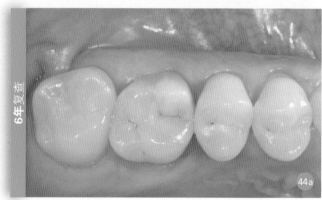

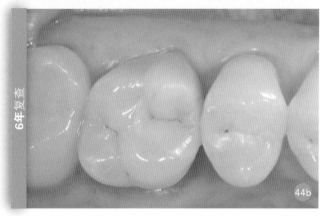

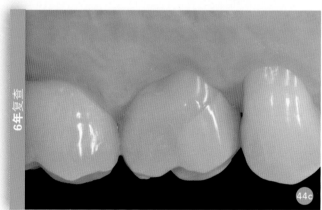

图40和图41　在甘油凝胶下完成最终固化，抵制氧阻聚层形成。然后，修形、抛光。

图42和图43　本区段术后即刻（图42）和3个月复查（图43）：可以看出手术–修复同期治疗能够节约整体治疗时间，避免临时修复带来的种种问题，一次完成正式修复，窝洞封闭性好，同时修复体有良好的穿龈外形，表面充分抛光，有利于牙龈组织快速愈合。

图44a～c　6年复查可见临床效果稳定，修复体形态和美学效果维持良好，牙龈健康。

2区

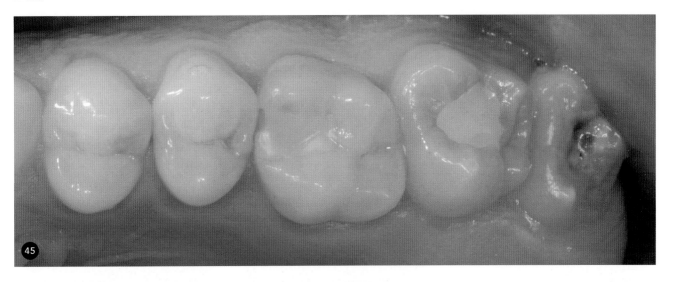

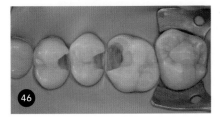

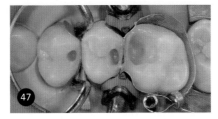

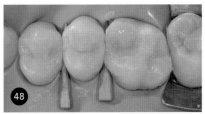

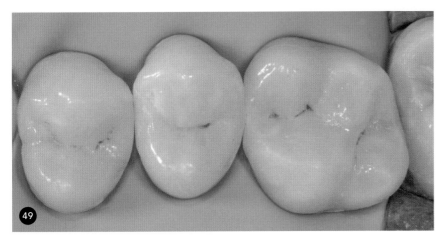

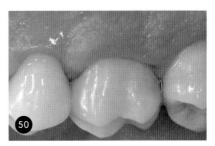

图45～图50 24、25和26完成Ⅱ类洞修复（前磨牙为DO洞，第一磨牙为复杂窝洞；图46），具体方法于1区相同。这里要指出的是，26的窝洞设计，降低无支持牙尖，形成向内倾斜的斜面，这样可以尽可能地保存牙尖形态，在龈阶处为分牙环提供支撑。**3颗患牙的修复同时完成**，可以节约临床时间。同时放置成型片（图47），要预见到如何最好地利用木楔的分牙力，并选择最有效的分牙环：显然难点在于如何获

得有效的邻面接触，同时恢复磨牙牙尖的恰当解剖形态。

分层充填过程中，前磨牙采用四层充填技术，而需覆盖牙尖的磨牙则采用斜分层多层充填技术（图48）。然后，进行修形和抛光，获得形态–功能恰当、美学效果良好的修复体（图49）。

尽管采用了直接法，26近中颊尖的美学融入效果也非常好（图50）。

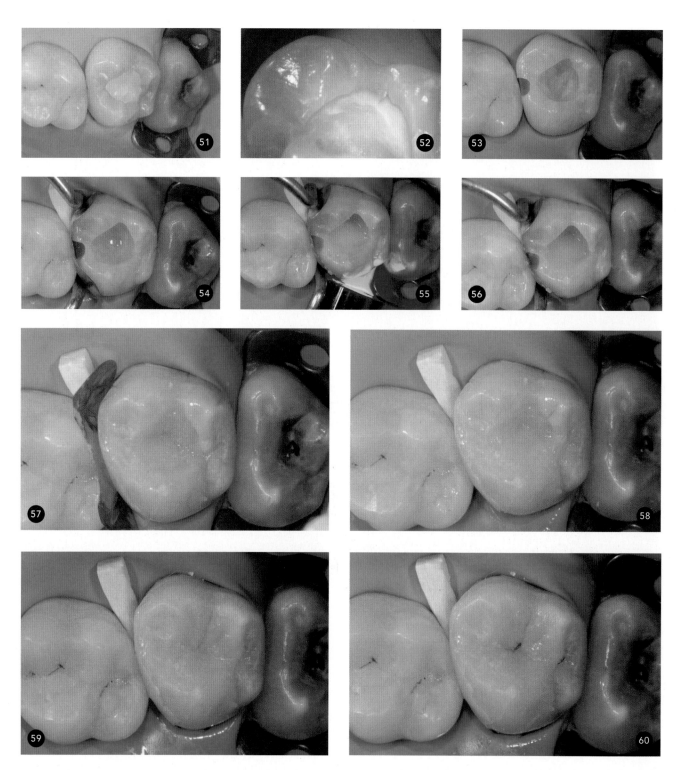

图51～图60　患牙27（图51）的情况不是十分理想，咬合面缺损较大，并存在颊腭向贯通的隐裂纹（图52和图53）。有两种治疗设计：①通过粘接固位的覆盖体覆盖全部牙尖；②直接法修复保存牙尖完整性，但预后受隐裂影响。征得患者同意后，选择第二种方案，尽管可预期性欠佳，但更为微创。小的MO洞通过三层水平分层充填完成修复，咬合面窝洞则采用多层斜分层充填技术（流动树脂层、四层牙本质树脂层、两层牙釉质树脂层），尽可能地降低聚合收缩带来的影响（图54～图60）。

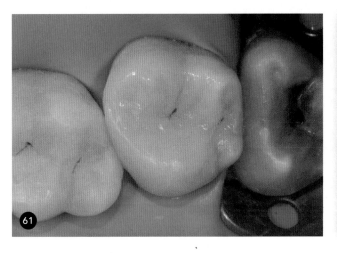

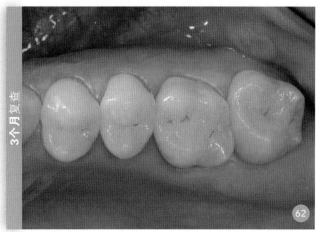

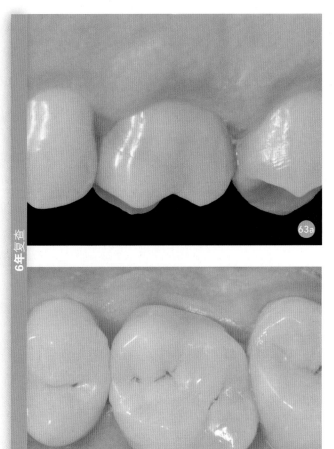

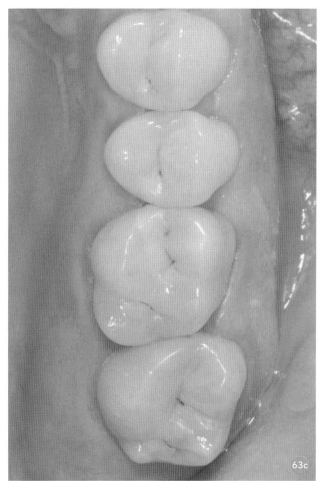

图61和图62 分别展示27修形、抛光完成的情况，以及该区段牙齿3个月复查时的情况，可见形态-功能和美学均得以恢复。

图63a ~ c 6年复查照片，可见从形态和功能角度看，临床效果稳定，牙龈组织健康。

4区

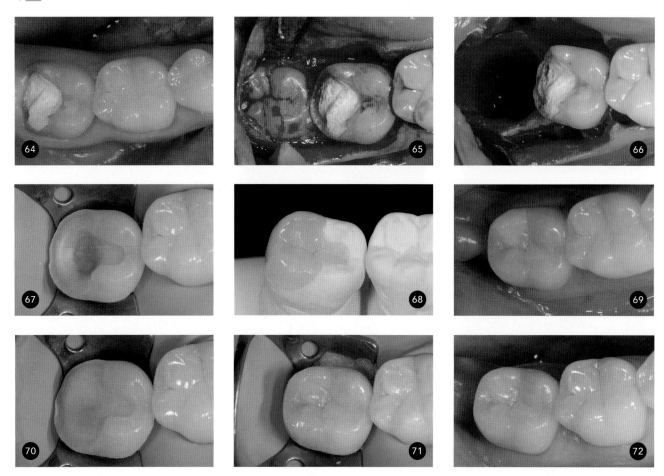

图64 ~ 图72 47远中大面积缺损，深入龈下侵犯"生物学宽度"。临时充填材料封闭性不足。计划在拔除阻生第三磨牙及冠延长手术后，进行粘接修复。对于本病例，笔者根据已经报告的操作流程[147]，采用**手术–修复联合治疗，共两次就诊**。颊舌侧翻全厚瓣，少量去骨，拔除第三磨牙。然后，进行47的骨切除和骨成形，延长临床冠，恢复远中恰当的生物学宽度。随后特别小心地安放橡皮障，进而获得完全隔离的清洁术区，可以非常安全地完成粘接操作（图67）：粘接内部重建和嵌体预备。取下橡皮障后，立即取印模，此时缺损边缘已通过手术暴露，因此尽管取模时机选在术后即刻，预备体边缘也能十分清晰。1周后技工室完成复合树脂修复体制作，患者第二次复诊，拆线的同时试戴嵌体（图69）。在橡皮障隔离下，完成修复体与预备体的表面处理，以达到可靠的粘接。

修复体粘接、修整和抛光完成后（图71），以及22天复查的临床情况（图72）：修复体边缘密合，形态、功能和美学效果优异。此外，可见牙龈愈合良好。这是该方法最吸引人的优点之一：仅两次就诊就得以完成的手术–修复联合治疗大大缩短了治疗时间，规避了长时间临时修复带来的问题，正式修复体边缘封闭性好，可完善抛光，最终有利于牙龈的快速良好愈合。

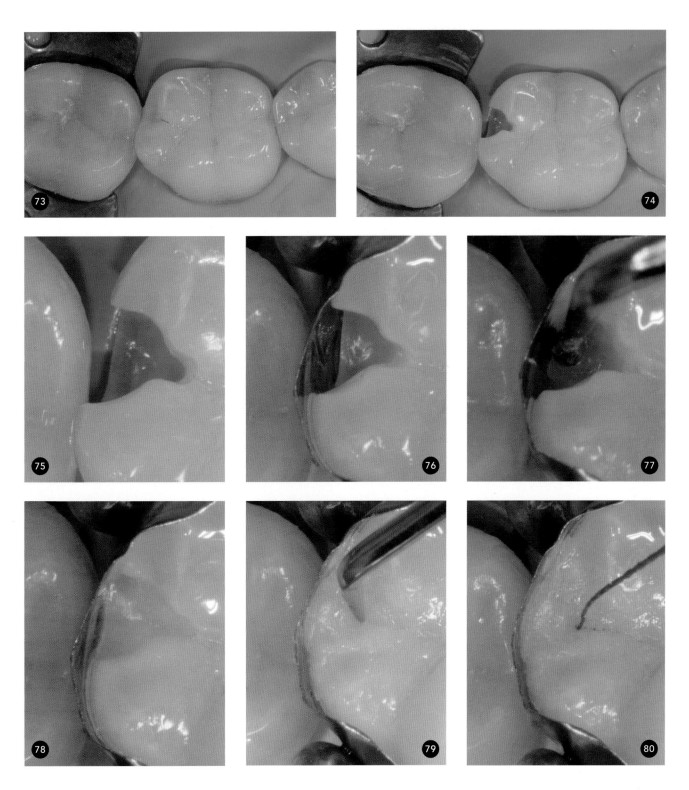

图73～图80 最后处理46（图73）的小范围邻面龋。龋坏越小，则越需要精确的设计窝洞，同时由于操作空间受限，分层充填难度增加。完成"粘接窝洞"预备后（图74和图75），这类窝洞建议采用水平分层充填，分三到四层，分别包括牙本质表面0.5mm厚度的流动树脂层（图76）、一到两层牙本质树脂层（图77和图78）以及一层牙釉质树脂层（图79），均从根向至冠向充填，必要时进行表面染色（图80）。

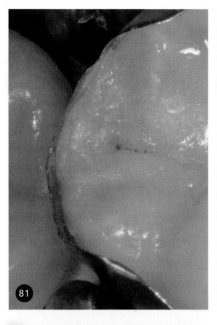

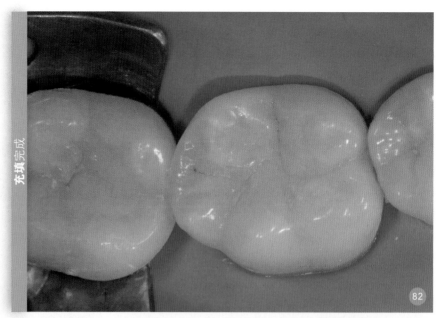

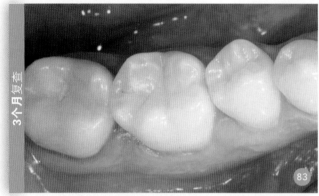

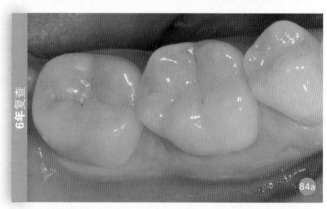

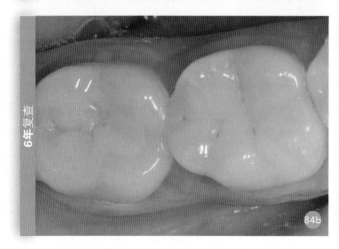

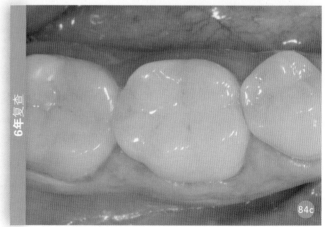

图81 充填全程成型片保持在位。

图82和图83 展示充填体修形、抛光完成后（图82）和3个月复查时该区段的情况（图83）。

图84a～c 6年复查临床照片，可见修复体临床效果稳定，形态、美学效果维持良好。同时，也能见证牙周组织健康状态理想，这也是一个病例取得成功的必要条件。

3区

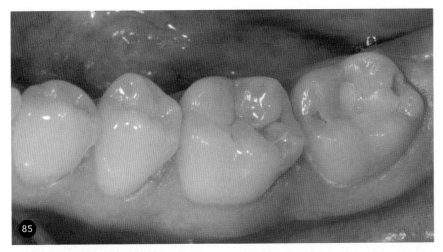

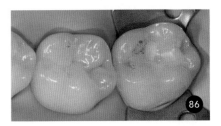

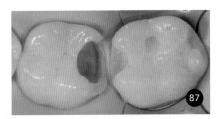

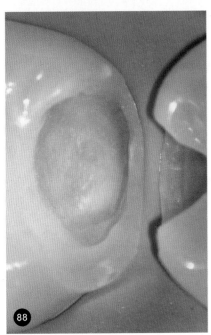

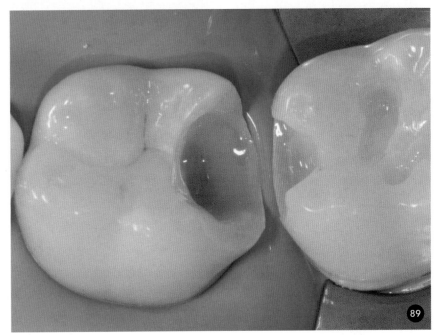

图85～图89　3区36和37需要治疗。临床检查可见患牙看似健康，实则具有迷惑性，在根尖片上可见到明显龋坏（图86）。尤其应当注意的是46远中：这是一个中-大型窝洞，设计覆盖远中颊尖，此处预备为斜面。另外还应当注意，龈阶处采用了**保存颈部无牙本质支持的牙釉质的做法**（图87和图88）。通常龈阶处牙本质的位置远低于牙釉质边缘，其原因在于龋坏沿牙本质小管进展，而在牙颈部，牙本质小管

方向为冠根向。对于牙釉质明显存留且较厚的病例，即便无牙本质支持，也选择保留这部分牙釉质，这样更为微创，规避了颈部牙釉质缺损侵犯生物学宽度后冠延长手术的需要。这就要求在颈部牙釉质边缘去腐时使用小号金刚砂球钻，避免使用慢速球钻导致牙釉质崩裂。此外，在放置楔子和成型片之前，应当在粘接处理后涂布流动树脂以提供对牙釉质的"支持"和保护（图89）。

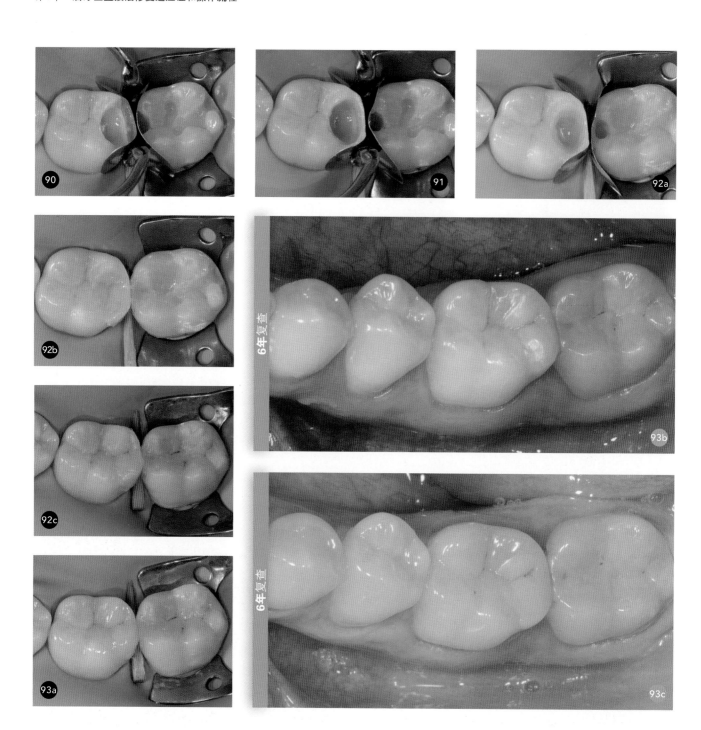

图90 ~ 图92a ~ c　37预备完成后形成两个独立的邻𬌗面洞。36和37同时采用直接法技术完成粘接修复，同时恢复邻面和边缘嵴，因同时放置两个成型片，为获得紧密的邻接，楔子和分牙环（Gold Composi-Tight分牙环）的分牙力应更大一些（图90）。46大型DO洞需要两层垂直分层充填先恢复邻面和边缘嵴，这样能获得更为有利的C因素值（图91）。随

后，斜分层充填多层牙本质树脂，牙釉质树脂完成咬合面，进行必要的染色（图92a ~ c）。

图93a ~ c　橡皮障下修形、抛光完成后（图93a）和3个月复查（图93b）；6年复查照片更能显示出临床效果（图93c）。

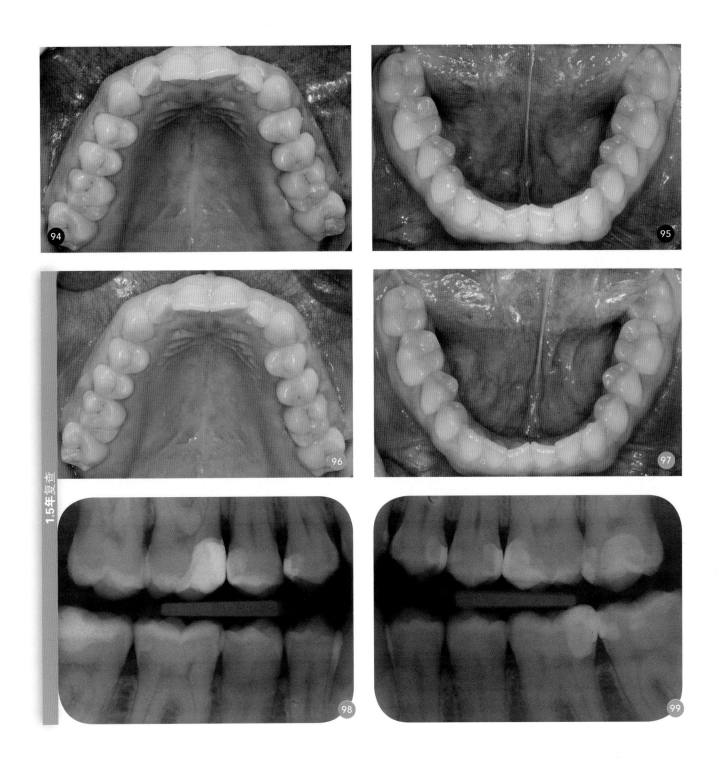

1.5年复查

图94和图95 上下颌牙列术后照片，清晰显示粘接修复后患牙的形态、功能和美学均得到恢复，同时牙周组织也进行了必要的处理（图94和图95）。

图96～图99 1.5年复查的临床照片（图96和图97）和根尖片（图98和图99），修复体形态和颜色稳定，牙龈和牙槽骨支持组织稳定。

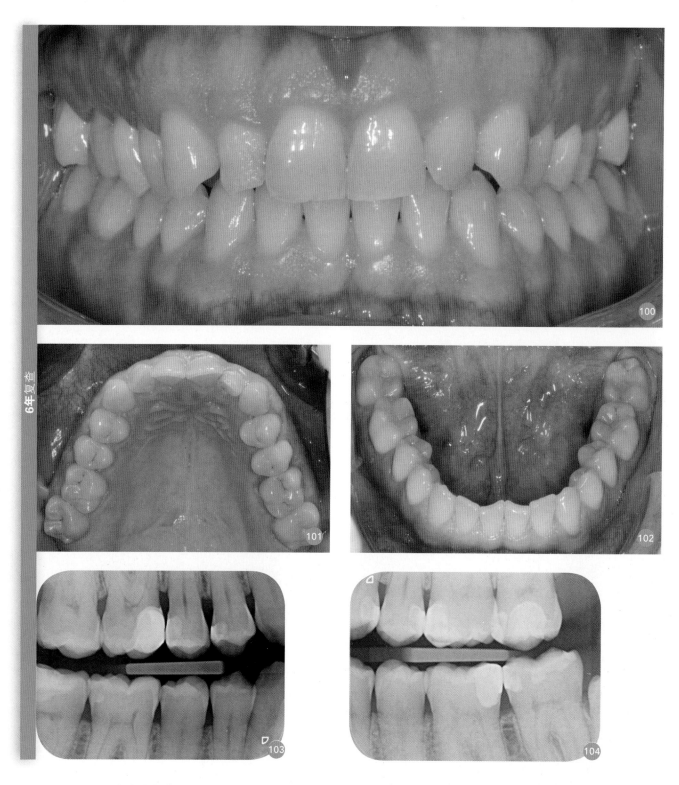

图100～图104 **6年复查**的临床牙列照片和咬合翼片，中长期临床效果稳定。

图105～图110 **12年复查**的临床照片（图105～图108）和

左右侧咬合翼片（图109和图110），所有修复体的形态、功能及美学表现非常稳定，咬合面和龈边缘的密合性良好，无微渗漏和修复体折断发生（27仍存在颊舌向隐裂）。

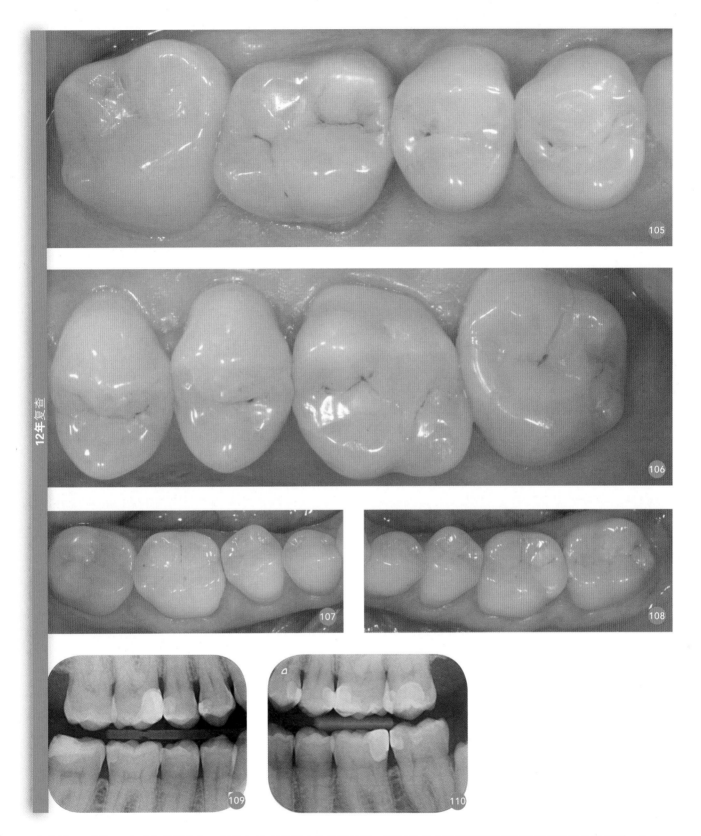

12年复查

本病例两颗侧切牙应进行美学修复，以恢复恰当的形态和美学效果，同时患者应接受正畸治疗以改善错殆并排齐牙列。此外，38阻生牙应拔除。期待患者最终同意接受这些建议。

参考文献

[1] Axelsson S, Soder B, Nordenram G, et al. Effect of combined caries-preventive methods: a systematic review of controlled clinical trials. Acta Odontol Scand 2004;62(3):163-9.

[2] Twetman S, Axelsson S, Dahlgren H, et al. Caries-preventive effect of fluoride toothpaste: a systematic review. Acta Odontol Scand 2003;61(6):347-55.

[3] Twetman S, Petersson L, Axelsson S, et al. Caries-preventive effect of sodium fluoride mouthrinses: a systematic review of controlled clinical trials. Acta Odontol Scand 2004;62(4):223-30.

[4] Mejare I. Current guidance for fluoride intake: is it appropriate? Adv Dent Res 2018;29(2):167-76.

[5] Marinho VC, Worthington HV, Walsh T, et al. Fluoride gels for preventing dental caries in children and adolescents. Cochrane Database Syst Rev 2015;(6):CD002280.

[6] Sicilia A, Arregui I, Gallego M, et al. A systematic review of powered vs manual toothbrushes in periodontal cause-related therapy. J Clin Periodontol 2002;29(3):39-54; discussion 90-1.

[7] Deery C, Heanue M, Deacon S, et al. The effectiveness of manual versus powered toothbrushes for dental health: a systematic review. J Dent 2004;32(3):197-211.

[8] Yaacob M, Worthington HV, Deacon SA, et al. Powered versus manual toothbrushing for oral health. Cochrane Database Syst Rev 2014(6):CD002281.

[9] Wang P, Xu Y, Zhang J, et al. Comparison of the effectiveness between power toothbrushes and manual toothbrushes for oral health: a systematic review and meta-analysis. Acta Odontol Scand 2020;78(4):265-74.

[10] Progetto hAICarie. https://accademiaitalianadiconservativa.it/events/progetto-haicarie/.

[11] Brambilla E, Ionescu AI. La diagnosi di carie attraverso la valutazione del rischio: verso un'odontoiatria di precisione. Dent Mod 2020;2:27-47.

[12] CARIOGRAM. https://www.mah.se/fakulteter-och-omraden/Odontologiska-fakulteten/Avdelning-och-kansli/Cariologi/Cariogram/.

[13] Cagetti MG, Bontà G, Cocco F, et al. Are standardized caries risk assessment models effective in assessing actual caries status and future caries increment? A systematic review. BMC Oral Health 2018;18(1):123.

[14] Senneby A, Mejare I, Sahlin NE, et al. Diagnostic accuracy of different caries risk assessment methods. A systematic review. J Dent 2015;43(12):1385-93.

[15] Mejare I, Axelsson S, Dahlen G, et al. Caries risk assessment. A systematic review. Acta Odontol Scand 2014;72(2):81-91.

[16] American Academy of Pediatric Dentistry, American Dental Association. Evidence-based clinical practice guideline for the use of pit-and-fissure sealants. Pediatr Dent 2016;38(5):E120-E36.

[17] Ahovuo-Saloranta A, Forss H, Walsh T, et al. Pit and fissure sealants for preventing dental decay in permanent teeth. Cochrane Database Syst Rev 2017;(7):CD001830.

[18] Hou J, Gu Y, Zhu L, et al. Systemic review of the prevention of pit and fissure caries of permanent molars by resin sealants in children in China. J Investig Clin Dent 2017;8(1).

[19] Papageorgiou SN, Dimitraki D, Kotsanos N, et al. Performance of pit and fissure sealants according to tooth characteristics: A systematic review and meta-analysis. J Dent 2017;66:8-17.

[20] Ahovuo-Saloranta A, Forss H, Walsh T, et al. Pit and fissure sealants for preventing dental decay in permanent teeth. Cochrane Database Syst Rev 2017;(7):CD001830.

[21] AA.VV. Use of pit-and-fissure sealants. Pediatr Dent 2018;40(6):162-78.

[22] Bagherian A, Shirazi AS. Flowable composite as fissure sealing material? A systematic review and meta-analysis. Br Dent J 2018;224(2):92-7.

[23] Kuhnisch J, Bedir A, Lo YF, et al. Meta-analysis of commonly used pit and fissure sealant materials. Dent Mater 2020;36(5):e158-68.

[24] Dukic W, Glavina D. Clinical evaluation of three fissure sealants: a 24 month follow up European Archives of Pediatr Dent 2007;8:163-6.

[25] Beauchamp J, Caufield PW, Crall JJ, et al. Evidence-based clinical recommendations for the use of pit-and-fissure sealants. J Am Dent Assoc 2008;139:257-67.

[26] Kuhnisch J, Mansmann U, Heinrich-Weltzien R, et al. Longevity of materials for pit and fissure sealing – results from a meta-analysis. Dent Mater 2012;28(3):298-303.

[27] Mejare I. Indications for fissure sealants and their role in children and adolescents. Dent Update 2011;38(10):699-703.

[28] Liu BY, Xiao Y, Chu CH, et al. Glass ionomer ART sealant and fluoride-releasing resin sealant in fissure caries prevention – results from a randomized clinical trial. BMC Oral Health 2014;14(1):54.

[29] Baseggio W, Naufel FS, Davidoff DC, et al. Caries-preventive efficacy and retention of a resin-modified glass ionomer cement and a resin-based fissure sealant: a 3-year split-mouth randomised clinical trial. Oral Health Prev Dent 2010;8(3):261-8.

[30] Raadal M, Utkilen AB, Nilsen OL. Fissure sealing with a light-cured resin-reinforced glass-ionomer cement [Vitrebond] compared with a resin sealant. Int J Paediatr Dent 1996;6(4):235-9.

[31] Poulsen S, Beiruti N, Sadat N. A comparison of retention and the effect on caries of fissure sealing with a glass-ionomer and a resin-based sealant. Community Dent Oral Epidemiol 2001;29(4):298-301.

[32] Chen X, Du M, Fan M, et al. Effectiveness of two new types of sealants: retention after 2 years. Clin Oral Investig 2012;16(5):1443-50.

[33] Chen X, Du MQ, Fan MW, et al. Caries-preventive effect of sealants produced with altered glass-ionomer materials, after 2 years. Dent Mater 2012;28(5):554-60.

[34] Schwendicke F, Jager AM, Paris S, et al. Treating pit-and-fissure caries: a systematic review and network meta-analysis. J Dent Res 2015;94(4):522-33.

[35] Wright JT, Crall JJ, Fontana M, et al. Evidence-based clinical practice guideline for the use of pit-and-fissure sealants: A report of the American Dental Association and the American Academy of Pediatric Dentistry. J Am Dent Assoc 2016;147(8):672-82.e12.

[36] Wright JT, Tampi MP, Graham L, et al. Sealants for preventing and arresting pit-and-fissure occlusal caries in primary and permanent molars: A systematic review of randomized controlled trials-a report of the American Dental Association and the American Academy of Pediatric Dentistry. J Am Dent Assoc 2016;147(8):631-45.e18.

[37] AA.VV. Evidence-based clinical practice guideline for the use of pit-and-fissure sealants. Pediatr Dent 2016;38(5):120-36.

[38] Bagherian A, Sarraf Shirazi A, Sadeghi R. Adhesive systems under fissure sealants: yes or not? A systematic review and meta-analysis. J Am Dent Assoc 2016;147(6):446-56.

[39] Meyer-Lueckel H, Paris S, Mueller J, et al. Influence of the application time on the penetration of different dental adhesives and a fissure sealant into artificial subsurface lesions in bovine enamel. Dent Mater 2006;22(1):22-8.

[40] Paris S, Meyer-Lueckel H, Kielbassa AM. Resin infiltration of natural caries lesions. J Dent Res 2007;86(7):662-6.

[41] Kielbassa AM, Muller J, Gernhardt CR. Closing the gap between oral hygiene and minimally invasive dentistry: a review on the resin infiltration technique of incipient [proximal] enamel lesions. Quintessence Int 2009;40(8):663-81.

[42] Ekstrand K, Martignon S, Bakhshandeh A, et al. The non-operative resin treatment of proximal caries lesions. Dent Update 2012;39(9):614-6, 618-20, 622.

[43] Kielbassa AM, Ulrich I, Werth VD, et al. External and internal resin infiltration of natural proximal subsurface caries lesions: A valuable enhancement of the internal tunnel restoration. Quintessence Int 2017;48(5):357-68.

[44] Abdelaziz M, Lodi-Rizzini A, Bortolotto T, et al. Non-invasive proximal adhesive restoration [NIPAR] compared to resin infiltration for treating initial proximal carious lesions. Am J Dent 2018;31(5):255-60.

[45] Askar H, Schwendicke F, Lausch J, et al. Modified resin infiltration of non-, micro- and cavitated proximal caries lesions in vitro. J Dent 2018;74:56-60.

[46] Cazzolla AP, De Franco AR, Lacaita M, et al. Efficacy of 4-year treatment of icon infiltration resin on postorthodontic white spot lesions. BMJ Case Rep 2018.

[47] Liang Y, Deng Z, Dai X, et al. Micro-invasive interventions for managing non-cavitated proximal caries of different depths: a systematic review and meta-analysis. Clin Oral Investig 2018;22(8):2675-84.

[48] Mazur M, Westland S, Guerra F, et al. Objective and subjective aesthetic performance of icon[R] treatment for enamel hypomineralization lesions in young adolescents: A retrospective single center study. J Dent 2018;68:104-8.

[49] Peters MC, Hopkins AR, Jr., Yu Q. Resin infiltration: An effective adjunct strategy for managing high caries risk-A within-person randomized controlled clinical trial. J Dent 2018;79:24-30.

[50] Yazkan B, Ermis RB. Effect of resin infiltration and microabrasion on the microhardness, surface roughness and morphology of incipient carious lesions. Acta Odontol Scand 2018;76(7):473-81.

[51] Brignardello-Petersen R. Resin infiltration as an adjunct to fluoride varnish seems to reduce the risk of noncavitated proximal carious lesions' progressing after 2 years in patients at high risk of developing caries. J Am Dent Assoc 2019;150(4):e41.

[52] Urquhart O, Tampi MP, Pilcher L, et al. Nonrestorative treatments for caries: systematic review and network meta-analysis. J Dent Res 2019;98(1):14-26.

[53] Yoo HK, Kim SH, Kim SI, et al. Seven-year follow-up of resin infiltration treatment on noncavitated proximal caries. Oper Dent 2019;44(1):8-12.

[54] Kielbassa AM, Leimer MR, Hartmann J, et al. Ex vivo investigation on internal tunnel approach/internal resin infiltration and external nanosilver-modified resin infiltration of proximal caries exceeding into dentin. PLoS One 2020;15(1):e0228249.

[55] Splieth CH, Kanzow P, Wiegand A, et al. How to intervene in the caries process: proximal caries in adolescents and adults-a systematic review and meta-analysis. Clin Oral Investig 2020;24(5):1623-36.

[56] Rinaudo PJ, Cochran MA, Moore BK. The effect of air abrasion on shear bond strength to dentin with dental adhesives. Oper Dent 1997;22(6):254-9.

[57] White JM, Eakle WS. Rationale and treatment approach in minimally invasive dentistry. J Am Dent Assoc 2000;131:13S-19S.

[58] Bagheri M, Pilecki P, Sauro S, et al. An in vitro investigation of pre-treatment effects before fissure sealing. Int J Paediatr Dent 2017;27(6):514-22.

[59] Huang CT, Kim J, Arce C, et al. Intraoral Air Abrasion: a review of devices, materials, evidence, and clinical applications in restorative dentistry. Compend Contin Educ Dent 2019;40(8):508-13.

[60] Khoroushi M, Eshghi A, Naderibeni F. Pit and fissure sealant retention following air abrasion preparation with bioactive glass and aluminum oxide particles. J Dent Child [Chic] 2016;83(3):132-8.

[61] Simonsen RJ. Preventive resin restorations: three-year results. J Am Dent Assoc 1980;100(4):535-9.

[62] Swift EJ. Preventive resin restorations. J Am Dent Assoc 1987;114(6):819-21.

[63] Lutz F, Krejci I, Barbakow F. Quality and durability of marginal adaptation in bonded composite restorations. Dent Mater 1991;7(2):107-13.

[64] Simonsen RJ. Preventive resin restorations and sealants in light of current evidence. Dent Clin N Am 2005;49(4):815-23.

[65] Savage B, McWhorter AG, Kerins CA. Preventive resin restorations: practice and billing patterns of pediatric dentists. Pediatr Dent 2009;31:210-5.

[66] Wadhwa S, Nayak UA, Kappadi D, et al. Comparative clinical evaluation of resin-based pit and fissure sealant and self-adhering flowable composite: an in vivo study. Int J Clin Pediatr Dent 2018;11(5):430-4.

[67] Strassler HE, Goodman HS. A durable flowable composite resin for preventive resin restorations. Dent Today 2002;21(10):116-21.

[68] Hamilton JC, Dennison JB, Stoffers KW, et al. Early treatment of incipient carious lesions: a two-year clinical evaluation. J Am Dent Assoc 2002;133(12):1643-51.

[69] Gallo JR, Burgess JO, Ripps AH, et al. Three-year clinical evaluation of two flowable composites. Quintessence Int 2010;41(6):497-503.

[70] May S, Cieplik F, Hiller KA, et al. Flowable composites for restoration of non-carious cervical lesions: Three-year results. Dent Mater 2017;33(3):e136-e45.

[71] Luescher B, Lutz F, McDermott T, et al. The prevention of microleakage and achievement of optimal marginal adaptation. J Prev Dent 1977;4(2):16-21.

[72] Luescher B, Lutz F, Ochsenbein H, et al. Microleakage and marginal adaptation in conventional and adhesive class II restoration. J Prosthet Dent 1977;37(3):300-9.

[73] Luscher B, Lutz F, Ochsenbein H, et al. Microleakage and marginal adaptation of composite resin restorations. J Prosthet Dent 1978;39(4):409-13.

[74] Lutz F. State of the art of tooth-colored restoratives. Oper Dent 1996;21(6):237-48.

[75] Porte A, Lutz F, Lund MR, et al. Cavity designs for composite resins. Oper Dent 1984;9(2):50-6.

[76] Lutz FU, Krejci I, Oddera M. Advanced adhesive restorations: the post-amalgam age. Pract Periodontics Aesthet Dent 1996;8(4):385-94.

[77] Santini A, Plasschaert AJ, Mitchell S. Effect of composite resin placement techniques on the microleakage of two self-etching dentin-bonding agents. Am J Dent 2001;14(3):132-6.

[78] Stavridakis MM, Kakaboura AI, Ardu S, Krejci I. Marginal and internal adaptation of bulk-filled Class I and Cuspal coverage direct resin composite restorations. Oper Dent 2007;32(5):515-23.

[79] Park J, Chang J, Ferracane J, et al. How should composite be layered to reduce shrinkage stress: incremental or bulk filling? Dent Mater 2008;24(11):1501-5.

[80] Van Ende A, De Munck J, Van Landuyt KL, et al. Bulk-filling of high C-factor posterior cavities: effect on adhesion to cavity-bottom dentin. Dent Mater 2013;29(3):269-77.

[81] Bicalho AA, Pereira RD, Zanatta RF, et al. Incremental filling technique and composite material – part I: cuspal deformation, bond strength, and physical properties. Oper Dent 2014;39(2):E71-82.

[82] Olafsson VG, Ritter AV, Swift EJ, Jr., et al. Effect of composite type and placement technique on cuspal strain. J Esthet Restor Dent 2018;30(1):30-8.

[83] Tjan AH, Bergh BH, Lidner C. Effect of various incremental techniques on the marginal adaptation of class II composite resin restorations. J Prosthet Dent 1992;67(1):62-6.

[84] Dietschi D, Dietschi JM. Current developments in composite materials and techniques. Pract Periodontics Aesthet Dent 1996;8(7):603-13.

[85] Dietschi D. Composite resins: the transition from traditional to modern dentistry. Pract Periodontics Aesthet Dent 1996;8(7):600-1.

[86] Spreafico R. Direct and semi-direct posterior composite restorations. Pract Periodontics Aesthet Dent 1996;8(7):703-12.

[87] Scolavino S, Paolone G, Orsini G, et al. The simultaneous modeling technique: closing gaps in posteriors. Int J Esthet Dent 2016;11(1):58-81.

[88] Alleman DS, Magne P. A systematic approach to deep caries removal end points: the peripheral seal concept in adhesive dentistry. Quintessence Int 2012;43(3):197-208.

[89] Bin-Shuwaish MS. Effects and effectiveness of cavity disinfectants in operative dentistry: a literature review. J Contemp Dent Pract 2016;17(10):867-879.

[90] Almaz ME, Sonmez IS. Ozone therapy in the management and prevention of caries. J Formos Med Assoc 2015;114(1):3-11.

[91] Beretta M, Federici Canova F. A new method for deep caries treatment in primary teeth using ozone: a retrospective study. Eur J Paediatr Dent 2017;18(2):111-15.

[92] Durmus N, et al. Effectiveness of the ozone application in two-visit indirect pulp therapy of permanent molars with deep carious lesion: a randomized clinical trial. Clin Oral Investig 2019;23(10): 3789-99.

[93] Libonati A, et al. Clinical antibacterial effectiveness Healozone Technology after incomplete caries removal. Eur J Paediatr Dent 2019;20(1):73-8.

[94] Safwat O, et al. Microbiological evaluation of ozone on dentinal lesions in young permanent molars using the stepwise excavation. J Clin Pediatr Dent 2018;42(1):11-20.

[95] Krunic J, et al. Clinical antibacterial effectiveness and biocompatibility of gaseous ozone after incomplete caries removal. Clin Oral Investig 2019;23(2):785-792.

[96] Ximenes M, et al. Antimicrobial activity of ozone and NaF-chlorhexidine on early childhood caries. Braz Oral Res 2017;31:e2.

[97] Celenza FV. The occlusal index technique. Quintessence Dent Technol 1976;1(1):27-33.

[98] Conte G, Cianconi L. A Clear PVS Matrix Technique for the Placement of Posterior Direct Composites. Dent Today 2008; 27(5):124, 126-7.

[99] Hamilton JC, Krestik KE, Dennison JB. Evaluation of custom occlusal matrix technique for posterior light-cured composites. Oper Dent 1998;23:303-7.

[100] Baratieri LN, Monteiro S, Jr., Correa M, et al. Posterior resin composite restorations: a new technique. Quintessence Int 1996;27:733-8.

[101] Ammannato R, Ferraris F, Marchesi G. The "index technique" in worn dentition: a new and conservative approach. Int J Esthet Dent 2015;10(1):68-99.

[102] Pashley DH et al. State of the art etch-and-rinse adhesives. Dent Mater 2011;27:1-16.

[103] Breschi L et al. Chlorhexidine stabilizes the adhesive interface:a 2-year in vitro study. Dent Mater 2010;26(4):320-5.

[104] Breschi L et al. Dental adhesion review: aging and stability of the bonded interface. Dent Mater 2008;24(1):90-101.

[105] Fichera G et al. Restaurativa post-endodontica con perni in fibra: indicazioni e tecnica operativa. Dent Mod 2005;9:23-57.

[106] Aravamudhan K et al. Variation of depht cure and intensity with distance using LED curing lights. Dent Mater 2006;22:988-994.

[107] Reeh ES, et al. Reduction in tooth stiffness as a result of endodontic and restorative procedures. J Endod 1989;15(11):512-6.

[108] Gillen BM, et al. Impact of the quality of coronal restoration versus the quality of root canal fillings on success of root canal treatment: a systematic review and meta-analysis. J Endod 2011;37(7):895-902.

[109] Mannocci F, et al. Three-year clinical comparison of survival of endodontically treated teeth restored with either full cast coverage or with direct composite restoration. J Prosthet Dent 2002;88(3):297-301.

[110] Mannocci F, Cowie J. Restoration of endodontically treated teeth. Br Dent J 2014;216(6):341-6.

[111] Grandini S, et al. Clinical evaluation of the use of fiber posts and direct resin restorations for endodontically treated teeth. Int J Prosthodont 2005;18(5):399-404.

[112] Ferrari M et al. Post placement affects survival of endodontically treated premolars. J Dent Res 2007;86(8):729-34.

[113] Wilson EG, Mandradjieff M, Brindock T. Controversies in posterior composite resin restorations. Dent Clin North Am 1990;34(1):27-44.

[114] Lussi A, Hugo B, Hotz P. The effect of 2 finishing methods on the micromorphology of the proximal box margin article in German. An in-vivo study. Schweiz Monatsschr Zahnmed 1992;102(10):1175-80.

[115] Summritt JB, Della Bona A, Burgess JO. The strength of class II composite resin restorations as affected by preparation design. Quintessence Int 1994;25(4):251-7.

[116] Bedran de Castro AK, Pimenta LA, Amaral CM, et al. Evaluation of microleakage in cervical margins of various posterior restorative systems. J Esthet Restor Dent 2002;14(2):107-14.

[117] Schmidlin PR, Wolleb K, Imfeld T, et al. Influence of beveling and ultrasound application on marginal adaptation of box-only Class II [slot] resin composite restorations. Oper Dent 2007;32(3):291-7.

[118] Soliman S, Preidl R, Karl S, et al. Influence of cavity margin design and restorative material on marginal quality and seal of extended class ii resin composite restorations in vitro. J Adhes Dent 2016;18(1):7-16.

[119] Wilson NH, Wilson MA, Offtell DG, et al. Performance of occlusion in butt-joint and bevel-edged preparations: five-year results. Dent Mater 1991;7(2):92-8.

[120] Eakle WS. Fracture resistance of teeth restored with class II bonded composite resin. J Dent Res 1986;65(2):149-53.

[121] Oddera M. Conservative amalgam restoration of Class II lesions – the "slot" restoration: a case report. Quintessence Int 1994;25(7):493-8.

[122] Summitt JB, Della Bona A, Burgess JO. The strength of class II composite resin restorations as affected by preparation design. Quintessence Int 1994;25(4):251-7.

[123] Ewoldsen N. Facial slot class II restorations: a conservative technique revisited. J Can Dent Assoc 2003;69(1):25-8.

[124] Schmidlin PR, Wolleb K, Imfeld T, et al. Influence of beveling and ultrasound application on marginal adaptation of box-only class II [slot] resin composite restorations. Oper Dent 2007;32(3):291-7.

[125] Fasbinder DJ, Davis RD, Burgess JO. Marginal ridge strength in class II tunnel restorations. Am J Dent 1991;4(2):77-82

[126] Hasselrot L. Tunnel restorations. A 3 1/2-year follow up study of class I and II tunnel restorations in permanent and primary teeth. Swed Dent J 1993;17(5):173-82.

[127] Wiegand A, Attin T. Treatment of proximal caries lesions by tunnel restorations. Dent Mater 2007;23(12):1461-7.

[128] Saber MH, El Badrawy W, Loomans BAC, et al. Creating tight proximal contacts for MOD resin composite restorations. Oper Dent 2011;36(3):304-10.

[129] Chuang SF, Su KC, Wang CH, et al. Morphological analysis of proximal contacts in class II direct restorations with 3D image reconstruction. J Dent 2011;39(6):448-56.

[130] Wirsching E, Loomans BAC, Klaiber B, et al. Influence of matrix systems on proximal contact tightness of 2-and 3-surface posterior composite restorations in vivo. J Dent 2011;39:386-90.

[131] Owens BM, Phebus JG. An evidence-based review of dental matrix systems. Gen Dent 2016;64(5):64-70.

[132] de la Pena VA, Garcia RP, Garcia RP. Sectional matrix: Step-by-step directions for their clinical use. Br Dent J 2016;220(1):11-4.

[133] Peterson J, Rizk M, Hoch M, et al. Bonding performance of self-adhesive flowable composites to enamel, dentin and a nano-hybrid composite. Odontology 2018;106(2):171-80.

[134] Shahidi C, Krejci I, Dietschi D. In vitro evaluation of marginal adaptation of direct class II composite restorations made of different "low-shrinkage" systems. Oper Dent 2017;42(3):273-83.

[135] Sadeghi M, Lynch CD. The effect of flowable materials on the microleakage of class II composite restorations that extend apical to the cemento-enamel junction. Oper Dent 2009;34(3):306-11.

[136] Chuang SF, Jin YT, Liu JK, et al. Influence of flowable composite lining thickness on class II composite restorations. Oper Dent 2004;29(3):301-8.

[137] Baroudi K, Rodrigues JC. Flowable resin composites: A systematic review and clinical considerations. J Clin Diagn Res 2015;9(6):ZE18-24.

[138] Arslan S, Demirbuga S, Ustun Y, et al. The effect of a new-generation flowable composite resin on microleakage in class V composite restorations as an intermediate layer. J Conserv Dent 2013;16:189-93.

[139] Tredwin CJ, Stokes A, Moles DR. Influence of flowable liner and margin location on microleakage of conventional and packable class II resin composites. Oper Dent 2005;30:32-8.

[140] Bichacho N. The centripetal build-up for composite resin posterior restorations. Pract Periodontics Aesthet Dent 1994;6(3):17-23.

[141] Ghavamnasiri M, Moosavi H, Tahvildarnejad N. Effect of centripetal and incremental methods in Class II composite resin restorations on gingival microleakage. J Contemp Dent Pract 2007;8(2):113-20.

[142] Fabianelli A, Sgarra A, Goracci C, et al. Microleakage in class II restorations: open vs closed centripetal build-up technique. Oper Dent 2010;35(3):308-13.

[143] Deliperi S, Bardwell DN. An alternative method to reduce polymerization shrinkage in direct posterior composite restorations. J Am Dent Assoc 2002;133[10]:1387-98.

[144] Juloski J, Koken S, Ferrari M. Cervical margin relocation in indirect adhesive restorations: A literature review. J Prosthod Res 2018;62:273-80.

[145] Weaver WS, Blank LW, Pelleu GB, Jr. A visible light-activated resin cured through tooth structure. Gen Dent 1988;36:136-7.

[146] Gauthier MA, Stangel I, Ellis TH, et al. Oxygen inhibition in dental resins. J Dent Res 2005;84(8):725-9.

[147] Shawkat ES, Shortall AC, Addison O, et al. Oxygen inhibition and incremental layer bond strengths of resin composites. Dent Mater 2009;25[11]:1338-46.

[148] Bijelic-Donova J, Garoushi S, Lassila LV, et al. Oxygen inhibition layer of composite resins: effects of layer thickness and surface layer treatment on the interlayer bond strength. Eur J Oral Sci 2015;123(1):53-60.

[149] Veneziani M. Adhesive restorations in the posterior area with subgingival cervical margins: new classification and differentiated treatment approach. Eur J Esthet Dent 2010;5(1):50-76.

[150] Maresca C, et al. Effect of finishing instrumentation on the marginal integrity of resin-based composite restorations. J Esthet Restor Dent 2010;22(2):104-112.

[151] Rominu M, et al. Cervical microleakage in class II cavities restored with the sonicsys approx system. Quintessence Int 2009;40(4):e7-12.

[152] Giampaolo ET, et al. Different methods of finishing and polishing enamel. J Prosthet Dent 2003;89(2):135-140.

[153] Almuallem Z, Busuttil-Naudi A. Molar incisor hypomineralisation (MIH) – an overview. Br Dent J 2018;225:601-9.

[154] Weerheijm K L, Duggal M, Mejare I et al. Judgement criteria for molar incisor hypomineralisation (MIH) in epidemiologic studies: a summary of the European meeting on MIH held in Athens, 2003. Eur J Paediatr Dent 2003;4:110-13

[155] Mathu-Muju K, Wright JT. Diagnosis and treatment of molar incisor hypomineralization. Compend Contin Educ Dent 2006;27:604-10.

[156] Fearne J, Anderson P, Davis GR. 3D Xray microscopic study of the extent of variations in enamel density in first permanent molars with idiopathic enamel hypomineralisation. Br Dent J 2004;196:634-38.

[157] Mangum JE, Crombie FA, Kilpatrick N et al. Surface integrity governs the proteome of hypomineralized enamel. J Dent Res 2010;89:1160-5.

[158] Chay PL, Manton DJ. The effect of resin infiltration and oxidative pre-treatment on microshear bond strength of resin composite to hypomineralised enamel. Int J Paed Dent 2014;24:252-67.

[159] Dietschi D, Spreafico R. Current clinical concepts for adhesive cementation of tooth-colored posterior restorations. Pract Perio Aesthet Dent 1998;10:47-54.

[160] Magne P, Spreafico R. Deep margin elevation: a paradigm shift. Am J Esthet Dent 2012;2:86-96.

[161] Roggendorf MJ, Kramer N, Dippold C, et al. Effect of proximal box elevation with resin composite on marginal quality of resin composite inlays in vitro. J Dent 2012;40(12):1068-73.

[162] Frankenberger R, Hehn J, Hajto J, et al. Effect of proximal box elevation with resin composite on marginal quality of ceramic inlays in vitro. Clin Oral Investig 2013;17(1):177-83.

[163] Ilgenstein I, Zitzmann NU, Buhler J, et al. Influence of proximal box elevation on the marginal quality and fracture behavior of root-filled molars restored with CAD/CAM ceramic or composite onlays. Clin Oral Investig 2015;19(5):1021-8.

[164] [132] Frese C, Wolff D, Staehle HJ. Proximal box elevation with resin composite and the dogma of biological width: clinical R2-technique and critical review. Oper Dent 2014; 39(1):22-31.

[165] Ferrari M, Koken S, Grandini S, et al. Influence of cervical margin relocation [CMR] on periodontal health: 12-month results of a controlled trial. J Dent 2018;69:70-6.

[166] Kielbassa AM, Philipp F. Restoring proximal cavities of molars using the proximal box elevation technique: Systematic review and report of a case. Quintessence Int 2015;46(9):751-64.

[167] Koken S, Juloski J, Sorrentino R, et al. Marginal sealing of relocated cervical margins of mesio-occluso-distal overlays. J Oral Sci 2018;60(3):460-8.

[168] Sarfati A, Tirlet G. Deep margin elevation versus crown lengthening: biologic width revisited. Int J Esthet Dent 2018;13(3):334-56.

[169] Bresser RA, Gerdolle D, van den Heijkant IA, et al. Up to 12 years clinical evaluation of 197 partial indirect restorations with deep margin elevation in the posterior region. J Dent 2019;91:103227.

[170] Grubbs TD, Vargas M, Kolker J, et al. Efficacy of direct restorative materials in proximal box elevation on the margin quality and fracture resistance of molars restored with CAD/CAM onlays. Oper Dent 2020;45(1):52-61.

[171] Alemann DS, Magne P. A systematic approach to deep caries removal end points: the peripheral seal concept in adhesive dentistry. Quintessence Int 2012;43(3):197-208.

[172] Vacek JS, et al. The dimensions of the human dentogingival junction. Int J Periodontics Restorative Dent 1994;14(2): 154-65.

[173] Oakley E, Rhyu IC, Karatzas S et al. Formation of the biologic width following crown lengthening in nonhuman primates. Int J Periodontics Restorative Dent 1999;19(6):529-41.

[174] Spreafico RC, Krejci I, Dietschi D. Clinical performance and marginal adaptation of class II direct and semidirect composite restorations over 3.5 years in vivo. J Dent 2005;33(6):499-507.

[175] Hickel R, Manhart J. Longevity of restorations in posterior teeth and reasons for failure. J Adhes Dent 2001;3:45–64.

[176] van Dijken JWV, Pallesen U. Durability of a low shrinkage TEGDMA/HEMA-free resin composite system in Class II restorations. A 6-year follow up. Dent Mater. 2017 Aug;33(8):944-953.

[177] van Dijken JW. Direct resin composite inlays/onlays: an 11 year follow-up. J Dent 2000;28(5):299-306.

[178] Pallesen U, Qvist V. Composite resin fillings and inlays. An 11-year evaluation. Clin Oral Investig 2003;7(2):71-9.

[179] Deliperi S. Functional and aesthetic guidelines for stress-reduced direct posterior composite restorations. Oper Dent 2012;37(4):425-31.

[180] Deliperi S, Bardwell DN. Clinical evaluation of direct cuspal coverage with posterior composite resin restorations. J Esthet Restor Dent 2006;18(5):256-65.

[181] Marchesi G, Breschi L, Antonioli F et al. Contraction stress of a low-shrinkage composite materials assessed with different testing systems. Dent Mater 2010;26(10):947-53.

[182] Brägger U, Lauchenauer D, Lang NP. Surgical lengthening of the clinical crown. J Clin Periodontol 1992;19(1):58-63.

[183] Dietschi D, Spreafico R. Evidence-based concepts and procedures for bonded inlays and onlays. Part I. Historical perspectives and clinical rationale for a biosubstitutive approach. Int J Esthet Dent 2015;10(2):210-27.

[184] Magne P. IDS: Immediate Dentin Sealing (IDS) for tooth preparations. J Adhes Dent 2014;16(6):594.

[185] Schmidt JC, Sahrmann P, Weiger R, et al. Biologic width dimensions – a systematic review. J Clin Periodontol 2013;40(5):493-504.

[186] Mente J, Hufnagel S, Leo M, et al. Treatment outcome of mineral trioxide aggregate or calcium hydroxide direct pulp capping: long-term results. J Endod 2014;40(11):1746-51.

[187] Parirokh M, et al. Mineral trioxide aggregate and other bioactive endodontic cements: an updated overview – part I: vital pulp therapy. Int Endod J 2018;51(2):177-205.

[188] Camilleri J, Pitt Ford TR (). Mineral trioxide aggregate: a review of the constituents and biological properties of the material. Int Endod J 2006;39(10):747-54.

[189] About I. About I Biodentine: from biochemical and bioactive properties to clinical applications. Gior Ita Endo 2016;30:81-8.

[190] Graziani F, et al. Nonsurgical and surgical treatment of periodontitis: how many options for one disease? Periodontol 2000 2017;75(1):152-88.

[191] Jepsen K, et al. Vital root resection in severely furcation-involved maxillary molars: Outcomes after up to 7 years. J Clin Periodontol 2020;47(8): 970-9.

[192] Chersoni S, Suppa P, Grandini S et al. In vivo and in vitro permeability of one-step self-etch adhesives. J Dent Res 2004;83(6):459-64.

[193] Tay FR, Pashley EL, Huang C et al. The glass-ionomer phase in resin-based restorative materials. J Dent Res 2001;80(9):1808-12.

[194] Tay FR, Pashley DH, Yoshiyama M. Two modes of nanoleakage expression in single-step adhesives. J Dent Res 2002;81(7):472-6.

[195] Cadenaro M, Antoniolli F, Sauro S et al. Degree of conversion and permeability of dental adhesives. Eur J Oral Sci 2005;113(6):525-30.

[196] Veneziani M, De Fulvio F. Approccio "one stage" chirurgico-restaurativo diretto in cavità ampie di II classe con margini subgengivali. IJED 2017;4(12):388-95.